Contagio

Contagio

La evolución de las pandemias

David Quammen

Traducción de
Pablo Hermida, José Eduardo Latapi, Jesús Negro, Francesc Pedrosa,
Inga Pellisa, Marcos Pérez y Francisco Ramos

DEBATE

Papel certificado por el Forest Stewardship Council®

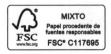

Título original: *Spillover: Animal Infections and the Next Human Pandemic*

Primera edición: mayo de 2020

© 2012, 2014, 2020, David Quammen
El apéndice «Fuimos nosotros quienes creamos la epidemia del coronavirus»
originalmente apareció en *The New York Times* el 28 de enero de 2020
© 2020, Penguin Random House Grupo Editorial, S. A. U.
Travessera de Gràcia, 47-49. 08021 Barcelona
© 2020, Pablo Hermida, José Eduardo Latapi, Jesús Negro, Francesc Pedrosa, Inga Pellisa,
Marcos Pérez y Francisco Ramos

Printed in Spain - Impreso en España

ISBN: 978-84-18006-76-0
Depósito legal: B-6.518-2020

Compuesto en Pleca Digital, S. L. U.
Impreso en Rodesa
Villatuerta (Navarra)

C 006760

Penguin
Random House
Grupo Editorial

Para Betsy, hoy y siempre

Índice

Y vi aparecer un caballo bayo. Su jinete se llamaba Muerte, y el abismo del infierno lo seguía. Y le fue dada potestad sobre la cuarta parte de la tierra, para matar por medio de la espada, del hambre, de la peste y de las fieras salvajes.

Apocalipsis, 6:8

I

El caballo bayo

1

El virus ahora conocido como Hendra no fue el primero de los nuevos y aterradores gérmenes. Tampoco el peor. Comparado con alguno de los otros, parece relativamente leve. Sus efectos letales, en términos numéricos, fueron reducidos al principio y han seguido siéndolo; su ámbito geográfico fue local y muy limitado, y episodios posteriores no lo han extendido mucho más. Apareció por primera vez cerca de Brisbane, Australia, en 1994. Inicialmente, hubo dos casos, de los cuales solo uno fue mortal. No, un momento, corrijo lo dicho: hubo dos casos humanos y una víctima humana. Hubo otras víctimas que también sufrieron y murieron, más de una docena —víctimas equinas—, y su historia es parte de este relato. La cuestión de las enfermedades animales y la de las enfermedades humanas son, como veremos, hebras de un mismo cordón entrelazado.

La aparición inicial del virus Hendra no pareció muy grave o noticiable, a menos que uno viviese en el oriente australiano. Nada parecido a un terremoto, una guerra, una masacre a tiros provocada por un alumno o un tsunami. Pero sí fue peculiar. Y espeluznante. Hoy el virus Hendra es ligeramente más conocido, al menos entre los australianos y los epidemiólogos, y por tanto ligeramente menos espeluznante, pero no por ello menos peculiar. Es algo paradójico: marginal, esporádico, pero al mismo tiempo representativo en un sentido más amplio. Exactamente por ese motivo, señala un punto apropiado desde el que partir para comprender la emergencia de determinadas nuevas realidades virulentas en este planeta, realidades que incluyen la muerte de más de treinta millones de personas desde 1981. Entre esas realidades se encuentra un fenómeno conocido como «zoonosis».

Una zoonosis es una infección animal transmisible a humanos. Hay muchas más enfermedades de este tipo de las que cabría esperar. Una es el sida. La gripe engloba toda una categoría entera de ellas. Considerarlas conjuntamente contribuye a reafirmar el antiguo aserto darwiniano (el más oscuro, célebre y persistentemente olvidado de todos los suyos) según el cual el humano es un tipo de animal, inextricablemente ligado a los demás animales: en origen y linaje, en la salud y en la enfermedad. Considerar las cosas por separado —empezando por este caso en Australia, relativamente desconocido— sirve como sano recordatorio de que todo, incluso las pestes, procede de algún lugar.

2

En septiembre de 1994, estalló un violento malestar entre los caballos de una zona residencial del extremo norte de Brisbane. Se trataba de purasangres, animales esbeltos y bien cuidados, criados para las carreras. El lugar se llamaba Hendra. Era un barrio antiguo y tranquilo, lleno de pistas para carreras de caballos y personas que se dedicaban profesionalmente a ellas, con casas de madera cuyos patios traseros se habían reconvertido en establos, quioscos que vendían folletos con soplos sobre los favoritos en las carreras y cafeterías en las esquinas con nombres como The Feed Bin.* La primera víctima fue una yegua baya llamada Drama Series, retirada de la competición y dedicada plenamente a la cría; esto es, preñada y en avanzado estado de gestación. Drama Series empezó a mostrar indicios de que no se encontraba bien en el picadero de reposo, una descuidada pradera a varios kilómetros al sudeste de Hendra, donde se llevaba a los caballos de carreras a descansar entre un paseo y el siguiente. La habían dejado allí

---

* «El comedero». *(N. de los T.)*

como yegua de cría, y allí habría permanecido hasta la última fase de su embarazo si no hubiese caído enferma. No es que tuviese ningún problema grave; o al menos eso parecía entonces. Pero no tenía buen aspecto, y su entrenador pensó que era mejor sacarla de allí. El entrenador era un hombrecillo experimentado y carismático llamado Vic Rail, con el pelo castaño engominado y la reputación de saber lo que hacía en el mundillo local de las carreras. Vickie, como me dijo alguien, era «duro como el pedernal, pero un canalla adorable». Había quienes no lo tragaban, pero ni siquiera estos negaban lo mucho que sabía de caballos.

Fue Lisa Symons, la novia de Rail, la que cogió un remolque para caballos para recoger a Drama Series. La yegua se resistía a moverse. Parecía como si le doliesen las pezuñas. Tenía hinchazones alrededor de los labios, los párpados y la mandíbula. Una vez de vuelta en el modesto establo de Rail en Hendra, Drama Series sudaba con profusión y siguió mostrándose indolente. Confiando en que, cuidándola, conseguiría salvar a la cría, Rail intentó alimentarla a la fuerza a base de zanahoria rallada y melaza, pero el animal no quiso comer. Tras el intento, Vic Rail se lavó las manos y los brazos, aunque, visto en retrospectiva, quizá no de forma tan concienzuda como habría debido hacerlo.

Esto ocurrió el miércoles 7 de septiembre de 1994. Rail avisó a su veterinario, un hombre alto llamado Peter Reid, sobrio y profesional, que acudió a examinar a la yegua. Había pasado a ocupar su propia cuadra en el establo, un compartimento con paredes de bloques de hormigón y suelo de arena, a poca distancia del resto de caballos de Rail. El doctor Reid no detectó secreciones nasales u oculares, ni síntomas de dolor, pero Drama Series era un pálido reflejo de su robusto aspecto habitual. La palabra con la que la describió fue «deprimida», que en la jerga veterinaria hace referencia a una dolencia física, no psicológica. Tenía tanto la temperatura como el pulso elevados. Reid notó que la yegua tenía la cara hinchada. Le abrió la boca para examinarle las encías y vio restos de la zanahoria rallada que el animal no había querido o podido tragar; le inyectó antibióticos y analgésicos. A continuación, se fue a casa. A las cuatro de la mañana, lo despertó una llamada. Drama Series se había escapado de su cuadra, se había desplomado en el picadero y estaba muriéndose.

Reid corrió hacia los establos, pero al llegar la encontró ya muerta. Había sido rápido y desagradable. Cada vez más nerviosa a medida que empeoraba su estado, había salido dando tumbos mientras la puerta de la cuadra estaba abierta, se había caído varias veces, se había desgarrado la pierna hasta el hueso, se había levantado y había vuelto a caerse en el prado delantero, hasta que un mozo del establo la había inmovilizado para su propia seguridad fijándola al suelo. Presa de la desesperación, Drama Series se zafó de sus ataduras y se estrelló contra un montón de ladrillos. Entre el mozo y Rail consiguieron volver a inmovilizarla, y este le limpió una secreción espumosa que le salía de los orificios nasales —intentando ayudarla a respirar— justo antes de que muriese. Reid inspeccionó el cuerpo y vio que aún le salía espuma líquida de los orificios nasales, pero no hizo una autopsia porque Vic Rail no podía permitirse el lujo de ser tan curioso y, más en general, porque nadie podía prever que se produciría una emergencia sanitaria en la que cualquier información, por mínima que fuera, sería crucial. Sin mayores contemplaciones, el transportista habitual llevó el cadáver de Drama Series al basurero donde acababan todos los caballos de Brisbane.

La causa de su muerte seguía siendo una incógnita. ¿La había mordido una serpiente? ¿Había comido unos hierbajos venenosos en esa pradera descuidada y cubierta de matorrales? Esas hipótesis se deshicieron como azucarillos trece días más tarde, cuando sus vecinos de establo empezaron a enfermar. Cayeron como fichas de dominó. No era una mordedura de serpiente ni una sustancia tóxica. Era algo contagioso.

Los otros caballos padecieron fiebre, dificultades respiratorias y espasmos, tenían los ojos inyectados en sangre y se movían con torpeza; algunos echaron espuma sanguinolenta por los orificios nasales y por la boca; unos pocos sufrieron hinchazón de la cara. Reid vio cómo un caballo se enjuagaba frenéticamente la boca en un cubo de agua. Otro se golpeaba la cabeza contra un muro de hormigón, como si hubiese enloquecido. A pesar de los heroicos esfuerzos de Reid y otras personas, otros doce animales murieron en los días siguientes, tras una espantosa agonía o sacrificados. Tiempo después, Reid dijo que «la velocidad con la que esa cosa consumió a los caballos fue increíble», pero en aquellos primeros momentos nadie había identificado la «cosa». Algo había consumido a los caballos. En el apogeo de la crisis, siete animales sucumbieron a su agonía o tuvieron que ser sacrificados en apenas doce horas. Siete caballos muertos en doce horas; una masacre, incluso para un veterinario curtido en su oficio. Uno de ellos, una yegua llamada Celestial Charm, murió pataleando y jadeando con tal intensidad que Reid no pudo acercarse a ella lo suficiente como para clavarle la aguja misericordiosa. Otro animal, un caballo castrado de cinco años de edad, había sido trasladado desde el establo de Rail hasta otro picadero de reposo más al norte, adonde llegó ya enfermo y donde enseguida tuvo que ser sacrificado. Un veterinario local hizo la autopsia del castrado y descubrió hemorragias en todos los órganos. Y, en ese mismo momento, en el establo de un vecino que hacía esquina con el de Rail en Hendra, otro caballo castrado empezó a mostrar síntomas similares y tuvo que ser también sacrificado.

¿Qué estaba provocando esta hecatombe? ¿Cómo se transmitía de un caballo a otro, o, en cualquier caso, cómo conseguía penetrar en tantos animales al mismo tiempo? Una posibilidad era que fuese un contaminante tóxico en el suministro de forraje. O quizá un veneno que alguien hubiese introducido de forma maliciosa. Por su parte, Reid empezó a plantearse si podría tratarse de un virus exótico, como el responsable de la peste equina africana (AHS, por sus siglas en inglés), una enfermedad que se transmitía mediante la picadura de un jején en el África subsahariana. El virus de la AHS afecta a mulas, burros y cebras, además de a caballos, pero no se ha detectado su presencia en Australia, y no se contagia directamente de un caballo a otro. Además, los pestíferos mosquitos de Queensland por lo general no pican en septiembre, cuando hace frío. Por lo que el AHS no encajaba del todo. Entonces ¿quizá fuera otro germen extraño? «Nunca antes había visto un virus como este», dijo Reid. Poco dado a la exageración, recordaba ese periodo como «una época bastante traumática». Habida cuenta del diagnóstico tan poco concluyente, Reid siguió tratando a los animales enfermos con los medios y las posibilidades con que contaba: antibióticos, fluidos y medicamentos antichoque.

Entretanto, el propio Vic Rail había caído enfermo. Y el mozo de cuadra también. En un principio dio la impresión de que ambos habían contraído la gripe, una gripe fuerte. Rail acudió el hospital, una vez allí empeoró, y, tras pasar una semana en cuidados intensivos, murió. Sus órganos habían fallado y era incapaz de respirar. La autopsia reveló que tenía los pulmones encharcados en sangre, otro fluido y (una vez examinado mediante microscopía electrónica) alguna especie de virus. El mozo de cuadra, un tipo bonachón llamado Ray Unwin, que se limitó a pasar la fiebre solo en su casa, sobrevivió. Peter Reid, a pesar de haber estado trabajando con los mismos caballos contagiados y rodeado de la misma espuma sanguinolenta, no enfermó. Tanto Reid como Unwin me contaron sus historias cuando los encontré, años más tarde, tras preguntar a varias personas en Hendra y hacer unas cuantas llamadas.

En The Feed Bin, por ejemplo, alguien dijo: «Ray Unwin, sí, lo más probable es que esté donde Bob Bradshaw». Seguí las indicaciones hasta el establo de Bradshaw y en el camino de entrada me topé con un hombre que resultó ser Unwin, cargado con un cubo de pienso. Por aquel entonces era un tipo trabajador de mediana edad con el pelo rubio oscuro recogido en una coleta que tenía una fatigada tristeza en la mirada. Se mostró algo cohibido ante la atención que le prestaba este desconocido; ya había tenido suficiente con los médicos, las autoridades sanitarias y los periodistas locales. Cuando nos sentamos a conversar, me aclaró que él no era un «llorón» (quejica), pero que desde entonces había estado «pachucho» (su salud no había sido buena).

Cuando aumentó el número de caballos muertos, el Gobierno de Queensland intervino, mediante veterinarios y otro personal del Departamento de Industrias Primarias (responsable de la ganadería, la fauna salvaje y la agricultura en ese estado). Los veterinarios del DIP empezaron a hacer necropsias —esto es, a despedazar a los equinos en busca de indicios— directamente en el pequeño corral de Vic Rail. El lugar enseguida se llenó de cabezas de caballo y otros miembros troceados y desperdigados, mientras la sangre y otros fluidos se iban por la alcantarilla, y los órganos y tejidos sospechosos se introducían en bolsas. Otro vecino de Rail que también trabajaba con caballos, un hombre llamado Peter Hulbert, me servía café instantáneo en su cocina mientras rememoraba el grotesco espectáculo que se vivió en la casa de al lado. El hervidor empezó a silbar al tiempo que Hulbert recordaba los contenedores de basura que usó el DIP:

—De estos cacharros con ruedas sobresalían patas y cabezas de caballos... ¿Lo tomas con azúcar?

—No, gracias —respondí—. Y sin leche.

—... patas y cabezas de caballos, entrañas, y de todo, en esos cacharros con ruedas. Fue ho-rro-ro-so.

Ese día, a media tarde —siguió contándome—, los rumores se habían extendido y se presentaron las emisoras de televisión con sus cámaras y micrófonos. «Aj. Fue un puto espanto, amigo.» Entonces llegó también la policía y acordonó la casa de Rail, tratándola como el escenario de un crimen. ¿Lo habría hecho alguno de sus enemigos? El mundo de las carreras de caballos tenía su lado oscuro, como cualquier otro negocio, y probablemente en mayor medida que la mayoría. A Peter Hulbert llegaron a preguntarle si Vic habría envenenado a sus propios caballos y luego a sí mismo.

Mientras la policía se preguntaba si habría sido sabotaje o un intento de estafar al seguro, las autoridades sanitarias barajaban otras hipótesis preocupantes. Una era que se tratara de un hantavirus, un grupo de virus que los virólogos conocían desde hacía tiempo, tras los brotes acaecidos en Rusia, Escandinavia y otros lugares, pero que habían vuelto a la actualidad un año antes, en 1993, cuando un hantavirus había aparecido súbitamente y había matado a diez personas en la región de las Cuatro Esquinas del sudoeste estadounidense. Australia tenía motivos para temer que enfermedades exóticas traspasasen sus fronteras, y un hantavirus en el país sería una noticia aún peor que la peste equina africana (excepto para los caballos). De manera que los veterinarios del DIP embolsaron muestras de sangre y tejidos de los caballos muertos y las enviaron en hielo al Laboratorio Australiano de Salud Animal, una institución de alta seguridad más conocida por su acrónimo, AAHL, y situada en un pueblo llamado Geelong, al sur de Melbourne. Allí, un equipo de microbiólogos y veterinarios sometió el material a una serie de pruebas, tratando de cultivar e identificar un microbio, y confirmar que este hacía enfermar a los caballos.

Encontraron un virus. No era un hantavirus, No era el virus de la AHS. Era algo nuevo, algo que el microscopista del AAHL no había visto nunca pero que, por su forma y tamaño, se asemejaba a los miembros de un determinado grupo de virus, los paramixovirus. Este nuevo tipo se distinguía de los paramixovirus ya conocidos en que cada partícula tenía una doble franja de espículas. Otros investigadores del AAHL secuenciaron un tramo del genoma viral y, cuando lo introdujeron en una enorme base de datos, descubrieron que coincidía ligeramente con un subgrupo de estos virus, lo cual parecía confirmar la apreciación visual del microscopista. Ese subgrupo era el de los *Morbillivirus*, que incluye el virus de la peste bovina y el del moquillo (que infectan a animales no humanos) y el sarampión (en humanos). Y así, a partir de esas identificaciones provisionales, la criatura de Hendra se clasificó y recibió un nombre: morbillivirus equino (EMV, por sus siglas en inglés). Algo así como sarampión de caballo.

En esa misma época, los investigadores del AAHL analizaron una muestra de tejido extraída del riñón de Vic Rail durante su autopsia. Dicha muestra también contenía un virus, idéntico al de los caballos, lo que confirmaba que este morbillivirus equino no afectaba exclusivamente a los caballos. Más adelante, como se hizo evidente su grado de especificidad, se desechó la etiqueta «EMV» y el virus recibió el nombre del lugar donde había aparecido: Hendra.

Identificar el nuevo virus fue tan solo el primer paso para resolver el misterio de Hendra, no digamos ya para entender la enfermedad en un sentido más amplio. El segundo paso consistía en seguir el rastro del virus hasta su escondite. ¿Dónde permanecía cuando no estaba matando caballos y personas? El tercer paso implicaría dar respuesta a toda una serie de preguntas: ¿cómo había emergido el virus de su refugio secreto? ¿Por qué aquí? ¿Por qué ahora?

Tras nuestra primera conversación, en una cafetería de Hendra, Peter Reid me llevó en su coche varios kilómetros hacia el sudeste, en la otra orilla del río Brisbane, al lugar donde Drama Series había caído enferma. Era una zona llamada Cannon Hill, que en otros tiempos había sido terreno de pasto rodeado por la ciudad, y ahora era una zona residencial en plena expansión junto a la autopista M1. Donde antes hubo un prado se habían construido multitud de viviendas idénticas en pulcras callejuelas. Apenas quedaban vestigios del paraje original. Pero llegando al final de una calle había una plazoleta, llamada Caliope Circuit, en mitad de la cual se erguía un solo árbol viejo, una higuera de Bahía Moreton, a cuya sombra la yegua podía haber encontrado refugio del abrasador sol subtropical del este de Australia.

«Ahí está —dijo Reid—. Ese es el maldito árbol.» Lo que quería decir es que ahí era donde se congregaban los murciélagos.

3

Las enfermedades infecciosas están por todas partes: son una especie de argamasa que une a unas criaturas con otras, a unas especies con otras, en el seno de las intrincadas estructuras biofísicas que llamamos ecosistemas. Es uno de los procesos básicos que estudian los ecólogos, junto con la depredación, la competencia, la descomposición y la fotosíntesis. Los depredadores son animales relativamente grandes que devoran a sus presas desde el exterior. Los patógenos (agentes causantes de enfermedades, como los virus) son seres más pequeños en comparación que devoran a sus presas desde el interior. Aunque las enfermedades infecciosas pueden parecer espeluznantes y temibles, en condiciones ordinarias son algo exactamente igual de natural que lo que los leones hacen con los ñus y las cebras, o lo que los búhos hacen con los ratones.

Pero las condiciones no siempre son ordinarias.

Igual que los depredadores tienen sus presas habituales, sus objetivos preferidos, lo mismo ocurre con los patógenos. Y así como un león puede apartarse ocasionalmente de su comportamiento esperado —y matar una vaca en lugar de un ñu, o un humano en vez de una cebra—, un patógeno puede desplazarse hacia un nuevo objetivo. A veces se producen accidentes. Y aberraciones. Las circunstancias cambian, y con ellas varían también las exigencias y las oportunidades. Cuando un patógeno salta de un animal no humano a una persona, y logra asentarse en ella como una presencia infecciosa, en ocasiones provocando alguna enfermedad o la muerte, el resultado es una zoonosis.

«Zoonosis» es un término moderadamente técnico, desconocido para la mayoría de la gente, pero que ayuda a aclarar las complejidades biológicas que hay detrás de los inquietantes titulares de prensa sobre la gripe porcina, la gripe aviar, el SARS y las enfermedades emergentes en general, así como sobre la amenaza de una pandemia global. Nos ayuda a comprender por qué la ciencia médica y las campañas de salud pública han sido capaces de doblegar algunas enfermedades horribles, como la viruela y la polio, pero no otras también horribles, como el dengue y la fiebre amarilla. Expresa algo esencial sobre los orígenes del sida. Es una palabra del futuro, destinada a usarse mucho en el siglo XXI.

El ébola es una zoonosis. Como lo es también la peste bubónica. Y la conocida como gripe española, de 1918-1919, cuyo origen último fue un ave acuática a partir de la cual, tras pasar por alguna sucesión de animales domesticados (¿un pato en el sur de China, una cerda en Iowa?), emergió para acabar con la vida de hasta cincuenta millones de personas antes de desaparecer en la oscuridad. Todas las gripes humanas son zoonosis. Igual que la viruela símica, la tuberculosis bovina, la enfermedad de Lyme, la fiebre del Nilo Occidental, la fiebre hemorrágica de Marburgo, la rabia, el síndrome pulmonar por hantavirus, el ántrax, la fiebre de Lassa, la fiebre del Valle del Rift, la fiebre de los matorrales, la fiebre hemorrágica boliviana, la enfermedad de Kyasanur y una nueva y extraña afección llamada enfermedad por el virus Nipah, que ha provocado la muerte de cerdos y de sus criadores en Malasia. Cada una de ellas es consecuencia de la actuación de un patógeno que puede saltar a las personas desde otros animales. El sida es una enfermedad de origen zoonótico causada por un virus que, tras llegar a los humanos en África occidental y central a través de unos pocos sucesos accidentales, ahora se transmite de humano a humano por millones. Esta forma de salto de una especie a otra es usual, no es infrecuente: de todas las enfermedades infecciosas humanas conocidas en la actualidad en torno al 60 por ciento pasan habitualmente de otros animales a los humanos y viceversa, o lo han hecho en el pasado reciente. Algunas de ellas —en particular, la rabia— son bien conocidas, están muy extendidas y siguen siendo espantosamente mortíferas, pues matan a miles de humanos a pesar de siglos de esfuerzos por paliar sus efectos, intentos internacionales concertados de erradicarlas o controlarlas, y un conocimiento científico muy claro de cómo funcionan. Otras son nuevas e inexplicablemente esporádicas, y se cobran unas pocas víctimas (como el Hendra) o unos cuantos cientos (como el Ébola) en tal o cual lugar, para a continuación desaparecer durante años.

La viruela, por poner un contraejemplo, no es una zoonosis. Está causada por el virus variola, que en condiciones naturales solo infecta a los humanos. (Otra cosa es en condiciones de laboratorio: el virus se les ha inoculado en ocasiones a primates no humanos u otros animales, normalmente para la investigación de vacunas.) Eso ayuda a explicar por qué la campaña global para acabar con la viruela llevada a cabo por la Organización Mundial de la Salud (OMS) alcanzó su objetivo en 1980. La viruela pudo erradicarse porque ese virus, incapaz de residir y reproducirse fuera de un cuerpo humano (o en un animal de laboratorio sometido a estrecha observación), no podía esconderse. Algo similar ocurrió con la poliomielitis, una enfermedad vírica que ha afligido a los humanos durante milenios pero que (por motivos paradójicos, como las mejoras en la higiene y el retardo en la exposición de los niños al virus) se transformó en una temible amenaza epidémica durante la primera mitad del siglo XX, especialmente en Europa y Norteamérica. En Estados Unidos, el problema de la polio alcanzó su apogeo en 1952, con un brote que provocó más de tres mil víctimas mortales, muchas de ellas niños, y dejó a veintiuna mil personas al menos parcialmente paralíticas. Poco después, se generalizó el uso de las vacunas que habían desarrollado Jonas Salk, Albert Sabin y una viróloga llamada Hilary Koprowski (sobre cuya controvertida carrera hablaremos más adelante), lo que acabó eliminando la poliomielitis en gran parte del mundo. En 1988, la OMS y varias instituciones colaboradoras lanzaron una campaña para su erradicación, que hasta la fecha ha logrado reducir la cifra de casos de polio en un 99 por ciento. El continente americano se ha declarado libre de esta enfermedad, igual que Europa y Australia. Solo cinco países, según los datos más recientes, del 2011, aún parecían tener una mínima e intermitente presencia de polio: Nigeria, India, Pakistán, Afganistán y China. La campaña de erradicación de la poliomielitis, a diferencia de otras iniciativas sanitarias globales bienintencionadas y caras, podría culminarse con éxito. ¿Por qué? Porque vacunar a millones de humanos es algo poco costoso, fácil y que tiene una eficacia permanente, y porque, salvo que infecte a personas, el poliovirus no tiene dónde ocultarse. No es zoonótico.

Los patógenos zoonóticos sí pueden esconderse. Eso es lo que los hace tan interesantes, tan complicados y tan problemáticos.

La viruela símica es una enfermedad similar a la viruela humana, causada por un virus íntimamente relacionado con el de la enfermedad humana, y que sigue constituyendo una amenaza para los habitantes de África central y occidental. La viruela símica se diferencia de la humana en un detalle fundamental: la capacidad de su virus de infectar a primates no humanos (de ahí su nombre) y a algunos otros mamíferos, como ratas, ratones, ardillas, conejos y perros de las praderas americanos. La fiebre amarilla, que también es infecciosa tanto para monos como para humanos, es causada por un virus que se transmite de víctima a víctima, en ocasiones de mono a humano, a través de la picadura de ciertos mosquitos. Esta situación es más compleja. Una consecuencia de esta complejidad es que probablemente la fiebre amarilla seguirá afectando a los humanos, a menos que la OMS acabe con todos los mosquitos vectores o con todos y cada uno de los monos susceptibles de enfermar en las regiones tropicales de África y Sudamérica. El agente de la enfermedad de Lyme, un tipo de bacteria, se oculta de manera eficaz en el ratón de patas blancas y otros pequeños mamíferos. Por supuesto, estos patógenos no se están escondiendo conscientemente. Los lugares donde residen y el modo en que se transmiten son esos porque esas posibilidades casuales les han funcionado en el pasado, al proporcionarles la oportunidad de sobrevivir y reproducirse. Mediante la fría lógica darwinista de la selección natural, la evolución traduce lo accidental en estrategia.

La mejor estrategia para pasar desapercibido consiste en acechar en el interior de lo que se conoce como huésped reservorio. Un huésped reservorio (algunos científicos prefieren hablar de «huésped natural»), es un organismo vivo que porta el patógeno y lo alberga de forma crónica, sin que este le provoque apenas dolencias. Cuando parece que una enfermedad desaparece entre brotes (una vez más, como el Hendra hizo después de 1994), su agente causante tiene que estar en algún sitio, ¿no? Puede que haya desaparecido de la faz de la tierra, pero lo más probable es que no sea así. Quizá se haya extinguido en la región y solo reaparezca cuando los vientos y los avatares del destino lo traigan de vuelta desde algún otro lugar. O puede que aún permanezca en las proximidades, por todas partes, dentro de algún huésped reservorio. ¿Un roedor? ¿Un ave? ¿Una mariposa? ¿Un murciélago? Probablemente sea más fácil residir sin ser detectado en el interior de un huésped reservorio allí donde la diversidad biológica es elevada y el ecosistema está relativamente inalterado. La relación inversa también se da: las perturbaciones ecológicas provocan la irrupción de las enfermedades. Si sacudimos un árbol, caen cosas.

Prácticamente todas las enfermedades zoonóticas son consecuencia de una infección provocada por una de las siguientes seis clases de patógeno: virus, bacterias, hongos, protistas (un grupo de criaturas pequeñas y complejas como las amebas, conocidas en el pasado por el engañoso nombre de protozoos), priones y gusanos. La enfermedad de las vacas locas la provoca un prion, una molécula proteínica plegada de forma extraña que a su vez desencadena plegamientos extraños en otras moléculas, como aquella fórmula infecciosa de agua de Kurt Vonnegut, el hielo-9, en su gran novela temprana *Cuna de gato*. La enfermedad del sueño resulta de la infección de un protista llamado *Trypanosoma brucei*, que, en el África subsahariana, transmiten las moscas tse-tse a mamíferos salvajes, animales de ganadería y personas. El ántrax lo provoca una bacteria que puede permanecer durmiente en la tierra durante años hasta que, cuando se la desentierra, infecta a los humanos a través de sus animales de pasto. La toxocariasis es una zoonosis leve causada por nematodos y nos la puede contagiar nuestro perro. Pero por suerte, como al perro, a nosotros también se nos puede desparasitar.

Los virus son los más problemáticos. Evolucionan rápidamente, son inmunes a los antibióticos, pueden ser esquivos, pueden ser versátiles, pueden provocar un elevadísimo número de muertes y son endiabladamente simples, al menos en comparación con otras criaturas vivientes o cuasivivientes. El del Ébola, el del Nilo occidental, el de Marburgo, el patógeno del SARS, el de la viruela símica, el de la rabia, el Machupo, el dengue, el agente de la fiebre amarilla, el Nipah, el Hendra, el Hantaan (otro nombre para los hantavirus, identificados por primera vez en Corea), el chikunguña, el Junín, el Borna, las gripes y los VIH (el VIH-1, principal responsable de la pandemia del sida, y el VIH-2, menos extendido) son todos virus. La lista completa es mucho más larga. Hay otro que se conoce por el evocador nombre de «espumavirus del simio» (SFV, por sus siglas en inglés) y que infecta tanto a monos como a humanos en Asia, saltando entre unos y otros en aquellos lugares (como los templos budistas e hinduistas) donde humanos y macacos semidomesticados tienen contacto directo. Entre las personas que visitan esos templos y que dan de comer a los macacos, exponiéndose al SFV, hay turistas internacionales. Algunos se llevan consigo algo más que fotos y recuerdos. «Los virus no tienen capacidad motora —explica el eminente virólogo Stephen S. Morse—, pero a pesar de ello muchos han recorrido el mundo entero.»[1] No pueden correr, no pueden caminar, no pueden nadar, no pueden reptar. Pero pueden desplazarse a lomos de otros.

4

De aislar el virus Hendra se habían encargado los virólogos, que trabajaban en sus laboratorios de alta seguridad en el AAHL. «Aislar», en esta acepción de la palabra, significa encontrar cierta cantidad del virus y cultivar más. El elemento aislado se convierte en una población de virus vivos y cautivos, potencialmente peligrosos si algunos llegasen a escaparse, pero útiles para realizar investigaciones. Las partículas víricas son tan minúsculas que no pueden verse más que mediante microscopía electrónica, un proceso que las destruye, por lo que en aislamiento su presencia ha de detectarse de manera indirecta. Se empieza con un pequeño trozo de tejido, una gota de sangre, o alguna otra muestra de una víctima contagiada. Con la esperanza de que contenga virus. Se introduce ese inóculo, como una pizca de levadura, en un cultivo de células vivas en un medio nutritivo. A continuación se incuba, se espera y se observa. A menudo, no ocurre nada. Pero, si hay suerte, sí ocurre. Sabemos que hemos tenido éxito cuando el virus se replica con abundancia y se impone lo suficiente como para provocar daños visibles en las células cultivadas. Idealmente, forma placas, grandes agujeros en el cultivo, cada uno de los cuales constituye un punto de devastación provocada por el virus. El proceso exige paciencia, experiencia, disponer de herramientas costosas y precisas, y tomar meticulosas precauciones contra la contaminación (que puede falsear los resultados) o un escape accidental (que podría infectarnos, poner en peligro a nuestros compañeros y quizá provocar el pánico en toda una ciudad). Los virólogos de laboratorio no suelen ser personas bulliciosas. No los veremos en los bares, gesticulando y alardeando estentóreamente de los riesgos que su trabajo implica. Suelen ser gente centrada, pulcra y tranquila, como los ingenieros nucleares.

Descubrir dónde vive un virus en libertad es un trabajo de muy distinta índole. Es una tarea al aire libre que conlleva un nivel de riesgo algo menos controlable, como atrapar osos grises para reubicarlos. Eso sí, quienes buscan virus en libertad no son revoltosos e imprudentes, desde luego no más que los especialistas de laboratorio: no se lo pueden permitir. Pero sí trabajan en un entorno más ruidoso, caótico e impredecible: el mundo exterior. Si hay algún motivo para sospechar que un nuevo virus que está infectando a humanos es zoonótico (como sucede con la mayoría de ellos), su búsqueda puede llevar a bosques, pantanos, campos de cultivo, edificios antiguos, cloacas, cuevas o, alguna que otra vez, a un picadero de caballos. El cazador de virus es un biólogo de campo, posiblemente con formación avanzada en medicina humana, medicina veterinaria y ecología, o alguna combinación de las tres anteriores; una persona que siente fascinación por preguntas para cuya respuesta es necesario atrapar y manipular animales. Este perfil le va como un guante a Hume Field, un tipo larguirucho y de voz suave que rondaba los treinta y cinco años cuando entró en relación con el Hendra.

Field se crio en los pueblos provincianos de la costa de Queensland, entre Cairns y Rockhampton; era un chaval amante de la naturaleza al que le gustaba trepar a los árboles, caminar por el monte y pasar las vacaciones escolares en la granja lechera de su tío. Su padre era detective en la policía, lo que ahora parece premonitorio del futuro que tendría su hijo como investigador de virus. El joven Field se licenció en Ciencias Veterinarias por la Universidad de Queensland, a las afueras de Brisbane, mientras trabajaba como voluntario en un refugio para animales donde ayudaba a rehabilitar a animales salvajes heridos. Tras graduarse en 1976, trabajó durante varios años en una consulta veterinaria mixta, y más tarde hizo sustituciones temporales por todo el estado (lo que se dice «hacer suplencias»). Durante esa época, trató a un montón de caballos. Pero fue percatándose progresivamente de que lo que más le interesaba era la fauna salvaje, no el ganado ni las mascotas, lo cual lo llevó de nuevo, a principios de los años noventa, a la Universidad de Queensland, esta vez para hacer un doctorado en Ecología.

Se centró en la conservación de la fauna salvaje y, cuando llegó el momento, necesitaba un proyecto para su tesis. Como los gatos asilvestrados (gatos domésticos que se habían vuelto salvajes en libertad) provocan daños considerables a la fauna autóctona australiana, al matar pequeños marsupiales y aves, y al actuar como fuente de enfermedades, se decidió por el estudio de las poblaciones de gatos asilvestrados y su impacto. Se dedicaba a atraparlos e instalarles un radiocollar para hacer seguimiento de cómo vivían cuando se produjo el brote en el establo de Vic Rail. Uno los directores de tesis de Field, un científico que trabajaba en el Departamento de Industrias Primarias, le preguntó si le interesaría investigar la faceta ecológica de esta nueva enfermedad. «Así que me olvidé de mis gatos asilvestrados —me contó Field cuando lo visité mucho tiempo después en el Instituto de Investigaciones Animales, un centro del DIP cerca de Brisbane— y me puse a buscar animales salvajes que pudieran ser reservorios del virus Hendra».

Comenzó su búsqueda remontándose al paciente cero, la primera víctima equina, su historia y su emplazamiento. Esa primera víctima era Drama Series, la yegua preñada que había enfermado en el picadero de Cannon Hill. Las únicas pistas de que disponía Field eran que este virus era un paramixovirus y que, unos años antes, otro investigador de Queensland había descubierto uno nuevo en un roedor. Así que montó un sistema de trampas en el picadero para atrapar a todos los vertebrados pequeños y medianos que pudo —roedores, zarigüeyas, bandicuts, reptiles, anfibios, aves y algún que otro gato asilvestrado— y extrajo sangre de cada uno de ellos, prestando particular atención a los roedores. Envió las muestras de sangre al laboratorio del DIP para que las analizaran en busca de anticuerpos contra el Hendra.

Buscar los antivirus es algo distinto de aislar el virus, igual que una huella es algo distinto de un zapato. Los anticuerpos son moléculas que el sistema inmune de un huésped produce en respuesta a la presencia de un intruso biológico. Tienen una forma específica para fusionarse con ese virus, bacteria u otro germen en particular e inutilizarlo. Su especificidad, y el hecho de que permanecen en el torrente sanguíneo incluso después de que el intruso haya sido vencido, hace de ellos valiosos indicios de una infección presente o pasada. Esos eran los indicios que Hume Field confiaba en encontrar. Pero los roedores de Cannon Hill no tenían anticuerpos contra el virus Hendra. Ni los roedores ni ningún otro animal, lo que llevó a Field a plantearse el motivo. O bien estaba buscando en el lugar equivocado, o bien el sitio era el correcto pero la manera era equivocada, o quizá lo que no era correcto era el momento. De hecho, quizá el problema fuese en efecto el momento, pensó. Drama Series había enfermado en septiembre, había transcurrido medio año desde entonces, y él estaba haciendo su búsqueda en marzo, abril y mayo. Sospechó que «podría haber alguna clase de factor estacional, ya fuese del virus o del huésped» en el picadero de Cannon Hill, y quizá ahora no era la temporada propicia. Los análisis de gatos, perros y ratas en los alrededores del establo de Rail tampoco dieron ningún positivo.

La presencia estacional del virus era una posibilidad. Otra era que apareciese y desapareciese según una escala temporal más breve. Por ejemplo, los murciélagos se alimentaban en grandes bandadas en el picadero de Cannon Hill por las noches, pero volvían a sus guaridas, en algún otro lugar, a dormir durante el día. Peter Reid oyó decir a un residente en Cannon Hill que, en el barrio, durante las horas de oscuridad, «había en el cielo tantos zorros voladores como estrellas en el firmamento». Eso lo llevó a sugerir al AAHL que se investigasen los murciélagos, pero su idea cayó evidentemente en saco roto. Hume

Field y sus colegas en la búsqueda del reservorio no dieron con él hasta el siguiente octubre, de 1995, cuando un desgraciado acontecimiento les proporcionó una nueva pista útil.

Un joven cultivador de caña de azúcar llamado Mark Preston, que vivía cerca del pueblo de Mackay, a unos mil kilómetros al norte de Brisbane, sufrió una serie de ataques con convulsiones. Su mujer lo llevó al hospital. Los síntomas de Preston eran particularmente alarmantes porque constituían la segunda crisis de salud que sufría en poco más de un año. En agosto de 1994, había padecido una misteriosa enfermedad —dolor de cabeza, vómitos y rigidez en el cuello, que habían llevado a un diagnóstico provisional de meningitis, de causa indeterminada— de la cual se había recuperado. O eso parecía. «Meningitis» es un término aplicable a cualquier inflamación de las membranas que recubren el cerebro y la médula espinal; puede estar causada por una bacteria, un virus o incluso por la reacción a un medicamento, y puede desaparecer tan inexplicablemente como apareció. Preston siguió llevando una vida intensa en la granja con su mujer, Margaret, una veterinaria que tenía allí su consulta, entre la caña de azúcar y los caballos sementales.

¿Los ataques que había sufrido ahora Mark Preston indicaban una recurrencia de su meningitis indeterminada? Una vez ingresado en el hospital, cayó en una encefalitis severa (esto es, inflamación del cerebro) de causa aún desconocida. La medicación controló las convulsiones, pero los médicos aún podían ver tormentas de dolor centelleando en el electroencefalógrafo. Según un informe médico posterior: «Permaneció profundamente inconsciente y con fiebre persistente, y murió veinticinco días después de su ingreso».[2]

El suero sanguíneo que se le extrajo a Preston durante su enfermedad terminal dio positivo en anticuerpos contra el virus Hendra. Lo mismo ocurrió con el de un año antes, que se le había extraído durante su primer episodio, se había almacenado y ahora se estaba analizando *a posteriori*. Ya entonces su sistema inmune había estado luchando contra la cosa. El análisis *post mortem* de su tejido cerebral, junto con otra serie de pruebas, confirmaron la presencia del Hendra. Evidentemente, le había atacado una vez, se había retirado, había permanecido en forma latente durante un año, y finalmente había reaparecido y lo había matado. Esto era terrorífico de una manera completamente nueva.

¿Dónde había enfermado? Los investigadores, que trataron de recomponer la historia, supieron que en agosto de 1994 habían muerto dos caballos en la granja de los Preston. Mark ayudó a su mujer a cuidar de ellos durante su súbita y letal enfermedad, al menos de manera marginal, cuando realizó las necropsias. El tejido conservado que Margaret Preston había extraído de ambos caballos también dio ahora positivo en Hendra. Sin embargo ella no enfermó, a pesar de que también había estado expuesta; como tampoco enfermó Peter Reid varias semanas más tarde, pese a haber estado expuesto al virus en el establo de Vic Rail. La buena salud de ambos veterinarios suscitó la pregunta de cuán infeccioso era este nuevo virus. Y el caso de Preston, tan lejos del primer brote, hizo que los expertos se preguntasen —y temiesen— hasta dónde podría haberse extendido ya. Si se tomaba la distancia que separaba Hendra de Mackay como radio de distribución potencial y se trazaban círculos con dicho radio en torno a la ubicación de cada uno de los brotes, dentro del área que estos englobaban vivían alrededor de diez millones de personas, casi la mitad de la población australiana.

¿Cuál era la magnitud del problema? ¿Cuánto se había dispersado el virus? Un grupo de investigadores, liderados por un experto en enfermedades infecciosas llamado Joseph McCormack, que trabajaba en el hospital de Brisbane donde había muerto Vic Rail, estudió la situación general. Analizaron el suero de cinco mil caballos de Queensland —todos aquellos a los que pudieron inyectarles la aguja, evidentemente—, así como de 298 humanos, cada uno de los cuales había tenido contacto, en mayor o menor grado, con un caso de Hendra. Ninguno de los caballos tenía anticuerpos contra el virus; tampoco ninguno de los humanos. Podemos suponer que estos negativos provocaron suspiros de alivio entre las autoridades sanitarias, al tiempo que acentuaban los ceños fruncidos de desconcierto en los rostros de los científicos. «Parece —concluyó el grupo de McCormack— que para que se produzca la transmisión de la infección de caballos a humanos tiene que darse un contacto muy estrecho entre ambos.»[3] Pero estaban dando palos de ciego. Afirmar que «tiene que darse un contacto muy estrecho» no contribuía a explicar por qué Margaret Preston había sobrevivido a su marido. La realidad era esta: para que una persona se infectase tenía que darse un contacto muy estrecho, sumado a mala suerte, y a —quizá— uno o dos factores más. Pero nadie sabía cuáles eran esos factores.

Sin embargo, el caso de Mark Preston proporcionó a Hume Field pistas valiosas: un segundo punto en el mapa, un segundo momento. Virus Hendra en Mackay en agosto de 1994; virus Hendra en el picadero de Cannon Hill y en el establo de Rail en septiembre de 1994. Así que Field viajó hasta Mackay y repitió allí su método: atrapar animales, extraer sangre, enviar el suero para que lo analizaran en busca de anticuerpos. Y de nuevo no encontró nada. También tomó muestras de diversos animales salvajes heridos o debilitados por otros motivos, criaturas a las que se cuidaba en cautividad hasta que (si era posible) se las volviese a dejar en libertad. Las personas que dispensan esos cuidados, una red informal de bienintencionados *amateurs*, son lo que en la jerga australiana se conoce como «cuidadores» de fauna salvaje. Suelen especializarse por categorías zoológicas. Hay cuidadores de canguros, de aves, de zarigüeyas y de murciélagos. Hume Field los conocía de sus años en la consulta veterinaria; prácticamente había sido uno de ellos en el refugio de animales durante su época de estudiante. Ahora tomó muestras de algunos de los que estaban cuidando.

Pero ¡carajo!: seguía sin haber ni rastro del Hendra.

En enero de 1996, con la búsqueda del huésped reservorio en un punto muerto, Field participó en una sesión de tormenta de ideas entre funcionarios de la agencia e investigadores, convocada por su jefe en el DIP. ¿Qué estaban haciendo mal? ¿Cómo podían enfocar mejor sus esfuerzos? ¿Dónde golpearía el Hendra la próxima vez? La industria hípica de Queensland se arriesgaba a sufrir pérdidas de muchos millones de dólares, y había vidas humanas en juego. Era un problema urgente de gobernanza y de relaciones públicas, no solo un rompecabezas médico. En la reunión se exploró una línea de razonamiento útil: la biogeografía. Parecía evidente que el huésped (o huéspedes) reservorio, con independencia del tipo de animal que fuese, debía estar tanto en Mackay como en Cannon Hill; al menos durante una parte del año que incluyese los meses de agosto y septiembre. Esto apuntaba a animales que estuviesen ampliamente extendidos en Queensland o bien que viajasen de una punta a otra del estado. Los participantes en la reunión (en parte guiados por los indicios genéticos que sugerían que no había distintas cepas víricas locales; esto es, que el virus estaba moviéndose y mezclándose) se inclinaban por la segunda de estas dos posibilidades: que el huésped reservorio fuera bastante móvil, un animal capaz de recorrer cientos de kilómetros de un lugar a otro a lo largo de la costa de Queensland. Lo cual a su vez hizo que dirigiesen sus sospechas hacia las aves... y los murciélagos.

De manera provisional, Field y sus colegas desecharon la hipótesis de las aves, por dos motivos: en primer lugar, porque no tenían conocimiento de ningún otro paramixovirus que se contagiase de las aves a los humanos; y en segundo lugar, porque sencillamente parecía más probable que el reservorio fuera un mamífero, habida cuenta de que el virus infecta tanto a humanos como a caballos. El parecido entre una y otra clase de animal huésped es un indicador relevante de la probabilidad de que un patógeno pueda dar el salto. Además, es bien sabido que los murciélagos albergan al menos un virus temible, el de la rabia, aunque por aquel entonces Australia se consideraba libre de ella. (Poco tiempo después se descubrieron muchas otras conexiones murciélago-virus-humano, incluidas algunas en Australia; pero en aquel momento, 1996, el vínculo parecía menos evidente.) De la reunión, Field salió con una nueva misión: investigar los vampiros.

Fácil decirlo. Pero atrapar murciélagos al vuelo, o incluso en sus guaridas, no es tan sencillo como atrapar roedores o zarigüeyas en una pradera. Los murciélagos más llamativos y de mayor envergadura autóctonos de Queensland son los llamados zorros voladores, que pertenecen a cuatro especies distintas dentro del género *Pteropus*, y son todos ellos imponentes megamurciélagos frugívoros con una envergadura de más de noventa centímetros. Los zorros voladores suelen reposar en manglares, en zonas pantanosas con melaleucas o encaramados a las ramas altas de los árboles tropicales. Necesitaría herramientas y métodos especiales para atraparlos. En lugar de ponerse a ello, Field se dirigió a la red de cuidadores. Esta gente ya tenía murciélagos en cautividad. En un centro en Rockhampton, subiendo por la costa hacia Mackay, descubrió que entre los animales heridos que estaban sanando había zorros voladores negros (*Pteropus alecto*). ¡Ajá!: la sangre extraída de uno de ellos contenía anticuerpos contra el Hendra.

Pero ese momento de alborozo no satisfizo a un científico tan meticuloso como Hume Field. Esa información demostraba que los zorros voladores negros podían infectarse con el Hendra, sí, pero no necesariamente que fuesen un reservorio —y menos aún el reservorio— desde el cual se infectaban los caballos. Field y sus colegas siguieron buscando. En unas semanas, habían encontrado anticuerpos contra el Hendra en las otras especies, el zorro volador de cabeza gris, el zorro volador de antifaz y el pequeño zorro volador rojo. El equipo del DIP también analizó muestras antiguas de estos murciélagos, que llevaban almacenadas más de una docena de años. Y encontraron igualmente trazas moleculares reveladoras del Hendra. Lo cual demostraba que la población de murciélagos había estado expuesta al virus mucho tiempo antes de que este afectase a los caballos de Vic Rail. Y en ese momento, en septiembre de 1996, dos años después del brote en el establo de Rail, una hembra de zorro volador de cabeza gris embarazada se enganchó en una alambrada.

Abortó dos fetos gemelos y fue sacrificada. No solo dio positivo en anticuerpos; también hizo posible el primer aislamiento del virus Hendra procedente de un murciélago. En una muestra de sus fluidos uterinos se encontró el virus vivo, que se vio que era indistinguible del Hendra encontrado en caballos y humanos. Con eso bastó, incluso dentro de los márgenes científicos de la prudencia, para identificar a los zorros voladores como los «probables» huéspedes reservorio del Hendra.

Cuanto más investigaban Field y sus colegas, más indicios del Hendra encontraban. Tras los primeros muestreos de murciélagos, alrededor del 15 por ciento de sus zorros voladores habían dado positivo en anticuerpos contra el Hendra. Este parámetro —el porcentaje de individuos analizados que mostraban un historial de infección, ya fuese presente o pasado— se denomina «seroprevalencia». Constituye una estimación, basada en un número finito de muestras, de cuál podría ser el porcentaje de infectados en el conjunto de una población. Al cabo de dos años, después de haber analizado 1.043 zorros voladores, Field y compañía dieron una cifra del 47 por ciento de seroprevalencia para el Hendra. Dicho a las claras: casi la mitad de los grandes murciélagos que sobrevolaban el oriente australiano eran o habían sido portadores. Era casi como si el virus Hendra hubiese estado lloviendo desde el cielo.

Mientras los científicos publicaban sus resultados en revistas como el *Journal of General Virology* y *The Lancet*, algunas de estas historias llegaron a los periódicos. En un titular se podía leer: «Miedo al virus de los murciélagos. La industria hípica en alerta». Los caballos despedazados y la cinta que acordonaba el establo de Rail habían sido un irresistible punto de partida para los equipos de televisión, y no habían perdido interés. Algunas de las noticias en la prensa eran precisas y sensatas, aunque no todas; y ninguna era tranquilizadora. La gente se preocupó. La identificación de los zorros voladores como huéspedes reservorio, sumada a los elevados niveles de seroprevalencia en el seno de esas poblaciones de murciélagos, dañó la imagen pública de un grupo de animales que ya acumulaban un largo historial de problemas de esta índole. Los índices de popularidad de los murciélagos nunca han sido altos. Por entonces, en Australia se hundieron aún más.

Un soleado domingo, entre carrera y carrera, un eminente entrenador de caballos me dio su opinión sobre el asunto en una pista en Hendra. «¡El virus Hendra!», estalló en cuanto mencioné el nombre. «¡No deberían permitirlo!» Ese «deberían» se refería a unas indeterminadas autoridades gubernamentales. «¡Deberían acabar con los murciélagos! ¡Esos murciélagos provocan la enfermedad! ¡Cuelgan cabeza abajo y se cagan encima!» (¿Sería eso cierto?, me pregunté. Desde un punto de vista biológico, parecía improbable.) «¡Y se cagan en las personas! ¡Debería ser al revés, que las personas se cagasen en ellos! ¿Para qué sirven? ¡Acabemos con ellos! ¿Por qué no lo hacemos? ¡Porque los ecologistas sentimentales no lo permiten!», rezongó. Estábamos en el Members Bar, un santuario social para los profesionales de las carreras, al que me habían permitido acceder en compañía de Peter Reid. «¡El Gobierno debería proteger a las personas!

¡Debería proteger a los veterinarios, como nuestro amigo Peter!» Gruñidos, gruñidos y más gruñidos. Este entrenador, una figura legendaria en el mundo ecuestre australiano, era un octogenario bajito y altanero, con el pelo canoso peinado hacia atrás en elegantes ondas. Me había invitado a su club, y le debía un poco de respeto; o, al menos, tenía que seguirle un poco la corriente. (Para ser justo, debo decir que el entrenador estaba hablando poco después de que otra víctima más, un veterinario de Queensland llamado Ben Cunneen, hubiese muerto de Hendra, que contrajo mientras trataba a caballos enfermos. No se podía negar la magnitud del riesgo de muerte que corría la gente del mundo ecuestre, ni del riesgo económico para el conjunto de la industria australiana de las carreras.) Cuando expresé con amabilidad mi interés en citar sus palabras atribuyéndoselas explícitamente, este entrenador habló de forma más templada, aunque en esencia vino a decir lo mismo.

Entre los «ecologistas sentimentales», él habría incluido a los cuidadores de murciélagos. Pero incluso algunos de estos bondadosos activistas empezaron a preocuparse a medida que se acumulaban los indicios. Buscaban un difícil equilibrio entre sus dos temores: que el virus hiciera a los murciélagos impopulares, y llevase a llamamientos (como el del entrenador) a su exterminio, y que se infectasen ellos mismos durante su bienintencionada labor. Esta última era una ansiedad de nuevo cuño. Al fin y al cabo, eran amantes de los murciélagos, no de los virus. ¿Un virus se considera fauna salvaje? La mayoría de la gente diría que no. Varios de los cuidadores pidieron que les hicieran pruebas de anticuerpos, lo que dio lugar a un muestreo más amplio, organizado a toda prisa por Linda Selvey, una joven epidemióloga de la Universidad de Queensland.

Selvey recurrió a las redes de cuidadores de animales salvajes del sudeste de Australia, hasta encontrar 128 cuidadores de murciélagos dispuestos o deseosos de someterse a pruebas. Junto con su equipo de campo, tomó muestras de sangre a cada uno de los participantes, y les hizo rellenar un cuestionario. Sus respuestas pusieron de manifiesto que muchos de ellos habían tenido un contacto estrecho y prolongado con zorros voladores, al alimentarlos y manipularlos, y que en no pocas ocasiones habían recibido arañazos y mordeduras. A un cuidador, un murciélago que dio positivo en Hendra le había infligido una profunda mordedura en la mano. El resultado más inesperado del estudio de Selvey fue el porcentaje de esos 128 cuidadores que dieron positivo en anticuerpos: cero. A pesar de los meses, o incluso años, de cuidados, a pesar de los arañazos y las mordeduras, los abrazos, las babas y la sangre, en ninguna de esas personas se encontró evidencia inmunológica de que hubiera sido infectada con el virus Hendra.

El estudio de Selvey se publicó en octubre de 1996. En ese momento, estaba estudiando el doctorado. Posteriormente, llegó a dirigir la rama de enfermedades transmisibles del Departamento de Sanidad de Queensland. Más tarde aún, mientras tomábamos un café en una bulliciosa cafetería de Brisbane, le pregunté: ¿quiénes son estos cuidadores de murciélagos?

«No sé cómo describirlos —me contestó—. Supongo que diría que son apasionados de los animales.» ¿Tanto hombres como mujeres? «Predominantemente, mujeres», me explicó, y especuló suavemente con que las mujeres sin hijos quizá tuvieran más tiempo y más ganas de ofrecer cuidados. Por lo general, realizan este trabajo en sus propias casas, dotadas de una jaula grande y cómoda donde los murciélagos pueden estar posados cuando no los están manipulando. Me pareció desconcertante que unas relaciones murciélago-humano tan estrechas, sumadas al elevado nivel de seroprevalencia en estos animales no hubieran dado pie a que el estudio de Selvey detectara ni un solo caso de infección humana. Ni una sola persona dio positivo por anticuerpos entre los 128 cuidadores. ¿Qué le decía esto sobre la naturaleza de este virus?, le pregunté.

«Que necesitaba alguna clase de amplificador», dijo. Se refería a los caballos.

5

Pensemos por un momento en la fiebre aftosa del ganado. Todo el mundo ha oído hablar de ella. Todo el mundo ha visto la película *Hud*. La mayoría de la gente no es consciente de que, al menos ligeramente, es una zoonosis. El virus que causa la fiebre aftosa del ganado (FAG) pertenece a la familia de los picornavirus, el mismo grupo que engloba también al poliovirus y algunos otros virus similares al que provoca el resfriado común. Pero una infección con FAG es una desgracia poco habitual en humanos, que rara vez causa algo peor que un sarpullido en las manos, los pies y la mucosa bucal. Sí es más frecuente, y más grave, que afecte a animales domésticos biungulados como ganado bovino, ovejas, cabras y cerdos. (Algunos animales biungulados salvajes, como ciervos, alces y antílopes, también son susceptibles de contraerla.) Los principales síntomas clínicos son fiebre, cojera y vesículas (pequeñas ampollas) en la boca, el morro y las pezuñas. En una hembra lactante, las ubres en ocasiones se cubren de ampollas y, cuando estas estallan, se ulceran. Malo para la madre y malo para la cría. La letalidad debida a la FAG es relativamente baja, pero la morbilidad (la incidencia de la enfermedad en el seno de una población) suele ser elevada, lo que significa que la patología es muy contagiosa: hace que los animales caigan enfermos, impide que puedan estar de pie y provoca una reducción de la productividad que, en explotaciones de gran volumen con estrechos márgenes de beneficio, se consideran desastrosas. Debido a dicha reducción, sumada a la velocidad de contagio, en términos económicos suele tratarse como una enfermedad terminal: los rebaños infectados son sacrificados para evitar que el virus se extienda. Nadie quiere comprar animales que puedan ser portadores, y la exportación de los mismos se reduce a cero. Vacas, ovejas y cerdos pierden todo su valor; más aún, pasan a ser una carga costosa. «Económicamente, es la enfermedad animal más importante del mundo», según una autoridad, que se hace eco de que «un brote de FAG en Estados Unidos tendría un coste de 27.000 millones de dólares en pérdidas comerciales y en los mercados».[4] El virus se propaga mediante el contacto directo, y en las heces y la leche, y es incluso capaz de dispersarse en forma de aerosol. Una brisa húmeda puede llevarlo de una explotación a otra.

Las consecuencias de la FAG varían según el tipo de animal. Las ovejas suelen portar la infección sin mostrar síntomas. El ganado bovino sufre visiblemente y transmite el virus de un animal a otro mediante el contacto directo (por ejemplo, de hocico a hocico) o en sentido vertical (de vaca a ternero) al amamantar. Los cerdos son especiales: excretan una cantidad de virus mucho mayor que otros animales, y durante un periodo más largo, y poseen una extraordinaria capacidad de dispersarlo mediante sus exhalaciones al respirar. Lo estornudan, lo resoplan, lo gruñen, lo jadean, lo eructan y lo tosen al aire. Un estudio experimental concluyó que el aliento de un cerdo portaba treinta veces más virus de la FAG que el de una vaca o una oveja infectadas y que, una vez en el aire, podía dispersarse a kilómetros de distancia. Por este motivo, los cerdos se consideran un huésped amplificador de este virus.

Un huésped amplificador es una criatura en la cual un virus u otro patógeno se multiplica —y desde la cual se disemina— con una abundancia extraordinaria. Algún aspecto de la fisiología del huésped, de su sistema inmune o de su historia particular de interacción con el germen, o quién sabe qué, explica este rol especialmente hospitalario. El huésped amplificador se convierte en un eslabón intermedio entre un huésped reservorio y algún otro desgraciado animal, otra especie de víctima (una víctima que requiere dosis más elevadas o un contacto más estrecho antes de que la infección se asiente en ella). Esta situación se puede entender en términos de umbrales. El huésped amplificador tiene un umbral relativamente bajo para infectarse, a pesar de lo cual produce una enorme cantidad de virus, lo bastante grande como para superar el umbral más alto de otro animal.

No todos los patógenos zoonóticos necesitan de un huésped amplificador para infectar con éxito a humanos, pero es evidente que algunos sí lo necesitan. ¿Cuáles? ¿Cuál es el proceso en su caso? Los epidemiólogos están explorando todas estas cuestiones, entre muchas otras. Entretanto, el concepto es una herramienta hipotética. Linda Selvey no mencionó el paradigma de la FAG cuando empleó la palabra «amplificador» en nuestra conversación sobre el virus Hendra, pero entendí a qué se refería.

Aun así... ¿Por qué los caballos? ¿Por qué no los canguros, o los uómbats, los koalas o los potorúes? Si el caballo asume este papel de amplificador, conviene centrar de nuevo la atención sobre un hecho evidente: los caballos no son autóctonos de Australia. Son animales exóticos, llevados allí por primera vez por los colonos europeos hace apenas poco más de dos siglos. Es probable que el Hendra sea un virus antiguo, de acuerdo con las evidencias rúnicas que los evolucionistas moleculares son capaces de leer en su genoma. Es posible que el virus, muy distante de sus primos los morbillivirus, llevase discretamente en Australia ya mucho tiempo. Los murciélagos también son un elemento ancestral de la fauna autóctona; el registro fósil en Queensland demuestra que hace al menos cincuenta y cinco millones de años ya existían allí murciélagos pequeños, y es posible que los zorros voladores evolucionaran en la región a comienzos del Mioceno, hace unos veinte millones de años. La presencia humana es más reciente, pues se remonta a tan solo varias decenas de milenios. Más exactamente, los humanos han habitado Australia desde que los primeros antepasados de los pueblos aborígenes australianos llegaron hasta allí tras aventurarse a saltar de isla a isla en sus sencillas embarcaciones de madera desde el sudeste asiático, pasando por el mar del Sur de China y las islas menores de la Sonda hasta llegar a las costas noroccidentales de la isla continente. Eso ocurrió hace al menos cuarenta mil años, quizá mucho antes. Así pues, parece probable que tres de los cuatro protagonistas de esta compleja interacción —zorros voladores, virus Hendra y personas— hayan convivido en Australia desde el Pleistoceno. Los caballos llegaron en enero de 1788.

Eso supuso un pequeño cambio para el paisaje, en comparación con todo lo que vendría a continuación. Los primeros caballos llegaron a bordo de barcos de la Primera Flota, comandada por el capitán Arthur Phillip, quien había zarpado de Gran Bretaña para establecer una colonia penal en Nueva Gales del Sur. Tras cinco meses de navegación a través del Atlántico, Phillip hizo escala en un asentamiento holandés próximo al cabo de Buena Esperanza para reponer provisiones y ganado antes de proseguir rumbo al este desde África. Bordeó la tierra de Van Diemen (ahora, Tasmania) y se dirigió hacia el norte a lo largo de la costa oriental del continente australiano. El capitán James Cook ya había pasado por allí y había «descubierto» el lugar, pero quienes formaban el grupo de Phillip serían los primeros colonos europeos. En un emplazamiento cercano a la actual Sidney, en el hermoso puerto natural de aquel paraje, desembarcaron de sus naves penales 736 convictos, 74 cerdos, 29 ovejas, 19 cabras, 5 conejos y 9 caballos. Entre estos últimos había 2 sementales, 4 yeguas y 3 potros.

Hasta ese día no había constancia, ni en el registro fósil ni en el histórico, de que hubiese habido en Australia individuos pertenecientes al género *Equus*. Como tampoco existía ninguna tradición oral (al menos, ninguna de la que el mundo haya tenido conocimiento hasta la fecha) que hiciese alusión a brotes del virus Hendra entre los aborígenes australianos.

Así pues, a partir del 27 de enero de 1788, es casi seguro que coincidieron allí los distintos elementos: el virus, los huéspedes reservorio, el huésped amplificador y los humanos susceptibles de enfermar. He aquí otro enigma. Entre los caballos del capitán Arthur Phillip y los caballos de Vic Rail transcurrieron doscientos seis años. ¿Por qué el virus esperó tanto tiempo para emerger? ¿O es que había surgido antes, quizá con frecuencia, pero nunca se supo identificar? ¿Cuántos casos anteriores de Hendra, durante algo más de dos siglos, se diagnosticaron erróneamente como mordeduras de serpiente?

La respuesta de los científicos: no lo sabemos, pero estamos trabajando en ello.

6

En 1994, el virus Hendra fue apenas un golpe de baqueta en un repiqueteo continuo de malas noticias. Un redoble que lleva sonando, cada vez con más intensidad, más insistencia y mayor cadencia, durante los últimos cincuenta años. ¿Cuándo y cómo empezó esta era moderna de las enfermedades zoonóticas emergentes?

Elegir un momento concreto es algo un poco artificial, pero un buen candidato sería la emergencia del virus Machupo entre los aldeanos bolivianos entre 1959 y 1963. Por supuesto, en un principio este virus no se llamó así, ni siquiera se lo reconoció como virus. Machupo es el nombre de un pequeño río que recoge las aguas de las llanuras del nordeste boliviano. El primer caso detectado de la enfermedad pasó sin pena ni gloria, casi desapercibido, como una fiebre grave pero no letal que sufrió un campesino local. Esto ocurrió durante la estación de lluvias de 1959. A lo largo de los tres años siguientes, en esa misma región hubo muchos más enfermos por este virus, y mucho más graves. Los síntomas incluían fiebre y escalofríos, náuseas y vómitos, dolor corporal y hemorragias nasales y de las encías. Pasó a conocerse como «el tifus negro», por el color de los vómitos y las heces de los enfermos, y a finales de 1965 había afectado a 245 personas, con una tasa de letalidad del 40 por ciento. El virus siguió matando hasta que se logró aislarlo, se identificó su reservorio y se comprendió la dinámica de su transmisión lo suficientemente bien como para poder interrumpirla aplicando medidas preventivas. Las ratoneras resultaron de gran ayuda. La mayor parte del trabajo científico se llevó a cabo en condiciones difíciles sobre el terreno por un equipo formado a toda prisa y compuesto por estadounidenses y bolivianos, entre los que estaba un intenso joven científico llamado Karl Johnson, de una franqueza mordaz en sus opiniones, absolutamente fascinado por la peligrosa belleza de los virus, y que contrajo la enfermedad y estuvo a punto de morir por ello. Todo esto ocurrió cuando los Centros para el Control y prevención de Enfermedades en Atlanta (CDC, por sus siglas en inglés) aún no habían enviado escuadrones debidamente equipados; entretanto, Johnson y sus colegas iban inventando sus métodos y herramientas sobre la marcha. Tras superar el combate contra la fiebre en un hospital de Panamá, Johnson tuvo un papel destacado e influyente en la prolongada saga de los patógenos emergentes.

Si hiciésemos una breve lista de los hitos y los momentos de mayor inquietud de dicha saga a lo largo de las últimas décadas, esta incluiría no solo el Machupo, sino también el Marburgo (1967), el Lassa (1969), el Ébola (1976, con Karl Johnson ocupando de nuevo un lugar destacado), el VIH-1 (que se detectó en 1981 y se aisló por primera vez en 1983), el VIH-2 (1986), el Sin Nombre (1993), el Hendra (1994), la gripe aviar (1997), el Nipah (1998), el Nilo Occidental (1999), el SARS (2003), y la tan temida pero decepcionante gripe porcina del 2009. Una serie de dramas aún más plena y desbordante de virus que la pobre yegua de Vic Rail.

Alguien podría interpretar esta lista como una secuencia de acontecimientos graves pero sin relación entre sí: desgracias independientes que nos ocurren a los humanos por una u otra razón inasible. Vista así, el Machupo, los VIH, el SARS y los demás son «actos divinos», en sentido figurado (o literal), graves infortunios semejantes a los terremotos, las erupciones volcánicas y los impactos de meteoritos, que se pueden lamentar y mitigar, pero no evitar. Es una forma pasiva, casi estoica, de entenderlas. Y es también errónea.

No nos equivoquemos: estos brotes de enfermedad que se suceden uno tras otro están relacionados entre sí. Y no solo nos ocurren; constituyen las consecuencias imprevistas de todo aquello que hacemos. Reflejan la convergencia de dos formas de crisis en nuestro planeta: la primera es ecológica, la segunda es médica. Cuando ambas se combinan, sus consecuencias se muestran como un conjunto de nuevas enfermedades, extrañas y terribles, que emergen de fuentes inesperadas y suscitan una profunda preocupación y aprensión entre los científicos que las estudian. ¿Cómo saltan estas enfermedades de los animales no humanos a las personas? ¿Por qué da la impresión de que este salto es más habitual en los últimos años? Dicho de la manera más tajante: las presiones y disrupciones ecológicas de origen humano sitúan a los patógenos animales en contacto creciente con las poblaciones humanas, al tiempo que nuestra tecnología y comportamiento diseminan esos patógenos cada vez más amplia y más rápidamente. Esta situación consta de tres elementos.

Uno: las actividades de la humanidad están provocando la desintegración (una palabra que uso con toda la intención) de los ecosistemas naturales a una velocidad cataclísmica. A base de talas, construcción de carreteras, la extensión de la agricultura basada en la roza y la quema, la caza y la ingesta de animales salvajes (algo que, cuando lo hacen los africanos, llamamos *bushmeat* —algo así como «carne de monte»— y teñimos de connotaciones negativas, mientras que en Estados Unidos es sencillamente «carne de caza»), la deforestación para la creación de zonas de pasto para el ganado, la extracción de minerales, el crecimiento de los núcleos urbanos y la expansión de las zonas residenciales, la contaminación química, la escorrentía de nutrientes hacia los mares, la explotación insostenible de los océanos para obtener alimentos, el cambio climático, el comercio internacional de los bienes exportados cuya producción requiere cualquiera de los elementos anteriores, y otras incursiones «civilizatorias» en el ámbito de la naturaleza; todas estas son las maneras en que estamos haciendo añicos los ecosistemas. Nada de esto es nuevo. Los humanos llevamos muchísimo tiempo practicando estas actividades, empleando para ello herramientas sencillas. Pero ahora, con siete mil millones de personas vivas y dotadas de herramientas modernas, los efectos acumulados pasan a ser críticos. Las selvas tropicales no son los únicos ecosistemas en peligro, pero sí son los más ricos y los de estructura más intrincada. En ellos viven millones de tipos de criaturas, la mayoría de las cuales son desconocidas para la ciencia, que aún no se han clasificado en especies, o bien que apenas hemos identificado y de las que todavía sabemos muy poco.

Dos: entre esos millones de criaturas desconocidas hay virus, bacterias, hongos, protistas y otros organismos, muchos de los cuales son parasitarios. Los expertos en virología hablan ahora de la «virosfera», un vastísimo mundo de organismos cuya magnitud probablemente excede con creces la de cualquier otro grupo. Por ejemplo, muchos virus habitan en las junglas del África central, donde cada uno de ellos es parasitario de alguna clase de bacteria, animal, hongo, protista o planta, todos integrados en relaciones ecológicas que limitan su abundancia y su extensión geográfica. El ébola, el Marburgo, el Lassa, el virus de la viruela símica y los precursores de la inmunodeficiencia humana representan apenas una minúscula muestra de lo que hay ahí, de los innumerables virus aún por descubrir, en huéspedes que en muchos casos tampoco han sido descubiertos. Los virus solo pueden reproducirse en el interior de las células vivas de algún otro organismo. Habitualmente, residen en una clase de animal o de planta, con los cuales mantienen una relación íntima, ancestral y a menudo (aunque no siempre) simbiótica. Es decir, de dependencia, pero benigna. No existen de forma independiente. No causan trastornos. Quizá de vez en cuando maten a unos cuantos monos o aves, pero el bosque enseguida absorbe esos cadáveres. Los humanos rara vez llegamos a enterarnos.

Tres: sin embargo, ahora la disrupción de los ecosistemas naturales parece que está liberando a esos microbios más allá de sus confines. Cuando se abaten los árboles y se masacra la fauna autóctona, los gérmenes locales se dispersan como el polvo cuando se derriba un edificio. Un microbio parasítico, al verse así empujado, expulsado, privado de su huésped habitual, tiene dos opciones: encontrar un nuevo huésped, una nueva clase de huésped... o extinguirse. No es que nos ataquen particularmente a nosotros, sino que somos ostensible y abundantemente accesibles. «Si observamos el mundo desde el punto de vista de un virus hambriento —señala el historiador William H. McNeill—, o incluso de una bacteria, los miles de millones de cuerpos humanos, en un planeta donde hasta hace bien poco la cantidad de personas era la mitad que ahora, constituyen una ubérrima fuente de alimento. En los últimos 25 a 27 años nos hemos duplicado en número. Un objetivo de ensueño para cualquier organismo capaz de adaptarse para invadirnos.»[5] Los virus, especialmente los de una determinada clase —aquellos cuyos genomas están compuestos de ARN, en lugar de ADN, lo que los hace más proclives a la mutación— son criaturas con una elevada y rápida capacidad de adaptación.

Todos estos factores han dado lugar no solo a nuevas infecciones y pequeños brotes súbitos, sino a nuevas epidemias y pandemias, de las cuales la más espantosa, catastrófica y tristemente famosa es la causada por una estirpe de virus que los científicos conocen como grupo M del VIH-1. Es la cepa del VIH (de entre las doce distintas que existen) responsable de la mayor parte de la epidemia mundial de sida. Desde que la enfermedad se detectó hace más de tres décadas, ha matado ya a más de 30 millones de humanos; hoy en día están infectadas en torno a otros 34 millones de personas. A pesar del alcance de su impacto, la mayoría de la gente no es consciente de la fatídica combinación de circunstancias que hizo que el grupo M del VIH-1 saliese de una remota región de la jungla africana, donde su precursor había permanecido como una infección en los chimpancés aparentemente inocua, e hiciese su entrada en los anales de la humanidad. La mayoría de la gente no sabe que la historia verdadera y completa del sida no comienza entre los homosexuales estadounidenses en 1981, o en unas pocas megalópolis africanas a principios de los años sesenta, sino medio siglo antes en las fuentes de un río selvático llamado Sangha, en el sudeste de Camerún. Y menos gente aún ha tenido conocimiento de los sorprendentes descubrimientos que, solo en los últimos años, han añadido detalles y una visión transformadora a esa historia.

Hablaremos de estos descubrimientos más adelante (en «El chimpancé y el río») en este relato. Por el momento, me limitaré a señalar que el asunto del contagio zoonótico requeriría obviamente una atención considerable aunque solo tratase del accidente del sida. Pero, como ya se ha dicho, la cuestión tiene un alcance mucho más amplio y engloba otras pandemias y enfermedades catastróficas del pasado (peste, gripe), del presente (malaria, gripe) y del futuro.

Ni que decir tiene que las enfermedades del futuro son motivo de gran preocupación para las autoridades sanitarias y los científicos. No hay ninguna razón para suponer que, en la época actual, el del sida será el único desastre global causado por la emergencia de un extraño microbio procedente de algún animal. Algunos agoreros bien informados llegan a hablar de la próxima gran pandemia como algo inevitable. (En California, los sismólogos utilizan una expresión similar para referirse al futuro terremoto que hundirá San Francisco en el mar, pero en nuestro contexto esta expresión hace referencia a una pandemia sumamente letal.) ¿Estará la próxima gran pandemia causada por un virus? ¿Saldrá de un bosque tropical o de un mercado en el sur de China? ¿Matará a treinta o cuarenta millones de personas? El concepto está ya tan asentado que podemos usar las siglas PGP para referirnos a él. La principal diferencia entre el VIH-1 y la PGP podría acabar siendo que el primero provoca la muerte lentamente. La mayoría de los nuevos virus actúan a gran velocidad.

He venido utilizando las palabras «emergencia» y «emergente» como si formaran parte del lenguaje del día a día, y quizá sea así. Desde luego, entre los expertos su uso es habitual. Existe incluso una revista científica dedicada al tema, *Emerging Infectious Diseases*, publicada mensualmente por los CDC. Pero una definición precisa de «emergencia» podría resultar útil aquí. En la bibliografía científica se han propuesto varias. Mi preferida dice simplemente que una enfermedad emergente es «una enfermedad infecciosa cuya incidencia está creciendo tras su primera introducción en una nueva población huésped». Por supuesto, las palabras clave son aquí «infecciosa», «creciendo» y «nueva población huésped». Una enfermedad reemergente es aquella «cuya incidencia está creciendo en una población huésped ya existente como consecuencia de cambios de larga duración en su epidemiología de base». La tuberculosis está reemergiendo como un problema grave, especialmente en África, ahora que la bacteria que la provoca ha aprovechado una nueva oportunidad: la de infectar a los pacientes de sida cuyos sistemas inmunes están deprimidos. La fiebre amarilla reemerge entre los humanos allá donde no se evita que los mosquitos *Aedes aegypti* vuelvan a portar el virus entre monos infectados y personas no infectadas. El dengue, que también basa su transmisión en las picaduras de mosquito y en los monos autóctonos como reservorios, reemergió en el sudeste asiático tras la Segunda Guerra Mundial debido en parte a la expansión de las zonas urbanizadas, una mayor facilidad para viajar, una gestión laxa de las aguas residuales y un control ineficaz de los mosquitos, entre otros factores.

La emergencia y el contagio son conceptos distintos pero interconectados. «Contagio» es la expresión que usan los ecólogos clínicos (en economía tiene un uso diferente) para referirse al momento en que un patógeno pasa de los miembros de una especie huésped a los de otra. El virus Hendra contagió a Drama Series (desde los murciélagos) y a continuación a Vic Rail (desde los caballos) en septiembre de 1994. La emergencia es un proceso, una tendencia. El sida emergió durante los últimos años del siglo xx. (¿O fue durante los primeros años del siglo pasado? El contagio entre especies conduce a la emergencia cuando un patógeno extraño, tras infectar a varios miembros de la nueva especie huésped, medra y se extiende entre sus miembros. En este sentido, el sentido estricto, el Hendra no ha emergido en la población humana, al menos aún no, no del todo. Es simplemente un candidato a hacerlo.

No todas las enfermedades emergentes son zoonóticas, pero sí la mayoría. ¿De dónde podría emerger un patógeno si no es de otro organismo? Aunque lo cierto es que hay algunos patógenos nuevos que al parecer emergen del propio entorno, sin necesidad de refugiarse en un huésped reservorio. Un buen ejemplo es el de la bacteria que ahora se conoce como *Legionella pneumophila*, que emergió en 1976 en la torre de refrigeración de un sistema de aire acondicionado en un hotel de Philadelphia y dio lugar al primer brote conocido de legionelosis, que acabó con la vida de 34 personas. Pero ese escenario es muchísimo menos habitual que el zoonótico. Los microbios que infectan a criaturas vivientes de un determinado tipo son los candidatos más prometedores para infectar a criaturas vivientes de otro tipo distinto. En los últimos años, varios trabajos de revisión han refrendado esta idea basándose en estadísticas. Uno de estos estudios, publicado en 2005 por dos científicos de la Universidad de Edimburgo, analizó 1.407 especies reconocidas de patógenos humanos y concluyó que el 58 por ciento de ellos eran de origen zoonótico. Del total de especies estudiadas, solo 177 pueden considerarse emergentes o reemergentes; y tres cuartas partes de estos patógenos emergentes son zoonóticos. En pocas palabras: lo más probable es que cualquier nueva enfermedad extraña que aparezca sea una zoonosis.

En 2008, se publicó en la revista *Nature* un estudio paralelo, realizado por un equipo dirigido por Kate E. Jones, de la Sociedad Zoológica de Londres. Este grupo analizó más de trescientos «casos» de enfermedades infecciosas emergentes (EID, según su abreviatura en inglés), ocurridos entre 1940 y 2004. Buscaron en ellos cambios de tendencia, así como patrones discernibles. Aunque su lista de eventos era independiente de la lista de patógenos de los investigadores de Edimburgo, Jones y sus colegas concluyeron que la proporción de zoonóticos era casi idéntica (el 60,3 por ciento). «Asimismo, el 71,8 por ciento de estos eventos de EID estaban causados por patógenos con origen en la fauna salvaje», y no en animales domésticos.[6] Mencionaban el Nipah en Malasia y el SARS en el sur de China. Más aun, parece que la proporción de los eventos de enfermedades asociados con animales salvajes, en contraposición a los debidos a animales de ganadería, aumenta con el tiempo. Los autores concluyeron que: «De todas las EID, las zoonosis procedentes de animales salvajes representan la amenaza más importante y creciente para la salud mundial». Eso parece razonable: no perdamos de vista a las criaturas salvajes. Las asediamos, las arrinconamos, las exterminamos y nos las comemos, y estamos contrayendo sus enfermedades. Incluso parece algo que puede hacerse con toda tranquilidad. Pero hacer hincapié en la necesidad de vigilar y prever equivale también a poner de relieve la urgencia del problema y la desazonante realidad de cuánto nos queda por saber.

Por ejemplo: ¿por qué cayó Drama Series, la yegua original, enferma en aquel picadero cuando lo hizo? ¿Fue porque había buscado cobijo a la sombra de esa higuera y mordisqueó hierba manchada de orina de murciélago que contenía el virus? ¿Cómo transmitió Drama Series su infección a los demás caballos del establo de Vic Rail? ¿Por qué Rail y Ray Unwin se contagiaron, pero no ocurrió lo mismo con Peter Reid, el abnegado veterinario? ¿Por qué enfermó Mark Preston pero no Margaret Preston? ¿Por qué los brotes en Hendra y Mackay ocurrieron en agosto y septiembre de 1994, próximos en el tiempo pero distantes en el espacio? ¿Por qué no se infectó ninguno de esos cuidadores de murciélagos, a pesar de meses y años de contacto con los zorros voladores?

Estos enigmas locales sobre el Hendra son tan solo variaciones a pequeña escala de las grandes preguntas que se están planteando científicos como Kate Jones y su equipo, los investigadores de Edimburgo, Hume Field, y muchos otros en todo el mundo. ¿Por qué surgen nuevas y extrañas enfermedades cuando lo hacen, donde lo hacen y como lo hacen, y no en otro lugar, de otras formas o en otros momentos? ¿Es algo más habitual ahora que en el pasado? Si es así, ¿cómo estamos contribuyendo a que nos ocurran estas desgracias? ¿Podemos revertir o mitigar la tendencia antes de que nos azote otra pandemia devastadora? ¿Podemos hacerlo sin infligir un castigo temible a todas esas otras clases de animales infectados con los que compartimos el planeta? Las dinámicas son complicadas, las posibilidades son muchas, y, aunque la ciencia avanza lentamente, todos queremos una respuesta rápida a la pregunta más importante: ¿qué clase de germen horrible será el siguiente en emerger? ¿Cuál será su origen imprevisto? ¿Cuál su impacto inexorable?

7

Durante un viaje a Australia me dejé caer por Cairns, una apacible ciudad turística a unos 1.600 kilómetros al norte de Brisbane, para hablar con una joven veterinaria que vivía allí. No recuerdo cómo di con ella, porque rehúye la publicidad y no quería que se publicase su nombre. Pero accedió a hablar conmigo sobre su experiencia con el

Hendra. Aunque esta había sido breve, tuvo dos facetas: como médico y como paciente. Cuando hablamos, era la única superviviente conocida del Hendra en Australia, aparte del mozo de cuadra Ray Unwin, que también se había contagiado del virus y había vivido para contarlo. Conversamos en la oficina de una pequeña clínica veterinaria donde trabajaba.

Era una mujer exuberante, de veintiséis años, con ojos azul pálido y el pelo castaño teñido de henna recogido en un moño apretado. Llevaba pendientes de plata, pantalones cortos y una camiseta roja de manga corta con el logo de la clínica. Mientras un vivaz border collie nos hacía compañía y buscaba mis manos para que lo acariciara cuando yo intentaba tomar notas, la veterinaria describía una noche de octubre del 2004 en que acudió a atender a un caballo enfermo. Los dueños estaban preocupados porque el animal, un capón castrado de diez años de edad, parecía «alicaído».

Recordó que el caballo se llamaba Brownie. Vivía en una granja familiar cerca de Little Mulgrave, a unos treinta kilómetros al sur de Cairns. De hecho, la veterinaria lo recordaba todo: una noche repleta de sensaciones vívidas. Brownie era un cruce de cuarto de milla y purasangre. No corría carreras; era un animal de compañía. La familia tenía una hija adolescente, y Brownie era con diferencia su favorito. A las ocho de la tarde el caballo estaba aparentemente bien, pero entonces algo se torció de pronto. La familia pensó que se trataba de un cólico, un problema de estómago; quizá hubiera comido alguna planta tóxica. Alrededor de las once de la noche llamaron pidiendo ayuda y dieron con la joven veterinaria, que estaba de guardia. A toda prisa, se montó en su coche y, cuando llegó, Brownie se encontraba en un estado desesperado: tirado en el suelo, febril y jadeando intensamente. «Vi que el caballo tenía el pulso y la temperatura por las nubes —me contó—, y que del morro le salía una espuma roja sanguinolenta.» Tras echarle un vistazo rápido, cuando se acercó al caballo para tomarle el pulso este estornudó: «Me cubrió los brazos de espuma mucosa roja». La adolescente y su madre estaban ya manchadas de sangre por haber intentado aliviar a Brownie. El caballo apenas podía ya levantar la cabeza. La veterinaria, una profesional extraordinariamente cariñosa, les explicó que el animal se estaba muriendo. Consciente de cuál era su deber, dijo: «Quiero sacrificarlo». Salió corriendo hacia su coche a coger el líquido y el instrumental para la eutanasia, pero cuando volvió Brownie ya había muerto. En sus últimas y agónicas bocanadas, había expulsado más espuma roja burbujeante por la nariz y la boca.

«¿Llevabas guantes?», pregunté.

No. El protocolo decía que había que usarlos para la necropsia, pero no con animales vivos. Entonces una situación dio paso rápidamente a la siguiente. «Llevaba exactamente lo mismo que ahora: un par de zapatos, calcetines cortos, pantalones cortos azules y manga corta.»

«¿Y mascarilla quirúrgica?»

No, tampoco mascarilla. «A ver, en el laboratorio es fácil tomar todas estas precauciones. A las doce de la noche, mientras llueve a cántaros y estás fuera en plena oscuridad, con la única iluminación de los faros del coche y una familia histérica de fondo, no siempre es fácil tomar las debidas precauciones. Aparte de que, simplemente, no lo sabía.» Esto es: no sabía a qué se enfrentaba en el caso de Brownie. «La verdad es que no pensé en las enfermedades infecciosas.» Llegados a este punto, se puso a la defensiva, porque cuando sucedieron los hechos se puso en duda públicamente su manera de proceder, se llevó a cabo una investigación y hubo preguntas en torno a su posible negligencia. Quedó exonerada —de hecho, ella presentó su propia denuncia por no haber sido debidamente advertida de los riesgos—, pero toda la situación debió de tener un impacto negativo sobre su carrera, y seguro que ese era el motivo por el que quería preservar el anonimato. Tenía una historia que contar, pero al mismo tiempo quería pasar página.

Minutos después de la muerte de Brownie, se puso unas botas, pantalones largos y guantes que le llegaban hasta los hombros, y comenzó la autopsia. Los dueños estaban ansiosos por saber si Brownie había podido ingerir alguna especie de yerba venenosa que pudiese poner en riesgo a los demás caballos. La veterinaria hizo una incisión en el abdomen de Brownie y vio que sus intestinos tenían un aspecto normal. No había señal de torsión intestinal u otra obstrucción que pudiera haber provocado un cólico. Entretanto, «me cayeron en la pierna un par de churretones de fluido abdominal». No se puede hacer una autopsia a un caballo sin mancharse, me explicó. A continuación analizó la cavidad torácica, mediante una pequeña incisión entre las costillas cuarta y quinta. Su sospecha era que, si no había sido un cólico, probablemente sería algún problema cardiaco, y enseguida pudo confirmarlo. «El corazón tenía un tamaño enorme. Los pulmones estaban húmedos y llenos de fluido sanguinolento, igual que toda la cavidad torácica. Así pues, había muerto de insuficiencia cardiaca. Eso fue lo único que saqué en claro. No pude determinar si era algo infeccioso o no.» Se ofreció a tomar muestras para analizarlas en el laboratorio, pero los dueños lo rechazaron: ya tenían suficiente información, y suficientes gastos; era una lástima lo de Brownie, pero se limitarían a enterrar su cuerpo con una excavadora.

«¿Había murciélagos en las inmediaciones?», le pregunté.

«Hay murciélagos por todas partes.» Por todas partes en el norte de Queensland, quería decir, no solo en Little Mulgrave. «Si sales por aquí detrás, verás varios cientos de murciélagos.» Así es toda la zona de Cairns y sus alrededores: clima cálido, numerosos árboles frutales, y un montón de murciélagos que se alimentan de fruta. Pero la investigación posterior no reveló que hubiese habido nada en la situación de Brownie que lo hubiese puesto en contacto estrecho con los murciélagos. «No pudieron determinar, más allá de la mera casualidad, por qué este caballo en particular se había infectado.» Sepultado bajo tres metros de tierra, sin haber dejado ninguna muestra de sangre o tejidos, ni siquiera se podía calificar como «infectado», salvo por deducciones *a posteriori*.

Inmediatamente después de la autopsia, la veterinaria se lavó concienzudamente las manos y los brazos, se limpió las piernas y se fue a casa para darse una ducha de Betadine. Siempre tiene una considerable reserva de Betadine, el antiséptico profesional más utilizado, para ocasiones como esta. Se dio un buen lavado quirúrgico y se metió en la cama, tras una noche dura pero bastante normal. Solo al cabo de nueve o diez días empezó a experimentar malestar y dolor de cabeza. Su médico sospechó que tenía la gripe, o un resfriado, o quizá anginas. «Pillo anginas a menudo», me explica. Le dieron unos antibióticos y la mandaron a casa.

Estuvo una semana sin trabajar, en cama y con síntomas similares a los de la gripe o la bronquitis: neumonía leve, dolor de garganta, mucha tos, debilidad muscular y fatiga. En un momento dado, un colega más veterano le preguntó si se había planteado la posibilidad de que el caballo muerto le hubiera contagiado el virus Hendra. La joven veterinaria, que se había formado en Melbourne (en la zona templada de Australia) antes de trasladarse a la región tropical donde está Cairns, apenas había oído hablar del virus Hendra en la facultad de Veterinaria. Solo dos de los cuatro tipos de murciélagos reservorio llegan a desplazarse tan al sur, y, evidentemente, por aquel entonces no eran aún motivo de preocupación. Por lo tanto, fue al hospital para que le hicieran un análisis de sangre, y luego otro, y, en efecto: tenía anticuerpos contra el virus Hendra. Para cuando le dieron la noticia ya estaba recuperada y trabajando de nuevo. Se había infectado y lo había superado.

Cuando la conocí, más de un año después, se encontraba bien, más allá de cierto agotamiento y algo más que un poco de ansiedad. Sabía perfectamente que el caso de Mark Preston —cómo se había infectado mientras hacía la autopsia a un caballo, se había recuperado, había pasado una temporada sano y había recaído— le impedía confiarse pensando que el virus la había abandonado definitivamente. Las autoridades sanitarias estatales estaban pendientes de su evolución: querían estar al tanto de si volvían los dolores de cabeza, si experimentaba mareos o sufría convulsiones, si sentía hormigueos nerviosos o si empezaba a toser o estornudar. «Aún sigo yendo a ver a los especialistas en el control de enfermedades infecciosas —me contó—. Cada cierto tiempo me pesan en el Departamento de Industrias Primarias.» A partir de sus análisis de sangre, hacían un seguimiento de sus niveles de anticuerpos, que seguían fluctuando arriba y abajo siguiendo un patrón particular. Recientemente, los valores habían vuelto a crecer. ¿Presagiaba eso una recaída, o era solo un reflejo de su robusta inmunidad adquirida?

Lo más aterrador era la incertidumbre, me explicó: «El hecho de que esta enfermedad existe desde hace tan poco tiempo que no saben decirme si mi salud correrá peligro en el futuro». ¿Cómo estaría dentro de siete años, de diez años? ¿Qué probabilidad había de que reaparecieran los síntomas? Mark Preston había muerto repentinamente al cabo de un año. Ray Unwin dijo que seguía estando «pachucho». La joven veterinaria de Cairns solo quería saber, para su caso particular, lo que todos queremos saber: ¿qué pasará a continuación?

II

Trece gorilas

8

No muchos meses después de los sucesos acaecidos en los establos de Vic Rail, se produjo otro contagio, esta vez en África central. A lo largo del curso superior del río Ivindo, al nordeste de Gabón, cerca de la frontera con la República del Congo, yace una pequeña aldea llamada Mayibout 2. Se trata de una especie de asentamiento satélite ubicado a 1,6 kilómetros río arriba de su homónima: la aldea Mayibout. A principios de febrero de 1996 esta comunidad fue azotada por una cadena de eventos terribles y desconcertantes: dieciocho personas enfermaron repentinamente tras alimentarse de un chimpancé.

Los síntomas incluían fiebre, dolor de cabeza y garganta, ojos inyectados de sangre, vómitos, sangrado de encías, hipo, dolor muscular y diarrea sanguinolenta. Por decisión del jefe del poblado, las dieciocho personas fueron evacuadas río abajo a un hospital de la capital del distrito, un pueblo llamado Makokou. De Mayibout 2 a Makokou hay aproximadamente ochenta kilómetros en línea recta, pero en canoa, por el sinuoso río Ivindo, se trata de un viaje de siete horas. Las embarcaciones con las víctimas a cuestas oscilaban a izquierda y derecha a través de la selva a lo largo del margen del río. Cuatro de las personas evacuadas llegaron moribundas y en dos días habían fallecido. Los cuerpos regresaron a Mayibout 2 y fueron sepultados de acuerdo con los rituales tradicionales, sin tomar ninguna precaución contra lo que fuera que hubiera sido la causa de la muerte. Una quinta víctima escapó del hospital y regresó a la aldea, donde murió. Pronto brotaron nuevos casos entre familiares cercanos y amigos que habían cuidado a las primeras víctimas o manipulado los cuerpos de los fallecidos. Finalmente enfermaron 31 personas de las cuales murieron 21, por lo que la tasa de letalidad fue del 68 por ciento.

Estas cifras fueron recopiladas por un equipo médico de investigadores que llegó a Mayibout 2 durante el brote, formado por algunos gaboneses y por otros de nacionalidad francesa. Entre ellos se encontraba un vigoroso parisino llamado Eric M. Leroy, virólogo y veterinario que trabajaba en el Centro Internacional de Investigaciones Médicas de Franceville (CIRMF, por sus siglas en francés), al sudeste de Gabón. Leroy y sus colegas identificaron la enfermedad como fiebre del Ébola hemorrágica (nombre que ha sido remplazado por enfermedad del virus del Ébola, y que refleja el hecho de que el sangrado no es esencialmente importante) y dedujeron que el chimpancé sacrificado estaba infectado: «El chimpancé parece ser el primer caso, debido a que infectó a dieciocho personas en un primer momento».[1] Además, descubrieron que el animal no había sido cazado por los habitantes de la aldea, sino que lo habían encontrado muerto en la selva.

Esta era una prueba que requería mayor seguimiento: los chimpancés y los gorilas, como los humanos, eran altamente susceptibles al ébola. Además, dado que el virus les provocaba muertes rápidas y dolorosas, Leroy y los otros investigadores pensaron que no era posible que ni los chimpancés ni los gorilas fueran los huéspedes reservorio, es decir, las criaturas donde habita discretamente el virus durante un largo periodo. En realidad, el chimpancé muerto era una pista. Posiblemente, esta especie de rol ocasional en el que un chimpancé infectado pasa de ser una víctima a ser el transmisor podría ayudar a la identificación del huésped reservorio. ¿Sería un animal grande o uno pequeño con el que los chimpancés tuvieron contacto?

Cuatro años más tarde, me hallaba sentado frente a una fogata en un campamento en la densa selva que se encuentra cerca del curso alto del río Ivindo, a casi 64 kilómetros al oeste de Mayibout 2. Compartía la cena de una gran olla con una docena de nativos, miembros de un equipo de investigación que se preparaba para un viaje muy largo por tierra. Estos hombres, la mayoría de aldeas del nordeste de Gabón, habían caminado durante varias semanas antes de que yo me uniera a ellos; su trabajo consistía en cargar equipaje pesado a través de la jungla y construir todas las noches campamentos sencillos para el biólogo J. Michael Fay, quien dirigía la expedición con un obsesivo objetivo siempre en mente. Es un hombre poco común, aun para los estándares de los biólogos, inteligente, de espíritu libre y ferozmente comprometido con la conservación de la vida silvestre. Su proyecto, que llamó Megatransect, consistía en un estudio biológico de 3.200 kilómetros de selva en África central; se trataba de un largo recorrido, a pie, por áreas salvajes. A cada paso, Fay se detenía para registrar, con los trazos irregulares de su mano izquierda, lo que se encontraba por el camino en una libreta amarilla de notas a prueba de agua; recolectaba datos distintos, como las pilas de excrementos de elefantes y los rastros de leopardos, sus observaciones acerca de los chimpancés, así como algunas clasificaciones botánicas. Mientras tanto, el equipo que lo seguía en fila cargaba con dificultad ordenadores, su teléfono vía satélite, equipo técnico, baterías extra, tiendas de campaña y suministros.

Michael Fay había caminado doscientos noventa días antes de llegar a esta parte del nordeste de Gabón. Había cruzado la República del Congo acompañado de hombres curtidos en la selva, la mayoría bambendjellés (un grupo étnico de individuos de corta estatura también llamados «pigmeos»). Sin embargo, a estos se les había prohibido la entrada en la frontera gabonesa, así que Fay se vio obligado a contratar a un nuevo equipo en la región. Los reclutó principalmente de los campos mineros de oro que se encontraban a lo largo del curso superior del río Ivindo; sin duda preferían el trabajo duro y difícil que él exigía —desbrozar el camino y cargar el equipaje de un lugar a otro— que cavar el fango ecuatorial para extraer oro. Uno de los hombres hacía de cocinero y vigilante, removía cada noche en la fogata cantidades inmensas de arroz o fufu (alimento básico hecho de harina de yuca, una especie de pasta parecida a un empapelado comestible) y lo aderezaba con una salsa de consistencia indefinible y de color café. La salsa incluía una variedad de ingredientes: puré de tomate, pescado seco, sardinas enlatadas, crema de cacahuete, carne deshidratada y pili-pili (chile picante); todo mezclado y combinado a capricho absoluto del chef. Nadie se quejaba nunca, pues todos estaban siempre hambrientos. Lo único peor que recibir una ración grande de este mejunje después de un día agotador por la selva era una ración pequeña. Por encargo de *National Geographic*, mi tarea dentro del grupo consistía en seguir los pasos de Fay por la selva; debía tomar nota del trabajo que hacía y describir con detalle cada aspecto del viaje. Así, lo acompañaría diez días por aquí, dos semanas por allá, y luego regresaría a Estados Unidos para sanar mis pies después de una larga travesía (que recorrimos en sandalias) y escribir mi artículo.

Cada vez que me reunía con Fay la logística de nuestro encuentro era distinta, dependiendo de lo remoto de su ubicación y de la urgencia que tuviera de suministros. Él nunca se desviaba de su zigzagueante ruta, y era cosa mía llegar a donde él estuviera. Algunas veces cogía un avión ligero y el resto del camino lo recorría a bordo de un cayuco motorizado, acompañado del oficial de intendencia, especialista en logística y hombre de confianza de Fay, un ecólogo japonés llamado Tomo Nishihara. Ambos nos acomodábamos como podíamos en la canoa, junto con el equipaje necesario para el siguiente tramo del viaje de Fay: bolsas de fufu fresco, arroz, pescado seco, cajas de sardinas, aceite, mantequilla de cacahuete, pili-pili y baterías AA. Sin embargo, incluso esas canoas no siempre podían alcanzar el lugar donde Fay y su equipo de famélicos y mugrientos hombres nos esperaban. En esta ocasión, como los viajeros cruzaban por una zona de selva densa llamada Minkébé, Tomo y yo surcamos el cielo en un helicóptero Bell 412 que bramaba con estruendo sobre la selva, una nave inmensa de trece asientos, fletado no por un módico precio al Ejército gabonés. Las copas de los árboles se extendían ininterrumpidamente por la selva tupida, hasta que nos encontramos con unos grandes y originales sombreros de granito, formaciones rocosas que se alzaban a cientos de metros de altura sobre los árboles y que destacaban sobre la niebla verdosa como si se tratara de El Capitán*. Encima de uno de estos inselbergs se encontraba la zona de aterrizaje

---

* El Capitán es una formación rocosa que se encuentra a 2.307 metros sobre el nivel del mar, ubicada en el Parque Nacional de Yosemite, en California, Estados Unidos. (*N. de los T.*)

hacia donde Fay nos había dirigido; era el único lugar en kilómetros donde un helicóptero podía aterrizar.

Aquel día había sido una jornada relativamente tranquila para el equipo; no hubo necesidad de cruzar pantanos, ni de pasar por matorrales afilados, ni de hostigar a elefantes por el deseo de Fay de grabar un vídeo a una distancia corta. Todos dormían a la intemperie mientras esperaban el helicóptero; por fin habían llegado los suministros, ¡y también algunas cervezas! Esto permitió que se disfrutara de una atmósfera relajada y agradable alrededor de la fogata. Pronto me enteré de que dos de los miembros del equipo provenían de Mayibout 2, la aldea sobre cuya infortunada fama había leído; sus nombres eran Thony M'Both y Sophiano Etouck, y habían presenciado el brote del Ébola.

Thony, un hombre extrovertido, de constitución delgada y mucho más expresivo que su compañero, estaba dispuesto a contarme lo sucedido. Hablaba en francés, mientras Sophiano, más tímido, con un físico portentoso, ceñudo, barbas de chivo y tartamudeo nervioso, escuchaba en silencio. Este, según contaba Thony, había visto morir a su hermano y a la mayoría de su familia. Acababa de conocer a esos hombres, por lo que no me pareció decente presionarlos para obtener más información aquella tarde.

Dos días después partimos hacia la siguiente expedición por la selva de Minkébé. Con dirección hacia al sur nos alejamos de los inselbergs adentrándonos en la impenetrable jungla. Al anochecer ya estábamos exhaustos (especialmente ellos que trabajaban más duro que yo), aunque durante el día nos manteníamos demasiado ocupados con el desafío físico de cruzar a pie la jungla. A la mitad del recorrido, después de una semana de caminata, de dificultades, de sufrimiento y de compartir los alimentos, Thony se había relajado lo suficiente para explicarme más. Sus recuerdos coincidían con lo que había contado el equipo del CIRMF, con pequeñas diferencias en cuanto a cifras y algún otro detalle. Sin embargo, su punto de vista era más personal.

Thony la llamaba *l'épidémie* (la epidemia). Ocurrió en 1996, dijo, sí, alrededor de la misma época en que algunos soldados franceses llegaron a Mayibout 2 en una Zodiac y acamparon cerca de la aldea. No estaba seguro de si los soldados estaban ahí con un propósito formal. ¿Quizá para reconstruir una pequeña pista de aterrizaje o simplemente para divertirse? De vez en cuando se oían disparos de rifles. Thony pensaba que tal vez los franceses tenían algún tipo de armamento químico; para él eran importantes estos detalles, pues creía que podían tener alguna relación con la epidemia. Un día, unos muchachos de la aldea salieron de cacería con sus perros. Pretendían cazar puercoespines; en su lugar llegaron con un chimpancé: uno que no habían matado los perros, no. Un chimpancé que habían encontrado ya muerto. El chimpancé estaba en descomposición, dijo Thony; el estómago, podrido e hinchado, pero esto no importaba: la gente estaba contenta e impaciente por su carne. Lo desmembraron y se lo comieron. Entonces, rápidamente, en un lapso de dos días, todo aquel que había tenido contacto con la carne empezó a encontrarse mal.

Los enfermos presentaron síntomas como vómito y diarrea. Algunos lograron ser trasladados río abajo en lanchas al hospital de Makokou, pero no había combustible suficiente para transportarlos a todos; eran demasiadas víctimas y no había tantos botes. Once personas murieron en Makokou y otras dieciocho en la aldea. Los especialistas llegaron rápidamente desde Franceville, sí, dijo Thony; usaban trajes blancos y cascos, pero no salvaron a nadie. Sophiano perdió a seis miembros de su familia, entre ellos a su sobrina, cuya mano sostenía cuando ella murió. Aun así, él no enfermó. «No, ni yo tampoco», dijo Thony. La causa de la enfermedad era motivo de incertidumbre y de rumores oscuros. Thony sospechaba de los soldados franceses; creía que con sus armas químicas habían matado al chimpancé, y que luego lo habían dejado despreocupadamente para que su carne envenenara a los aldeanos. De cualquier forma, sus compañeros sobrevivientes habían aprendido la lección, según Thony, pues hasta la fecha nadie en Mayibout 2 ha vuelto a comer carne de chimpancé.

Después le pregunté por los muchachos que habían ido a cazar. Todos murieron, dijo Thony, pero los perros no. ¿Que si alguna vez había presenciado una enfermedad parecida, una epidemia así? «Non —respondió Thony—, c'etait le premier fois.» (Era la primera vez.) ¿Cómo cocinaron el chimpancé?, pregunté con curiosidad. En una salsa tradicional africana, respondió, como si le hubiera hecho una pregunta muy tonta. Me imaginé el corvejón del chimpancé en una salsa de cacahuete, con pili-pili servido generosamente sobre fufu.

Además del estofado de chimpancé, otro detalle espantoso permanecía en mi mente, algo que había comentado Thony durante una conversación anterior. En medio del caos que reinaba en la aldea, me dijo esa vez, algo extraño había sucedido: Sophiano y él vieron a trece gorilas muertos que yacían apilados cerca de la selva.

«¿Trece gorilas?», yo no había pedido información sobre animales muertos; me llegó espontáneamente. Por supuesto, suele ocurrir que la información de carácter anecdótico tiende a ser poco segura, inexacta y en algunas ocasiones falsa, aun cuando provenga de testigos oculares. Cuando se dice que había «trece gorilas muertos», en realidad podría tratarse de doce, quince o simplemente muchos, demasiados para ser contados por una mente angustiada. En una situación como esta, los recuerdos se vuelven borrosos. Al decir «Los vi» podría querer decir eso exactamente o posiblemente menos. «Mi amigo los vio, es un amigo cercano, confío en él tanto como en mis propios ojos.» O quizá, «Lo escuché de una buena fuente». El testimonio de Thony pertenecía, según me pareció, a la primera categoría epistemológica: confiable, aunque no necesariamente preciso. Creo que sí vio esos gorilas muertos, trece más o menos, en grupo, si no en una pila; quizá incluso los había contado. La imagen de trece cadáveres de gorilas esparcidos en la hojarasca era escabrosa pero verosímil; pruebas posteriores demostraron que estos animales son altamente susceptibles al ébola.

Los datos científicos son otro asunto, muy diferente a los testimonios anecdóticos, pues no brillan con ambivalencia ni con hipérbole poética. Los datos científicos son significativos, cuantificables y firmes. Si se reúnen y se ordenan meticulosa y rigurosamente, de ellos pueden emerger respuestas. Por eso Mike Fay cruzaba África central con sus libretas de tapas amarillas: buscaba los grandes patrones que pudieran surgir de cantidades inmensas de pequeños grupos de datos.

Al día siguiente continuamos nuestro viaje a través de la selva. Aún nos faltaba más de una semana para llegar al camino más cercano. Este era un excelente hábitat para los gorilas: bien dispuesto y con una vegetación abundante, entre la que se encontraban sus plantas favoritas, además de ser casi virgen, pues no había caminos, campamentos ni rastros de cazadores. Debía de estar atestado de gorilas. Y alguna vez, en el pasado reciente, así había sido: un censo realizado por

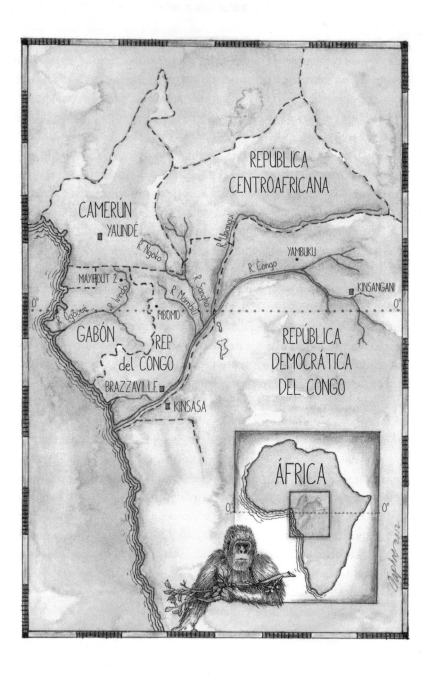

REPÚBLICA
CENTROAFRICANA

CAMERÚN

YAUNDÉ

R. Ngoko

R. Ubangui

YAMBUKU

R. Congo

MAYIBOUT 2

R. Ivindo

R. Sangha

R. Mambili

KINSANGANI

0°   0°

R. Ogooué

MBOMO

GABÓN

REP.
del CONGO

REPÚBLICA
DEMOCRÁTICA
DEL CONGO

BRAZZAVILLE

KINSASA

ÁFRICA

0°   0°

científicos del CIRMF dos décadas antes reveló una población estimada de 4.171 gorilas en la selva de Minkébé. Sin embargo, durante las semanas que pasamos abriéndonos paso por la selva no vimos ninguno. Había una extraña ausencia de gorilas y de rastros de ellos, tan rara que para Fay resultaba dramática. Se suponía que este era exactamente el tipo de patrón positivo o negativo que debía esclarecer su metodología. En el curso entero del proyecto Megatransect, Fay había registrado en su libreta cada nido de gorila, cada montículo de estiércol y cada tallo marcado con dientes de gorila, como lo había hecho con el estiércol de elefante, los rastros de leopardo y otras huellas similares de otros animales. Al final de nuestra etapa en Minkébé, hizo un balance de la información, lo cual le llevó horas; se escondió en su tienda y cotejó sus últimas observaciones en su ordenador. Finalmente salió.

«Durante los últimos catorce días —me informó Fay—, nos hemos cruzado con 997 montones de estiércol de elefante y ni una pizca de excremento de gorila. Hemos pasado entre millones de tallos de grandes plantas herbáceas, incluso de algunas variedades (pertenecientes a la familia de las *Marantaceae*) que tienen una médula muy nutritiva para los gorilas, que devoran como si se tratara de apio; pero ninguno de estos tallos tenía huellas de dientes de gorila», según había notado.

No había escuchado tampoco el golpeteo del pecho característico de los gorilas para demostrar su poder, ni tampoco había visto sus nidos. Se parecía al *Curioso incidente del perro a medianoche*, un perro silencioso, aunque elocuente, pues le decía a Sherlock Holmes con evidencia negativa que algo no andaba bien. La población de gorilas de Minkébé, una vez abundante, había desaparecido. La conclusión ineludible era que algo los había exterminado.

9

El contagio entre especies de Mayibout 2 no fue un acontecimiento aislado; forma parte de una serie de brotes del virus del Ébola que tuvieron lugar a lo largo de África central, cuyo comportamiento sigue siendo materia de desconcierto y debate. Los brotes abarcan el periodo de 1976 (año de la primera aparición datada del ébola) a 2014; en estos años el virus se ha esparcido desde un extremo del continente (Guinea, Liberia y Sierra Leona) hasta el otro (Sudán y Uganda). Los cuatro grandes linajes del virus que se han manifestado durante estos episodios son conocidos como «ebolavirus». En una escala menor, tan solo en Gabón se han sucedido un cúmulo de tres incidentes relacionados con el virus en menos de dos años y en un espacio reducido, el segundo de ellos en Mayibout 2.

Un primer brote ocurrió en el mes de diciembre de 1994, en los campos destinados a la explotación de las minas de oro ubicadas en el curso superior del río Ivindo, en la misma área donde Mike Fay reclutaría después su equipo gabonés. Estos campos se extienden aproximadamente cuarenta kilómetros río arriba desde Mayibout 2. Al menos treinta y dos personas enfermaron, mostrando los síntomas usuales del ébola: fiebre, dolor de cabeza, vómitos, diarrea y sangrados. La fuente fue difícil de precisar, aunque un paciente dijo haber matado un chimpancé que vagabundeaba en los campos y actuaba de forma extraña. Tal vez ese animal ya traía consigo el virus que infectó a los humanos. De acuerdo con otro relato, el primer caso fue el de un hombre que se encontró con un gorila muerto y trajo todas sus partes para compartirlas con los demás. El hombre murió y así ocurrió con todos aquellos que tocaron aquella carne. Al mismo tiempo, llegaron noticias de chimpancés, así como de gorilas, encontrados muertos en la selva. Por otro lado, los mineros (y sus familias, pues los campos eran esencialmente sus aldeas) con su sola presencia, y sus necesidades de comida, refugio y combustible, causaron un gran alboroto entre la fauna que vivía en la selva de canopias.

Las víctimas del brote de 1994 fueron transferidas río abajo, de los campos mineros al Hospital General de Makokou (como también se haría posteriormente con motivo del brote de Mayibout 2). Después surgió una oleada de casos secundarios, focalizados en los alrededores del hospital y en las aldeas cercanas. En una de esas aldeas había un *nganga*, un curandero tradicional, cuya casa podría haber sido el punto de transmisión de la enfermedad entre alguna víctima del brote en los campos mineros que buscaba una cura tradicional y una desafortunada persona de la localidad que visitaba al mismo curandero, aunque por algo menos temible que el ébola. Posiblemente el virus pasó a través de las mismas manos del curandero. En cualquier caso, con el tiempo esa secuencia terminó: se diagnosticaron 49 personas infectadas, y 29 murieron a causa de él, una tasa de letalidad del 60 por ciento.

Un año después ocurrió el brote de Mayibout 2, segundo en esta serie. Ocho meses más tarde, científicos del CIRMF y de otros centros respondieron a un tercer brote, esta vez cercano a la ciudad de Booué, en el centro de Gabón.

Lo ocurrido en Booué probablemente comenzó tres meses atrás, en julio de 1996, con la muerte de un cazador en un campo destinado a la industria maderera conocido como SHM, aproximadamente a 64 kilómetros al norte de la ciudad. En retrospectiva, los síntomas fatales del cazador fueron reconocidos en su conjunto como los del ébola, aunque en este caso no se dio la alarma a tiempo. Otro cazador murió misteriosamente en el mismo campo seis semanas después. Luego, un tercero.

¿Con qué tipo de carne suministraban a este campamento? Probablemente un amplio menú de criaturas salvajes: monos, duiqueros, potamoqueros, puercoespines e incluso (a pesar de las restricciones) simios. Y de nuevo hubo noticias de cadáveres de chimpancés hallados en la selva; caídos muertos, es decir, no cazados. Los tres primeros casos de la enfermedad en humanos parecían ser independientes uno del otro, como si cada cazador hubiera contraído el virus de la naturaleza. Después, el tercero de ellos expandiría el problema, convirtiéndose en transmisor además de víctima.

El tercer cazador fue ingresado durante un breve periodo de tiempo en Booué, pero dejó las instalaciones del hospital, eludió a las autoridades sanitarias, se dirigió a una aldea cercana y ahí buscó la ayuda de otro *nganga*. A pesar de los cuidados del curandero, el cazador murió, de la misma forma que lo hicieron el *nganga* y su sobrino. Una reacción en cadena comenzó. Durante octubre y los meses sucesivos hubo una mayor incidencia de casos en Booué y sus alrededores, que sugería una mayor transmisión de persona a persona. Se transfirieron varios pacientes a los hospitales de Libreville, capital de Gabón, donde murieron. Un doctor gabonés, que había atendido a uno de esos pacientes, enfermó y, mostrando su confianza en la asistencia médica de su país, voló hacia Johannesburgo para tratarse. Sobrevivió, pero la enfermera sudafricana que lo atendió enfermó después y falleció. De ese modo, el virus del Ébola salió de África central y se propagó por todo el continente. El cómputo final de este tercer brote, que abarcó Booué, Libreville y Johannesburgo, fue de 60 casos, de los cuales 45 fueron mortales. ¿Cuál fue, entonces, la tasa de letalidad? Ahora le toca a usted hacer el cálculo en su cabeza.

En medio de este lío de casos y detalles, algunos factores en común sobresalen: la perturbación de la selva donde comenzó el brote, cadáveres de simios y de humanos, casos secundarios por la exposición en los hospitales y los curanderos tradicionales, y una alta tasa de letalidad que oscila entre el 60 y el 75 por ciento. El 60 por ciento es una proporción extremadamente alta para cualquier enfermedad infecciosa (excepto la rabia); quizá más alta que, por ejemplo, la cantidad de muertos por fiebre bubónica en la Francia medieval o de los peores momentos de la peste negra.

Desde 1996 otros brotes del virus del Ébola han azotado tanto a la gente como a los gorilas de los alrededores de Mayibout 2, particularmente en un área que se extiende a lo largo del río Mambili, justo en la frontera que separa Gabón del noroeste del Congo, una zona con una selva densa que rodea varias aldeas, un parque nacional y una reserva recientemente inaugurada, conocida como Santuario del Gorila de Lossi. En marzo del 2000, Mike Fay y yo cruzamos esa área, justo cuatro meses antes de nuestro encuentro en los inselbergs de Minkébé. En un crudo contraste con el vacío de Minkébé, los gorilas eran abundantes en la desembocadura del Mambili cuando lo visitamos. Pero dos años después, en 2002, un equipo de investigadores de Lossi comenzó a encontrar cadáveres de gorilas, algunos de los cuales dieron positivo en una prueba de anticuerpos del virus del Ébola (lo cual es una evidencia menos convincente que encontrar vivo el virus, pero sigue siendo sugestiva). En un lapso de pocos meses, el 90 por ciento de los gorilas estudiados (130 de 143) desaparecieron. ¿Cuántos simplemente huyeron? ¿Cuántos murieron? Extrapolando bastante libremente el número total de muertos y desaparecidos durante su estudio de la zona, los investigadores publicaron un artículo en la revista *Science* con el contundente (aunque temerario) título: «El brote del ébola deja 5.000 gorilas muertos».

10

En el año 2006 regresé al río Mambili, en esa ocasión acompañado por un equipo dirigido por William B. (Billy) Karesh, entonces director del programa veterinario de campo de la Wildlife Conservation Society (WCS), que ahora ocupa un cargo similar en EcoHealth Alliance, una organización dedicada al estudio y la prevención de epidemias zoonóticas en todo el mundo. Billy Karesh es veterinario y una autoridad en materia de zoonosis, además de un hombre acostumbrado al trabajo de campo; se le solía ver con su camiseta azul, su gorra con el logotipo de la organización estampado y su barba. Billy fue criado en Charleston, Carolina del Sur; su vocación por la vida salvaje fue alimentada por el zoólogo Marlin Perkins. Empírico por disposición, habla bajito, sin apenas mover los labios, y evita pronunciamientos categóricos como si temiera que estos pudieran lastimarle los dientes. Con frecuencia se le ve con una sonrisa astuta, como si las maravillas del mundo y el espectáculo de la locura humana lo divirtieran. Pero su misión en el Mambili no tenía nada de divertida. Billy había venido por los gorilas; venía a dispararles, no con balas, sino con dardos tranquilizantes. Quería extraer muestras de sangre y analizarlas para buscar anticuerpos del virus del Ébola.

Nuestro destino era un lugar conocido como el complejo de Moba Bai, un grupo de claros naturales cercanos al margen este del Mambili, no muy lejos del Santuario de Lossi. En la lengua francófona de África un *bai* es una pradera pantanosa, soleada y rodeada de selva, como si se tratara de un jardín secreto, y que a menudo esconde un depósito mineral. Además del de Moba Bai, que le dio el nombre al complejo, había otros tres o cuatro claros en los alrededores. Los gorilas (y otro tipo de vida salvaje) frecuentaban estos *bais*, debido a las juncias ricas en sodio y a los asteres que crecen a cielo abierto. Llegamos a Moba apretujados en un cayuco impulsado por un motor fueraborda de cuarenta caballos que nos llevó río arriba por el Mambili.

El bote trasladaba a nueve tripulantes y una pila formidable de equipo: un refrigerador que trabajaba con gas, dos tanques de congelación de nitrógeno líquido (para conservar las muestras); jeringas, agujas, ampollas y otros instrumentos, todo cuidadosamente empaquetado; guantes y trajes para materiales peligrosos; tiendas y lonas; provisiones de arroz, fufu, atún, legumbres enlatadas y varias cajas de vino de mala calidad, así como numerosas botellas de agua, un par de mesas plegables y siete sillas de plástico apilables. Con estas herramientas y provisiones de lujo acampamos al otro lado del río junto a Moba. Nuestro equipo estaba compuesto por un rastreador experto llamado Prosper Balo, además de veterinarios especialistas en vida salvaje, guías y un cocinero. Prosper había trabajado en Lossi antes y después del brote. Con su guía podríamos rondar por los *bais*, pletóricos de vegetación suculenta y conocidos en otro tiempo por las docenas de gorilas que llegaban diariamente a comer y a relajarse.

Billy Karesh había visitado en dos ocasiones la misma área antes de que el ébola la alcanzara; buscaba datos de referencia sobre la salud de los gorilas. Durante un viaje realizado en 1999 había visto sesenta y dos ejemplares en un solo día. En 2000 regresó con la intención de poder sedar a unos cuantos con sus dardos. «A diario —dijo Billy— había por lo menos una familia en cada *bai*.» Sin querer molestarlos demasiado, sedó solo a cuatro animales; los pesó, los examinó en busca de enfermedades obvias (como la pian, también llamada frambesia tópica, una infección bacteriana de la piel) y les tomó muestras de sangre. Los cuatro gorilas dieron negativo a la prueba de anticuerpos del ébola. Sin embargo, en esta ocasión las cosas eran diferentes: Billy quería suero sanguíneo de los sobrevivientes de la epidemia del 2002. Así, iniciamos nuestro trabajo con grandes expectativas; los días pasaron y hasta donde podíamos ver no había sobrevivientes.

De todas formas quedaban muy pocos, no había suficientes gorilas para poder sedar a alguno (empresa siempre venturosa, con riesgo tanto para el que dispara el dardo como para el que lo recibe); y sin gorilas no era posible obtener información útil. Nuestra vigilancia en Moba duró más de una semana. Cada mañana cruzábamos el río, caminábamos en silencio de un *bai* a otro, nos ocultábamos en la densa vegetación, a lo largo del margen del río, y esperábamos pacientemente a que se presentaran los gorilas. Nada. A menudo nos sentábamos en cuclillas bajo la lluvia, y cuando estaba soleado, leía un libro o dormía una siesta en el suelo. Karesh se mantenía con el rifle listo, los dardos llenos de tiletamina y zolazepam, sus drogas preferidas para sedar gorilas. O bien caminábamos por la selva siguiendo muy de cerca a Prosper Balo, que intentaba sin éxito encontrar algún rastro de los primates.

En la mañana del segundo día, en un sendero pantanoso que conducía al *bai*, vimos pisadas de leopardos, elefantes, búfalos y rastros de chimpancés, pero ningún indicio de gorilas. El tercer día, sin señales de gorilas aún, Karesh dijo: «Creo que están muertos. El ébola pasó por aquí». Se imaginaba que solo quedaban algunos cuantos afortunados, que no habían sido infectados por la enfermedad o se habían hecho resistentes a ella. «Esos son los que nos interesan», afirmó, pues alguno podría tener anticuerpos. El cuarto día, separándose de nosotros, Karesh y Balo lograron localizar a un solo gorila macho, muy alterado a juzgar por la manera como se golpeaba el pecho y sus fuertes gruñidos; en cualquier caso, se arrastraron por la densa maleza hasta casi nueve metros de él. De pronto, el animal se irguió frente a ellos, aunque solo su cabeza era visible. «Pude haberlo matado —me contó Karesh más tarde—. Enfrentarlo.» Pudo haberle dado justo entre los ojos, pero no dispararle en un costado para inmovilizarlo. Karesh se contuvo... el gorila lanzó otro gruñido y huyó.

Mis anotaciones del sexto día incluían la entrada: «Nada, nada, ningún gorila, nada». En nuestra última oportunidad, el séptimo día, Balo y Karesh rastrearon durante horas a otra pareja de animales en la selva pantanosa, pero no alcanzaron a verlos más que fugazmente. Los gorilas cerca de Moba Bai se habían vuelto desesperadamente escasos, y los que aún se encontraban por ahí eran muy asustadizos. Mientras tanto, la lluvia seguía, el campamento estaba cada vez más embarrado y el río crecía.

Cuando no nos encontrábamos en la selva, pasaba el tiempo conversando con Karesh y los tres veterinarios de su equipo, que provenían de la WCS con sede en África. Uno de ellos era Alain Ondzie, un congoleño larguirucho y tímido que se había formado en Cuba y hablaba un español bastante fluido, además de francés y varios idiomas de África central; tenía la simpática costumbre de ladear la cabeza y de reírse jocosamente cada vez que alguien bromeaba con él o lo divertía. El trabajo de Ondzie era responder a los avistamientos de chimpancés o gorilas muertos en cualquier parte del país, llegar al lugar en cuestión tan pronto como fuera posible y tomar muestras de tejido con el propósito de analizarlas para buscar virus del Ébola. Me describió las herramientas y los pasos para realizar dicha tarea con el cadáver invariablemente putrefacto en el momento en que él llegaba y con la presunción (hasta que no se demostrara lo contrario) de que podría estar plagado de ébola. Su indumentaria para trabajar consistía en un traje de protección desechable para materiales peligrosos, compuesto de una capucha con ventilación, botas de hule, un delantal para posibles salpicaduras y tres pares de guantes, los cuales se sujetaban a las muñecas con cinta americana. Tomar la primera muestra era lo más arriesgado, porque el cadáver podía estar hinchado por el gas y explotar a la primera incisión. En cualquier caso, el simio muerto por lo general estaba cubierto de insectos carroñeros como hormigas, moscas minúsculas e incluso abejas. Ondzie me contó que en una ocasión tres abejas se le subieron por el brazo, pasaron por debajo de la tapa de su capucha, bajaron por su cuerpo desnudo y le picaron mientras él realizaba su trabajo. ¿Es posible que el virus del Ébola viaje en el aguijón de una abeja? Quizá durante un corto periodo de tiempo, si no tienes suerte. Ondzie fue afortunado.

—¿Te da miedo este trabajo? —le pregunté.

—Ya no —contestó.

—¿Por qué lo haces? ¿Por qué te gusta? —No había duda de ello.

—*Ça, c'est une bonne question* —«Esa es una buen pregunta», dijo mientras ladeaba la cabeza y soltaba su característica risita. Y añadió con más seriedad—: Porque me permite aplicar lo que he aprendido y continuar haciéndolo, y quizá salvar algunas vidas.

Otro miembro del equipo era Patricia (Trish) Reed, que había llegado a África como bióloga quince años antes y realizado estudios sobre la fiebre de Lassa y del sida más tarde. Trish fue contratada por el CIRMF, había adquirido experiencia en Etiopía, y luego obtuvo su título de doctora en Medicina veterinaria por la Escuela de Veterinaria de la Universidad de Tufts, en Boston. Regresó al CIRMF para investigar sobre un virus que afectaba a los monos cuando Karesh la llamó para remplazar a su veterinaria de campo, quien había muerto al estrellarse su avión intentando aterrizar en una pista rural gabonesa.

Reed me comentó que su ámbito de trabajo abarcaba una amplia variedad de enfermedades infecciosas que amenazan al gorila, de las cuales el ébola es la más exótica. Las otras son en gran medida enfermedades humanas de un matiz más convencional, a las que el gorila es vulnerable por su cercana similitud genética con los seres humanos: tuberculosis, poliomielitis, sarampión, neumonía y varicela, entre otras. Los gorilas pueden estar expuestos a tales infecciones dondequiera que haya gente enferma caminando por la selva, tosiendo, estornudando o haciendo sus necesidades. Cuando el contagio de enfermedades se da en el sentido inverso —de seres humanos a animales— se conoce como antroponosis. Por ejemplo, los famosos gorilas de la montaña se han visto amenazados por infecciones antroponóticas, como el sarampión, traídas por los ecoturistas que vienen a admirarlos. (Los gorilas de la montaña constituyen una subespecie del gorila oriental, que se encuentra en grave peligro y está confinada en las empinadas pendientes del volcán Virunga en Ruanda y sus alrededores; en cambio, el gorila occidental de los bosques de África central, una especie que habita en tierras bajas, es con diferencia la más numerosa, aunque está lejos de estar protegida.) Estas enfermedades infecciosas, combinadas con la destrucción de su hábitat por la tala de árboles y el hecho de que son cazados por su carne, consumida localmente o vendida en los mercados, podrían reducir la cantidad de gorilas occidentales actual, que es relativamente abundante (quizá cien mil en total), a solo unos cuantos que apenas sobrevivan en poblaciones aisladas, como el gorila de la montaña, o quizá lleguen a extinguirse localmente.

Pero los bosques de África central todavía son relativamente vastos si los comparamos con las laderas de Virunga que albergan a los gorilas de la montaña; además, los gorilas occidentales no se encuentran con demasiados ecoturistas, pues su hogar resulta incómodo y casi impenetrable, por lo que la tuberculosis y el sarampión no son el mayor de sus problemas. «Yo diría que, sin lugar a dudas, el ébola es su mayor amenaza», me dijo una vez Reed.

Me explicó que la razón por la cual el virus del Ébola resulta tan impenetrable entre los gorilas no es solo por su ferocidad, sino por la falta de información. «No sabemos si ya estuvo aquí antes. No sabemos si los gorilas pueden sobrevivir al virus, pero necesitamos saber cómo pasa de grupo a grupo. Tenemos que saber dónde está.» Esta pregunta tiene dos dimensiones: cuánto se ha diseminado el virus del Ébola a lo largo de África central y en qué huésped reservorio se esconde.

Al octavo día recogimos, cargamos los botes y partimos de nuevo río abajo, sin muestras de sangre que añadir a los datos que ya teníamos. Nuestra misión resultó frustrada por el mismo factor que la había hecho relevante: la notable ausencia de gorilas. Nos encontrábamos, otra vez, en una situación parecida a la de *El curioso incidente del perro a medianoche*. Billy Karesh había logrado acercarse a un gorila, pero no le fue posible sedarlo, y había visto otros dos gracias al buen ojo de Balo para seguir pistas, y nada más. El resto de gorilas, las docenas de ellos que frecuentaban estos *bais*, se había dispersado a otros lugares desconocidos o estaban... ¿muertos? De cualquier manera, los gorilas, antes abundantes por aquí, se habían ido.

Parecía que el virus también se había marchado, pero nosotros sabíamos que solo estaba escondido.

11

Pero ¿dónde se escondía? Durante casi cuatro décadas la identidad del huésped reservorio del ébola ha sido uno de los pequeños misterios más irresolubles del mundo de las enfermedades infecciosas. Este misterio, junto con los esfuerzos para resolverlo, data de la primera aparición reconocida de la enfermedad ocurrida en 1976.

Ese año aparecieron dos brotes independientes pero casi simultáneos en África: uno en el norte de Zaire (ahora República Democrática del Congo) y otro en el sudoeste de Sudán (en una zona que hoy en día se encuentra dentro de la República de Sudán del Sur), separados por aproximadamente 480 kilómetros. Aunque el brote de Sudán empezó un poco antes, el de Zaire es el más famoso, en parte debido a que un pequeño río, el Ébola, dio su nombre al virus.

El foco del brote de Zaire fue el hospital de una pequeña misión católica en un pueblo llamado Yambuku, dentro del distrito conocido como Zona Bumba. A mediados de septiembre, un médico zaireño informó de dos docenas de casos de una nueva enfermedad, más dramática, espeluznante y violenta que la fiebre de la malaria, tan común por esos lares, y que se caracterizaba por vómito, hemorragias nasales y diarrea sanguinolenta. De acuerdo con el telegrama enviado por el médico a las autoridades de Kinsasa, entonces capital de Zaire, catorce pacientes habían muerto y otros estaban en peligro. A comienzos de octubre el hospital de la misión de Yambuku cerró por un motivo macabro: la mayoría de su personal había fallecido. Varias semanas después, un equipo internacional de científicos y médicos se unió, bajo la dirección del ministro de Salud de Zaire, para realizar un estudio de impacto de la enfermedad desconocida y proponer medidas para controlarla. Esta comisión internacional estaba compuesta por miembros de Francia, Bélgica, Canadá, Zaire, Sudáfrica y Estados Unidos, entre los que se encontraban nueve de los CDC (entonces llamados Centro de Control de Enfermedades), con sede en Atlanta. El líder de la comisión era Karl Johnson, un médico y virólogo estadounidense de buena reputación y con experiencia en el estudio de nuevos patógenos peligrosos, de los cuales el más notable había sido el virus Machupo, que surgió en Bolivia en 1963, y del que Johnson se infectó y a punto estuvo de causarle la muerte. Trece años más tarde seguía siendo una persona dedicada, apasionada y sin visos de haberse ablandado por su experiencia cercana a la muerte, o por su ascenso profesional: era jefe del Departamento de Patógenos Especiales de los CDC.

Johnson ayudó a resolver la crisis del Machupo porque se concentró en la dimensión ecológica del problema, es decir, en averiguar dónde se escondía el virus cuando no mataba a los bolivianos. En aquel caso, la pregunta sobre el reservorio tuvo una respuesta fácil: descubrieron que un ratón autóctono era el portador del virus Machupo y que lo transmitía a las personas cuando entraba en sus casas y en sus graneros. Con la caza efectiva del roedor terminó el brote. De un modo parecido, en el norte de Zaire, en medio de los confusos y desesperados días de octubre y noviembre de 1976, en los que los muertos se contaban por cientos, Johnson y sus colegas se enfrentaban a un asesino diferente y no identificado que, como el Machupo, les generaba la misma pregunta: ¿de dónde viene esa enfermedad?

Entonces ya sabían que el patógeno era, de hecho, un virus. Esto se comprobó gracias a su aislamiento a partir de algunas muestras clínicas enviadas con gran celeridad a laboratorios del extranjero, incluidos los CDC (antes de volar a Zaire, Johnson llevó a cabo personalmente los aislamientos en el laboratorio de los CDC). Los expertos sabían que el virus era similar al de Marburgo, otro agente letal, detectado nueve años antes; la micrografía electrónica mostraba la misma forma filamentosa y sinuosa, como de una solitaria angustiada. Pero los resultados de laboratorio también revelaron que el virus del Ébola era lo bastante diferente del de Marburgo como para asignarle una entidad propia. Más tarde se clasificarían estos dos virus con forma de gusano dentro de la misma familia: Filoviridae (filovirus).

El equipo de Johnson también tenía conocimiento de que el nuevo agente residía en algún animal —no humano—, desde donde podía existir sin causar demasiados estragos y mantenerse latente. Pero descubrir el reservorio constituía un asunto menos urgente; había otras preocupaciones más acuciantes, como encontrar la manera de detener la transmisión de persona a persona, mantener vivos a los pacientes y terminar con el brote. Más tarde, los expertos señalaron que solo «se hicieron investigaciones ecológicas limitadas»,[2] y no obtuvieron resultados positivos. Ninguna señal del virus del Ébola apareció por ninguna parte, excepto en los seres humanos. En retrospectiva, estos datos resultaron de interés, al menos como registro de cuáles fueron los lugares donde buscaron estos primeros investigadores. Estudiaron 818 chinches recogidas en las aldeas infectadas con ébola, sin poder encontrar evidencias en ninguna. Pensaron en los mosquitos. Nada. Entonces extrajeron sangre de 10 cerdos y una vaca; todos dieron negativo al ébola. Atraparon 123 roedores, 69 ratones, 30 ratas y 8 ardillas; ninguno era portador viral. Estudiaron las entrañas de 6 monos, 2 duiqueros y 7 murciélagos; tampoco tenían el virus.

Los miembros de la comisión internacional estaban consternados por lo que habían visto. «Ninguna epidemia causada por un virus nuevo así de grave había sido más dramática o potencialmente explosiva en los últimos treinta años», advirtieron en su informe.[3] La tasa de letalidad del 88 por ciento, señalaron, era la más alta registrada hasta entonces, con excepción del índice de la rabia (casi del 100 por ciento en pacientes que no fueron tratados antes de manifestar síntomas). La comisión hizo seis recomendaciones urgentes a los funcionarios de Zaire, entre las que se encontraban medidas de carácter sanitario a nivel local y la vigilancia internacional. Pero la identificación del reservorio del ébola no fue mencionada; este era un asunto de carácter científico, ligeramente más abstracto que las medidas de actuación dadas al gobierno del presidente Mobutu. El tema del reservorio tendría que esperar.

Y la espera continúa.

Tres años después de Yambuku, Karl Johnson y varios miembros de la comisión seguían preguntándose por el reservorio. Decidieron intentarlo de nuevo. Sin los fondos con que organizar una expedición únicamente para encontrar el escondite del ébola, se unieron a un programa de investigación en curso sobre la viruela símica en Zaire, coordinada por la OMS. Aunque no tan dramática como la enfermedad del ébola, la viruela símica es una aflicción grave, también causada por un virus que se esconde en un huésped reservorio (o varios), en ese entonces no identificado. Así que resultaba natural y además económico realizar una búsqueda en común, y compartir los dos equipos sus herramientas analíticas para examinar un solo cultivo de especímenes. De nuevo, obtuvieron animales de las aldeas y la selva circundante a la Zona Bumba, así como también de otras zonas del nordeste de Zaire y el sudeste de Camerún. En esta ocasión sus esfuerzos de caza y captura, más la de los aldeanos —a quienes se les ofreció una recompensa por entregar los animales con vida—, sumaron más de 1.500 ejemplares de 117 especies distintas: monos, ratas, ratones, murciélagos, mangostas, ardillas, pangolines, musarañas, puercoespines, duiqueros, pájaros, tortugas y víboras. Se extrajo sangre de cada uno de ellos, se realizaron cortes de hígado, pulmón y bazo, y las muestras fueron congeladas y enviadas en frascos individuales a los CDC para su análisis. ¿Sería posible que un virus se desarrollara en el tejido de estas muestras? ¿Podrían detectarse anticuerpos del ébola en el suero sanguíneo? El balance del informe, publicado con imparcialidad por Johnson y sus colegas en *The Journal of Infectious Diseases*, resultó negativo: «No se encontró evidencia de infección causada por el virus del Ébola».[4]

Un factor que dificulta especialmente la búsqueda del ébola y lo hace tan difícil de localizar es la naturaleza transitoria de esta enfermedad en las poblaciones humanas, en las que puede desaparecer completamente y de golpe durante años. Esto es bueno para la salud pública, pero implica una limitación para la ciencia. Los virólogos pueden buscar el ébola en cualquier lugar, en cualquier criatura de cualquier especie, en cualquier selva de África, pero eso en realidad significa buscar en grandes pajares cuando el virus es solo una pequeña aguja. Los objetivos de búsqueda más prometedores, en tiempo y espacio, son dónde y cuándo la gente se está muriendo por el virus, pero durante un largo intermedio nadie fallecía por esa enfermedad; bueno, nadie cuya muerte llamara la atención de las autoridades médicas.

Después del brote de Yambuku en 1976, y de dos episodios posteriores en Zaire y Sudán entre 1977 y 1979, los ebolavirus apenas dieron señales de vida en África en un periodo de quince años. Hubo sospechas de algunos casos dispersos a principios de los ochenta, pero no se confirmó ningún brote que representara la necesidad de una respuesta urgente o que fuera de importancia, y en cada una de esas ocasiones la cadena de contagio pareció consumirse por sí sola. Consumirse por sí mismo es un concepto que toma especial relevancia ante un patógeno extremadamente mortal y moderadamente contagioso. Esto significa que algunas personas mueren, otras pocas se contagian, una fracción de ellas también muere y otras se recuperan, por lo que el patógeno deja de propagarse. El incidente terminó por sí solo antes de que personal de la OMS, los CDC y otros centros especializados tuviera que ser convocado. Entonces, después de un intervalo, el virus regresó con los brotes de Mayibout 2, además de otras zonas de Gabón, y de una manera más alarmante en un lugar llamado Kikwit.

Este último, localizado en Zaire, se encuentra aproximadamente a 480 kilómetros al este de Kinsasa. A diferencia de las aldeas de Yambuku, Mayibout 2 y el campamento maderero a las afueras de Booué, se trataba de una ciudad de 200.000 habitantes; además, contaba con varios hospitales y estaba conectada con el mundo exterior, a diferencia de los otros lugares en que ocurrieron los brotes. Pero, como ellos, estaba rodeada de selva.

El primer caso detectado en el brote de Kikwit fue el de un hombre de cuarenta y dos años que trabajaba en o cerca de la selva y probablemente, de alguna forma, había perturbado el delicado equilibrio del ecosistema. El hombre había limpiado varias zonas de terreno y cultivado maíz y mandioca, luego hizo carbón con los árboles, todo esto en un lugar ubicado a ocho kilómetros al sudeste de la ciudad. ¿Cómo obtenía su provisión de madera?, ¿cómo obtenía la luz del sol para sus cultivos? Seguramente cortando los árboles del entorno. Este hombre enfermó el 6 de enero de 1995 y murió de fiebre hemorrágica una semana después.

Entonces ya había contagiado directamente al menos a tres miembros de su familia, los cuales murieron, y ampliado el círculo de infección a sus contactos sociales, de entre los cuales diez personas murieron en las semanas siguientes. Según se ha podido investigar, algunos de ellos llevaron el virus al hospital de maternidad de la ciudad, donde un técnico de laboratorio se infectó, y de ahí el virus llegó al Hospital General de Kikwit. Mientras el técnico era tratado en el hospital contagió a los varios médicos y enfermeras que le practicaron una cirugía abdominal (ya que se sospechaba de una perforación intestinal debida a una fiebre tifoidea), así como a dos monjas italianas que ayudaron en su cuidado. El técnico de laboratorio y las monjas murieron; las autoridades locales especularon que se trataba de una epidemia de disentería, un diagnóstico equivocado que permitió al virus diseminarse aún más entre los pacientes y el personal de otros hospitales en la región de Kikwit.

No todos aceptaron la hipótesis de la disentería. Un doctor del Ministerio de Salud pensó que la enfermedad se parecía a una fiebre hemorrágica viral, suposición que apuntaba al ébola. En efecto, se trataba del virus del Ébola. El 9 de mayo esta acertada presunción fue confirmada rápidamente mediante muestras de sangre analizadas por los CDC, en Atlanta. Al final del brote, en agosto, 245 personas habían fallecido, incluidos 60 miembros del personal del hospital. Realizar una cirugía abdominal en pacientes con ébola, cuando uno cree que sufren de otra condición (como sangrado intestinal por úlceras), es un trabajo arriesgado.

Mientras tanto, a principios de junio se reunió otro equipo internacional que había llegado a Kikwit para buscar el reservorio. Este grupo estaba conformado por personal de los CDC, de la Universidad de Zaire, del Instituto de Investigación Médica para Enfermedades Infecciosas del Ejército de Estados Unidos (USAMRIID, por sus siglas en inglés, que anteriormente era un laboratorio de armas biológicas, pero que ahora está comprometido con la investigación de enfermedades y la biodefensa), de Maryland, además de un especialista del Laboratorio de Infestación de Plagas de Dinamarca, que se suponía sabía bastante de roedores. Empezaron a trabajar en la zona donde parecía rastreable el contagio entre especies, es decir, en la carbonera y en los campos de cultivo del desafortunado hombre de cuarenta y dos años, la primera víctima, al sudeste de la ciudad. Desde ese sitio y algunos otros, durante los siguientes tres meses, atraparon y cazaron con trampas miles de animales; la mayoría eran pequeños mamíferos y aves, además de algunos reptiles y anfibios. Todas las trampas se colocaron dentro de la selva o la sabana, fuera de los límites de la ciudad. Dentro de la misma Kikwit, el equipo atrapó murciélagos con redes en la misión del Sagrado Corazón. Mataron todos los animales capturados, les extrajeron sangre, les diseccionaron el bazo (en algunos casos otros órganos como el hígado o el pulmón) y los congelaron para su almacenamiento; también extrajeron sangre de perros, vacas y monos mascota. La suma total fue de 3.066 muestras de sangre y 2.730 bazos; todas fueron enviadas a los CDC para su análisis. Después de haber irradiado las muestras de sangre para matar cualquier virus, se analizaron para encontrar anticuerpos de ébola con el mejor método molecular que existía entonces. Los bazos fueron enviados a un laboratorio de bioseguridad nivel 4 (BSL-4), una novedosa clase de instalación utilizada desde los primeros trabajos de Karl Johnson (de hecho él fue uno de los diseñadores); este tipo de laboratorio cuenta con múltiples sellados, presión negativa del aire y filtros complejos, y el personal utiliza trajes especiales (tipo astronauta). Es decir, un área de contención en la que el virus del Ébola pudiera manipularse sin riesgo (en teoría) de un escape accidental. Nadie sabía si estos bazos provenientes de Zaire contenían o no el virus, pero tenían que ser tratados como si lo tuvieran. El personal del laboratorio trató de cultivar el virus mediante estos bazos, cortados finamente y añadidos a cultivos de células.

Ninguno arraigó. Los cultivos celulares permanecieron plácidamente inmaculados al desarrollo del virus, y en cuanto a las pruebas de anticuerpos, tampoco produjeron resultados positivos. Una vez más el virus del Ébola se había propagado, había causado devastación y luego había desaparecido sin mostrarse en ningún otro lugar que no fuera en la gente enferma y moribunda. Era el Zorro, era el Zorro del Pantano,* era Jack el Destripador: peligroso, invisible y ausente.

Aunque otro gran esfuerzo terminaba en frustración, estos tres meses de importante trabajo en equipo no debían considerarse un total fracaso; incluso los resultados negativos de un plan bien diseñado tienden a reducir el universo de posibilidades. Quizá el equipo de Kikwit había llegado demasiado tarde, cinco meses después de que el carbonero cayera enfermo. Quizá el cambio de estación —de lluvias a sequía— había propiciado que el reservorio, cualquiera que este fuera, migrara, se escondiera o disminuyera en número. Quizá el virus mismo se hubiera reducido al mínimo, un tenue remanente, indetectable aun dentro de su reservorio durante la temporada baja. El equipo de Kikwit no podía precisarlo. Lo más destacado de su informe, aparte de una larga lista de animales que seguro no tenían el virus del Ébola, era una declaración precisa de tres conjeturas claves que habían guiado su investigación.

Primero, los expertos sospechaban (basándose en estudios previos) que el reservorio era un mamífero. Segundo, comprobaron que los brotes de ébola en África siempre habían estado vinculados a las selvas (incluso la epidemia urbana en Kikwit había comenzado en la

---

* Francis Marion, el Zorro del Pantano, fue un general de la guerra de independencia de Estados Unidos; célebre por ser un militar astuto, sanguinario y escurridizo. (*N. de los T.*)

frondosidad de la jungla con el fabricante de carbón). Parecía seguro afirmar, por lo tanto, que el reservorio era una criatura que habitaba en tales entornos. Tercero, advirtieron también que los brotes del virus habían sido esporádicos, con años de intervalo entre uno y otro. Estas pausas implicaban que la infección transmitida al ser humano por este reservorio era un evento poco común. Lo poco frecuente del contagio entre especies sugería dos posibilidades: el reservorio era un animal poco conocido o mantenía escaso contacto con el ser humano.

Más allá de esto, el equipo de Kikwit no podía precisar más. En 1999 publicaron su trabajo de investigación (entre una serie completa de informes sobre el ébola) en un suplemento especial de *The Journal of Infectious Diseases*, en el que presentaron con autoridad una conclusión negativa: después de veintitrés años, el reservorio aún no había sido encontrado.

12

«Necesitamos saber dónde se encuentra», había dicho Trish Reed. Aludía a las dos preguntas sin respuesta acerca del virus del Ébola y su ubicación. La primera pregunta es ecológica: ¿en qué criatura viva se esconde? La segunda es geográfica: ¿en qué lugares del paisaje africano se encuentra? Esta última puede resultar imposible de responder en tanto no sea identificado el reservorio y su distribución rastreada. Mientras tanto, los únicos datos sobre la ubicación del ébola son los puntos trazados en el mapa donde aparecieron brotes en poblaciones humanas.

Echémosle un vistazo. En 1976 el virus del Ébola hizo su debut, como ya se ha mencionado, con los dramáticos eventos en Yambuku y la crisis hasta cierto punto menor del sudoeste de Sudán, aunque sí fue lo suficientemente grave para acabar con la vida de 151 personas. El brote de Sudán se centró en una ciudad cercana a la frontera de Zaire, aproximadamente a 800 kilómetros al nordeste de Yambuku. Comenzó entre los trabajadores de una fábrica de algodón, lugar donde abundaban los murciélagos, que se posaban sobre las vigas del edificio, y las ratas, que corrían por el suelo. La letalidad fue menor que en Zaire, «solo» del 53 por ciento, y los resultados de laboratorio mostraron que el virus era lo suficientemente distinto en términos genéticos para ser clasificado como una especie diferente. Esa especie se conoció más tarde, de acuerdo con la jerga taxonómica, como *Sudan ebolavirus*. El nombre oficial es simplemente virus de Sudán, que carece de la escalofriante palabra «ébola», pero aun así denota a un asesino peligroso y violento. La versión del virus que Karl Johnson y sus colegas encontraron en Yambuku, que en su origen y todavía ahora se le llama «del Ébola», pertenece a la especie *Zaire ebolavirus*. Esto puede resultar confuso, pero las clasificaciones precisas y actualizadas son importantes para mantenerlo todo en orden. Finalmente se reconocerían cinco especies del virus.

En 1977 una niña murió de fiebre hemorrágica en el hospital de una misión de Tandala, una aldea al noroeste de Zaire. Una muestra de sangre tomada después de su muerte y enviada sin refrigeración a los CDC confirmó la presencia de ébola, no en los cultivos celulares sino después de haber inoculado a cobayas y encontrado que el virus se había replicado en sus órganos (aún eran los primeros días de las campañas modernas contra virus emergentes, y la metodología se improvisaba para compensar las dificultades, como mantener el virus congelado bajo las difíciles condiciones en los campos del trópico). De nuevo, Karl Johnson era parte del equipo de laboratorio; parecía ser una extensión lógica de su trabajo en el primer brote, que había sucedido solo un año antes a 320 kilómetros al este. Sin embargo, la niña de nueve años infectada en Tandala fue un caso aislado. Su familia y sus amigos no se contagiaron; ni siquiera existía una hipótesis acerca de cómo había enfermado. El informe que se publicó después, con Johnson nuevamente como coautor, destacaba sugestivamente el lugar donde vivía la niña, pues «el contacto con la naturaleza es muy cercano en las aldeas ubicadas en los claros de la selva tropical o a lo largo de los ríos de la sabana».[5] ¿La niña había tocado a un chimpancé muerto, respirado orina de algún roedor en un cobertizo polvoriento o tocado con sus labios una flor de la selva que no debía tocar?

Dos años después el virus de Sudán también reapareció e infectó a un trabajador en la misma fábrica de algodón del primer brote. Tras ser hospitalizado, contagió a otro paciente y cuando el virus terminó de rebotar por el hospital ya había matado a veintiuna personas. La tasa de letalidad fue nuevamente alta (65 por ciento), aunque más baja comparada con la del ébola; el virus de Sudán no parecía tan letal.

Pasó otra década antes de que los filovirus hicieran su siguiente aparición, bajo otra forma y en un lugar inesperado: Reston, Virginia. La obra *Zona caliente*, de Richard Preston, narra cómo en 1989 el brote de un virus parecido al ébola apareció entre unos monos asiáticos que se encontraban dentro de un laboratorio para animales en cuarentena, en la periferia de Reston, cerca de Washington D.C., en la orilla opuesta del Potomac. Los expertos en el campo de los filovirus tuvieron opiniones encontradas sobre el libro de Preston, pero sin duda alguna este contribuyó más que cualquier artículo especializado o periodístico a mostrar al público en general lo infame y espantoso de los ebolavirus. El libro también proporcionó una «lluvia de financiaciones» para los virólogos, me comentó un experto, «¡que antes no habían visto un centavo por su trabajo sobre estos agentes exóticos!». Si estos virus podían masacrar a unos primates en sus jaulas dentro de un edificio común, en un parque empresarial de Virginia, ¿cómo no iban a aparecer en cualquier lugar y matar a cualquier persona?

La instalación en cuestión era conocida como la Unidad de Cuarentena para Primates de Reston, y pertenecía a Hazelton Research Products, una división de la empresa Corning. Los desafortunados monos eran macacos de cola larga (*Macaca fascicularis*), un animal muy utilizado para investigaciones médicas. Habían llegado por transporte aéreo desde Filipinas. Evidentemente habían traído el filovirus con ellos, un polizón letal, como el virus de la viruela abriéndose paso entre la tripulación de un velero. Dos macacos llegaron muertos, lo cual no era nada raro después de un viaje tan estresante; pero durante las siguientes semanas murieron muchos más dentro del edificio, y esto sí era inusual. Finalmente, se dispararon las alarmas y el agente infeccioso fue reconocido como una clase de ebolavirus hasta entonces no especificada. Un equipo del USAMRIID llegó como si se tratara de un escuadrón de las fuerzas especiales vestido con esos trajes para materiales peligrosos para matar todos los macacos restantes. Luego sellaron la unidad de cuarentena para primates y la esterilizaron con gas de formaldehído. Pueden leer el libro de Preston para conocer los detalles escalofriantes. Existía una gran inquietud entre los expertos porque este ebolavirus parecía transmitirse de mono a mono por partículas diseminadas en el aire; una fuga en el edificio podría, entonces, enviar el virus hacia el área de tráfico de Washington. ¿Era tan letal en seres humanos como en los macacos? Varios miembros del personal de la unidad de cuarentena dieron positivo en la prueba de anticuerpos, pero —suspiro de alivio— no mostraron ningún síntoma. El trabajo de laboratorio reveló que el virus era similar al del Ébola, aunque, como el de Sudán, lo suficientemente distinto para ser clasificado como una nueva especie; se le conoció como «virus de Reston».

A pesar de este nombre, el virus de Reston parece ser nativo de Filipinas, no de la periferia de Virginia. Investigaciones realizadas en empresas de exportación de monos en Manila, en la isla de Luzón, encontraron una considerable cantidad de animales muertos, muchos de los cuales estaban infectados con el virus de Reston, y además una docena de filipinos presentaban anticuerpos contra él. Sin embargo, ninguno de ellos enfermó. Por lo que la buena noticia, después del susto en Estados Unidos en 1989 y tras una investigación en Luzón, es que el virus de Reston no parece ser dañino para los seres humanos, como sí lo es para los monos, y la mala noticia es que nadie puede entender por qué.

Aparte del virus de Reston, el hábitat natural de los ebolavirus continúa siendo África. En noviembre de 1992 una nueva aparición añadió otro punto en el mapa del continente: los chimpancés de un refugio selvático en Costa de Marfil, al oeste de África, empezaron a morir repentinamente. Se trataba del parque nacional Taï, una de las últimas zonas de jungla virgen en esta parte de África, cerca de la frontera con Liberia. El parque albergaba una rica diversidad de animales, incluidos varios miles de chimpancés.

Una de esas comunidades de primates había sido seguida y estudiada durante trece años por el biólogo suizo Christophe Boesch. Durante el episodio de 1992 sus colegas y él notaron una súbita disminución de la población de chimpancés —algunos muertos, otros desaparecidos—, pero los científicos no pudieron determinar la causa. Entonces, a finales de 1994 aparecieron ocho cadáveres más en un corto periodo de tiempo, y de nuevo desaparecieron otros animales. Dos de los cadáveres, medianamente podridos, fueron abiertos para ser examinados por los investigadores de Taï. Uno de estos cuerpos resultó que estaba lleno de un agente tipo ébola, aunque en aquel momento no se detectó. Durante la necropsia, una estudiante graduada, de nacionalidad suiza, que usaba guantes pero no llevaba ni traje ni máscara, se infectó. ¿Cómo? No existió en ningún momento una exposición fatal; no hubo ningún resbalón del escalpelo, ni tampoco ningún accidente con una aguja. Quizá algo de sangre del chimpancé tocó alguna porción de su piel, ¿una herida pequeña?, o una pequeña gota le cayó en la cara. Ocho días después la mujer comenzó a padecer escalofríos.

La estudiante tomó una dosis del medicamento contra la malaria, que no ayudó, por lo que se la transfirió a una clínica de Abiyán, capital de Costa de Marfil, donde fue tratada nuevamente contra la malaria. La fiebre continuó. Al quinto día estaba vomitando y tenía diarrea, además de un sarpullido que se le extendió por todo el cuerpo. Al séptimo día se la trasladó en una ambulancia aérea a Suiza. Ahora sí llevaba puesta una máscara, así como también el doctor y la enfermera que la atendían, pero nadie sabía qué enfermedad tenía: barajaban dengue, infección por hantavirus, incluso la fiebre tifoidea, y tampoco se descartaba la malaria (el ébola no estaba en el primer lugar de la lista porque nunca se había visto en Costa de Marfil). En Suiza, hospitalizada dentro de un cuarto con puerta doble y presión de aire negativa, se le hicieron pruebas para un menú completo de opciones muy feas, que incluían la fiebre de Lassa, la fiebre hemorrágica de Crimea-Congo, el chikunguña, la fiebre amarilla, el virus de Marburgo y, sí, por fin, el virus del Ébola. La última de estas posibilidades se investigó mediante tres clases de ensayos; cada uno de ellos era específico: para virus del Ébola, para virus de Sudán y para virus de Reston. Los resultados no fueron positivos. Los anticuerpos en estos ensayos no reconocieron el virus, cualquiera que este fuera, en su sangre.

Siguieron las investigaciones en el laboratorio con un cuarto ensayo más generalizado; abarcaba todo el grupo de ebolavirus.

Cuando se aplicó al suero hubo uno que cambió de color, un positivo, que anunciaba la presencia de anticuerpos contra algún tipo de ebolavirus. Así, la suiza fue la primera víctima identificada de lo que se llegó a conocer como virus de la Selva de Taï. Tras su muerte, se identificó el chimpancé al que practicó la necropsia, según demostraron sus tejidos, como la segunda víctima.

Sin embargo, a diferencia del chimpancé, ella sobrevivió. Después de una semana dejó el hospital; había perdido casi seis kilos y más tarde su cabello. Pero fuera de esto, se encontraba bien. Además de ser el primer caso inicial de virus de la Selva de Taï, esta estudiante tiene otra distinción: es la primera persona conocida en llevar un ebolavirus fuera del continente africano. Los eventos del 2014 mostraron que no sería la última.

13

Los contagios de ebolavirus entre especies continuaron de forma esporádica durante la década de los noventa y hasta bien entrado el siglo XXI, tan dispersos que hacían difícil la investigación de campo, pero lo suficientemente frecuentes para mantener a algunos científicos enfocados y a ciertas autoridades de salud pública preocupadas. En 1995, un año después del episodio en Costa de Marfil, apareció el brote de Ébola en Kikwit al que ya nos hemos referido. Seis meses después de la epidemia, como seguramente también recuerde, comenzó uno nuevo en Mayibout 2. Pero lo que no he mencionado todavía acerca de este último es que, aunque la aldea está en Gabón, el virus del Ébola era el mismo identificado en un principio en Zaire, que parece ser el más ampliamente diseminado del grupo. Y, una vez más, en el campamento maderero cerca de Booué, Gabón, se trataba del virus del Ébola.

En 1996 el virus de Reston volvió a entrar en Estados Unidos por medio de otro cargamento de macacos de Filipinas, enviado por la misma empresa exportadora cercana a Manila que había mandado los monos enfermos a Reston y que ahora lo hacía a una instalación para cuarentena en Alice, Texas, cerca de Corpus Christi. Un animal murió y, después de dar positivo en la prueba del virus de Reston, los otros cuarenta y nueve que se encontraban en la misma habitación fueron sacrificados como medida de precaución (la mayoría dio negativo al virus cuando se les practicaron las pruebas de manera póstuma). Diez empleados que habían ayudado a descargar y a manipular los monos fueron examinados para ver si estaban infectados, pero también dieron negativo y ninguno fue sacrificado.

En agosto del 2000 Uganda se convirtió en el siguiente foco del virus en África, con un brote del virus de Sudán que comenzó cerca de la ciudad septentrional de Gulu. El norte de Uganda comparte frontera con lo que entonces era Sudán del Sur, así que no era sorprendente que el patógeno hubiese cruzado la frontera o se hubiese extendido a ambos lados.

¿Cómo había cruzado? ¿Cómo se había extendido? ¿Por medio de movimientos individuales o por la distribución colectiva del huésped reservorio, de identidad desconocida? Este es un ejemplo inequívoco acerca de por qué es importante resolver el misterio del reservorio: si sabes en qué animal se hospeda cierto virus y dónde vive —y a la inversa, dónde no vive—, sabes dónde ocurrirá el siguiente contagio entre especies, y dónde probablemente no. Esto te proporciona algunos fundamentos para enfocar tu vigilancia. Si el huésped es un roedor que vive en la selva del sudoeste de Sudán, pero no en los desiertos de Níger, los pastores de cabras de esta región se pueden relajar. Ya tienen otras cuestiones de las que preocuparse.

En Uganda, desafortunadamente, el contagio del año 2000 propició una epidemia de infecciones por el virus de Sudán que se extendió de aldea en aldea, de hospital en hospital, del norte del país al sudoeste, con una cifra de 224 personas muertas.

La tasa de letalidad fue una vez más «solo» del 53 por ciento, similar a la del primer brote sudanés de 1976. Esta precisa coincidencia parecía reflejar una diferencia significativa de la virulencia entre los virus de Sudán y del Ébola. La diferencia, a su vez, podría reflejar ajustes evolutivos distintos en los seres humanos como huéspedes secundarios (aunque las casualidades fortuitas también son una posible explicación). Muchos factores contribuyen a la tasa de letalidad de un virus, como la dieta, las condiciones económicas, la salud pública en general y la atención médica disponible en la localidad donde acontece el brote. Es difícil aislar la ferocidad inherente de un virus de estos factores contextuales. Lo que sí se puede decir, sin embargo, es que el virus del Ébola parece ser el más despiadado de los cuatro tipos de ebolavirus de los que hemos tenido noticia, como se puede juzgar por sus efectos en la población humana. El virus de la Selva de Taï no puede ser fehacientemente incluido dentro de esta gama; no por el momento al menos, pues aún falta evidencia; al haber infectado solo a una persona conocida (o probablemente a dos, si contamos un caso sin confirmar que se presentó después) y no matado a ninguna, quizá sea el menos propenso al contagio entre especies. Puede ser o no menos letal; un solo caso, como un único lanzamiento de dados, no prueba nada acerca de lo que puede emerger mientras los números se incrementan. Entonces, el virus de la Selva de Taï podría provocar contagios entre especies con mayor frecuencia pero sin un cuadro clínico grave, pues infectaría a la gente sin causar la enfermedad de manera notable. Nadie ha examinado la población de Costa de Marfil para excluir esa posibilidad.

El papel que juega la evolución en hacer menos virulento en seres humanos el virus de la Selva de Taï (o cualquier otro) es un asunto complicado, que no se puede deducir simplemente de las tasas de letalidad. Esta por sí sola puede resultar irrelevante para el éxito en la reproducción del virus y su supervivencia a largo plazo; los factores de verdad importantes para medir la evolución. Recuerde que el cuerpo humano no es el hábitat primario de los ebolavirus; lo es el huésped reservorio.

Como otros virus zoonóticos, los ebolavirus probablemente se han adaptado a habitar con tranquilidad dentro de su reservorio (o reservorios), reproduciéndose a un ritmo constante pero no de manera abundante y causando poca o ninguna afección. Cuando los virus pasaron a los seres humanos, encontraron un nuevo entorno, un nuevo conjunto de circunstancias, causa con frecuencia de una devastación total. Un ser humano puede infectar a otro a través de contacto directo con fluidos corporales, pero la cadena de contagio de infecciones por ebolavirus, al menos hasta ahora, nunca ha continuado con miles de casos sucesivos, a través largas distancias o durante periodos prolongados. Algunos científicos utilizan el término «portador final» en lugar de «huésped reservorio» para describir el papel del ser humano en las vidas y aventuras de los ebolavirus. Este término implica que los brotes han sido contenidos y terminados; en cada situación el virus ha llegado a un callejón sin salida, sin dejar descendencia. No el virus en toda su gama, desde luego, pero sí su linaje, que ha contagiado a otra especie, y tras apostar todo a esa mano, se ha ido. ¡Caput! Es un perdedor evolutivo. No se ha podido aferrar lo suficiente para causar una enfermedad endémica en las poblaciones humanas. No ha causado una gran epidemia. Los ebolavirus, a juzgar por lo experimentado hasta ahora, encajan en este patrón. Procedimientos médicos cuidadosos (como pabellones de aislamiento, guantes de látex, trajes, máscaras, agujas y jeringas desechables) han podido detenerlos. En algunas ocasiones métodos sencillos pueden hacer que un contagio termine también en un callejón sin salida. Esto ha sucedido probablemente más veces de las que nunca sabremos.

Consejo: si su esposo coge un ebolavirus, dele agua, comida y mucho amor, quizá algunas oraciones, pero mantenga la distancia, aguarde pacientemente, no pierda la esperanza y, si muere, no limpie sus evacuaciones a mano. Mejor retroceda, mándale un beso y queme la choza.

Este asunto de los portadores finales es de sabiduría popular. Encaja en el marco del curso natural de los acontecimientos. Pero hay otra perspectiva a considerar. La zoonosis, por definición, atañe eventos más allá de lo ordinario, y el alcance de sus consecuencias puede ser también extraordinario. Cada contagio entre especies es una apuesta donde el ganador se lo lleva todo, hecha por el patógeno con la esperanza de ganar una nueva y más grandiosa existencia. Es una remota oportunidad de trascender más allá del callejón sin salida. Para ir adonde no ha ido y ser lo que nunca ha sido. Algunas veces el que apuesta gana a lo grande. Piense en el sida.

14

A finales del 2007 apareció un quinto ebolavirus, esta vez en Uganda occidental. El 5 de noviembre del 2007 el Ministerio de Salud de

Uganda recibió un informe de veinte muertes misteriosas en Bundibugyo, un remoto distrito ubicado a lo largo de la frontera montañosa con la República Democrática del Congo (el nuevo nombre, a partir de 1977, de lo que antes era Zaire). Una infección aguda de una clase desconocida había matado abruptamente a esas veinte personas y puesto a otras en riesgo. ¿Se trataba de una bacteria rickettsia, como la que causa el tifus? Un ebolavirus era otra posibilidad, pero se consideró poco probable al principio, porque solo pocos pacientes sufrieron hemorragias. Se tomaron rápidamente las muestras de sangre y de inmediato las mandaron vía aérea a los CDC en Atlanta, donde se examinaron por medio de un ensayo general con la esperanza de detectar cualquier forma de ebolavirus, y uno específico para cada tipo de los cuatro conocidos hasta entonces. Aunque los exámenes específicos resultaron todos negativos, la prueba general registró algunos positivos. Así que el 28 de noviembre los CDC informaron a las autoridades en Uganda de que se trataba de un ebolavirus, sí, pero de uno que jamás habían visto.

Estudios de laboratorio posteriores establecieron que este nuevo virus, al menos genéticamente, era distinto a los otros cuatro en un 32 por ciento; se le conoció como «virus Bundibugyo». Pronto llegó a Uganda un equipo de los CDC para ayudar a luchar contra el brote. Como es usual en estos casos, sus esfuerzos, junto con los de las autoridades sanitarias, comprendían tres tareas: cuidar a los pacientes, prevenir futuros contagios e investigar la naturaleza de la enfermedad. La cuenta final fue de 116 infectados y 39 muertos.

También, como era usual, el equipo científico publicó más tarde un artículo, en este caso anunciando el descubrimiento de un nuevo ebolavirus. El autor principal de esta publicación fue Jonathan S. Towner, un virólogo molecular de los CDC con experiencia de campo en la búsqueda de reservorios. Además de dirigir el laboratorio, fue a Uganda para trabajar una temporada con el equipo de ayuda. El artículo de Towner contenía una exposición muy interesante, por cierto, en lo que se refiere a los cinco ebolavirus: «Los virus de cada especie tienen genomas que son al menos un 30 o 40 por ciento divergentes uno de otro, un nivel de diversidad que presumiblemente refleja las diferencias en el nicho ecológico que ocupan y en su historia evolutiva».[6] Towner y sus colegas sugirieron que algunas de las diferencias cruciales entre un ebolavirus y otro —incluyendo aquellas en letalidad— podrían estar relacionadas con el lugar donde el virus vive y cómo lo hace, dónde y cómo ha vivido dentro de sus huéspedes reservorio.

Los casos de Bundibugyo dejaron inquietos a muchos ugandeses, y está claro que tenían derecho a ello: por desgracia Uganda sobresale por ahora como la única nación de la tierra que ha sufrido los brotes de dos diferentes tipos de ebolavirus (el virus de Sudán en Gulu en el 2000 y el virus de Bundibugyo en el 2007), así como los brotes del virus del Ébola y del virus de Marburgo causados por otro filovirus en un mismo año (las horripilantes circunstancias del contagio entre especies de Marburgo, en una mina de oro llamada Kitaka, en junio del 2007, son parte de una historia a la que me referiré en su momento). Dada la mala fortuna imperante en el país en lo que se refiere a las enfermedades, no es sorprendente que existieran rumores, historias y preocupaciones circulando entre los ugandeses a finales del 2007, lo cual hacía aún más difícil seguir las pistas del ebolavirus.

Una mujer embarazada que mostraba síntomas de fiebre hemorrágica dio a luz a un bebé y después murió. El bebé, dejado al cuidado de la abuela, murió poco después. Esto era triste pero no extraño; los huérfanos morían con frecuencia dadas las difíciles condiciones en la aldea. Sin embargo, lo más notable fue que la abuela también falleció. Un simio (no identificado, aunque podría tratarse de un chimpancé o un gorila), según se dijo, había mordido a una cabra doméstica, y la infectó; la cabra se sacrificó en su debido momento, fue despellejada por un muchacho de trece años, y después su familia comenzó a enfermar. No, en realidad se habían comido un mono muerto. No, se habían comido unos murciélagos. La mayoría de estas historias no se pueden contrastar, pero su circulación y los temas comunes reflejan una comprensión intuitiva y generalizada de la zoonosis: las relaciones entre los seres humanos y otros animales, salvajes o domésticos, de alguna manera son la raíz del problema cuando aparece una enfermedad. A principios de diciembre, y luego una vez más en enero del 2008, llegaron informes de muertes sospechosas de animales (monos y cerdos) en regiones distantes del país. Uno de esos informes hablaba de perros que habían muerto tras ser mordidos por monos enfermos. ¿Se trataba de una epidemia de rabia? ¿Era ébola? El Ministerio de Salud envió personal para reunir especímenes e investigar.

«Y entonces hubo una nueva epidemia, de miedo», me dijo el doctor Sam Okware, comisionado de los servicios de salud, cuando lo visité un mes después en Kampala. Entre sus otros deberes, actuaba como presidente del grupo de trabajo nacional encargado del ébola. «Esa era la más difícil de controlar —repitió—, había una nueva epidemia, de pánico.» Me explicó que se trataba de lugares remotos. En estas aldeas, asentamientos, ciudades pequeñas rodeadas de selva, la gente se alimenta primordialmente de la fauna salvaje. Durante el brote, los residentes de Bundibugyo se vieron marginados. Su economía se paralizó; la gente de fuera no aceptaba su dinero, temerosos de que llevara la infección; la población disminuyó; los bancos cerraron, y cuando los pacientes se recuperaron (si es que tuvieron esa suerte) y regresaron a casa tras salir del hospital, «fueron rechazados nuevamente. Sus casas quemadas». El doctor Okware era un hombre delgado, de mediana edad y con un bigote largo y bien cuidado; gesticulaba con las manos mientras hablaba del año traumático en Uganda. El brote de Bundibugyo, dijo, fue «insidioso» más que dramático, latente de manera ambigua, mientras las autoridades de salud luchaban por comprenderlo. Todavía había cinco preguntas pendientes, dijo, y comenzó a enumerarlas: 1) ¿Por qué aproximadamente solo la mitad de los miembros de cada familia habían resultado afectados? 2) ¿Por qué tan poco personal de hospitales había sido afectado, comparado con el otro brote de ébola? 3) ¿Por qué la enfermedad había atacado de manera tan focalizada dentro del distrito de Bundibugyo, golpeando algunas aldeas y otras no? 4) ¿Se transmitía la enfermedad por vía sexual? Después de mencionar estas cuatro preguntas hizo una breve pausa, incapaz de recordar la quinta pendiente.

—El reservorio —sugerí.

—Sí, eso es —dijo—. ¿Cuál es su reservorio?

El virus de Bundibugyo del 2007 complementa el perfil del bosquejo de la clasificación de los ebolavirus tal como se conoce en el presente. Cuatro tipos de ebolavirus están esparcidos de manera variada a lo largo del África subsahariana y han emergido, a partir de ese año, de sus huéspedes reservorio para causar la enfermedad en los seres humanos (así como también muertes en gorilas y chimpancés) en seis países: Sudán, Gabón, Uganda, Costa de Marfil, la República del Congo y la República Democrática del Congo. Un quinto ebolavirus parece ser endémico de Filipinas, y haber viajado de ahí varias veces hacia Estados Unidos a través de macacos infectados. Pero ¿cómo llegó este virus a Filipinas, si el origen ancestral de los ebolavirus está en el África ecuatorial?

¿Podría haber llegado por medio de un gran salto, sin dejar rastro alguno? Del sudoeste de Sudán a Manila hay 11.265 kilómetros de distancia en línea recta (a vuelo de murciélago), pero ninguno puede volar semejante distancia sin descansar. ¿Será acaso que los ebolavirus están más ampliamente distribuidos de lo que sospechamos? ¿Deberían los científicos empezar a buscarlos en India, Tailandia y Vietnam? (Se han encontrado anticuerpos del ébola o algo cercanamente relacionado entre la gente de Madagascar, ¡quién lo hubiera dicho!)

¿O el virus de Reston llegó a Filipinas de la misma forma en que el virus de la Selva de Taï llegó a Suiza y el ébola a Johannesburgo: por avión?

Si contempla todo esto desde la perspectiva de la biogeografía (el estudio de la distribución de los seres vivos en el planeta Tierra) y la filogenia (el estudio del desarrollo de los linajes), hay algo que resulta evidente: el conocimiento científico actual de los ebolavirus constituye un agujerito de luz en un fondo oscuro.

15

Las personas de las aldeas donde golpeó el ébola —los sobrevivientes, afligidos, asustados aunque afortunados individuos no directamente afectados— tenían sus propias maneras de entender el fenómeno. Una de ellas era en términos de los malintencionados espíritus. En una sencilla palabra, que en líneas generales abarca la variedad de creencias y prácticas de entre los diferentes grupos étnicos y lingüísticos, y que es empleada usualmente para explicar las muertes fulminantes de los adultos: brujería.

La aldea de Mékouka, ubicada en el curso superior del río Ivindo, al nordeste de Gabón, es un ejemplo. Mékouka fue uno de los campos de explotación minera de oro donde comenzó el brote de 1994. Tres años después, el médico antropólogo estadounidense Barry Hewlett visitó el poblado para averiguar directamente de sus habitantes qué opinión tenían y cómo habían reaccionado al brote. Muchos nativos le dijeron, usando una palabra bakola, que ese ébola era una *ezanga*, es decir, una especie de vampirismo o espíritu maligno. Cuando le preguntaron sobre ello, un aldeano explicó que las *ezanga* eran unos «espíritus malignos con apariencia humana que infligían enfermedad a las personas» como castigo por acumular bienes materiales y no compartirlos (esto no se correspondía con aquel hombre del brote de 1994, en el curso superior del río Ivindo, que compartió la carne contaminada de gorila y después murió).[7] Una *ezanga* podría ser evocada y dirigida hacia su víctima, como si se tratara de un embrujo. Los vecinos o los conocidos, celosos de la riqueza o el poder acumulado por alguien, podían enviarla para carcomer las entrañas de su víctima, y enfermarlo hasta la muerte. Esa es la razón por la que los trabajadores de las minas de oro y de la compañía maderera tenían tanto riesgo de contraer ébola, explicaron a Hewlett: eran envidiados y no compartían sus pertenencias.

Meses después de que ocurrieran los hechos, Barry Hewlett había estudiado en retrospectiva el brote de Mékouka. A finales del 2000 se dirigió a Gulu, Uganda, durante la enfermedad. Seguía fascinado con el tema y preocupado por la posibilidad de que los métodos clínicos de investigación y respuesta pasaran por alto algún elemento importante. Hewlett descubrió que el grupo étnico dominante, los acholi, también solían atribuir el virus del Ébola a fuerzas sobrenaturales. Ellos creían en un espíritu maligno llamado *gemo*, que algunas veces barría la tierra como un viento que trae enfermedad y muerte. El ébola no era su primer *gemo*. Hewlett descubrió que los acholi ya habían sufrido previamente epidemias de sarampión y viruela, que se explicaron de la misma manera. Varios ancianos le contaron que la falta de respeto a los espíritus de la naturaleza podría traer al espíritu. Una vez que un verdadero *gemo* era reconocido, y que no se trataba de una avalancha de males menores para la comunidad, el conocimiento ancestral de los acholi prescribía una serie de medidas, algunas de ellas bastante adecuadas para controlar una enfermedad infecciosa, sin importar que se creyera que fue causada por un espíritu o un virus. Estas medidas incluían cuarentenas para cada paciente en una casa apartada de las otras, la obligación para los sobrevivientes de la epidemia (si había alguno) de cuidar al resto de los enfermos, la limitación del movimiento entre los pobladores de las aldeas afectadas y las otras, la abstinencia sexual, la prohibición de consumir comida podrida o ahumada, la suspensión de las prácticas funerarias ordinarias —estas suponían ataúdes abiertos y una última «caricia de amor»[8] al difunto por parte de sus deudos, que hacían fila para ello—, y, por último, la prohibición de las danzas. Es posible que esas restricciones de los acholi (con la intervención del Ministerio de Salud de Uganda y el apoyo de los CDC, Médicos Sin Fronteras y la OMS) ayudaran a contener el brote de Gulu.

«Tenemos mucho que aprender de esas personas —me dijo una vez Barry Hewlett en Gabón—; por ejemplo, la manera en que ellos han respondido a las epidemias a lo largo del tiempo.» Para él, la sociedad moderna ha perdido ese conocimiento ancestral arduamente acumulado a través de las generaciones. En su lugar, ahora dependemos de los científicos especializados en enfermedades. La biología molecular y la epidemiología son útiles, pero otros conocimientos tradicionales también lo son. «Hay que escuchar lo que la gente dice ahí. Hay que investigar qué está pasando. Ellos han vivido con epidemias durante mucho tiempo.»

Hewlett es un hombre gentil y lleno de vida, con una destacada experiencia académica en la Universidad Estatal de Washington y dos décadas de trabajo de campo en África central. Cuando lo conocí, en una conferencia internacional sobre ebolavirus en Libreville, ya habíamos visitado, cada uno por su cuenta, otro lugar célebre por haber padecido la enfermedad; se trataba de Mbomo, una aldea ubicada a lo largo del extremo oeste del parque nacional de Odzala, en la República del Congo. La aldea se encuentra no lejos del río Mambili y del complejo de Moba Bai, donde había visto a Billy Karesh intentar disparar a gorilas con dardos tranquilizantes. El brote de Mbomo comenzó en diciembre del 2002, probablemente entre los cazadores que tocaron gorilas y duiqueros infectados, y luego el virus se propagó por todas partes hasta abarcar un área de por lo menos otras dos aldeas. La gran diferencia entre la experiencia de Hewlett y la mía en Mbomo fue que él llegó a la aldea durante el brote. El problema aún se estaba cociendo cuando él realizaba sus pesquisas.

Hewlett descubrió que uno de los primeros infectados fue retirado de la clínica de la aldea porque su familia puso en duda el diagnóstico de ébola y prefirió confiar en un curandero tradicional. Después de que el paciente muriera en su hogar, sin supervisión del personal médico y sin haber sido curado por el sanador, la situación empeoró. El curandero declaró que el hombre había sido envenenado por brujería y que el responsable era su hermano mayor, un hombre exitoso que trabajaba en una aldea cercana; un maestro que había ascendido hasta convertirse en inspector escolar y que nunca había compartido su buena fortuna con la familia. Así que de nuevo, como sucedía con la *ezanga* entre los bakola del nordeste de Gabón, había animosidades envidiosas debajo de las acusaciones de brujería. Después murió otro hermano, y luego un sobrino; ya en este punto la familia había quemado la casa del hermano mayor en Mbomo y enviado una cuadrilla para matarlo. La policía pudo detenerlos antes de que cumplieran su cometido. El maestro, a quien ahora se tenía por un brujo malévolo, escapó a su venganza. Las relaciones entre los miembros de la comunidad se deterioraron conforme morían más víctimas de este mal invisible, que no tenía cura disponible, ni siquiera una explicación satisfactoria, hasta tal punto que cualquiera que se distinguiera de los demás o sobresaliera de la multitud se convertía en sospechoso.

Otro elemento peligrosamente amenazador en Mbomo y sus alrededores era la mística sociedad secreta de La Rose Croix, más familiarmente conocida (si acaso) como Rosacruz, una organización internacional que ha existido durante muchos siglos, dedicada sobre todo a los estudios esotéricos, pero que en esta parte del Congo tenía mala reputación por estar relacionada con la brujería. Cuatro maestros de una aldea cercana eran miembros, o se pensaba que lo eran, y ellos les habían estado contando a los niños que ocurriría un brote de ébola antes de que sucediera. Esto llevó a unos curanderos tradicionales a sospechar que los maestros ya tenían conocimiento previo —un conocimiento sobrenatural— del brote. Algo tenía que hacerse, ¿no? Un día antes de que Barry Hewlett y su esposa llegaran a Mbomo, los cuatro maestros fueron asesinados con machetes cuando trabajaban en sus cultivos. Inmediatamente después, el brote de la enfermedad se expandió de tal manera entre los miembros de la comunidad que la brujería ya no era una explicación verosímil. La alternativa era *opepe* (una epidemia), el equivalente en kota, uno de los idiomas locales de Mbomo, a lo que Barry Hewlett había escuchado de los acholi como *gemo*. «Esta enfermedad está matando a todos», dijo un hombre de la comunidad a los Hewlett y, por lo tanto, no podía tratarse de brujería, porque esta va dirigida a una persona o a sus familiares.[9] A principios de junio del 2003 ya había habido 143 casos en Mbomo, y en los alrededores 128 muertes. Esto arroja una tasa de letalidad del 90 por ciento, que es muy alta aun para los estándares del ébola.

Con un profundo interés en las explicaciones de los nativos y con gran paciencia para escucharlas, los Hewlett se enteraron de detalles que no encajarían dentro de los cuestionarios epidemiológicos de respuestas múltiples. Otro de sus informantes, una mujer de Mbomo, declaró: «La brujería no mata sin una razón, no mata a todos y no mata a gorilas u otros animales».[10] Ah, sí, otra vez los gorilas. Había otro aspecto relevante del brote de Mbomo: todo el mundo sabía que había cadáveres de gorilas en la selva. Habían muerto en el Santuario de Lossi, en Moba Bai, hasta donde sabía Billy Karesh. Se habían visto cadáveres en los alrededores de Mbomo. Y, como dijo la mujer, la brujería no se usa contra los gorilas.

16

Cuando un gorila de espalda plateada muere de ébola, lo hace más allá de los ojos de la ciencia y la medicina. No hay nadie en la selva para ver su agonía, con la posible excepción de otros gorilas. Nadie le toma la temperatura ni le examina la garganta. Cuando un gorila hembra sucumbe por ébola, nadie valora su respiración ni busca un sarpullido delator. Miles de gorilas podrían haber muerto por el virus sin que los seres humanos se hayan enterado de ello, ni siquiera Billy Karesh o Alain Ondzie. Se ha encontrado un número muy reducido de cadáveres, algunos de los cuales dieron positivo en las pruebas de anticuerpos del ébola. Se ha notificado un número enorme de cuerpos encontrados por testigos fortuitos en territorio del ébola y en tiempos del ébola, pero la selva es un lugar hambriento, por lo que muchos de estos cadáveres no han podido ser examinados o estudiados por los científicos. El resto de información disponible acerca de los efectos del ébola en los gorilas es meramente deductiva: la mayoría de estos primates, un porcentaje muy grande en algunas poblaciones regionales, como las de Lossi, Odzala y Minkébé, ha desaparecido. Sin embargo, nadie sabe cómo afecta el virus el cuerpo de los gorilas.

Con los seres humanos es distinto. Las cifras mencionadas anteriormente son una muestra de esta diferencia: 245 muertos durante el brote de Kikwit, 224 en Gulu, 128 en Mbomo y sus alrededores, entre otros. El total de muertes humanas conocidas por infecciones relacionadas con los ebolavirus, desde el descubrimiento del primero en 1976 hasta finales del 2012, es de 1.580. El brote del 2014 en el oeste de África (que parece que empezó a principios de diciembre del 2013 en el sur de Guinea) provocó más de 11.000 muertos hasta que se dio por controlado. Aunque el sufrimiento ha sido espantoso, el total sigue siendo relativamente menor comparado con el número de muertos por aflicciones globales y despiadadas como la malaria y la tuberculosis, o las grandes olas de muerte traídas por las varias cepas de gripe. Sin embargo, estos datos son lo suficientemente significativos para constituir un cuerpo estadístico robusto. Además, muchos doctores y enfermeras han visto morir a varias de esas víctimas. Así que la medicina conoce algo de la variedad de síntomas y efectos patológicos producidos en el cuerpo humano durante la infección de un ebolavirus. No es como podría pensar.

Si devoró el libro *Zona caliente* cuando se publicó, como yo lo hice, o si estuvo expuesto de manera secundaria a su gran influencia en la impresión pública sobre los ebolavirus, puede decirse que usted ya tiene unas nociones tremendamente horripilantes acerca del tema. Richard Preston es un escritor hábil e intenso, un investigador aplicado cuyo propósito fue presentarnos esta enfermedad verdaderamente terrible casi como un horroroso fenómeno preternatural. Quizá recordará su descripción del hospital sudanés donde el virus «brincaba de cama en cama, matando a pacientes a diestra y siniestra»,[11] causando demencia y caos, y no solo matando a los enfermos, sino también haciéndolos sangrar profusamente mientras morían, licuando su órganos hasta que «las personas se deshacían en sus camas». Es probable que se estremeciera ante la declaración de Preston acerca de que el virus del Ébola en particular «virtualmente transforma cada parte del cuerpo hasta convertirlas en una baba repulsiva digerida por partículas del virus».[12] Es posible que hiciera una pausa antes de pasar la página cuando nos decía que, después de la muerte, un cadáver infectado por el ébola «se deteriora bruscamente»[13] y sus órganos internos, ya licuados, entran «en una especie de colapso». Puede ser que no entendiera que esta imagen era una metáfora, que significa una disfunción, no que realmente se deshiciera. O tal vez no lo era. Un poco más adelante, trayendo a colación a otro filovirus en la historia, Preston mencionaba a un expatriado francés que vivía en África, quien «básicamente se derritió a causa del virus de Marburgo cuando viajaba en un avión».[14] Tal vez recuerde una frase en particular, con que nuestro autor describía a las víctimas en una oscura cabaña en Sudán: comatosos, inmóviles y «desangrándose».[15] Esto es muy diferente de simplemente decir «sangrando», esto implicaría un cuerpo humano escurriéndose a borbotones. También afirma que el ébola causa que los ojos se inyecten de sangre, dejándolos ciegos y más. «Lágrimas de sangre en los párpados: podría llorar sangre, que le correría por las mejillas sin coagularse.»[16] El informe médico coincide con «La máscara de la muerte roja» de Edgar Allan Poe.

Es mi deber aconsejarle que no tome estas descripciones de manera literal, al menos no como el curso típico de un caso fatal de enfermedad del virus del Ébola. Testimonios expertos, algunos que se han publicado y otros de los que se ha hablado, atenúan varios de los más espeluznantes apuntes de Preston, sin menospreciar lo terrible que es el ébola en términos reales de sufrimiento y muerte. Pierre Rollin, por ejemplo, que ahora es el nuevo jefe del Departamento Especial para Patógenos Virales de los CDC, es uno de los hombres más experimentados en todo el mundo en el campo de los ebolavirus. Trabajó en el Instituto Pasteur en París antes de mudarse a Atlanta, y ha sido miembro de equipos de respuesta en muchos brotes de ébola y de Marburgo durante los últimos quince años; también estuvo en Kikwit y en Gulu. Cuando le pregunté, durante una entrevista en su oficina, acerca de la percepción pública sobre el hecho de que esta enfermedad es en extremo sangrienta, Rollin me interrumpió afablemente para decir: «Eso son estupideces». Cuando le mencioné cómo la describía Preston en su libro, rebatió con sorna: «Se deshacen salpicando la pared», y se encogió de hombros con frustración. «El señor Preston puede escribir lo que le plazca —añadió Rollin—, mientras se diga que la suya es una novela de ficción. Pero si afirmas que se trata de la verdad, tienes que hablar de los hechos verdaderos, y él no lo hizo. Porque siempre resulta más excitante tener sangre por todos lados y miedo en todas partes. Algunos pacientes sí sangran hasta morir, pero no explotan ni se deshacen.» De hecho, explicó, el término convencional que se usaba entonces, «fiebre hemorrágica del Ébola», era impropio, porque más de la mitad de los pacientes no sangra para nada. Mueren por otras causas, como insuficiencia respiratoria o fallo (pero no disolución) de sus órganos internos. Justamente por estas razones, según Rollin, la OMS ha cambiado su propia terminología de «fiebre hemorrágica del Ébola» por «enfermedad del virus del Ébola».

Karl Johnson, uno de los pioneros en las respuestas a los brotes del ébola, cuyas credenciales ya he bosquejado, tuvo una reacción similar pero más aguda al libro, que expresó con su habitual franqueza. Hablamos —en esa ocasión en mi oficina— durante uno de sus viajes periódicos a Montana para la pesca con mosca. Nos habíamos hecho amigos y él me había enseñado algo, de manera informal, sobre cómo concebir los virus zoonóticos. Al fin logré que se sentara conmigo para una entrevista, e inevitablemente salió a relucir el libro *Zona caliente*. Con la mayor seriedad, Karl dijo: «Las lágrimas de sangre son una tontería. Nunca nadie ha tenido lágrimas de sangre». Es más, comentó, «la gente no muere como una masa informe de baba». Johnson también estuvo de acuerdo con Pierre Rollin en el hecho de que se ha dado una propaganda excesiva al ángulo sangriento de la enfermedad. «Si quieres una enfermedad de verdad sangrienta —dijo—, entonces observa la fiebre hemorrágica de Crimea-Congo. El ébola es mortífero y malo, eso está claro, pero no es tan malo y fatal de ese modo en concreto.»

En el mundo real, como se describe en la bibliografía científica, la lista de los principales síntomas de la enfermedad del ébola son: dolor abdominal, fiebre, dolor de cabeza y de garganta, náuseas y vómito, pérdida del apetito, artralgia (dolor de las articulaciones), astenia (debilidad), mialgia (dolor muscular), taquipnea (aumento de la frecuencia respiratoria), inyección conjuntival y diarrea. La inyección conjuntival implica ojos rojos, no lágrimas de sangre. Todos estos síntomas tienden a aparecer en muchos o en la mayoría de los casos fatales. Otros que se dan con menos frecuencia comprenden: dolor en el pecho, hematemesis (vómito con sangre), sangrado de las encías, heces con sangre, sangrado por las zonas de punción, anuria (incapacidad para orinar), sarpullidos, hipo y zumbido en los oídos. Durante el brote de Kikwit, el 59 por ciento de los pacientes no sangraba perceptiblemente en absoluto, por lo que el sangrado en general no era un indicador acerca de quién sobreviviría y quién no. La insuficiencia respiratoria, la retención de orina y el hipo, por otro lado, eran las señales que auguraban que la muerte vendría pronto. Entre los pacientes que sangraron, la hemorragia que sufrieron nunca fue a gran escala, excepto en las mujeres embarazadas, que abortaban espontáneamente. La mayoría de los que no sobrevivieron murieron aletargados y entre sacudidas, lo que quiere decir que fallecieron con un gemido, no con un estallido ni salpicaduras.

A pesar de toda esta información, reunida en medio de condiciones peligrosas y lamentables mientras la misión principal no era la investigación científica sino salvar vidas, ni siquiera los expertos estaban seguros de cómo el virus causa la muerte habitualmente. «No conocemos el mecanismo», comentó Pierre Rollin, quien apuntaba a un fallo hepático o renal, a dificultades respiratorias o a diarrea, y al final parecería que con frecuencia múltiples causas convergían en una cascada imparable. Karl Johnson expresó la misma incertidumbre, pero mencionó que el virus «realmente ataca al sistema inmune», anulando la producción de interferón, una proteína esencial para la respuesta inmune, así que «nada se interpone en la replicación continua del virus».

Esta idea de la supresión inmunológica causada por los ebolavirus ha aparecido últimamente en la bibliografía científica, y se ha especulado que podría desencadenar un sobrecrecimiento catastrófico de la población bacteriana natural de un paciente, que suele concentrarse en los intestinos así como también causar una replicación libre del virus. Un crecimiento bacteriano sin control podría sucesivamente causar sangre en las heces y la orina, e incluso provocar una «destrucción intestinal», de acuerdo con una fuente. [17] Quizá eso era lo que Preston tenía en mente cuando escribió acerca de la licuación de los órganos y gente deshaciéndose en su cama. Si es así, estaba desdibujando la diferencia entre lo que hace el virus del Ébola y lo que puede hacer una bacteria común en ausencia de un sistema inmune sano que la mantenga a raya. Pero ¿no es cierto que a todos nos gusta más una historia dramática que una complicada?

Otro aspecto de la patología de la enfermedad del virus del Ébola es un fenómeno llamado «coagulación intravascular diseminada», conocida en la comunidad médica como CID. También se le llama «coagulopatía de consunción» (si esto le ayuda más), porque significa la consunción de casi toda la capacidad de coagulación de la sangre con un propósito equivocado. Billy Karesh me habló acerca de la CID cuando íbamos en bote por el río Mambili después de nuestra operación de rastreo de gorilas. La coagulación intravascular diseminada, me explicó, es una hemorragia aguda, en la que los factores normales de coagulación (proteínas y plaquetas) forman pequeñísimos trombos en todo el cuerpo de la víctima, dejando poca o nula capacidad de coagulación para prevenir una hemorragia en otra parte. Como resultado, la sangre se puede filtrar por los capilares hasta la piel de una persona, formar marcas color púrpura como si fueran cardenales (hematomas), gotear de una punción de aguja como si nunca fuera a sanar, o filtrarse al tracto gastrointestinal o a la orina. Y, aún peor, una acumulación masiva de pequeños coágulos en los vasos sanguíneos puede bloquear que la sangre pase a los riñones o al hígado y causar un fallo orgánico, como se ve con frecuencia en el ébola.

Al menos eso era lo que se sabía sobre el papel de la CID en la enfermedad del virus del Ébola en el momento en que Karesh me alertó sobre el tema. Más recientemente, Karl Johnson y otros han empezado a preguntarse si el efecto de un fallo en el sistema inmune, que de alguna manera provoca el virus, y el consecuente desarrollo de las bacterias, podrían explicar mejor algo del daño adjudicado antes a la CID. «Cuando fue descubierta la CID, bla, bla, bla, era la clave para todo lo referente a la fiebre hemorrágica», me comentó Johnson, desdeñando alegremente otra vez la sabiduría convencional. Ahora, dijo, leía mucho menos acerca de la CID en la bibliografía científica.

El virus del Ébola es aún un microorganismo inescrutable en más de un sentido, por lo que la enfermedad que provoca es tan misteriosa como terrible; incurable, aun con o sin la CID, deshaciendo o no los órganos, y con lágrimas de sangre o no. «Es decir, es horrible —dijo Johnson con agobio—. Lo es, de veras que lo es.» Él había sido uno de los primeros en verlo, en condiciones especialmente inescrutables en Zaire, en 1976, antes incluso de que tuviera nombre. Pero nada ha cambiado, dijo. «Y para ser sincero, todo el mundo tiene mucho miedo de él, incluso la comunidad médica a nivel mundial, para querer tratar y estudiarlo realmente.» Se refería a estudiar su efecto en un cuerpo humano que se debate entre la vida y la muerte. Para poder realizar esto se necesitaría la combinación exacta de instalaciones hospitalarias, laboratorios BSL-4, profesionales expertos y dedicados, además de las circunstancias. No se podría hacer durante el siguiente brote en una clínica de alguna misión en una aldea africana. Se necesitaría poner al virus bajo condiciones de laboratorio —en condiciones que permitiesen su estudio, bajo un escrutinio altamente controlado— y no solo en la forma de muestras congeladas. Sería necesario estudiar una violenta infección dentro del cuerpo de alguien.

Eso no es fácil de solucionar. Añadió: «Aún no hemos tenido un paciente en Estados Unidos». Hablaba en 2008. Pero para todo hay siempre una primera vez. En Estados Unidos ocurrió en 2014, cuando dos estadounidenses infectados fueron llevados desde el oeste de África hasta una habitación de aislamiento en el hospital de la Universidad de Emory. Y hubo más.

17

Inglaterra tuvo su primer caso de la enfermedad del virus del Ébola en 1976. Rusia tuvo el primero (que conocemos) en 1996. A diferencia de la mujer de Suiza que realizó la necropsia del chimpancé en Costa de Marfil, estas dos desventuradas personas no se contagiaron durante un trabajo de campo en África, ni llegaron postradas en una ambulancia aérea. Su exposición fue consecuencia de accidentes en el laboratorio. Cada uno de ellos sufrió una pequeña pero fatal herida autoinfligida, mientras realizaban trabajo de investigación.

El accidente inglés ocurrió en la Organización Británica para la Investigación Microbiológica, una discreta institución especializada que se encontraba en un complejo de alta seguridad del Gobierno conocido como Porton Down, no muy lejos de Stonehenge, en las verdes laderas al sudoeste de Londres. Piense en un lugar parecido a Los Álamos, pero escondido en lo más profundo de la rústica Inglaterra en lugar de las montañas de Nuevo México, y con bacterias y virus en vez de uranio y plutonio como los materiales estratégicos de interés. En sus primeros años, a principios de 1916, Porton Down era una estación experimental para el desarrollo de armas químicas como el gas mostaza; durante la Segunda Guerra Mundial sus científicos también trabajaban en armas biológicas a partir del ántrax y la bacteria que causa botulismo. Pero, finalmente, en Porton Down, como sucedió en el USAMRIID, con el cambio de las circunstancias políticas y de los escrúpulos del Gobierno, se enfatizó en la defensa, es decir, en la investigación en contramedidas para enfrentar la amenaza de armas biológicas y químicas. El trabajo requería edificios de alta contención, así como técnicas para el estudio de virus peligrosos nuevos. En 1976 se seleccionó Porton Down para ofrecer asistencia cuando la OMS reunió a un equipo de campo para investigar el brote de una misteriosa enfermedad en el sudoeste de Sudán. Llegaron muestras de sangre congeladas para su análisis, tomadas a sudaneses desesperadamente enfermos. Al mismo tiempo, durante ese inquietante otoño, mientras las muestras de sangre de Yambuku llegaban a los CDC, la gente del equipo de campo pedía a los del laboratorio que los ayudaran a contestar una pregunta: ¿qué era aquello? Aún no se le había dado un nombre.

Una de las personas que trabajaba en el laboratorio de Porton Down era Geoffrey S. Platt. El 5 de noviembre de 1976, durante un experimento, llenó una jeringa con hígado homogeneizado de un cobaya al que se había infectado con el virus de Sudán. Probablemente quería inyectar el fluido en otro animal, pero algo salió mal y en lugar de eso se dio un pinchazo en el pulgar.

Platt no sabía con exactitud a qué clase de patógeno se había expuesto, pero sí sabía que no era benigno. La tasa de letalidad de aquel virus aún no identificado, como seguramente él tenía bien presente, era de más del 50 por ciento. Se quitó de inmediato el guante, sumergió el dedo en una solución de hipoclorito (una sustancia parecida al cloro y que mata los virus) y lo apretó para sacar una o dos gotas de sangre, pero no salieron. No podía siquiera ver una punción. Era una buena señal que no hubiese un pinchazo, pero era mala si significaba que el orificio se había sellado. Lo diminuto de la herida de Platt, a la luz de los eventos siguientes, atestigua que aun una dosis minúscula de un ebolavirus es suficiente para causar una infección, al menos si esa dosis va directamente hacia el torrente sanguíneo de una persona. No todos los patógenos son tan potentes; algunos requieren una cantidad mayor para lograr establecerse. Los ebolavirus tienen fuerza pero no alcance. Uno no se puede contagiar de alguno de ellos respirando el mismo aire que una persona infectada, pero si una pequeña cantidad del virus llega a pasar por un corte o una excoriación de la piel (y siempre existen pequeñas aberturas), entonces que Dios le ayude. En términos científicos: no es muy contagioso pero es altamente infeccioso. Seis días después de haberse pinchado con la aguja, Geoffrey Platt enfermó.

Al principio solo sentía náuseas y cansancio, además de dolor abdominal. Dadas las circunstancias, su malestar se tomó muy en serio, fue ingresado en una unidad especializada en enfermedades infecciosas, en un hospital cerca de Londres, y allí aislado en un cuarto con paredes de plástico y presión de aire negativa. Aunque los registros del caso no lo mencionan, puede estar seguro de que las enfermeras y los doctores usaban máscaras. Se le inyectó interferón para ayudar a estimular su sistema inmune y se le suministró suero sanguíneo (había sido enviado desde África) que se extrajo de un paciente recuperado de ébola con el fin de proporcionarle anticuerpos. Al cuarto día, la temperatura de Platt aumentó muchísimo y comenzó a vomitar. Esto significaba que el virus se estaba desarrollando. Los siguientes tres días, que constituyeron el periodo de mayor crisis, tuvo más vómitos, además de diarrea y un sarpullido generalizado; apenas orinaba; una infección por hongos en su garganta indicaba que su sistema inmune estaba fallando. Todos estos síntomas eran malas señales. Mientras tanto, se le seguía proporcionando el suero sanguíneo; quizá esto fue lo que ayudó.

Al octavo día el vómito y la diarrea desaparecieron. Dos días más tarde, el sarpullido comenzó a desaparecer también y la infección por hongos se pudo controlar. Había tenido suerte, quizá por la genética; pero también había tenido el privilegio de contar con óptimos cuidados médicos. El virus desapareció de su sangre, de su orina y de sus heces (aunque permaneció por un tiempo en su semen; aparentemente prometió a sus doctores que eso no sería causa de riesgo para nadie más). Se le sacó del aislamiento, y al final lo mandaron a casa. Había perdido peso, y durante la larga y lenta convalecencia, gran cantidad de cabello. Pero, como la mujer suiza, sobrevivió.

La investigadora rusa, en 1996, no tuvo tanta suerte. Su nombre, como se mencionó en un telediario nacional (pero del que no se habló en la bibliografía médica de Occidente) era Nadezhda Alekseevna Makovetskaya. Empleada de un instituto de virología del Ministerio de Defensa, había trabajado en una terapia experimental contra la enfermedad del virus del Ébola, a partir del suero sanguíneo de los caballos. Estos no son muy susceptibles al ébola —no como al virus Hendra—, por lo cual son utilizados para crear anticuerpos. Para verificar la eficacia de este tratamiento se requería exponer al virus a más equinos. «Es difícil describir cómo era trabajar con un caballo infectado con el ébola», según la seca y cautelosa declaración del jefe de bioarmamento ruso en aquel entonces, un teniente general del Ministerio de Defensa llamado Valentin Yevstigneyev.[18] No hay duda de que estaba en lo cierto. Un caballo puede ser nervioso y asustadizo, aun cuando no esté sufriendo convulsiones. ¿Quién se atrevería a acercársele con una aguja? «Bajo condiciones normales este animal es difícil de controlar y además teníamos que trabajar con equipo de protección especial», dijo el general Yevstigneyev. Lo que quería decir con «teníamos» estaba claro; era un oficial de alto mando, además de un burócrata, por lo que no era muy realista imaginárselo ajustándose unos guantes. «Un paso en falso, un guante roto y las consecuencias serían muy graves.» Makovetskaya había dado el paso en falso, evidentemente. O quizá no había sido un error suyo, solo el movimiento nervioso de un susceptible capón. «Sus guantes protectores se rasgaron, pero lo ocultó a sus superiores —contó el general Yevstigneyev sin asomo de compasión— debido a que sucedió justo antes de las festividades navideñas.» ¿Se refería a que no quiso decirlo para no perderse las fiestas por tener que permanecer en cuarentena? No mencionó ninguna aguja ni ningún arañazo, ni tampoco una herida abierta bajo su guante rasgado, aunque probablemente alguna de estas calamidades había ocurrido. «Como consecuencia de su silencio, cuando acudió al doctor en busca de ayuda, ya era demasiado tarde.» Los detalles sobre los síntomas y la muerte de Makovetskaya permanecen en secreto.

Otra mujer rusa se pinchó con ébola en mayo del 2004; sobre este caso se sabe un poco más. Antonina Presnyakova era una técnica de cuarenta y seis años que trabajaba en un centro de investigación viral de alta seguridad llamado Vektor (que suena a algo sacado de un libro de Ian Fleming), ubicado al sudoeste de Siberia. La jeringa con que se pinchó Presnyakova llevaba sangre de un cobaya infectado con virus del Ébola. La aguja le atravesó los dos guantes hasta la palma izquierda. Inmediatamente fue ingresada en una clínica de aislamiento, desarrolló los síntomas en pocos días y murió dos semanas después.

Estos tres casos reflejan los riesgos inherentes al trabajo de investigación en el laboratorio con virus como estos: letales e infecciosos. También hacen pensar en las preocupaciones que rodearon el caso más cercano de virus del Ébola ocurrido en Estados Unidos.

18

Kelly L. Warfield creció en un barrio residencial de Frederick, Maryland, no muy lejos del Fuerte Detrick, la base del Ejército de

Estados Unidos dedicada a la investigación médica y biodefensa dentro de la que se encuentra el USAMRIID. Era una muchacha de la localidad, brillante y curiosa, cuya madre poseía una tienda de ultramarinos justo al lado de la entrada del Fuerte Detrick. Como Kelly ayudaba a su madre desde que estudiaba en la escuela secundaria, podía ver y hablar con los científicos del instituto de investigación de enfermedades cuando se detenían a comprar en la tienda bebidas dietéticas, cartones de leche, chicles Nicorette, Tylenol... Cualquier cosa que compraran los virólogos de primer nivel del ejército. A diferencia de un joven dependiente común, Kelly demostró desde pequeña una aptitud para la ciencia. Durante sus vacaciones de verano en secundaria trabajó en un instituto gubernamental de estándares y medidas. Desde su primer año en la universidad hasta su graduación hizo prácticas cada verano como asistente en el laboratorio del Instituto Nacional del Cáncer, que tenía una unidad en los terrenos del Fuerte Detrick. Terminó una licenciatura en Biología molecular y consideró sus opciones para un posgrado. Por aquel tiempo leyó *Zona caliente*, que se había publicado recientemente. «Crecí con *Zona caliente*», me dijo Warfield mucho tiempo después. No podía garantizar la exactitud científica del libro, añadió, pero en aquel momento el efecto en ella fue electrizante. La inspiró uno de los personajes principales, Nancy Jaax, una mayor del Ejército, además de veterinaria patóloga en el USAMRIID, que había formado parte del equipo de respuesta en las instalaciones donde estuvieron los monos infectados en Reston. Warfield esperaba regresar al Fuerte Detrick después de graduarse y unirse al USAMRIID como científica, y de ser posible, trabajar en el virus del Ébola, por lo que buscó un programa de doctorado en Virología y encontró uno muy bueno en el Colegio de Medicina de Baylor, en Houston. Un departamento entero estaba destinado a la investigación viral, con dos docenas de virólogos, algunos de ellos eminentes, aunque ninguno trataba con un patógeno tan altamente peligroso como el del Ébola. Warfield encontró un puesto en el laboratorio de un profesor y comenzó a estudiar un grupo de virus gastrointestinales, los rotavirus, que causan diarrea en los seres humanos. Su tesis trataba sobre la respuesta inmune de los ratones a la infección por rotavirus. Era un trabajo intrincado y significativo (el rotavirus mata a medio millón de niños en todo el mundo cada año), aunque no especialmente sensacional. Kelly había adquirido experiencia en el uso de animales de laboratorio (por lo general ratones) como modelos de la respuesta del sistema inmune a las infecciones virales, y aprendió un poco acerca de la elaboración de vacunas. En particular, adquirió experiencia en una línea de desarrollo de vacunas con partículas similares al virus (VLP, por sus siglas en inglés), en lugar del método más convencional, que utiliza virus vivos atenuados en un laboratorio de evolución inducida. Las VLP son esencialmente la cubierta exterior de los virus, capaces de producir anticuerpos (disposición inmunológica) pero carentes de funcionalidad en el interior y, por lo tanto, incapaces de replicarse o causar la enfermedad. Las VLP son muy prometedoras para la confección de vacunas contra virus como el ébola, que podrían resultar muy peligrosos en antivirales con el patógeno activo.

A Kelly le costó algún tiempo alcanzar su sueño, pero no demasiado, y no lo desperdició en absoluto. Con su doctorado finalizado, en junio del 2002 y a la edad de veintiséis años la doctora Warfield comenzó a trabajar en el USAMRIID, solo días después de su graduación en Houston. El instituto la había contratado en parte por su pericia con las VLP. Inmediatamente se inscribió en el riguroso programa especial de inmunizaciones; una serie de vacunas y más vacunas que se necesitaban antes de que una persona nueva tuviera autorización para entrar en los laboratorios BSL-3 (esta clasificación comprende las unidades de laboratorio en las que los investigadores generalmente trabajan con enfermedades peligrosas pero curables, muchas causadas por bacterias, como el ántrax; la clasificación BSL-4 está reservada para trabajar con patógenos como el ébola, el Marburgo, el SARS, el Machupo y el virus Nipah, para los que no existe vacuna ni tratamiento). La vacunaron contra una lista completa de cosas desagradables con las que podría trabajar o no en el laboratorio —contra la fiebre del Valle del Rift, contra la encefalitis equina venezolana, contra la viruela y contra el ántrax—, todo en un mismo año.

Algunas de estas vacunas pueden hacer que una persona se sienta verdaderamente mal. La del ántrax, en particular, fue una de las peores para Warfield. «¡Uf, terrible!», recordó durante una larga conversación que tuvimos en su casa, en un nuevo barrio a las afueras de Frederick. «Esa es una vacuna horrible.» Después de todos estos desafíos a su sistema inmune, y posiblemente como resultado de ello, sufrió un ataque de artritis reumatoide, que es un mal de familia. Se trata de una disfunción inmunológica, y la medicación que se usa para controlarla puede potencialmente suprimir la respuesta inmunológica normal. «Así que no me permitieron más vacunas.» A pesar de lo anterior, le fue otorgada la autorización para entrar a los laboratorios BSL-3, y poco después para los BSL-4. Entonces comenzó a trabajar con el virus del Ébola.

La mayor parte de su esfuerzo estuvo enfocado en la investigación de las VLP, aunque también ayudó en otros proyectos dentro del laboratorio. Uno probaba una forma de anticuerpos creados allí mismo como tratamiento contra la enfermedad del ébola. Estos anticuerpos, desarrollados por una compañía privada en colaboración con el USAMRIID, estaban diseñados para frustrar al virus enredándolo con una proteína celular relacionada con la replicación viral, no propiamente con el virus. Era una idea bastante inteligente. Warfield usó de nuevo los ratones como animales de prueba; para entonces tenía años de experiencia y sabía cómo inyectarlos. Para el experimento infectó cincuenta o sesenta ratones con ébola y entonces, durante los días posteriores, les dio el tratamiento experimental de anticuerpos. ¿Vivirían?, ¿morirían? Metió los ratones en jaulas de plástico transparente, que parecían ollas de paredes altas, diez ratones por olla. Los procedimientos metódicos y la atención constante son fundamentales en los laboratorios con clasificación BSL-4, como bien sabía Warfield. El procedimiento metodológico para este experimento consistía en introducir en una jeringa la solución de anticuerpos, la cantidad suficiente para diez dosis, y entonces inyectar a los diez ratones de cada jaula con la misma jeringa y con la misma aguja. La infección cruzada no era una preocupación, ya que todos los ratones habían sido infectados con el mismo lote de ébola. Aplicar la dosis a varios de los animales con la misma jeringa ahorraba tiempo, y el tiempo en un laboratorio BSL-4 añade estrés e incrementa el riesgo, debido a que las circunstancias físicas son muy difíciles.

Imagine cómo eran las circunstancias para Kelly Warfield. Por regla general, trabajaba en el laboratorio AA-5, de clasificación BSL-4, localizado en un corredor con paredes de hormigón en el ala más segura del USAMRIID, detrás de tres puertas selladas con presión de aire negativa y una ventana de plexiglás. Kelly usaba un traje de protección de vinilo azul (ella y sus colegas solían llamarlos simplemente «trajes azules», no trajes espaciales ni para materiales peligrosos), con capucha totalmente cerrada, un protector facial transparente, una conexión para la ventilación sujeta a una manguera amarilla que bajaba en espiral del techo para suministrarle aire filtrado, botas de goma y dos pares de guantes (un par de látex debajo de otros más gruesos que eran sellados a la muñeca de su traje con cinta aislante). Aun con los guantes gruesos encima de los de látex, las manos eran la parte más vulnerable de su cuerpo; no se podían proteger con vinilo porque tenían que poder realizar tareas delicadas. Su mesa de trabajo era un carro de acero inoxidable, como los de los hospitales, fácil de limpiar y de mover. Nadie pone un pie en un lugar así si no adora su trabajo.

El 11 de febrero del 2004 Kelly se encontraba sola en el laboratorio AA-5, exactamente bajo esas mismas circunstancias. Eran las 5.30 de la tarde; había llegado con retraso para las tareas del experimento con el ébola debido a que había ocupado las primeras horas del día con otras exigencias. En su carro solo tenía como herramientas y materiales de trabajo poco más que una jaula para ratones, un vaso de precipitado de plástico y un portapapeles. Era la última jaula de ratones; Kelly había llenado la jeringa e inyectado cuidadosamente a nueve, uno tras otro. Agarraba cada animal por la piel del cuello, lo volteaba panza arriba, le insertaba la jeringa en el abdomen con rapidez y destreza tratando de no causar más que la molestia necesaria a cada ratón desafortunado y atormentado por el ébola. Después de cada inyección, colocaba el animal en el vaso de precipitado para mantenerlo alejado de los demás. Esa tarde quedaba solo un ratón. Probablemente se encontraba ya algo cansada. Los accidentes ocurren. Fue ese último ratón la causa del problema. Después de pincharle, el ratón pateó la aguja y desvió la punta hacia el pulgar izquierdo de Kelly Warfield.

La herida, si podía considerarse como tal, parecía ser solo un rasguño. «Al principio, no creí que la aguja hubiera penetrado el guante —me dijo—. No me dolió. No dolió nada.» Tratando de per-

manecer calmada, en un acto de disciplina colocó el ratón nuevamente en su jaula, tiró la jeringa y luego se apretó la mano. Pudo ver
la sangre salir bajo las capas de guantes. «Así supe que me había pinchado.»

En una agradable tarde de septiembre me encontraba sentado
con Kelly ante la mesa de su comedor, mientras me contaba los sucesos de aquel día de febrero. Su casa, que compartía con su esposo, un
médico del ejército, y su hijo pequeño, era luminosa y acogedora;
verdaderamente uno sentía ese calor de hogar. Había obras de arte de
su hijo en la nevera algunos juguetes por ahí, un gran jardín trasero,
dos caniches y un letrero en la pared de la cocina que decía: «No entrar sin traje ventilado». Ese día vestía una chaqueta roja y pendientes
de perlas, no el traje de vinilo azul.

Kelly recordaba que su cabeza iba a toda velocidad, desde la reacción inmediata del «Oh, Dios mío, qué he hecho» hasta la consideración más sobria de lo que había sucedido. No se había inyectado con
virus del Ébola vivo o, al menos, no mucho. La jeringa no contenía
el virus, sino anticuerpos, inofensivos para cualquiera, pero al haber
estado la aguja, antes de pincharse, en diez ratones infectados, era posible que la punta hubiera recogido alguna partícula de ébola y que
Kelly hubiera recibido una dosis pequeñísima. Ella sabía que una dosis
pequeña podía ser suficiente, por lo que rápidamente se quitó la manguera y salió del laboratorio BSL-4 por la primera puerta presurizada
hacia una cámara de aire equipada con una ducha de descontaminación. Se duchó con su traje puesto con una solución para matar el virus.

Entonces salió por la segunda puerta hacia el área del vestuario
conocida como el Lado Gris, se quitó las botas, el traje azul y los
guantes tan rápidamente como pudo, hasta que quedó vestida tan
solo con su bata de médico. Descolgó el teléfono de pared para llamar
a dos amigas cercanas, una de las cuales era Diane Negley, la supervi-
sora del laboratorio BSL-4. Era la hora de la cena, o quizá más tarde,
y Negley no respondió en casa, así que Warfield dejó un estremece-
dor y desesperado mensaje en el contestador, que en esencia decía:
«He tenido un accidente, me he pinchado, por favor ven al trabajo».
La otra amiga era una compañera llamada Lisa Hensley, que todavía
se encontraba en el edificio; contestó a su llamada y le dijo: «Comien-

za a desinfectarte, voy para allá». Warfield empezó a restregarse las manos con Betadine y a enjuagarse con agua y solución salina una y otra vez repitiendo el procedimiento. Lo hizo con tal fervor que dejó agua por todo el suelo. Hensley llegó rápido y se le unió en el Lado Gris; comenzó a hacer llamadas para alertar a la gente, entre ellos a los de la División Médica, quienes se encargaban de controlar los accidentes, mientras Warfield continuaba restregándose con Betadine. Después de cinco o diez minutos, cuando creyó que ya había hecho todo lo que podía con respecto a la herida, se quitó la bata, se duchó y se vistió. Hensley hizo lo mismo. Pero cuando quisieron salir del Lado Gris, la puerta presurizada no se abrió. La cerradura electrónica no reconoció sus pases. Warfield, llena de adrenalina y asustada, en ese momento no podía permitirse el lujo de ser paciente, de modo que empujó con fuerza la puerta con control manual y las alarmas sonaron en otras partes del edificio.

Se había corrido la voz rápidamente por todo el instituto, y ya para entonces se había reunido una pequeña cantidad de personas en el pasillo. Warfield pasó entre sus miradas curiosas y sus preguntas, mientras se dirigía a la División Médica. Ahí la escoltaron hacia un cuarto pequeño, donde fue interrogada sobre su accidente por el médico de turno, una civil, y se le practicó un «examen físico», durante el cual la doctora nunca la tocó. «Parecía como si temiera que yo ya tuviera ébola», recordó Warfield. El periodo de incubación del virus se mide en días, no en horas ni en minutos. Son necesarios al menos dos días y por lo general más de una semana para que el virus se establezca, se replique abundantemente y haga que una persona muestre síntomas o sea contagiosa. Pero aquella doctora no parecía saberlo, ni importarle. «Se comportó como si yo fuera una leprosa.» La doctora consultó el caso con otros colegas, después de lo cual el jefe de la División Médica llevó a Warfield a su oficina, le pidió que se sentara y con gentileza le informó de cuál era el siguiente paso recomendado. Querían meterla en la «cárcel».

La cárcel en el USAMRIID es una sala de contención médica, diseñada para el cuidado de personas infectadas con algún patógeno peligroso y —del mismo modo— para prevenir la propagación de la infección a otras personas. Consistía en dos cuartos tipo hospital ubicados detrás de más puertas presurizadas y otra ducha de descontaminación. El día antes de nuestra conversación, Warfield había conseguido una autorización para una visita al USAMRIID y me mostró la cárcel. Kelly describía sus características con un orgullo mordaz; en la parte exterior había una amplia puerta principal con el letrero: «Cuarto de contención. Solo personal autorizado». Esa puerta tiene el número 537 dentro del laberinto de corredores del USAMRIID; es la puerta por la que un paciente nuevo entra en la sala, y si las cosas salen bien, por la que saldrá caminando por su propio pie al final. Si las cosas no van bien, el paciente saldrá bajo otras circunstancias, es decir, no por su propio pie ni por la puerta 537. Todo el otro tráfico humano —el torrente de cuidadores médicos, además de fieles e intrépidos amigos— tenía que pasar por una puerta pequeña hacia un vestuario donde había montones de batas dobladas sobre estantes y listas para usarse, y luego cruzar por una puerta de acero presurizada hacia una ducha hermética. Al otro lado había otra puerta de acero. Las dos puertas presurizadas de acero nunca se abren al mismo tiempo. Mientras el paciente no muestre señales de infección, las visitas aprobadas son admitidas siempre que vistan batas, trajes especiales, máscaras y guantes. Si el paciente está infectado, la sala se convierte en una zona nivel BSL-4 activa, en la que los doctores y el personal de enfermería (aquí ya no se permiten visitantes) deben usar el traje azul completo. En esa situación, el personal médico debe tomar una ducha meticulosa a su salida y dejar su ropa en una bolsa para ser esterilizada.

Warfield me guio. Pudimos pasar a través de la ducha con nuestra misma ropa debido a que la sala de contención estaba desocupada. Cuando se cerró ruidosamente la primera puerta de acero detrás de nosotros, se disparó la presurización, escuché un *fsss* y sentí el cambio en mis oídos. Ella dijo: «Por eso lo llaman "la cárcel"». Al día siguiente de su accidente, alrededor del mediodía del 12 de febrero del 2004, Kelly ingresó en la sala después de haber preparado un testamento y dado instrucciones por anticipado (en las que estipulaba decisiones médicas sobre cómo terminar con su vida) con la ayuda de un abogado del ejército. Su esposo se encontraba en Texas para un entrenamiento militar avanzado; ella le había informado sobre la situación por teléfono. De hecho, pasaron gran parte de la noche anterior conversando; él trataba de ayudarla, no obstante la larga distancia, en esas horas de terror y miedo. En algún momento, ella le dijo: «Si enfermo, por favor, por favor, dame mucha morfina. He visto esta enfermedad —la había visto matar a monos en su laboratorio, aunque nunca a un ser humano— y sé lo que duele». En el primer fin de semana, su esposo logró viajar desde Texas para pasar el día de San Valentín con ella en la sala y cogerse de las manos a través de los guantes de látex. No hubo besos a través de la máscara.

El periodo de incubación para la enfermedad del virus del Ébola, como ya se ha dicho, se calcula que es de al menos dos días y no puede ser más de tres semanas. Las historias de cada caso pueden diferir, desde luego, pero entonces, veintiún días parecía ser el límite. Esta era la opinión sostenida por los expertos: si una persona expuesta al virus no mostraba señales de la enfermedad dentro de un periodo de veintiún días, ya no lo haría. Kelly Warfield, por lo tanto, fue sentenciada a pasar ese tiempo en la llamada «cárcel». «Era como estar en prisión», me dijo. Y luego se corrigió: «Es como estar en prisión y saber que vas a morir».

Otra diferencia con la prisión es que hay más exámenes de sangre. Cada mañana su amiga Diane Negley, quien por cierto es flebotomista y sabía bastante acerca del ébola, por lo que era consciente del riesgo que significaba para ella, golpeaba ligeramente una vena y extraía un poco de la sangre de Warfield. A cambio, le llevaba una rosquilla y un *latte*. La visita matutina de Negley era la mejor parte del día para Warfield. Durante la primera semana, más o menos, Negley extrajo cincuenta mililitros de sangre al día, cantidad (más de tres cucharadas soperas) que permitía realizar múltiples exámenes, más un poco extra que se almacenaba en refrigeración. Uno de los exámenes era el RCP (reacción en cadena de la polimerasa), una técnica familiar para los biólogos moleculares, con la cual se buscaban secciones de ARN del ébola (la molécula genética del virus, equivalente al ADN humano) en su sangre. Este examen, que puede hacer sonar la alarma, pero que algunas veces es poco fiable, ya que con frecuencia arroja un falso positivo, se realizaba de forma rutinaria dos veces al día en cada muestra. Otro examen buscaba interferón, cuya presencia podría significar una infección viral de algún tipo. Además de estos, se realizaba otro examen para buscar cambios en la coagulación de la sangre, para una alerta temprana en caso de CID, ese fenómeno de coagulación catastrófico que causa que la sangre rezume por lugares donde no debería. Warfield alentaba al personal médico a que extrajera toda la sangre que deseara. Recordaba haberles dicho: «Si muero, quiero que aprendáis de mí todo lo que podáis», en otras palabras, todo acerca de la enfermedad del virus del Ébola. «Almacenad cada prueba. Analizad todo lo que podáis. Por favor, por favor, aprended algo de esto si yo muero. Quiero que aprendáis.» A su familia le dijo lo mismo: «Si sucede lo peor, permitid que me realicen la autopsia. Permitid que salven toda la información que puedan».

Si moría, Warfield lo sabía, su cuerpo no saldría de la cárcel por la puerta 537. Después de la autopsia saldría por el desagüe de la autoclave, un horno esterilizador que no dejaría nada que sus seres queridos quisieran ver en un ataúd abierto.

Durante la primera semana todas las pruebas resultaron normales y reconfortantes, con una sola excepción. El segundo análisis de RCP de uno de los días resultó positivo; lo que significaba que había virus del Ébola en su sangre. Estaba equivocada. Los resultados provisionales le dieron un buen susto a Warfield, pero pronto se corrigió ese error con pruebas adicionales. Ups, se habían equivocado. Olvídalo.

Otro problema surgió cuando en la dirección del USAMRIID se dieron cuenta de que Warfield sufría de artritis reumatoide, y que los medicamentos para tratarla podían haber reprimido su sistema inmunológico. «Esto se convirtió en una gran controversia», dijo Kelly. Ciertos jefes de alto nivel del instituto se mostraron sorprendidos y enojados, aunque esta condición estaba claramente especificada en su expediente médico. «Tuvieron una gran cantidad de teleconferencias con expertos. Todo el mundo quería saber cómo era posible que alguien inmunocomprometido estuviese trabajando en el laboratorio BSL-4.» De hecho, no existía evidencia de que su sistema inmune no estuviera funcionando adecuadamente. El responsable del USAMRIID nunca fue a visitarla a la cárcel, ni siquiera a través del cristal, pero sí le envió un correo en el que le avisaba que su permiso de acceso a los laboratorios BSL-4 estaba suspendido y que su tarjeta le sería confiscada. Esto fue como una bofetada, que se añadía a sus otras miserias y preocupaciones, dijo Warfield.

Después de más de dos semanas de extracciones de sangre vampíricas y resultados tranquilizadores, Warfield empezó a mostrarse cautelosamente confiada de que no moriría de ébola. Se encontraba débil y fatigada; sus venas también estaban cansadas, por lo que pidió que la extracción de sangre se redujera a una por día. Un día, mientras se desvestía, sufrió otro susto perturbador: se descubrió unos puntos rojos en el brazo, aunque resultó no ser nada. Tomaba un sedante para dormir. Tenía una bicicleta estática en caso de que quisiera hacer ejercicio. También tenía televisión, internet y teléfono. Conforme iban transcurriendo las semanas, el elemento más aterrador de su situación se desvanecía lentamente tras las buenas noticias y el aburrimiento.

Se mantuvo cuerda gracias a la ayuda de su madre y de algunos amigos cercanos (quienes acudían a visitarla con frecuencia), de su esposo (quien no podía ir a verla), de su padre (que no estaba en la lista de visitantes porque cuidaba a su hijo, en caso de que todos los demás resultaran infectados y tuvieran que ser puestos en cuarentena y posteriormente murieran), y gracias también a cierta cantidad de risa nerviosa. Su hijo, que se llama Christian, tenía tan solo tres años y no se le permitía por lo mismo entrar al USAMRIID. De cualquier modo, Warfield creía que era demasiado joven para cargar con todo lo que le sucedía; ella y su esposo le explicaron simplemente que su mamá tenía que ausentarse por tres semanas, ya que estaba haciendo «un trabajo especial». A Kelly le proporcionaron una especie de cámara con la que podía comunicarse por vídeo con sus seres queridos desde la cárcel. «Hola, soy yo, Kelly, transmitiendo en vivo desde Villaébola, ¿cómo te ha ido el día?» Diane Negley, además de llevarle su ración diaria de rosquillas y café, heroicamente introducía de contrabando una cerveza cada viernes por la noche. La comida era un problema al principio, porque no había una cafetería en el USAMRIID, hasta que el ejército se dio cuenta de que contaba con un fondo que podía usarse para proporcionar comida a los pacientes de la cárcel. A partir de ese momento, Warfield podía seleccionar de lo mejor que había en Frederick: comida china, mexicana, pizza... Y podía compartirla con los amigos que la visitaban, como Negley, quien se sentaba donde no podía captarla la cámara de seguridad, se quitaba la máscara protectora y comía. Este consuelo alto en carbohidratos llevó a Warfield a inventar un juego con sus amigos: «El ébola te hace...», frase que luego tenían que completar. El ébola te hace gorda. El ébola te hace tonta. El ébola te hace diabética por comer mucho helado de chocolate. El ébola te hace apreciar las pequeñas alegrías y las sonrisas del momento.

La mañana del 3 de marzo del 2004 la puerta 537 se abrió y Kelly Warfield salió por su propio pie de la cárcel. Su madre y (por una concesión especial) Christian se encontraban en la sala de espera al final del pasillo; juntos regresaron a casa. Aquella tarde volvió al USAMRIID, donde sus amigos y colegas le hicieron una fiesta de salida con comida, intercambio de anécdotas y globos. Muchos meses después, tras haber pasado el periodo de prohibición de acceso al BSL-4, tras una serie de pruebas a su sistema inmune, y después de la humillación de tener que pasar por un régimen de reeducación y supervisión, además de una lucha constante, obtuvo nuevamente su acreditación para el laboratorio. Volvió a «hacerle cosquillas a la cola del dragón»,* es decir, al ébola que podría haberla matado.

—¿Alguna vez consideraste no regresar a trabajar con el ébola? —le pregunté.

—No —contestó.

—¿Por qué te gusta tanto este trabajo?

—No lo sé —dijo pensando—. Quiero decir, ¿por qué el ébola? Solo mata a unos cuantos cientos de personas cada año.

Es decir, no había sido una enfermedad significativa estadísticamente, al menos no en el momento de nuestra conversación en 2008 (aunque a raíz de los espantosos brotes del 2014 ha capturado la atención mundial debido al incremento de la tasa de letalidad y a la amplitud alarmante de su impacto). Con independencia de las cifras, Kelly podía describir su atractivo en términos científicos. Había adquirido un profundo interés, por ejemplo, en el hecho de que un organismo tan simple y pequeño pudiera resultar tan tremendamente

---

* Frase atribuida al ganador del Premio Nobel de Física Richard Feynman. (*N. de los T.*)

letal. Contiene tan solo un pequeño genoma, suficiente para construir diez proteínas, que son responsables de la estructura entera, la función y la capacidad de replicarse (el virus del herpes, por el contrario, tiene una complejidad genética diez veces mayor). A pesar de este minúsculo genoma, el virus del Ébola es feroz. Puede matar a una persona en siete días. «¿Cómo algo tan pequeño y simple puede ser tan condenadamente peligroso?» Warfield planteó la pregunta y yo esperé. «Eso es justo lo que realmente me fascina.»

Su hijo Christian, que entonces ya era un apuesto niño de primer año, llegó en ese momento de la escuela. Kelly Warfield me había dedicado casi todo el día, así que solo había tiempo para una pregunta más. Aunque ella es bióloga molecular, no ecologista, le mencioné esos dos misterios sin resolver del virus en libertad: el huésped reservorio y su mecanismo de propagación, es decir, el contagio entre especies.

—Sí, eso también es muy intrigante —asintió—; aparece de improviso y mata a un puñado de personas, y antes de que puedas llegar al lugar y entender qué sucede, ya se ha ido.

—Desaparece en la selva del Congo —dije.

—Sí, desaparece —estuvo de acuerdo—. Sí. ¿De dónde vino y adónde se fue? — Pero eso se encontraba fuera de su especialidad.

19

Piense en un laboratorio BSL-4, no necesariamente el AA-5 del USAMRIID, sino en uno de los muchos que existen alrededor del mundo y en los que se estudia este virus. Piense en su proximidad, su orden y su certidumbre. El ébola está en ese ratón, replicándose, inundando su torrente sanguíneo. El ébola está en ese tubo, congelado. El ébola está en la placa de Petri, desarrollándose entre las células humanas. El ébola está en la jeringa; tenga cuidado con la aguja. Ahora piense en la selva al nordeste de Gabón, justo al oeste del curso superior del río Ivindo. El virus está en todos lados y en ninguno. El virus está presente, pero su paradero es desconocido. El virus del Ébola está cerca, probablemente, pero nadie puede decir qué insecto o mamífero, planta o pájaro es su reservorio secreto. El virus del Ébola no está en nuestro hábitat. Nosotros estamos en el suyo.

Así es como nos sentíamos Mike Fay y yo mientras caminábamos a través de la selva de Minkébé en julio del 2000. Seis días después de la llegada de mi helicóptero, abandonamos la zona de los inselbergs y nos adentramos en la jungla siguiendo la brújula de Fay; caminamos con dificultad hacia el sudoeste sin ningún rastro de otros seres humanos y entre grandes árboles, bejucos espinosos entretejidos con tortuosos matorrales, pequeños riachuelos y estanques, crestas bajas entre las desembocaduras del arroyo, pantanos rodeados de denso lodo con vegetación espinosa, frutos caídos del tamaño de una bola de petanca, hormigas guerreras, grupos de monos que pasaban por encima de nuestras cabezas, elefantes de la selva, leopardos y, al menos, un trillón de ranas cantando. El huésped reservorio del ébola también estaba ahí, presuntamente, pero no lo hubiéramos podido reconocer aun viéndolo de frente. Lo único que podíamos hacer era tomar muchas precauciones.

En el undécimo día de caminata, uno de los hombres de Fay divisó un mono cercopiteco coronado tirado en el suelo de la jungla; se trataba de uno joven, vivo aunque por poco tiempo, pues se podía ver la sangre saliéndole de la nariz. Quizá había fallado al intentar sujetarse de un árbol alto y sufrido una caída fatal. O... quizá estaba infectado con algo, como el ébola, y había parado ahí para morir. El hombre, siguiendo las instrucciones de Fay, no lo tocó. Los trabajadores del equipo de Fay, bantúes y pigmeos, siempre estaban hambrientos de carne para el estofado de la noche, pero él había prohibido cazar en zonas protegidas, y durante este tramo por Minkébé ordenó a su cocinero aún más severamente: «No nos alimentes con nada que hayas encontrado muerto». Esa noche comimos otro estofado pardusco, elaborado con la mezcla usual de carne congelada y salsa enlatada, servida sobre puré de patata instantáneo. Esperaba fervientemente que el mono agonizante hubiera quedado atrás.

Una noche después, en el campamento, tras haber cenado, Fay me ayudó a sacarle algo más de información a Sophiano Etouck, uno de los dos sobrevivientes del brote de Mayibout 2, el más tímido. Ya había escuchado la historia completa —incluida la parte referente a las pérdidas personales de Sophiano— del hablador Thony M'Both, pero el fornido y cohibido Sophiano nunca había comentado nada. Ahora finalmente lo hizo. Sus oraciones se cortaban por un tartamudeo cruel, que en algunas ocasiones lo llevaba a lo que parecía una interrupción infranqueable; pero él continuó, y entre bloqueos sus palabras llegaban con rapidez. Sophiano viajaba a uno de los campos mineros de oro, más allá, río arriba, cuando se detuvo en Mayibout 2 para visitar a su familia. Esa noche, una de sus sobrinas dijo sentirse mal. Malaria, pensaron todos. Era algo común. A la mañana siguiente empeoró. Luego enfermaron otros. Tenían vómito y diarrea. Y empezaron a morir. «Perdí a seis», dijo Sophiano. Thony sabía el número exacto, pero estaba algo confundido con respecto a quiénes eran. Un tío, un hermano, una cuñada viuda y sus tres hijas. Los hombres en trajes blancos llegaron y se hicieron cargo. Uno de ellos, un zaireño, había visto la enfermedad antes, en Kikwit. Veinte doctores habían muerto allí, les comentó. «Esta cosa es muy contagiosa. Si una mosca se posa en ti después de haber tocado alguno de los cuerpos —le dijeron— tú morirás.» «Pero yo sostuve a una de mis sobrinas en mis brazos, tenía un tubo en la muñeca, un goteo intravenoso. Este se atascó, se obstruyó. Se le hincharon las manos. Y luego reventó, rociándome con su sangre en todo el pecho —dijo Sophiano—. Pero no me enfermé. "Tienes que tomar el remedio," me dijeron los doctores. "Tienes que quedarte aquí, veintiún días en cuarentena." Y yo pensé: al diablo con eso. No me tomé el remedio. Después de enterrar a mi familia me fui de Mayibout 2. Me fui para Libreville y me quedé con otra hermana, escondiéndome —confesó—. Tenía miedo de que los doctores me fastidiaran», terminó.

Esta fue nuestra última noche en la selva antes de un encuentro de reabastecimiento 6 u 8 kilómetros más adelante, en un punto donde el itinerario previamente trazado por Fay se cruzaba con un camino. Ese camino llevaba al este, hacia Makokou. Algunos miembros del equipo de Fay lo dejarían ahí; estaban agotados, consumidos, hartos. Otros permanecerían con él porque, aunque exhaustos, necesitaban el trabajo sí o sí, o porque eso era mejor que estar en la mina de oro, o porque esas razones complementaban otra: su absoluta fascinación por estar involucrados en una empresa tan sublimemente disparatada y compleja. Otro año y medio de difícil camino a través de la selva y los pantanos se interponían entre ellos y el punto final marcado por Fay: el océano Atlántico.

Sophiano se quedaría, ya había pasado por cosas peores.

20

La identidad del huésped reservorio (o huéspedes) del ébola permanece desconocida mientras escribo estas líneas, aunque hay algunos sospechosos. Diferentes grupos de investigadores han explorado esta cuestión. La voz más autorizada, con más ventaja por su ubicación, y además la más persistente de todas, es la del equipo encabezado por Eric M. Leroy, del CIRMF, en Gabón. Como ya se ha explicado, Leroy fue uno de los doctores vestidos con el desconcertante traje blanco que formó parte del equipo de respuesta en Mayibout 2. Aunque ni él ni sus colegas pudieron salvar de la muerte a muchos (o a ninguno, como recordaba Thony M'Both) de los pacientes de Mayibout 2, la epidemia fue una experiencia transformadora para Leroy. Era inmunólogo, así como un veterinario y virólogo, y hasta 1996 había estudiado otro tipo de virus que afectaban el sistema inmune de los mandriles. Estos primates son grandes, parecidos a los babuinos con narices rojas, con rugosidades azules hinchadas y expresiones retorcidas, lo que les da el aspecto de estar enfadados, como payasos sombríos. Leroy también tenía curiosidad por la fisiología inmunológica de los murciélagos. Luego ocurrió el brote de ébola en Mayibout 2. «Es como si estuviera predestinado», dijo cuando lo visité en Franceville.

Cuando regresó al CIRMF después de Mayibout 2 exploró más detenidamente el ébola en su laboratorio. Él y su colega, también un inmunólogo, investigaron algunas señales moleculares en muestras de sangre tomadas durante la epidemia. Encontraron evidencias que sugerían que el resultado médico de un paciente —para sobrevivir, recuperarse o morir— podría estar vinculado no con la dosis infecciosa del virus, sino con que los glóbulos rojos del paciente produjeran o no anticuerpos inmediatamente como respuesta a la infección. Y si no lo hacían, ¿por qué? ¿Sería acaso porque el virus de alguna forma desarmaba rápidamente sus sistemas inmunológicos, interrumpiendo la secuencia normal de interacción molecular involucrada en la producción de anticuerpos? ¿Es que el virus mata a la gente (como ahora se supone ampliamente) creando una disfunción inmunológica antes de arrollarla con una replicación viral, que entonces provocará efectos aún más devastadores? Leroy y su colega inmunólogo, junto con otros autores, publicaron un estudio en 1999; a partir de este Leroy se interesó en otras dimensiones del ébola: su ecología y su historia evolutiva.

La ecología del virus del Ébola incluye la pregunta acerca de su reservorio: ¿dónde se esconde entre brote y brote? Otro asunto ecológico es su contagio entre especies: ¿por qué camino, y bajo qué circunstancias, pasa el virus de su reservorio a otros animales, como los simios y los seres humanos? Hacer estas preguntas es fácil; conseguir datos que puedan ayudar a contestarlas es más complicado. ¿Qué hace un científico para estudiar la ecología de un patógeno tan escurridizo? Leroy y su equipo fueron a la selva, cerca de donde recientemente habían sido encontrados cadáveres de gorilas y chimpancés, y comenzaron a poner trampas para animales por todas partes. Andaban tanteando. El ébola residía en una de esas criaturas, pero ¿en cuál?

Durante el curso de varias expediciones entre 2001 y 2003, realizadas en las zonas azotadas por el virus en Gabón y en la República del Congo, el grupo de Leroy atrapó, mató, diseccionó y tomó muestras de sangre y órganos internos de más de mil animales, entre ellos: 222 pájaros de varias especies, 129 pequeños mamíferos terrestres (roedores y musarañas) y 679 murciélagos. De regreso en su laboratorio en Franceville, hicieron pruebas con las muestras para buscar señales de ébola. Para ello el equipo utilizó dos métodos distintos: el primero estaba diseñado para detectar anticuerpos específicos de ébola, que deberían estar presentes en los animales que estaban infectados; el otro método era el RCP (el mismo que se usó con Kelly Warfield) para rastrear fragmentos de material genético del virus. Después de haber buscado tan organizadamente entre la fauna de murciélagos, que representaba dos tercios del total de animales atrapados, Leroy encontró algo: evidencia de infección en tres especies de quirópteros.

Las tres especies eran murciélagos de la fruta, relativamente grandes y pesados. Uno de ellos, el murciélago de cabeza de martillo (*Hypsignathus monstrosus*), es el más grande de África, tan grande como un cuervo. La gente lo caza como alimento. Sin embargo, en este caso la evidencia que vinculaba el virus con los murciélagos, aunque significativa, no era definitiva. Había 16 murciélagos (entre los que se encontraban cuatro cabeza de martillo) que tenían anticuerpos. Otros 13 (otra vez incluyendo algunos cabeza de martillo) tenían porciones del genoma del virus, perceptible por RCP. Eso sumaba 29 especímenes que representaban una pequeña fracción de la muestra entera. Y el resultado entre esos 29 parecía ambiguo: ninguno de los murciélagos dio positivo en ambos métodos. Los 16 murciélagos con anticuerpos no tenían ARN de ébola, y viceversa. Además, Leroy y su equipo no encontraron vivo el virus en uno solo de los murciélagos, ni en ninguno de los animales que abrieron.

Ambiguos o no, estos resultados parecían impresionantes cuando aparecieron en el ensayo publicado por Leroy y sus colegas a finales del 2005. Era un breve comunicado, apenas más de una página, publicado por *Nature*, una de las revistas científicas más importantes del mundo. El título decía: «Los murciélagos de la fruta como reservorios del virus del Ébola». El texto mismo, más cuidadoso, afirmaba que murciélagos de tres especies «podrían estar actuando como un reservorio» del virus. Algunos expertos reaccionaron como si la cuestión hubiera sido virtualmente resuelta; otros se reservaron sus comentarios. «Lo único que falta para asegurar que los murciélagos son los reservorios —dijo Leroy durante una conversación sostenida diez meses después— es el aislamiento del virus. Encontrarlo en los murciélagos.» Era el año 2006, y hasta entonces no lo habían encontrado, hasta donde se sabía, pero no por falta de esfuerzo de su parte. «Continuamos cazando murciélagos para tratar de aislar el virus de sus órganos», me dijo en esa ocasión.

Para Leroy, la cuestión del reservorio era solo uno de los aspectos atrayentes del virus. Desde los métodos de la genética molecular, estudiaba también su filogenia; la ascendencia y la historia evolutiva del linaje de los filovirus, como el virus de Marburgo y el resto de los ebolavirus. Leroy quería aprender sobre el ciclo natural del virus:

cómo se replica dentro de su reservorio (o reservorios) y cómo se mantiene en esas poblaciones. Finalmente, respondiendo a esas preguntas podría descubrir cómo se transmite el virus a los seres humanos: el momento del contagio entre especies. ¿La transmisión ocurre de alguna manera directamente (por ejemplo cuando la gente se alimenta de murciélagos) o a través de un huésped intermediario? «No sabemos si existe una transmisión directa de murciélagos a seres humanos —dijo Leroy—. Solo sabemos que hay una transmisión directa de grandes simios muertos a seres humanos.» Si entendemos la dinámica de la transmisión —como los factores estacionales, el patrón geográfico de los brotes y las circunstancias que llevan al animal reservorio o sus excrementos a entrar en contacto con simios o humanos— las autoridades sanitarias podrían tener una oportunidad para predecir y, aún más, para prevenir alguno de estos brotes. Pero existe una siniestra circularidad: para el acopio de más información se necesitan más brotes.

De acuerdo con Leroy, el ébola es difícil de estudiar por su idiosincrasia. Ataca con poca frecuencia, progresa rápidamente durante el curso de la infección, si mata es en pocos días, afecta tan solo a docenas o a cientos de personas en cada brote, y esas víctimas generalmente viven en áreas remotas (de nuevo, él estaba en lo correcto en ambos puntos hasta que ocurrió la epidemia del 2014), lejos de hospitales de investigación e institutos médicos, lejos incluso de su propio instituto: el CIRMF (tardaba dos días enteros en recorrer el camino, por la jungla y el río, de Franceville a Mayibout 2). Luego el virus se agotaba por sí solo localmente, hasta llegar a un punto muerto, o se lograba detener gracias a la intervención de los expertos. El virus desaparece como una guerrilla de la jungla. «No hay nada que hacer», dijo Leroy, expresando la confusión momentánea de un hombre que por lo demás es perseverante. Quería decir que no había nada que hacer más que seguir intentándolo, seguir trabajando, seguir tomando muestras de la selva, seguir respondiendo a los brotes según se presentaran. Nadie puede predecir dónde y cuándo será el próximo contagio entre especies. «El virus parece decidirlo por sí mismo.»

21

El patrón geográfico de los brotes del ébola entre los seres humanos es, como se ha mencionado, materia de controversia. Todo el mundo lo conoce, pero los expertos debaten sobre lo que significa. La disputa tiene que ver con el virus del Ébola en particular, ese que entre los cinco ebolavirus que existen ha surgido con más frecuencia en múltiples lugares de África y, por lo tanto, pide a gritos una explicación. Desde su primera aparición conocida en Yambuku (1976) hasta los episodios en Tandala (1977), el curso superior del río Ivindo, los campos mineros de oro (1994), Kikwit (1995), Mayibout 2 (1996), Booué (a finales de 1996), la frontera norte entre Gabón y la República del Congo (2001-2002), sus dos apariciones cerca del río Kasai en lo que ahora se conoce como República Democrática del Congo (2007-2009) y hasta su más reciente aparición en Guinea, Sierra Leona, Liberia y Nigeria (2013-2014), el virus del Ébola, según parece, salta de un lugar a otro de manera irregular alrededor de África central y occidental. ¿Qué está sucediendo? ¿Es un patrón fortuito o tiene algunas causas? Si es así, ¿cuáles son?

Dos escuelas de pensamiento surgieron tratando de responder a estas preguntas. Me gusta pensar en ellas como la escuela de la onda y la escuela de la partícula —mi pequeña versión del clásico acertijo de la onda frente a partícula acerca de la naturaleza de la luz—. Allá por el siglo XVII, como seguramente recordará por sus lecciones de física en la secundaria, Christiaan Huygens propuso que la luz consistía en ondas, mientras que Isaac Newton argüía que la luz es una partícula. Cada uno de ellos tenía sus razones para fundamentar su hipótesis. Le tocaría a la mecánica cuántica, dos siglos después, explicar que la distinción entre onda y partícula es una dicotomía sin solución, una dualidad inefable o, por lo menos, un producto de las limitaciones de los diferentes modelos de observación.

Desde el punto de vista de la partícula, el ébola es un virus ubicuo y relativamente viejo de las selvas de África central, y cada brote entre los seres humanos es un proceso independiente que se explica principalmente por una causa inmediata. Por ejemplo: alguien se come el cadáver de un chimpancé infectado; el cadáver está infectado porque el propio chimpancé comió una fruta previamente mordida por un huésped reservorio. Entonces el brote siguiente en los seres humanos es resultado de un evento accidental y local; cada uno representa una partícula, separada de las otras. Eric Leroy es el defensor de esta hipótesis: «Creo que el virus está presente todo el tiempo, dentro de las especies reservorias —dijo—. Y en algunas ocasiones existe transmisión de una especie reservoria a otras especies».

El punto de vista de la onda sugiere que el ébola no ha estado presente por todo África central durante mucho tiempo; por el contrario, es un virus más bien nuevo, descendiente de algún otro más antiguo, quizá del área de Yambuku, y que llegó más tarde a otros sitios de donde han surgido brotes. Los brotes locales no son procesos independientes, sino que están conectados como parte de un fenómeno de onda. En décadas recientes, el virus se ha estado expandiendo hasta infectar a nuevas poblaciones de reservorios en otros lugares. Cada brote, según este criterio, representa un hecho local explicado principalmente por una causa mayor: la llegada de la onda. El principal defensor de esta idea es Peter D. Walsh, un ecologista de Estados Unidos que ha trabajado a menudo en África central y se especializa en teorías matemáticas sobre hechos ecológicos.

«Creo que se está diseminando de huésped en huésped en un reservorio», dijo Walsh cuando le pregunté dónde y cuándo viajaba el virus. Esto ocurrió durante otra conversación que tuvimos en Libreville, una ciudad gabonesa rebosante de gente con algunas áreas tranquilas y por la que todos los investigadores del ébola pasaban en algún momento. «Probablemente se trate de un huésped reservorio que cuenta con una gran población y que no se mueve demasiado. O que, en el mejor de los casos, no transmite el virus muy lejos.» Walsh no pretendía averiguar la identidad del reservorio, pero tenía que ser algún animal de población abundante y relativamente sedentario. ¿Un roedor? ¿Un pájaro pequeño? ¿Un murciélago no migrante?

En cada parte de esta dicotomía, la evidencia es variada e intrigante, aunque inconclusa. Por un lado, está la diferencia genética que existe entre los linajes del virus del Ébola que se han encontrado, o los rastros que han dejado en víctimas humanas, gorilas y otros animales de los que se han tomado muestras en diferente tiempo y lugar.

El virus del Ébola en general parece mutar en una proporción que se puede comparar con el ARN de otros virus (lo que significa que es relativamente rápido), y la cuantía de la variación perceptible entre un linaje y otro puede ser un indicio de gran importancia acerca de su origen en tiempo y espacio. En 2005 Peter Walsh publicó, junto con otros dos colegas, un ensayo en el que combinaba estos datos genéticos con un análisis geográfico, y en el que concluía que todas las variantes conocidas del virus del Ébola descienden de un ancestro muy parecido al virus de Yambuku de 1976.

Los colaboradores de Walsh eran Leslie Real, un teórico y ecologista de enfermedades sumamente respetado de la Universidad de Emory, en Atlanta, y un brillante joven colega llamado Roman Biek. De manera conjunta presentaron mapas, gráficas y árboles genealógicos que ilustraban marcadas correlaciones entre tres clases de intervalos: en kilómetros desde Yambuku, en el tiempo desde el brote de 1976 y en diferencias genéticas desde el ancestro en común semejante al de Yambuku. «Tomados en conjunto, nuestros resultados apuntaban con claridad a la conclusión de que [el virus del Ébola] se ha diseminado gradualmente a lo largo de África central desde un origen cercano a Yambuku a mediados de los setenta», escribieron.[19] El título establecía sin ambages su tesis: «La diseminación ondulatoria del ébola de Zaire». Puede ser que sea un nuevo patógeno o no, pero al menos es nuevo en estos lugares (otra evidencia publicada más recientemente sugiere que los filovirus pueden tener millones de años de antigüedad). Pero quizá sucedió algo, y muy recientemente, que cambió la forma del virus y lo soltó sobre los seres humanos y los simios. «De acuerdo con este argumento, la estructura visible del árbol filogenético, la marcada correlación entre fecha y distancia de cada brote desde Yambuku y la correlación entre las distancias genéticas y geográficas se pueden interpretar como resultado de una onda en constante movimiento de la infección [del virus del Ébola].» Una de las consecuencias de este movimiento en onda, argumentan, es la letalidad masiva entre los gorilas. Algunas poblaciones regionales han sido virtualmente exterminadas, como los gorilas de la selva de Minkébé, del Santuario de Lossi, en el área alrededor de Moba Bai, debido a que el ébola los golpeó como un tsunami.

Y hasta aquí con la hipótesis de la onda. La teoría de la partícula utiliza mucha información similar, pero la interpreta de manera diferente para llegar a la idea de contagios independientes entre especies y no de desplazamiento en onda. El grupo de Eric Leroy también recolectó más información, como muestras de músculos y huesos de gorilas, chimpancés y duiqueros que hallaron muertos cerca de los sitios donde hubo brotes entre los seres humanos. En algunos cadáveres (especialmente en los de los gorilas) hallaron evidencia de infección por virus del Ébola, que tenía diferencias genéticas pequeñas aunque significativas entre unos animales y otros. De la misma forma, examinaron muestras de seres humanos de los brotes en Gabón y la República del Congo durante 2001-2003, en las que identificaron ocho variantes virales diferentes (estas diferencias eran distintas en menor grado a las encontradas entre los cinco ebolavirus). Propusieron que esas variaciones se entendieran teniendo en cuenta que su carácter genético es relativamente inestable. Las diferencias entre estas variantes sugerían un largo aislamiento en lugares separados, no una onda de virus nuevos recién llegados. «Así que probablemente los brotes de ébola no ocurrieron como uno solo que se diseminó por toda la cuenca del Congo, como han propuesto otros —escribió el equipo de Leroy, aludiendo directamente a la hipótesis de Walsh—, sino que se deben a numerosos episodios de infecciones en grandes simios causadas por el reservorio.»[20]

Creo que esta aparente contradicción entre la hipótesis de la partícula de Leroy y la de la onda de Walsh refleja un malentendido en sus argumentos. La confusión puede haber surgido por un problema de comunicación y por cierto grado de competencia, así como por la ambigüedad de los ensayos publicados. Lo que sugería Walsh —para recapitular de una manera más simple— es que el virus del Ébola se extiende como una onda por África central e infecta un nuevo huésped (o huéspedes) reservorio. De este primer huésped, de acuerdo con Walsh, el virus se propagó, por aquí y por allá, hacia poblaciones de simios y seres humanos. El resultado de ese proceso se manifiesta en la sucesión de brotes entre los seres humanos, que coinciden con los grupos de chimpancés y de gorilas encontrados muertos, casi como si la intención del virus fuera barrer la población de simios a lo largo de África central. Walsh insistió, durante una conversación en Libreville, que él, sin embargo, nunca había propuesto que existiera una onda continental de gorilas muertos, es decir, un grupo que infecta a otro. Explicó que su teoría de la onda del ébola sostenía que este viajaba principalmente a través de poblaciones de huéspedes, no por medio de los simios. La muerte de primates ha sido numerosa y extendida, eso es cierto, y de alguna forma ha aumentado por el contagio entre ejemplares, pero el patrón más amplio refleja el establecimiento viral progresivo en otro grupo de animales, aún no identificados, con los que los simios tienen contacto frecuente. Leroy, por otro lado, ha presentado su hipótesis de la partícula de «múltiples inserciones independientes», como una alternativa opuesta, no a la idea de Walsh como aquí se ha establecido, sino a la noción de una onda expansiva entre los simios.

En otras palabras, uno exclamó: «¡Manzanas!», y el otro replicó: «¡No, naranjas no!». Cualquiera de los dos puede tener razón, o no, pero en cualquier caso sus argumentos no terminan de coincidir.

Así que... ¿la luz es onda o partícula? La respuesta tímida, moderna y basada en la mecánica cuántica es que sí, las dos. Pero ¿está en lo cierto Peter Walsh o Eric Leroy? La mejor respuesta, otra vez podría ser sí, los dos. Al final publicaron un ensayo en conjunto, con la colaboración de Roman Biek y Les Real como hábiles conciliadores, en el que ofrecían una lógica amalgama de sus respectivos puntos de vista sobre la genealogía de las variantes del ébola (todas descendientes del brote de Yambuku) y en el que sostenían que los murciélagos de cabeza de martillo son los huéspedes reservorio (dato relativamente nuevo). Pero el ensayo dejó ciertas preguntas sin respuesta, entre las que destaca esta: si los murciélagos han sido infectados recientemente por el virus del Ébola, ¿por qué no tienen síntomas?

Los cuatro autores sí estuvieron de acuerdo en otros puntos básicos. Primero, los murciélagos de la fruta podrían ser los huéspedes reservorio del virus, pero no necesariamente los únicos. Quizá otro animal está involucrado, un reservorio más antiguo, que desde hace mucho se ha adaptado al virus (si es así, ¿dónde se esconde esa criatura?). Segundo, estuvieron de acuerdo en que demasiada gente ha muerto por esta enfermedad, pero no se acerca a la cantidad de gorilas muertos.

22

Tras nuestros días de búsqueda de gorilas en el complejo de Moba Bai, sin haber podido encontrar ni uno solo, Billy Karesh, Prosper Balo, el experto rastreador de gorilas, y yo, junto con otros miembros del equipo, viajamos durante tres horas de regreso por el río Mambili en cayuco. No llevábamos muestras de sangre de gorila congeladas, pero yo estaba contento de haber tenido la oportunidad de acompañarles y observar. De la parte baja del río Mambili, dimos la vuelta corriente arriba por uno de sus canales, desembarcamos y luego viajamos por un camino de tierra hasta el pueblo de Mbomo, cerca del área donde el ébola había matado a 128 personas durante el brote del 2002-2003.

Mbomo es el lugar donde el médico antropólogo Barry Hewlett llegó justo después de que cuatro maestros fueron asesinados a machetazos; se había encontrado con que los sospechosos del homicidio eran dos residentes que pensaban que las muertes por ébola eran resultado de brujería. Nos detuvimos en un pequeño hospital, un lugar en forma de U, una estructura de hormigón de un solo piso, rodeada por un patio de tierra, como si se tratara de un motel barato. Cada una de las habitaciones, que parecían celdas pequeñitas, daba directamente a un patio al que se llegaba por una puerta de celosía. Mientras esperábamos, con todo el calor, Alain Ondzie me contó que quien dirigía el hospital en Mbomo, la doctora Catherine Atsangandako, era famosa por haber encerrado a un paciente de ébola en una de las celdas justo un año antes, proporcionándole agua y comida a través de las tablillas. Se trataba de un cazador que presumiblemente se había infectado manipulando de una manera u otra carne de animales silvestres; el hombre murió tras esa puerta de persiana, un final solitario, pero la cuarentena draconiana de la doctora, según era acreditado por todos, había prevenido una epidemia mayor.

La doctora Catherine se encontraba fuera del pueblo ese día; la única evidencia de su mano dura era un cartel escrito en rojo que escuetamente decía en francés:

Attention ebola.
Ne touchons jamais.
Ne manipulons jamais
les animaux trouves morts en forêt. *

Mbomo tenía además otra pequeña distinción: era el lugar natal de Prosper Balo. Visitamos su casa, caminamos por un angosto camino apartado y luego por un sendero de hierba; llegamos a un patio de tierra perfectamente barrido, que tenía unas sillas de madera colocadas para nosotros debajo de una palmera. Conocimos a su esposa, Estelle, y a algunos de sus muchos hijos. Su madre nos ofreció whisky de palmera. Los niños se empujaban tratando de acaparar la atención de su padre; llegaron otros familiares que querían conocer a los extraños visitantes; luego nos tomamos fotos en grupo. En medio de esta reunión tan alegre, y en respuesta a nuestras discretas preguntas, conocimos algunos detalles sobre cómo había afectado el ébola a Estelle y a su familia durante el horrible periodo del 2003, cuando Prosper se encontraba lejos de casa.

Nos enteramos de que su hermana, dos hermanos y un niño habían muerto durante el brote, y de que a la propia Estelle le habían vuelto la espalda los habitantes del pueblo debido a su relación con estas víctimas; nadie le quería vender alimentos, nadie quería tocar su dinero. No se sabe con certeza si era por temor a la infección o a la magia negra.

Tuvo que esconderse en la selva, y habría muerto, dijo Prosper, si no le hubiera enseñado a tomar las precauciones que había aprendido del doctor Leroy y de los otros científicos cuando ayudaba en la búsqueda de animales infectados: esterilizar todo con lejía, lavarse las manos y no tocar nunca cadáveres. Pero ahora esos malos recuerdos quedaban en el pasado, y Estelle, con el brazo de Prosper alrededor de sus hombros, era una mujer sana y sonriente.

Prosper recordaba el brote a su manera, lamentando las pérdidas que había sufrido su mujer, pero también algunas otras de otro tipo.

---

* «Atención, ébola. No tocar. No manipular los animales encontrados muertos en la selva.» (*N. de los T.*)

Nos mostró un libro que atesoraba, como si fuera una Biblia familiar, excepto por el hecho de que se trataba de una guía botánica; en las guardas del libro había escrito una lista de nombres: Apolo, Casandra, Afrodita, Ulises, Orfeo y otros veinte más. Eran nombres de gorilas, un grupo entero que había conocido muy bien, que había rastreado diariamente y observado con amor cuando trabajaba en el Santuario del Gorila de Lossi. Casandra era su favorita, dijo Prosper; Apolo era un espalda plateada. «Sont tous disparus en deux-mille trois» («Son todos los desaparecidos en 2003»), dijo. Todos ellos murieron durante el brote de ese año. De hecho, no habían desaparecido totalmente; él y otros rastreadores habían seguido el indicio final del grupo y encontraron seis cadáveres de gorilas en el camino. No mencionó de quiénes eran los cadáveres. ¿Casandra muerta junto a otros, todos amontonados y llenos de larvas? Fue muy duro, dijo. Había perdido a su familia de gorilas, así como también a su familia humana.

Prosper sostuvo el libro abierto durante un largo tiempo, para que pudiéramos ver esos nombres. Había comprendido emocionalmente lo que los científicos que estudian el virus del Ébola y otras zoonosis sabían por sus cuidadosas observaciones, sus muestras y su información. La gente y los gorilas, los chimpancés y los murciélagos, los roedores y los simios, y los virus: todos estamos juntos en esto.

23

El 8 de agosto del 2014 la OMS declaró la epidemia de la enfermedad del virus del Ébola en el oeste de África en términos de emergencia de salud pública internacional. Esto parecía una perogrullada para algunos observadores atentos y, sin embargo, resultaba espantoso ver a la OMS hacer tal declaración por escrito. El anuncio reflejaba la gravedad de la situación que, por diversas razones, había ido más allá de las fronteras de la experiencia previa con el ébola; así que ahora incluso los expertos se encontraban en terreno desconocido.

Guinea había sido el primer país afectado, luego Liberia y Sierra Leona; después, por una horrenda casualidad, el virus había viajado por avión a Lagos, Nigeria, una ruidosa ciudad de veintiún millones de personas. Por todas partes, las cifras de casos y víctimas aumentaban rápidamente. Liberia sufrió con especial severidad. Sierra Leona movilizó a un batallón de soldados para asegurar que los infectados permanecieran aislados en los centros de tratamiento. En Guinea, en medio de los rumores de que trabajadores sanitarios habían diseminado el virus de manera deliberada, se desataron disturbios y jóvenes armados con cuchillos y armas amenazaron con atacar un hospital.

La mañana del 2 de septiembre, en Atlanta, el doctor Thomas R. Frieden, director de los CDC, dijo a un entrevistador de la CNN que el brote era una «espiral fuera de control». Esto parecía tan inquietante como el anuncio de la OMS sobre la emergencia de salud pública internacional, ya que Frieden no era precisamente una persona alarmista. Tres días después, el secretario general de la ONU, Ban Ki-moon, emitió una «llamada internacional de rescate» para conseguir una «oleada masiva de ayuda» de parte de la comunidad global, advirtiendo que la enfermedad «se estaba propagando más rápido que la respuesta». Entonces el número total de casos probables, confirmados y bajo sospecha, había alcanzado los 3.988 y había ya 2.112 fallecidos; más casos y más víctimas que en todos los brotes conocidos previamente de ébola combinados. La gente alrededor del mundo se mostró preocupada, compasiva y aturdida. La población de Liberia y de los países vecinos tenía miedo, estaba enojada y afligida. Muchos de ellos también estaban enfermos y muriendo.

En ese momento, era imposible predecir cuánto más terrible podía llegar a ser el brote de África occidental; en todo brote existen muchas variables, algunas de las cuales son imposibles de calcular; otras son calculables (como sugirió Thomas Frieden), pero están casi fuera de control. No sabemos siquiera si lo sucedido en el pasado es una guía confiable para el futuro, es decir, hasta qué grado pueden la ciencia y la historia iluminar los eventos del ébola en 2014. Sin embargo, he tratado de ofrecer un poco de ambas en este capítulo, ciencia e historia, con la posibilidad de que puedan proporcionar un contexto útil para lo que apareció en las noticias, y quizá prepararlos un poco mejor para que actúen como ciudadanos del mundo de cara a lo que se ha convertido en un desafío mundial. O, por lo menos, un poco de historia y ciencia puede poner de relieve cómo esa situación puede parecerse o diferir de las anteriores y por qué.

La epidemia parece que empezó a principios de diciembre del 2013, en la prefectura de Guéckédou, en el sur de Guinea, no muy lejos de las fronteras con Liberia y Sierra Leona. En una aldea llamada Meliandou, un niño de dos años de comenzó a mostrar síntomas —fiebre, heces sanguinolentas, vómito— y murió cuatro días más tarde, el 6 de diciembre. Su madre falleció de una hemorragia la semana siguiente, luego su hermana de tres años enfermó en Navidad, con síntomas similares a los del niño, y murió también poco después. Su abuela, después de sufrir diarrea y vómito, murió el 1 de enero del 2014. De aquí en adelante la enfermedad se propagó, evidentemente por medio de la familia, cuidadores, viajes a pie y contactos que pudieron haber ocurrido en el funeral de la abuela. Llegó a otras aldeas, así como a hospitales de los pueblos cercanos. Un doctor en el pueblo de Macena, después de haber atendido a un paciente, enfermó con síntomas que incluían vómito, sangrado e hipo; murió poco después. El funeral del doctor llevó el virus a otro pueblo más. Todo esto sucedió sin que las autoridades nacionales e internacionales se dieran cuenta. Entonces, el 10 de marzo del 2014, personal de salud de la región alertó al Ministerio de Salud de Guinea acerca de los alarmantes números de personas enfermas y muertas. Fue entonces cuando se involucraron los doctores y los científicos guineanos, llegados de la capital, Conakry, y un equipo enviado por Médicos sin Fronteras, que se hicieron cargo de los enfermos y mandaron muestras de sangre para su análisis a laboratorios BSL-4 de Francia y Alemania. Un equipo formado por todos estos profesionales se apresuró a redactar un informe científico, con Sylvain Baize del Instituto Pasteur en Lyon como autor principal, que se publicó en *The New England Journal of Medicine* en abril; en el estudio elaboraron una gráfica sobre la cadena de infecciones e hicieron notar otro punto relevante: el virus que habían encontrado no era el de la Selva de Taï, como se podía haber esperado basándose en la geografía (dado que Costa de Marfil comparte frontera con Guinea). No, este brote era causado por un ebolavirus diferente, una variante del virus del Ébola, como fue conocido en Gabón y los dos países del Congo, aproximadamente 3.218 kilómetros hacia el este. El estudio de Baize también resaltaba que las tres clases de murciélagos de la fruta que el grupo de Eric Leroy tenía como sospechosos de ser los reservorios del virus, incluyendo el murciélago de cabeza de martillo, se encuentran presentes en partes de África occidental.

El murciélago de cabeza de martillo, de hecho, habita también en la parte sur de Guinea. ¿Sería posible que el niño de dos años de Meliandou, que aparentemente fue el primer caso, contrajera la infección de un murciélago de cabeza de martillo? Quizá sí, pero no se sabe con certeza.

Otro estudio importante sobre la genética del virus apareció a finales de agosto en *Science Express* (una publicación en línea de la revista *Science*), bajo la autoría de Stephen K. Gire, de Harvard, y una larga lista de coautores. Cinco de ellos, que habían trabajado durante los brotes, habían fallecido de la enfermedad cuando se publicó el estudio, lo que proporcionó una gravedad extra a la publicación. Basándose en la secuencia de los genomas de las muestras de virus tomadas de 78 pacientes en Sierra Leona, Gire y sus colegas notificaron tres resultados reseñables. Primero, el virus estaba mutando prolíficamente y acumulaba un grado regular de variación genética conforme se iba replicando dentro de cada caso y pasaba de un ser humano a otro (así que estaba evolucionando conforme pasaba el tiempo; si se estaba adaptando a los seres humanos era una cuestión aparte pero relacionada). Segundo, las 78 muestras eran lo suficientemente similares para poder sugerir que provenían de un ancestro común, lo cual apuntaba a que solo se había dado un contagio entre el huésped reservorio y los humanos. Tercero, análisis comparativos de las muestras revelaron que esta variante del virus del Ébola de África occidental era distinta del virus visto recientemente en la República Democrática del Congo con un valor de diez años en términos de diferencias mutacionales. Evidentemente había evolucionado de manera independiente en su huésped reservorio durante esa década, desde que había sido aislado de su linaje de África central.

El último hallazgo, ese valor de diez años de mutación localizada del virus dentro de su reservorio en África occidental, parecía sugerir que Peter Walsh podía estar en lo cierto. ¿Es posible que el virus del

Ébola aún se esté diseminando como una onda a través de la población de murciélagos de África central y occidental, y haya alcanzado nuevos lugares mientras diverge genéticamente y por ello represente un nuevo peligro para esos lugares? Es posible.

Mientras los estudios científicos avanzaban, el brote se seguía diseminando y los angustiosos e infructuosos esfuerzos para contenerlo continuaban. Dichos esfuerzos fueron obstaculizados por un gran número de factores: los débiles gobiernos de Liberia, Guinea y Sierra Leona después de décadas de golpes de Estado, juntas y guerras civiles; la amargura y la desconfianza entre su gente como legado de esos conflictos; la inadecuada infraestructura de su sistema sanitario y de los servicios básicos de asistencia médica en los tres países, como se refleja en el extremadamente bajo gasto anual per cápita en servicios de salud; la inmediata escasez de dinero y suministros necesarios para detener el ébola (como guantes de látex, máscaras, trajes, botas de hule, cloro, además de contenedores de plástico para ponerlos, y para usarlos en el lavado de manos); la carencia de centros de tratamiento con ucis; la porosidad de las fronteras entre Guinea, Liberia y Sierra Leona; la renuencia de la gente en aldeas y pueblos afectados a ver a sus seres queridos confinados en las instalaciones de aislamiento, donde con frecuencia el tratamiento era mínimo y la tasa de letalidad superaba el 50 por ciento; la reticencia de la gente a suspender sus prácticas tradicionales para los entierros, que con frecuencia consistían en el lavado o por lo menos el contacto con el cuerpo; la relativamente corta distancia entre las áreas rurales donde había comenzado el brote y las capitales de los tres países, lo que permitió a la gente viajar de los lugares afectados a Monrovia, Freetown y Conakry por medios de transporte un tanto baratos, como taxis compartidos y autobuses, y, por último, la escasa ayuda internacional. Pese a los heroicos esfuerzos por parte de muchos doctores, enfermeros y otros trabajadores de salud de estos países, así como también de los valientes equipos de intervención inmediata del extranjero como Médicos sin Fronteras, la Bolsa del Samaritano, los CDC, la OMS y otras organizaciones, no había suficiente material de ayuda ni tampoco la pericia necesaria en el lugar de la acción, al menos no todavía, para contener este brote tan difícil e inusual.

Y entonces el virus viajó en avión a Nigeria. Algunos observadores, entre los que me cuento, hicimos notar que el virus no acostumbra a viajar en ese medio de transporte, debido a que tiende a debilitar a su víctima demasiado rápido, y también porque afecta típicamente a gente pobre que vive en aldeas en medio de áreas selváticas, quienes de cualquier manera no pueden pagar un billete de avión; pero nos equivocaríamos si pareciera que insinuábamos que no podía viajar en avión en absoluto. El 20 de julio un hombre liberiano-estadounidense llamado Patrick Sawyer llegó a Lagos después de haber visitado Liberia, donde explicó que había cuidado a su hermana contagiada de ébola. Enfermó durante el último tramo del viaje y se le admitió en un hospital de Lagos, donde murió el 25 de julio. «A los pocos días de haberse diagnosticado el caso, las autoridades de Nigeria ya vigilaban a 59 personas que estuvieron en contacto con este hombre»,[21] de acuerdo con lo dicho por Helen Branswell, una reportera médica de The Canadian Press, la agencia de noticias de Canadá. «La cantidad de casos empezó a crecer. Un doctor dio positivo. Luego una enfermera, quien murió.» Aunque los trabajadores sanitarios en Lagos siguieron diligentemente a los contactos de Sawyer, uno de ellos escapó de la red y, desafiando la orden de cuarentena, voló hacia Port Harcourt, en la costa sur de Nigeria, una ciudad con refinerías de casi dos millones de habitantes. Ahí el fugitivo infectó a un doctor, quien a su vez infectó a otros, y encendió un nuevo y preocupante foco del brote.

Ahora el virus también había alcanzado Senegal, otro vecino de África central, por medio de un estudiante de Guinea. Podía muy bien llegar a otros lugares, otros países, transportado por gente en autobús, a pie o en bicicleta por las fronteras abiertas, o viajar por aire internacional o intercontinentalmente. Así que se alcanzó el punto, desde septiembre de 2014, en que hubo que dejar de llamar esto «un brote» y comenzar a llamarlo «una epidemia». Stephen K. Gire y sus colegas dieron ese paso en su estudio genómico del virus.

La palabra «pandemia», que suena tan escalofriante, todavía resultaba inapropiada y —a menos que tengamos la peor de las suertes— continuará siendo inapropiada. El ébola, como lo conocemos, no es la clase adecuada de virus que pueda diseminarse alrededor del mundo, como lo hace la gripe con regularidad, y como podría hacerlo otro virus que afecte las vías respiratorias, el SARS coronavirus, y causar decenas de miles de muertes, no solo en los países pobres, sino también en los ricos pese a las ventajas de contar con gobiernos fuertes y un organizado sistema sanitario. Aún se trata de un virus que se mueve lentamente, si lo comparamos con otros muchos. Lo que sí debemos reconocer y recordar es que hasta ahora los brotes de África occidental nos hablan no solo de los horribles hechos de la transmisibilidad y la letalidad del ébola, sino de los horribles datos de pobreza, sistemas sanitarios inadecuados, disfunción política y desesperación que existen en los tres países de África occidental, así como de la negligente indiferencia ante estas circunstancias a lo largo del tiempo por parte de la comunidad internacional.

Aunque, dicho esto, he de mencionar otro factor de peligro que debemos considerar: la evolución. Como ya dije antes, el estudio de Gire encontró una «rápida acumulación»[22] de variación genética en el virus y en los 78 pacientes. El índice que se observó, de hecho, doblaba el índice normal de mutación en el virus del Ébola entre brote y brote. Aún más, algunas o muchas de esas mutaciones han sido, en jerga genética, «no sinónimas», cambiando la identidad de un aminoácido con el que codifican el ARN. Tales variaciones pueden propiciar un cambio funcional. El alto índice de mutaciones no sinónimas, de acuerdo con Gire y sus colegas, «sugiere que una progresión continua de esta epidemia podría permitir una adaptación viral, subrayando la necesidad de una rápida contención de la enfermedad».[23] En lenguaje sencillo: mientras más aumente la cantidad de casos, más grande será la posibilidad de que el virus del Ébola, como lo conocemos ahora, evolucione a algo que se pueda adaptar mejor para pasar de ser humano a ser humano, algo que por el momento solo existe en nuestras pesadillas.

Otra noticia desalentadora, pero esclarecedora, es que otro brote de la enfermedad del virus del Ébola comenzó poco después, lejos al este, en una remota y selvática provincia al norte de la República Democrática del Congo. El brote del Congo involucraba una variante diferente del virus del Ébola que circula por África occidental y, por lo tanto, debe ser consecuencia de un contagio independiente. La letalidad llegó al 32 por ciento a fecha 6 de septiembre de 2014, cuando el Ministerio de Salud de la República Democrática del Congo dijo, en una conferencia de prensa, que el brote podía ser contenido. Así fue. La ciudad de Kinsasa y su aeropuerto de N'Djili están a 805 kilómetros de distancia, lo que significa un largo viaje en autobús para una persona mortalmente enferma.

¿Qué sucederá en el futuro? Nadie lo sabe. Ese es el más acertado juicio de la ciencia y la salud pública, y cualquier otro pronóstico depende del alcance y la rapidez de una respuesta coordinada, y de la suerte. Lo que sí sabemos es que el problema del virus del Ébola es tan grave como permanente. Grave: la epidemia de 2014 en África occidental se logró contener, pero requirió un gran compromiso internacional —de dinero, material y ayuda logística, así como de voluntarios sanitarios con experiencia y coraje—. Permanente: aun cuando se haya detenido la epidemia y el brote congolés, el virus no se irá. Solo se esconderá de nuevo. Residirá en su huésped reservorio, en algún lugar en medio de la selva, esperando su próxima oportunidad.

Vivimos en un planeta complicado, rico en organismos de una vasta variedad, incluyendo los virus, todos interactuando de forma oportunista, y aunque existen 7.000 millones de personas, el lugar no se ha hecho a nuestra conveniencia y para nuestro placer.

III

Todo procede de algún lugar

24

Ronald Ross vino a Occidente, procedente de India, en 1874, a los diecisiete años de edad, con la intención de estudiar Medicina en el Hospital de San Bartolomé de Londres. El estudio de la malaria llegó un tiempo más tarde.

Ross era un verdadero hijo del Imperio. Su padre, el general Campbell Ross, un oficial escocés con raíces en las Highlands, había servido en el Ejército británico en India durante la rebelión de los Cipayos y combatió en feroces batallas contra las tribus de las montañas. Ronald ya había estado antes «en casa», en Inglaterra. De hecho, había tenido que soportar un internado cerca de Southampton. Fantaseaba con la idea de hacerse poeta, pintor o quizá matemático; pero era el mayor de diez hermanos, con todas las presiones que aquello conllevaba, y su padre había decidido que entrase en el Servicio Médico de India (IMS, por sus siglas en inglés). Después de unos insustanciales cinco años en San Bartolomé, Ross suspendió el examen de ingreso en el IMS, un comienzo desafortunado para alguien que acabaría siendo laureado con el Premio Nobel de Medicina. Los dos datos de su juventud que sí parecen haber sido un buen augurio son un premio escolar de matemáticas y que, durante su formación médica, diagnosticó que una mujer sufría de malaria. Era una valoración poco común, ya que la malaria era prácticamente desconocida en Inglaterra, incluso en las marismas de Essex, donde vivía aquella mujer. No hay registros que confirmen si el diagnóstico fue correcto, pues Ross asustó a la mujer hablando de la mortal enfermedad y esta desapareció, probablemente de vuelta a las tierras bajas de Essex. Sea como fuere, Ross volvió a intentar aprobar el examen del IMS al cabo de un año, lo superó por los pelos, y le asignaron un destino en Madrás. Y fue allí donde empezó a prestar atención a los mosquitos, cuya abundancia en su cabaña le molestaba sobremanera.

Ross no se hizo detective médico de la noche a la mañana: se pasó años picoteando aquí y allá, distraído con el entusiasmo del erudito. Compuso música, escribió poesía, teatro y novelas malas, y lo que esperaba que fueran revolucionarias ecuaciones matemáticas. Sus deberes como médico en el hospital de Madrás, que suponían el tratamiento con quinina de soldados con malaria, entre otras tareas, le ocupaban solo unas dos horas al día, lo que le dejaba abundante tiempo para cultivar sus actividades extracurriculares. Pero estas acabaron por incluir la reflexión sobre la malaria. ¿Qué la causaba? ¿Los vapores miasmáticos, como sostenía el punto de vista tradicional, o algún tipo de organismo infeccioso? En tal caso, ¿cómo se transmitía ese organismo? ¿Cómo se podía controlar la enfermedad?

Al cabo de siete años de mediocre servicio, Ross volvió a Inglaterra de permiso, hizo un curso de salud pública, aprendió a utilizar un microscopio, se casó y volvió a India con su mujer. Esta vez, su destino fue un pequeño hospital en Bangalore. Allí empezó a examinar al microscopio muestras de sangre de soldados aquejados de fiebres. Vivía una vida de aislamiento intelectual, lejos de las sociedades científicas y de otros investigadores, pero en 1892 se enteró —tarde— de que un médico y microscopista francés llamado Alphonse Laveran, que trabajó en Argelia y luego en Roma, había descubierto minúsculos parásitos (clasificados ahora como protistas) en la sangre de pacientes con malaria. Aquellos parásitos, sostenía Laveran, provocaban la enfermedad. Durante otra visita a Londres, y con la ayuda de un eminente mentor, el propio Ross observó los «cuerpos de Laveran» en la sangre de enfermos de malaria, y quedó convencido por el momento de la idea del francés.

Laveran había llegado a una verdad importante: la malaria la causan los microbios, no el aire viciado. Pero seguía sin ofrecer explicación para algunas cuestiones fundamentales: cómo se reproducían esos microbios en un cuerpo humano y cómo pasaban de un huésped a otro. ¿Los transportaba el agua y se ingerían con ella, como el microbio que causaba el cólera? ¿O quizá se contagiaban por la picadura de un insecto?

Ronald Ross, que acabaría ganando el Premio Nobel en 1902 por el descubrimiento del ciclo vital de los parásitos de la malaria (con el mosquito como mediador), es famoso en los anales de la investigación sobre enfermedades, pero no voy a relatar sus hazañas aquí. Es una historia complicada, tanto porque el ciclo vital de los parásitos es asombrosamente complejo como porque Ross, que también era una persona complicada, tuvo numerosas influencias, competidores, enemigos, ideas equivocadas y correctas y disgustos que lo distraían. Dos puntos destacados bastan para sugerir la relación de esta historia con nuestro tema, la zoonosis. En primer lugar, Ross trazó los antecedentes vitales de los parásitos de la malaria, no al hallar que infectaban a los seres humanos, sino al hallar que infectaban a las aves. La malaria aviar es distinta de la humana, pero le sirvió como gran analogía. En segundo lugar, percibió que la enfermedad era un campo para la matemática aplicada.

25

Los números pueden ser un aspecto importante de la comprensión de una enfermedad infecciosa. Vamos a fijarnos en el sarampión, por ejemplo: a primera vista, no parece un asunto matemático. Lo causa un paramixovirus y se manifiesta en forma de infección respiratoria, acompañada generalmente por una erupción. Va y viene. Pero los epidemiólogos han reconocido que, el virus del sarampión, como sucede con otros patógenos, requiere un mínimo de población huésped, por debajo del cual no puede circular indefinidamente como infección endémica. Este mínimo se denomina «tamaño crítico de la comunidad» (CCS, por sus siglas en inglés), y es un parámetro importante en la dinámica de las enfermedades. El tamaño crítico de la comunidad para el sarampión parece ser de aproximadamente quinientas mil personas. Ese número refleja características específicas de la enfermedad, como la eficiencia de transmisión del virus, su virulencia (medida por la tasa de letalidad) y el hecho de que una sola exposición confiere inmunidad permanente. Cualquier comunidad aislada de menos de medio millón de personas puede verse ocasionalmente afectada por el sarampión, pero en un periodo de tiempo más o menos breve el virus desaparecerá. ¿Por qué? Porque habrá consumido sus oportunidades entre los huéspedes susceptibles. Los adultos y los niños más mayores de la población son, en su mayoría, inmunes, ya que han sufrido una exposición previa, y la tasa de natalidad anual es insuficiente para que el virus pueda circular de forma permanente. En cambio, cuando la población supera los quinientos mil individuos, se genera un suministro suficiente y continuo de recién nacidos susceptibles de contraer la enfermedad.

Otro de los aspectos cruciales del sarampión es que el virus no es zoonótico. Si lo fuera —si se propagase también entre animales que viven cerca de comunidades humanas o dentro de ellas—, la cuestión del tamaño crítico de la comunidad sería irrelevante. No habría ningún mínimo de población humana necesario, porque el virus siempre podría estar presente en las cercanías, en esa otra fuente. Pero se debe tener presente que el sarampión, aunque no circula en poblaciones animales no humanas, está estrechamente emparentado con otros virus que sí lo hacen: pertenece al género *Morbillivirus*, que incluye el moquillo canino y la peste bovina; su familia, *Paramyxoviridae*, abarca también los virus Hendra y Nipah. Aunque el sarampión no suele pasarse entre humanos y otros animales, su línea evolutiva revela que esto sucedió en algún momento del pasado.

La tos ferina, por ejemplo, tiene un tamaño crítico de la comunidad ligeramente distinto del que tiene el sarampión, porque es una enfermedad distinta, causada por un microbio con características diferentes: una eficiencia de transmisión distinta, diferente virulencia, diferente periodo de infectividad, etcétera. Para la tos ferina, el CCS parece ser del orden de doscientas mil personas. Tales consideraciones han añadido leña al fuego a un montón de imaginativas matemáticas ecológicas.

Daniel Bernoulli, un matemático de origen holandés nacido en una familia de matemáticos, podría decirse que fue la primera persona en aplicar el análisis matemático a la dinámica de las enfermedades, mucho antes de que las teorías de los gérmenes como origen de las enfermedades (hubo un montón de ellas) gozasen de amplia aceptación. En 1760, como profesor en la Universidad de Basilea, en Suiza, Bernoulli escribió un artículo sobre la viruela en el que hacía un análisis de coste-beneficio de la inmunización universal contra esa enfermedad. Su trayectoria profesional fue larga y ecléctica, y comprendió trabajos matemáticos sobre una amplia variedad de temas de física, astronomía y economía política, desde el movimiento de fluidos y la oscilación de cuerdas hasta la medición del riesgo e ideas sobre los seguros. El estudio de la viruela casi parecería una anomalía entre el resto de intereses de Bernoulli, si no fuese porque implicaba el cálculo de riesgos. Lo que puso de manifiesto es que la inoculación de pequeñas dosis de material variólico (en aquel tiempo no se sabía que era un virus, solo algún tipo de cosa infecciosa) a todos los ciudadanos tenía tanto riesgos como beneficios, pero que los segundos compensaban los primeros. Por el lado del riesgo estaba el hecho de que, a veces —aunque raramente—, la inoculación artificial producía un desenlace fatal de la enfermedad, aunque resultaba con más frecuencia en la inmunidad. Ese era el beneficio individual de una acción única. Para medir los beneficios colectivos de una acción colectiva, Bernoulli estimó el número de vidas que se salvarían anualmente si la viruela se erradicase por completo. Sus ecuaciones revelaron que el resultado neto de la inoculación masiva sería un incremento medio de la esperanza de vida de las personas de tres años y dos meses.

A finales del siglo XVIII, la esperanza de vida en el momento de nacer no era alta, por lo que aquellos tres años y dos meses representaban un incremento notable. Sin embargo, como los efectos reales de la viruela no se promedian entre las personas que la sufren y las que no, Bernoulli también expresó sus resultados de una forma más cruda y personal. Utilizando las estadísticas para todas las causas de muerte que aparecían en las tablas de mortalidad que tenía a su disposición, predijo que, dentro de un grupo de 1.300 recién nacidos, 644 de aquellos niños sobrevivirían al menos hasta los veinticinco años de edad, si vivían en una sociedad sin viruela. En cambio, si esta enfermedad fuese endémica, solo 565 del mismo grupo alcanzarían su vigesimoquinto cumpleaños. Los funcionarios de salud pública y los ciudadanos ordinarios, al verse entre las 79 muertes susceptibles de ser prevenidas, podrían apreciar la fuerza del argumento numérico de Bernoulli.

La obra del holandés fue pionera en ese enfoque que aplicaba las matemáticas a la comprensión de las enfermedades, pero no creó una tendencia inmediata. Pasó el tiempo y, casi un siglo más tarde, el médico John Snow utilizó tablas estadísticas y mapas para demostrar qué suministros de agua (en particular, la tristemente famosa bomba de Broad Street) estaban infectando a más personas durante el brote de cólera de Londres en 1854. Snow, al igual que Bernoulli, carecía de la ventaja de saber qué tipo de sustancia o de criatura (en este caso se trataba de *Vibrio cholerae*, una bacteria) provocaba la enfermedad que estaba intentando comprender y controlar. De todas formas, sus resultados fueron extraordinarios.

Más adelante, en 1906, una vez que Louis Pasteur, Robert Koch, Joseph Lister y otros habían establecido de forma convincente el papel de los microbios en las enfermedades infecciosas, un médico inglés de nombre W. H. Hamer destacó algunas cuestiones interesantes sobre epidemias «latentes» en una serie de conferencias en el Real Colegio de Médicos de Londres.[1]

Hamer estaba interesado, sobre todo, en la razón por la que enfermedades como la gripe, la difteria y el sarampión parecían tener un patrón cíclico de brotes graves: alcanzaban un alto número de casos, desaparecían y volvían a aparecer después de cierto intervalo de tiempo. Lo que parecía curioso era que, para una determinada enfermedad, el intervalo entre brotes permaneciera tan constante. El ciclo que Hamer trazó para el sarampión en la ciudad de Londres (población en aquel momento: cinco millones) era de unos dieciocho meses. Cada año y medio tenía lugar una gran oleada de casos de sarampión. La lógica de estos ciclos, según sospechaba Hamer, era que el brote declinaba cuando ya no quedaban suficientes personas susceptibles (no inmunes) en la población para alimentarlo, y que otro brote se iniciaba en cuanto los nuevos nacimientos suministraban un número suficiente de nuevas víctimas. Es más: el factor esencial no era puramente el número de individuos susceptibles, sino la densidad de personas susceptibles multiplicada por la densidad de personas infecciosas. En otras palabras, lo importante era el contacto entre esos dos grupos. Los miembros recuperados e inmunes de la población no importaban: en lo que se refería a la propagación de la enfermedad, estaban de más y solo generaban interferencias. La persistencia del brote dependía de la probabilidad del encuentro entre personas infecciosas y personas que podían ser infectadas. Esta idea se denominó «principio de acción de masas».[2] Todo giraba en torno a las matemáticas.

Ese mismo año, 1906, un médico escocés llamado John Brownlee, que trabajaba como médico y administrador en un hospital de Glasgow, propuso un punto de vista alternativo, contrario al de Hamer. En un artículo enviado a la Royal Society de Edimburgo, trazaba gráficos con bruscas subidas y bajadas en el número de casos, semanales o mensuales, a partir de los registros empíricos de brotes de diversas enfermedades —peste en Londres (1665), sarampión en Glasgow (1808), cólera en Londres (1832), escarlatina en Halifax (1880), gripe en Londres (1891), etcétera— y los comparaba con curvas suaves, derivadas de alguna ecuación matemática. La ecuación expresaba las suposiciones de Brownlee acerca de la causa de las subidas y bajadas de los brotes, y el hecho de que coincidiese con los datos empíricos demostraba (desde su punto de vista, en todo caso) que sus suposiciones eran correctas. Cada epidemia, sostenía, había surgido «con la adquisición de un alto grado de infectividad por parte de un organismo», un repentino incremento de la potencia del patógeno y de su capacidad de contagio, que después disminuía de nuevo a un ritmo rápido.[3] El declive de la epidemia, que generalmente no era tan abrupto como su inicio, era el resultado de esta pérdida de infectividad del organismo que provocaba la enfermedad. La bacteria de la peste había disparado su carga. El virus del sarampión se había debilitado. La gripe se había sosegado. El poder maligno los había abandonado, como el aire que se escapa de un globo. No pierdan el tiempo preocupándose por el número o la densidad de personas susceptibles, aconsejaba Brownlee. Era el «estado del germen», no el carácter de la población humana, lo que determinaba el curso de la epidemia.[4]

Uno de los problemas del ingenioso modelo de Brownlee era que los demás científicos no estaban muy seguros de a qué se refería con «infectividad». ¿Era un sinónimo de eficacia de contagio, medida por el número de infecciones en cada caso? ¿O era acaso sinónimo de virulencia? ¿O quizá una combinación de ambos? Otro de los problemas era que, se refiriera a lo que se refiriese con infectividad, Brownlee se equivocaba al pensar que su declive inherente era responsable del final de las epidemias.

Así lo decía el gran hombre de la malaria, Ronald Ross, en un artículo de 1916 en el que presentaba su propio enfoque matemático de las epidemias. En aquel tiempo, Ross había recibido el Premio Nobel, lo habían nombrado caballero y había publicado una obra maestra, *La prevención de la malaria*, que trataba, de hecho, de la comprensión profunda de la enfermedad desde el punto de vista científico e histórico, así como de su prevención. Ross reconocía que, debido a la complejidad del parásito y a la tenacidad de los vectores, probablemente la malaria no podría «extirparse de una vez por todas», al menos no antes de que la civilización alcanzase «un estado mucho más elevado».[5] La reducción de la malaria debía ser, por tanto, un objetivo permanente de las campañas de salud pública. Mientras, Ross había dedicado una atención creciente a sus intereses matemáticos, que incluían una teoría de las enfermedades más general que sus trabajos sobre la malaria, y una «teoría de los sucesos» más general que su teoría de las enfermedades.[6] Con «sucesos» parecía referirse a los eventos de cualquier tipo que se transmitiesen dentro de una población, como los chismorreos, el miedo o las infecciones microbianas, y que afectaban a individuos de forma secuencial.

Iniciaba el artículo de 1916 manifestando sorpresa por el hecho de que «se hubiese llevado a cabo tan poco trabajo matemático en el asunto de las epidemias», y señalaba sin falsa (ni de ningún otro tipo) modestia que él había sido la primera persona que había aplicado un pensamiento matemático *a priori* (esto es, empezando por ecuaciones inventadas, no por estadísticas del mundo real) a la epidemiología.[7] Reconocía cortésmente el «excelente» trabajo de John Brownlee para proceder a continuación a desestimarlo, rechazando su idea sobre la pérdida de infectividad y ofreciendo en cambio su propia teoría, respaldada por su propio análisis matemático. La teoría de Ross sostenía que el declive de las epidemias se producía cuando, y debido a que, la densidad de individuos susceptibles en una población caía por debajo de un determinado umbral. Contemplen ustedes, decía, lo bien que se ajustan mis ecuaciones diferenciales a los mismos conjuntos de datos sobre epidemias que empleaba el doctor Brownlee. La hipotética «pérdida de infectividad» de Brownlee era innecesaria para explicar el descenso precipitado de una epidemia, ya se tratase de cólera, peste, gripe u otra enfermedad. Lo único que se necesitaba era una reducción de los individuos susceptibles hasta un punto crítico; y en ese momento, abracadabra, el índice de casos caía drásticamente y lo peor había pasado.

El punto de vista *a priori* de Ross podía haber sido peligroso en una fase tan temprana de los estudios sobre la malaria, y su actitud ligeramente arrogante, pero produjo resultados útiles. Su intuición acerca de los individuos susceptibles ha superado la prueba del tiempo, recorriendo décadas de trabajos teóricos sobre enfermedades infecciosas para orientar los modelos matemáticos modernos. También tenía razón sobre otra cosa: la dificultad de eliminar la malaria «de una vez por todas». Aunque las medidas de control que él defendía eran eficaces para reducir su incidencia en ciertos lugares (Panamá, islas Mauricio), en otros (Sierra Leona, India) los resultados no eran muy buenos o eran transitorios. A pesar de los honores recibidos, las habilidades matemáticas, la combativa ambición y la obsesiva dedicación, Ronald no pudo vencer a la malaria, ni siquiera ofrecer una estrategia mediante la que se pudiese acabar logrando una victoria absoluta. Quizá él mismo entendía por qué: porque se trata de un enfermedad muy compleja, extremadamente imbricada en consideraciones humanas sociales y económicas, así como ecológicas, y es por tanto un problema tan complicado que ni siquiera el cálculo diferencial es capaz de expresarlo.

26

La primera vez que escribí acerca de enfermedades zoonóticas —en el 2007, para *National Geographic*—, se me insinuó que la malaria no era una de ellas. No, me dijeron, es mejor que la dejes fuera de la lista. La malaria es una enfermedad transmitida por vectores, sí, en el sentido de que los insectos la llevan de un huésped a otro. Pero los vectores no son huéspedes; pertenecen a una categoría ecológica distinta —por ejemplo, la de los reservorios—, y experimentan la presencia del patógeno de una forma distinta. La transmisión de parásitos de la malaria de un mosquito a un humano no es contagio entre especies: es algo mucho más deliberado y rutinario. Los vectores buscan huéspedes porque necesitan sus recursos (lo que se traduce, en la mayor parte de casos, en su sangre). Los reservorios no buscan el contagio; sucede de manera accidental y no les supone ningún beneficio. Por tanto, la malaria no es zoonótica, porque los cuatro tipos de parásitos con que infecta a humanos solo infectan a humanos. Los monos tienen sus propias, y diversas, clases de malaria. Las aves tienen las suyas. La malaria humana es exclusivamente humana. Eso es lo que me dijeron, y en aquella época parecía cierto.

Los cuatro tipos de malaria a los que se aplicaban estas afirmaciones son causados por protistas de las especies *Plasmodium vivax*, *Plasmodium falciparum*, *Plasmodium ovale* y *Plasmodium malariae*, todas las cuales pertenecen al mismo género, *Plasmodium*, que abarca unas doscientas especies. La mayor parte de las demás especies infectan a aves, reptiles o mamíferos no humanos. Las cuatro conocidas por afectar a humanos se transmiten de persona a persona mediante el mosquito del género *Anopheles*. Estos cuatro parásitos poseen historias vitales prodigiosamente complicadas, que abarcan múltiples metamorfosis y diferentes formas en serie: una fase asexual denominada «esporozoíto», en que penetra la piel humana durante la picadura de un mosquito y migra al hígado; otra fase asexual denominada «merozoíto», en que sale del hígado y se reproduce en los glóbulos rojos; una fase denominada «trofozoíto», en que se alimenta de los glóbulos rojos y crece en su interior, cada uno de los cuales engorda como esquizonte y luego explota, liberando más merozoítos —que, a su vez, se multiplican, esta vez en la sangre— y provocando un pico de fiebre; una fase sexual denominada «gametocito», con versiones masculina y femenina diferenciadas, en que surge de una ronda posterior de glóbulos rojos infectados, entra en la sangre en masa y es engullido durante el festín sanguinolento del siguiente mosquito; una fase sexual fertilizada denominada «oocineto», en que se aloja en el revestimiento intestinal del mosquito. Cada oocineto madura en una especie de saco de huevos lleno de esporozoítos, que se esparcen cuando el saco revienta y migran a las glándulas salivares del mosquito, donde acechan, preparados para bajar por la probóscide del insecto e infectar a otro huésped. Si ha conseguido seguir todo el proceso con una lectura rápida, tiene usted futuro en el campo de la biología.

Esta elaborada concatenación de formas de vida y estrategias secuenciales es altamente adaptativa y, en lo que se refiere a los mosquitos y a sus huéspedes, difícil de hacer frente. Es una muestra del poder de la evolución para producir, a lo largo de periodos de tiempo prolongados, estructuras, tácticas y transformaciones de una imponente complejidad. Cualquiera que defienda el diseño inteligente en lugar de la evolución debería pararse a pensar en por qué Dios habría dedicado tal parte de Su inteligencia a diseñar los parásitos de la malaria.

Plasmodium falciparum es la peor de las cuatro formas en términos de impacto en la salud humana, ya que es responsable de aproximadamente el 85 por ciento de los casos de malaria notificados en todo el mundo, y de un porcentaje aún mayor de los fallecimientos. Esta forma de la enfermedad, denominada malaria *falciparum* o malaria maligna, acaba con más de medio millón de personas al año, en su mayoría niños del África subsahariana. Algunos científicos han sugerido que la alta virulencia de *P. falciparum* refleja el hecho de que es relativamente nuevo para los humanos, ya que llegó a nosotros desde otro huésped animal en un pasado reciente. Tal sugerencia ha llevado a los investigadores a estudiar su ascendencia genética.

Desde luego, todo tiene un origen; y, dado que los seres humanos somos un primate relativamente nuevo, ha resultado lógico suponer que nuestras enfermedades infecciosas más antiguas han llegado a nosotros —transformadas, al menos ligeramente, por la evolución— procedentes de otros huéspedes animales. Ha sido sensato reconocer que la distinción entre enfermedades zoonóticas y no zoonóticas es ligeramente artificial, e implica una dimensión temporal. Según una definición estricta, los patógenos zoonóticos (responsables, como ya se ha mencionado, de alrededor del 60 por ciento de nuestras enfermedades infecciosas) son los que se pasan repetidamente entre humanos y otros animales en la actualidad, mientras que el otro grupo de infecciones (un 40 por ciento, entre ellas la viruela, el cólera, el sarampión y la polio) son causadas por patógenos que descienden de formas que debieron de dar el salto a nuestros parientes humanos en algún momento del pasado. Podría ser excesivo afirmar que todas nuestras enfermedades son, en última instancia, zoonóticas, pero la zoonosis no deja de ser una prueba de la diabólica conectividad entre nosotros y otras clases de huésped.

La malaria es ejemplo de ello. Dentro del árbol genealógico del *Plasmodium*, como lo ha revelado la filogenética molecular durante las dos últimas décadas, los cuatro tipos que afectan a los humanos no se agrupan en una única rama. Están más emparentados con otros tipos de *Plasmodium*, que infectan a huéspedes no humanos, de lo que lo están entre sí. En la jerga taxonómica, son «polifiléticos». Esto sugiere, aparte de la diversidad del género, que cada uno de ellos debe de haber dado el salto a los humanos de forma independiente. Entre las dudas que siguen asediando a los investigadores de la malaria están las de: ¿desde qué otros animales dieron el salto, y cuándo?

La malaria *falciparum*, a causa del gran impacto global que provoca en forma de muerte y desgracia, ha recibido una particular atención. Los primeros estudios moleculares sugerían que *P. falciparum* comparte un antepasado común próximo con dos clases distintas de plasmodios aviares, por lo que el parásito debía de haber pasado a los humanos procedente de las aves. Un corolario de esa idea, a partir de una deducción sensata pero no demasiadas pruebas, es que probablemente la transferencia tuvo lugar hace solo cinco o seis mil años, coincidiendo con la invención de la agricultura, que permitió el establecimiento de poblaciones sedentarias —campos cultivados y poblados— que constituyeron las primeras acumulaciones importantes, en número y en densidad, de humanos. Tales agrupaciones de personas habrían sido necesarias para sostener la nueva infección, porque la malaria (como el sarampión, pero por razones distintas) tiene un tamaño crítico de la comunidad alto y tiende a extinguirse localmente si el número de huéspedes es demasiado bajo. Las obras sencillas de irrigación, como acequias y embalses, pudieron haber incrementado la probabilidad de la transferencia al ofrecer un buen hábitat de reproducción para los mosquitos *Anopheles*. La domesticación del pollo, que ocurrió hace unos ocho mil años en el sudeste asiático, pudo haber sido otro de los factores determinantes, ya que una de las dos formas del plasmodio aviar en cuestión es *Plasmodium gallinaceum*, conocido por infectar a las aves de corral.

Este enfoque sobre el origen aviar de la malaria *falciparum* se propuso en 1991, un lapso relativamente largo en este campo, y en los últimos tiempos ya no parece muy convincente. Un estudio más reciente sugería que el pariente más próximo conocido de *P. falciparum* es *P. reichenowi*, un parásito de la malaria que infecta a los chimpancés.

Plasmodium reichenowi se ha encontrado en chimpancés salvajes y en cautividad (pero nacidos en libertad) en Camerún y en Costa de Marfil, lo que sugiere que está ampliamente extendido en el hábitat de estos primates en África central y occidental. Contiene un grado razonable de variabilidad genética —más que el *P. falciparum* en todo el mundo—, por lo que podría tratarse de un organismo antiguo o, en todo caso, más antiguo que su pariente. Es más: todas las variantes conocidas de *P. falciparum* parecen ser divisiones de la rama *P. reichenowi* del árbol genealógico del *Plasmodium*. Estas informaciones surgen de los datos recopilados por un equipo de investigadores dirigido por Stephen M. Rich, de la Universidad de Massachusetts, que propuso que *P. falciparum* había descendido de *P. reichenowi* después de contagiarse de los chimpancés a los humanos. Según Rich y su grupo, el contagio entre especies probablemente ocurrió una única vez, en algún momento hace entre tres millones de años y diez mil años. Un mosquito picó a un chimpancé (y el insecto quedó infectado por gametocitos de *P. reichenowi*) y a continuación picó a un humano (transmitiéndole esporozoítos). La cepa trasplantada de *P. reichenowi*, a pesar de hallarse en un tipo de huésped extraño, se las arregló para sobrevivir y proliferar. Pasó de esporozoítos a merozoítos, de nuevo a gametocitos, después al torrente sanguíneo de aquella primera víctima humana y luego se volvió a dar una vuelta en otro mosquito. A partir de ese insecto siguió viajando, transportado por vectores, a otros humanos que buscaban alimentos en la selva. Por el camino, fue transformándose por mutación y adaptación: *P. reichenowi* se convirtió en *P. falciparum*.

Este escenario implica que los asentamientos agrícolas de tamaño importante no fueron necesarios para que la enfermedad prosperara en los humanos, ya que este tipo de asentamientos no existían en aquella zona de África hace diez mil años (ni, por descontado, hace tres millones de años). Evidentemente, el grupo de Rich consideraba innecesario el factor agrícola. Las pruebas genéticas que ofrecían eran convincentes: entre los coautores del estudio se hallaban un puñado de lumbreras en los campos de la antropología, la evolución y las enfermedades. Su artículo apareció en el 2009. Pero no fue el último.

Otro grupo, dirigido por una antropóloga francesa llamada Sabrina Krief y el genetista de la malaria Ananias A. Escalante, publicó un punto de vista alternativo en el 2010. Sí, estaban de acuerdo en que *P. falciparum* podía tener un parentesco más próximo a *P. reichenowi* que a cualquier otro plasmodio conocido. Y sí, parece haber saltado a los humanos en un pasado relativamente reciente. Pero ¡ojo!, decían, hemos hallado otro huésped del propio *P. falciparum*, un huésped en el que ese parásito parece haber evolucionado antes de transmitirse a los humanos: el bonobo.

El bonobo (*Pan paniscus*) se denomina en ocasiones chimpancé pigmeo. Es un animal escurridizo, de población y distribución limitadas, que no suele exhibirse en los zoos de Occidente y (aunque muy apreciado, por desgracia, como producto de cocina por el pueblo Mongo de la cuenca sur del Congo) muy estrechamente emparentado con los humanos. Su territorio nativo se encuentra a lo largo de la orilla izquierda del río Congo, en las selvas de la República Democrática del Congo, mientras que el chimpancé común (*Pan troglodytes*), más corpulento y con un actitud más familiar, vive solo en la orilla derecha del gran río. En el análisis de muestras de sangre de cuarenta y dos bonobos residentes en una reserva a las afueras de Kinsasa, el grupo de Krief halló que cuatro animales portaban parásitos genéticamente indistinguibles de *P. falciparum*. La explicación más plausible, escribió el equipo de investigadores, es que la malaria *falciparum* pasó originalmente de los bonobos a las personas, es probable que en algún momento de los últimos 1,3 millones de años (una explicación alternativa, ofrecida por otros investigadores en un crítico comentario sobre el artículo de Krief, es que los bonobos de la pequeña reserva, tan cerca de Kinsasa, habían sido infectados por mosquitos portadores de *P. falciparum* de humanos, en algún momento reciente entre los últimos años y las últimas décadas). Los bonobos que dieron positivo en las pruebas de *P. falciparum* no habían mostrado signos externos de la enfermedad y tenían un nivel bajo de parásitos en la sangre, lo que parecía congruente con una asociación antigua. El equipo de Krief añadió, a estos resultados descriptivos y basados en datos, una hipótesis y una salvedad.

La hipótesis: si los bonobos transmiten una forma de *P. falciparum* tan similar a la que transmiten los humanos, puede que esos parásitos aún se estén transmitiendo en ambos sentidos. En otras palabras, es posible que la malaria *falciparum* sea zoonótica en el sentido estricto del término, no solo en el amplio. Los seres humanos en las selvas de la República Democrática del Congo podrían ser infectados de forma regular con *P. falciparum* procedente de la sangre de bonobos, y viceversa.

La salvedad: en ese caso, el gran sueño de erradicar la malaria se convierte en algo más difícil de alcanzar. Krief y compañía no insistieron en ello, pero también puede entenderse así: no podemos aspirar a acabar con el último parásito hasta que no matemos (o curemos) al último bonobo.

Pero ¡un momento! Un estudio más sobre los orígenes de *P. falciparum*, publicado a finales del 2010, señalaba a un nuevo candidato como huésped prehumano: el gorila occidental. Este trabajo apareció en la portada de *Nature*, con Weimin Liu como primer autor y contribuciones importantes del laboratorio de Beatrice H. Hahn, de la Universidad de Alabama en Birmingham. Esta última es conocida en los círculos de la investigación sobre el sida por su papel en el rastreo de los orígenes de HIV-1 entre los chimpancés, y por el desarrollo de técnicas «no invasivas» de muestreo del virus en los primates sin tener que capturar a los animales. En palabras sencillas: no es necesario tener una jeringa llena de sangre si basta con un poco de sus heces. Las muestras fecales pueden a veces producir la evidencia genética necesaria, no solo para un virus sino también para un protista. Aplicando estas técnicas a la búsqueda de ADN de plasmodio, Liu, Hahn y sus colegas lograron reunir muchos más datos de los que habían obtenido investigadores anteriores. El grupo de Krief había examinado muestras de sangre de cuarenta y nueve chimpancés y cuarenta y dos bonobos, la mayor parte de los cuales estaban en cautividad o confinados dentro de una reserva; el grupo de Liu examinó muestras fecales de casi tres mil primates salvajes entre gorilas, bonobos y chimpancés.

Descubrieron que los gorilas occidentales tienen una alta prevalencia del plasmodio (alrededor del 37 por ciento de la población está infectada) y que algunos de estos parásitos son casi idénticos a *P. falciparum*. «Esto indica —escribían confiados— que el *P. falciparum* humano tiene su origen en el gorila, no en el chimpancé, el bonobo o el ser humano antiguo.»[8]

Es más, añadían, toda la gama genética del *P. falciparum* en los humanos forma «un linaje monofilético dentro de la divergencia del *P. falciparum* del gorila».[9] En palabras sencillas: la versión humana es una ramificación de la versión de gorila, lo que sugiere que vino de un único contagio entre especies; esto es, un mosquito picó a un gorila infectado, se convirtió en portador, y luego picó a un humano. Al transmitir el parásito al nuevo huésped, esa segunda picadura bastó para justificar una zoonosis que sigue matando a más de medio millón de personas al año.

27

Para mí, la matemática es un idioma que no hablo, aunque admiro su literatura una vez traducida. Es el ruso de Dostoievski, o el alemán de Kafka, Musil y Mann. Después de haber estudiado cálculo en la escuela, igual que estudié latín, descubrí que no era lo mío, y la música secreta de las ecuaciones diferenciales se perdía en mis sordos oídos, igual que la música secreta de la *Eneida*. De manera que soy un ignorante, un intruso. Por eso debe creerme cuando digo que otros dos fragmentos de teoría matemática de las enfermedades, derivados de preocupaciones de principios del siglo XX sobre las epidemias de malaria y otros brotes, son no solo importantes, sino fascinantes, y su esencia puede ser comprendida por personas como usted y como yo. Uno de los fragmentos vino de Edimburgo; las raíces del otro estaban en Ceilán (ahora Sri Lanka).

El primero estaba imbricado en un artículo de 1927 titulado «A Contribution to the Mathematical Theory of Epidemics», de W. O. Kermack y A. G. McKendrick. De estos dos compañeros, la historia más memorable es la de William Ogilvy Kermack. Era escocés, como Ross y Brownlee, y tuvo formación en matemáticas y química antes de iniciar su carrera profesional haciendo análisis estadísticos sobre el rendimiento lácteo de vacas lecheras. Cada poeta obtiene su primera inspiración en alguna parte y Kermack pasó de rendimientos lácteos a la Royal Air Force, de donde, después de servir brevemente, salió para dedicarse a la química industrial como civil. Más tarde, alrededor de 1921, se unió al laboratorio del Real Colegio de Médicos en Edimburgo, donde trabajó en proyectos químicos hasta que un experimento de laboratorio le explotó en la cara. Literalmente. Con veintiséis años de edad, se quedó ciego por culpa de la sosa cáustica. Pero, en vez de convertirse en un inválido deprimido, continuó su trabajo científico con la ayuda de estudiantes que le leían en voz alta y colegas que complementaban su extraordinaria capacidad de hacer matemáticas. La química guio a Kermack hacia la búsqueda de nuevos fármacos contra la malaria. Las matemáticas lo llevaron hacia el campo de las epidemias.

Mientras, Anderson G. McKendrick, un médico que había servido en el Servicio Médico de India (de nuevo, como Ross), se convirtió en superintendente del laboratorio del Real Colegio de Médicos y, por tanto, en una especie de jefe de Kermack. Armonizó con él en un nivel que iba más allá de la jerarquía. Sin vista, pero con una curiosidad insaciable, el escocés trabajó más tarde en diversos asuntos, como las tasas de mortalidad comparativas en entornos urbanos y rurales de Gran Bretaña o las tasas de fertilidad de las escocesas, pero el artículo de 1927 con McKendrick fue su principal contribución a la ciencia.

Dos fueron las aportaciones de esta publicación. En primer lugar, Kermack y McKendrick describieron la interacción entre tres factores durante una epidemia arquetípica: la tasa de infección, la tasa de recuperación y la tasa de letalidad. Asumieron que la recuperación de una enfermedad confería inmunidad permanente (como sucede, por ejemplo, con el sarampión) y describieron la dinámica en una eficaz prosa:

Una persona infectada (o varias) es introducida en una comunidad de individuos, más o menos susceptibles de contraer la enfermedad en cuestión. La enfermedad se propaga del afectado al no afectado por infección de contacto. Cada persona infectada pasa por el proceso de su enfermedad, y es finalmente eliminada del grupo de los enfermos, por recuperación o por muerte. Las probabilidades de recuperación o de muerte varían día a día durante el curso de su enfermedad. Las probabilidades de que los afectados transmitan la infección a los no afectados son igualmente dependientes de la fase de la enfermedad. A medida que la epidemia se propaga, el número de miembros no afectados de la comunidad se reduce.

Esto suena a cálculo oculto mediante palabras, y lo es. De entre una densa avalancha de operaciones matemáticas, derivaron un conjunto de tres ecuaciones diferenciales que describían los tres tipos de individuos vivos: el susceptible de ser infectado, el infectado y el recuperado. Durante una epidemia, una clase fluye hacia otra siguiendo un esquema simple, $S \to I \to R$; los fallecidos desaparecen del esquema porque ya no pertenecen a la dinámica de población. A medida que los individuos susceptibles quedan expuestos a la enfermedad, como infectados se recuperan (ahora, con inmunidad) o desaparecen, y el tamaño de cada una de las clases cambia a cada paso. Por eso Kermack y McKendrick utilizaron el cálculo diferencial. Aunque debería haber prestado más atención a estas cosas en el instituto, hasta yo (y también usted) soy capaz de comprender que $dR/dt = \gamma I$ solo significa que el número de individuos recuperados en la población, en un momento determinado, refleja el número de individuos infectados multiplicado por el índice de recuperación medio. Esto para la clase «R», de los recuperados. Las ecuaciones para «S» (susceptibles) e «I» (infectados) son igualmente opacas, pero razonables. Todo esto se denominó modelo SIR. Era una herramienta práctica para considerar brotes infecciosos, y los teóricos de las enfermedades aún la utilizan con frecuencia.

Con el tiempo, la epidemia termina. Pero ¿por qué lo hace? se preguntaron Kermack y McKendrick.

Uno de los problemas más importantes en epidemiología es determinar si tal finalización solo ocurre cuando no quedan individuos susceptibles o si la interacción de los diversos factores de infectividad, recuperación y mortalidad puede dar como resultado la finalización, aun habiendo muchos individuos susceptibles presentes en la población no afectada.[10]

Estaban guiando a los lectores hacia la segunda de estas dos posibilidades: que una epidemia pudiera cesar porque la sofoca una sutil interacción entre infectividad, mortalidad y recuperación (con inmunidad).

Su otra contribución importante fue la de reconocer la existencia de un cuarto factor, un «umbral de densidad» de la población de individuos susceptibles de contraer la enfermedad. Este umbral es el número de personas concentradas de tal modo que, dados ciertos índices de infectividad, recuperación y muerte, permita que haya una epidemia. Así que tenemos densidad, infectividad, mortalidad y recuperación, cuatro factores interrelacionados de forma tan fundamental como calor, yesca, chispa y combustible. La unión de los cuatro en una proporción adecuada, un preciso equilibrio, producen fuego: la epidemia. Las ecuaciones de Kermack y McKendrick calibraban las circunstancias en las que tal fuego prendería, seguiría ardiendo y, al final, se extinguiría.

Una de las implicaciones notables de su trabajo se enunciaba casi al final: «Pequeños aumentos del índice de infectividad pueden tener como consecuencia grandes epidemias».[11] Esta silenciosa advertencia ha resonado con fuerza desde entonces. Es una verdad fundamental, que obsesiona año tras año a los encargados de la salud pública durante la temporada de gripe. Otra implicación era que las epidemias no se terminan porque todos los individuos susceptibles estén muertos o recuperados: se terminan porque este grupo no es lo suficientemente denso dentro de la población. W. H. Hamer ya lo había dicho en 1906, ¿lo recuerda? Y Ross había insistido en ello en 1916. Pero el artículo de Kermack y McKendrick lo convirtió en un principio de trabajo de la epidemiología matemática.

28

El segundo punto fundamental dentro de la teoría de las enfermedades vino de la mano de George MacDonald, otro investigador de la malaria con una inclinación por las matemáticas (¿sería algo inevitable que tantos de ellos fueran escoceses?), que trabajó en los trópicos durante años y acabó siendo director del Instituto Ross de Higiene Tropical, en Londres, fundado hacía décadas para el propio Ronald Ross. MacDonald obtuvo parte de su experiencia de campo en Ceilán a finales de la década de 1930, justo después de una desastrosa epidemia de malaria, en 1934-1935, que afectó a un tercio de la población cingalesa y mató a ochenta mil personas. La gravedad de la epidemia de Ceilán había sido sorprendente, porque se trataba de una enfermedad conocida, al menos en ciertas partes de la isla, y resurgía en forma de moderados brotes anuales que afectaban sobre todo a niños. Lo que diferenció al periodo 1934–1935 fue que, tras unos cuantos años con muy poca o ninguna señal de malaria, una sequía incrementó el hábitat de los mosquitos (estancamientos en ríos, en lugar de que fluyera la corriente), cuyo número se multiplicó enormemente, portando la malaria a zonas en las que llevaba tiempo ausente, y donde la mayoría de la población —en especial los niños— carecía de inmunidad adquirida. De nuevo en Londres, quince y veinte años más tarde, George MacDonald trató de comprender cómo y por qué la malaria prorrumpía en epidemias ocasionales, utilizando las matemáticas y sus métodos, y Ceilán como ejemplo concreto.

Fue en esa época, a mediados de la década de 1950, cuando la Organización Mundial de la Salud empezó a elaborar una campaña para erradicar la malaria en todo el mundo, en lugar de controlarla en uno u otro país. La jactanciosa ambición de la OMS —victoria total, sin cuartel— fue inspirada en parte por la existencia de una nueva arma, el pesticida DDT, que parecía capaz de exterminar las poblaciones de mosquitos y (a diferencia de otros insecticidas, que no se mantenían como residuos letales) mantenerlos muertos. El otro elemento crucial de la estrategia de la OMS era eliminar, de una forma igual de radical, los parásitos de la malaria de los huéspedes humanos, a fin de interrumpir el ciclo de infección humano-mosquito-humano. Esto se lograría tratando todos los casos humanos con medicación contra la malaria, manteniendo una cuidadosa vigilancia para detectar cualquier caso nuevo o recaída, y tratar estos casos también, hasta que el último parásito hubiese sido erradicado del último torrente sanguíneo humano. Esa era, en todo caso, la intención. Los escritos de George MacDonald debían aclarar y servir de asistencia en el empeño. Uno de ellos, publicado en el propio boletín de la OMS, en 1956, se titulaba «Teoría de la erradicación de la malaria».

En un artículo anterior, MacDonald había afirmado que «cambios muy pequeños en los factores esenciales de transmisión» de la malaria en un lugar determinado podían desencadenar una epidemia.[12] Esto corroboraba la afirmación de Kermack y McKendrick acerca de que pequeños incrementos de la «infectividad» tenían como consecuencia grandes epidemias. Pero MacDonald era más específico: ¿cuáles eran esos factores de transmisión esenciales? Identificó una larga lista, que incluía la densidad de mosquitos en relación con la densidad humana, la tasa de picaduras, la longevidad de los insectos, el número de días necesario para que los parásitos de la malaria completasen un ciclo vital y el número de días durante los cuales cualquier humano infectado sigue siendo infeccioso para un mosquito. Algunos de estos factores eran constantes conocidas (un ciclo vital de *P. falciparum* dura unos treinta y seis días, un caso humano puede permanecer infeccioso durante unos ochenta días) y algunos eran variables, dependientes de circunstancias como qué tipo de mosquito *Anopheles* estaba actuando de vector y si había cerdos presentes en las proximidades para distraer a los sedientos insectos y alejarlos de los humanos. MacDonald creó ecuaciones que reflejaban sus razonables suposiciones sobre cómo podían interactuar todos aquellos factores. Aplicándolas a lo que se conocía de la epidemia de Ceilán, halló que se ajustaban bien.

Eso tendía a confirmar la exactitud de sus suposiciones. Concluyó que una quintuplicación en la densidad de mosquitos *Anopheles* en zonas de Ceilán relativamente sin la enfermedad, combinado con condiciones que dotaban a cada mosquito de cierta longevidad (tiempo suficiente para picar, infectarse y volver a picar), había bastado para iniciar la epidemia. Una variable entre muchas, multiplicada por cinco, y la conflagración se ponía en marcha.

El producto definitivo de las ecuaciones de MacDonald era una cifra única, a la que llamó ritmo reproductivo básico. En sus propias palabras, ese índice representaba «el número de infecciones distribuidas en una comunidad con resultado directo de la presencia en ella de un único caso primario no inmune».[13] Más exactamente, era el número medio de infecciones secundarias producidas, al principio de un brote, cuando un individuo infectado entra en una población donde no hay individuos inmunes y, por tanto, son todos susceptibles de infertarse. MacDonald había identificado un índice crucial: fatídico, determinante. Si el ritmo reproductivo básico era menor que 1, la enfermedad se disipaba. Si era mayor que 1 (mayor que 1,0, para ser más precisos), el brote crecía. Y si era considerablemente mayor que 1,0, entonces, ¡bum!: una epidemia. El índice en Ceilán, dedujo de los datos disponibles, probablemente había sido 10, aproximadamente. Como parámetro de enfermedad, eso es bastante alto. Lo bastante para dar como consecuencia una epidemia grave. Sin embargo, para circunstancias como las de Ceilán, era el peldaño bajo de la escala. En el alto, MacDonald imaginó algo así: que una sola persona infectada, sin tratar y permaneciendo infecciosa durante ochenta días, expuesta a diez mosquitos al día, si estos disfrutaban de un longevidad razonable y de un número razonable de oportunidades para picar, podía infectar a otras 540 personas. Ritmo reproductivo básico: 540.

La campaña de erradicación de la OMS fracasó. De hecho, según el criterio de un historiador: «Prácticamente destruyó la malariología.[14] Convirtió una ciencia sutil y vital, dedicada a entender y gestionar un sistema natural complicado —mosquitos, parásitos de la malaria y personas— en una guerra de aerosoles». Tras años de aplicar pesticidas y tratar casos, los burócratas sanitarios vieron cómo la malaria resurgía ferozmente en aquellas partes del mundo, como India, Sri Lanka (como ya se denominaba), y el Sudeste asiático, donde se había invertido tanto dinero y esfuerzo. Aparte del problema (que demostró ser un gran problema) de la resistencia adquirida al DDT entre los mosquitos *Anopheles*, los planificadores y los ingenieros sanitarios de la OMS probablemente no tomaron en la suficiente consideración otro factor: los pequeños cambios y los grandes efectos. Los humanos tienen una enorme capacidad de infectar a los mosquitos con malaria. Si se pasa por alto una sola persona en el programa de vigilancia y tratamiento para eliminar sus parásitos de huéspedes humanos, y se deja que un solo mosquito no infectado le pique, todo empieza de nuevo. La infección se propaga y, cuando su ritmo reproductivo básico es mayor que 1,0, lo hace con rapidez.

Si lee la bibliografía científica reciente sobre ecología de las enfermedades, que es muy matemática y que no recomiendo a menos que se tenga un profundo interés o un problema de insomnio, hallará el ritmo reproductivo básico por todas partes. Es el alfa y el omega de ese campo, el punto en el que empieza y termina el análisis de enfermedades infecciosas. En las ecuaciones, esta variable aparece como R_0, pronunciado en voz alta por los conocedores como «erre cero» (admito que es un poco confuso que utilicen R_0 como símbolo para el ritmo *reproductivo* básico y simplemente R como símbolo para los *recuperados* en un modelo SIR. No es más que una coincidencia molesta, que refleja el hecho de que ambas palabras empiezan por la letra R). R_0 explica y, en cierto grado, predice. Define el límite entre un pequeño cúmulo de infecciones extrañas en algún poblado tropical que se agudiza y luego se desvanece, y una pandemia global. Se lo debemos a George MacDonald.

29

Plasmodium falciparum no es el único parásito de la malaria que representa un problema global. Fuera del África subsahariana, la mayor parte de los casos humanos los causa *Plasmodium vivax*, el segundo peor de los cuatro tipos de parásitos particularmente adaptados a la infección de personas (los otros dos, *P. ovale* y *P. malariae*, son mucho menos frecuentes y, ni de lejos, tan virulentos: las infecciones que causan suelen pasarse sin necesidad de tratamiento médico). *P. vivax* es menos letal que *P. falciparum*, pero genera mucho sufrimiento, un rendimiento menor y malestar, y supone alrededor de ochenta millones de casos de malaria, en su mayoría no fatales, al año. No hace

mucho que se han aclarado sus orígenes, utilizando también filogenética molecular, y de nuevo uno de los investigadores implicados es
Ananias A. Escalante, que antes estaba en los CDC y ahora está en la
Universidad Estatal de Arizona. Escalante y sus colaboradores han
demostrado que, en lugar de surgir de África junto con los primeros
humanos, como sí parece haber sido el caso con *P. falciparum*, *P. vivax*
podría haber estado esperando a que nuestros antepasados vinieran a
colonizar el Sudeste asiático. Las pruebas sugieren que sus parientes
más próximos serían los plasmodios que infectan a los macacos asiáticos.

No voy a resumir este cúmulo de trabajo, porque ya estamos lo
bastante metidos en materia; pero sí quiero alertar acerca de un aspecto específico que nos lleva sin remedio hacia una peculiar tangente.
El equipo de Escalante indicó en el 2005 que *P. vivax* comparte un
antepasado reciente con tres tipos de malaria que infecta a macacos.
Uno de ellos es *Plasmodium knowlesi*, un parásito conocido de Borneo
y la Malasia peninsular, donde a veces infecta al menos a dos de las
especies de primates nativos, el macaco de cola larga o cangrejero y el
macaco de cola de cerdo. *P. knowlesi* ocupa un lugar extraño en los
anales de la medicina, relacionado con el tratamiento de la neurosífilis
(sífilis del sistema nervioso central), que durante un tiempo, a principios del siglo XX, consistía en inducir fiebres de malaria.

Esta es la historia: el doctor Robert Knowles era teniente coro-
nel en el Servicio Médico de India, había sido asignado a Calcuta en
la década de 1930 e investigaba sobre la malaria. En julio de 1931
tuvo acceso a una nueva cepa del parásito de la malaria, derivada de
un mono importado. Por lo que pudo ver, era un plasmodio, pero no
uno que reconociese. Knowles y un joven colega, un cirujano asistente llamado Das Gupta, decidieron estudiarlo. Inyectaron el germen en
algunos otros tipos de mono y siguieron el progreso de la infección.
Esta cepa misteriosa demostró ser devastadora para los macacos rhesus,
a los que provocaba fiebres altas y una elevada densidad de parásitos
en la sangre, y mataba rápidamente a los animales. En los macacos
coronados, sin embargo, tenía muy poco efecto. Knowles y Gupta
también lo inyectaron en tres voluntarios humanos (en realidad, «voluntarios»; su libertad para rehusar era dudosa); uno de ellos era un

hombre local que había ido al hospital para que le trataran de la mordedura de una rata en el pie. Este pobre desgraciado se puso muy enfermo; no por la mordedura de rata, sino por la malaria inyectada. En los sujetos experimentales (monos y humanos) que sufrían fiebres intermitentes, Knowles y Gupta observaron que el periodo del ciclo de la fiebre era de un día, a diferencia de los ciclos de dos o tres días ya conocidos para malarias humanas. Knowles y Gupta publicaron un artículo sobre el atípico parásito, pero no le dieron un nombre. Poco tiempo después, otro grupo de científicos sí lo hizo, y lo llamaron *Plasmodium knowlesi* en honor de su principal descubridor.

Cambio de escena, a Europa oriental. Leyendo la bibliografía científica, vemos que un investigador de la malaria rumano muy bien relacionado, de nombre Mihai Ciuca, se interesó por las propiedades y usos potenciales de *Plasmodium knowlesi* y le escribió a uno de los colegas de Knowles en India, pidiéndole una muestra. Cuando recibió la sangre de mono, el profesor Ciuca empezó a inyectar dosis de *P. knowlesi* a pacientes con sífilis neurológica. Esto suena a locura, pero no lo era, aunque quizá era un poco atrevido —incluso para Rumanía—, ya que se conocían muy poco los efectos de *P. knowlesi* en humanos. De todos modos, Ciuca no hacía más que seguir una línea terapéutica que no solo se había demostrado eficaz, sino que había sido científicamente canonizada. En 1917, un neurólogo vienés llamado Julius Wagner-Juaregg había empezado a inocular a pacientes con sífilis avanzada con otras cepas de malaria, y no solo se libró de ser procesado por malas prácticas profesionales y acusado de negligencia criminal, sino que también recibió un Premio Nobel de Medicina. Wagner-Juaregg era una eminencia al viejo estilo, un indeseable, un atrabiliario antisemita que defendía la «higiene racial» y la esterilización forzosa de los enfermos mentales y llevaba un bigote al estilo de Nietzsche, pero su «piroterapia» con el uso de malaria parece haber ayudado a muchos pacientes de neurosífilis, que de otra forma habrían pasado sus últimos días de vida sufriendo en manicomios. El modo de tratamiento de Wagner-Juaregg respondía a una fría lógica —o más bien, a una lógica caliente—; funcionaba porque el germen de la malaria es muy sensible a la temperatura.

La sífilis la provoca una bacteria en forma de espiral (también lla-

mada espiroqueta) denominada *Treponema pallidum*. La bacteria se suele adquirir durante un contacto sexual, tras el cual la espiroqueta atraviesa como un sacacorchos las membranas mucosas, se multiplica en la
sangre y en los nodos linfáticos y, si un paciente es especialmente desafortunado, llega al sistema nervioso central, incluido el cerebro, provocando cambios de personalidad, psicosis, depresión, demencia y la
muerte. Eso es lo que sucede en ausencia de tratamiento antibiótico, en
todo caso: los antibióticos modernos curan la sífilis con facilidad. Pero
en 1917 no existían aún, y el primitivo tratamiento químico denominado Salvarsan (que contenía arsénico) no funcionaba bien contra la
última fase de la sífilis en el sistema nervioso. Wagner-Jauregg resolvió
ese problema después de observar que *Treponema pallidum* no sobrevivía
en un tubo de ensayo a temperaturas mucho más altas de 37 grados
centígrados. Se dio cuenta de que, si se elevaba la temperatura de la
persona infectada unos cuantos grados, la bacteria se cocería y moriría.
Así que empezó a inocular a los pacientes *Plasmodium vivax*.

Les dejaba pasar por tres o cuatro picos de fiebre, lo cual propi-
naba potentes, si no terminales, reveses al *Treponema*, y luego les ad-
ministraba quinina, controlando así el plasmodio. «El efecto era notable: la progresión descendente de la sífilis en su fase avanzada se
detenía», según relataba Robert S. Desowitz, un eminente parasitólogo, aparte de un brillante escritor.[15] «Las instituciones para el tratamiento de la malaria proliferaron rápidamente por toda Europa, y la
técnica fue adoptada en diversos centros de Estados Unidos. De esta
forma, decenas de miles de sifilíticos fueron salvados —por la malaria— de una muerte cierta y agónica.»

Una de aquellas instituciones europeas se hallaba en Bucarest, y
el profesor Ciuca era su subdirector. Rumanía tenía un largo historial
de lucha contra la malaria, y es de suponer que también contra la sífilis, pero Ciuca evidentemente pensó que *Plasmodium knowlesi* sería
una mejor arma contra la neurosífilis que otras variantes del parásito.
Inoculó a varios cientos de pacientes y, en 1937, informó de un éxito
bastante aceptable. Su programa de tratamiento prosiguió hasta que,
casi veinte años más tarde, surgió un problema. El hecho de hacer
pasar repetidamente *P. knowlesi* por una serie de huéspedes humanos
(inyectando sangre infectada, dejando que los merozoítos se multipli-

casen y luego extrayendo la sangre infectada) había hecho que la cepa de Ciuca fuese cada vez más virulenta; demasiado como para sentirse cómodo con ella. Después de ciento setenta inoculaciones, él y sus colegas empezaron a preocuparse por la creciente ferocidad de la cepa y dejaron de utilizarla. Aquello fue una primera señal de alarma, pero seguía siendo únicamente un efecto de experimentar en el laboratorio (pasar la bacteria por el huésped humano era necesario para reponer el suministro del parásito, que no podía cultivarse en una placa o en un tubo; pero a su vez liberaba al parásito de las diferentes presiones evolutivas implicadas en completar su ciclo vital dentro de los mosquitos. Se convirtió en el equivalente, en forma de protista, de experimentar con un bateador designado: muy bueno bateando, y libre de la responsabilidad de jugar en el campo. Otras pruebas acabarían por demostrar que *P. knowlesi* ya podía ser bastante peligroso para los humanos en su forma salvaje.

En marzo de 1965, un agrimensor norteamericano de treinta y siete años, empleado por el Servicio Cartográfico del Ejército de Estados Unidos, se pasó un mes en Malasia, incluidos cinco días en una zona boscosa del nordeste de la capital, Kuala Lumpur. Por razones de privacidad médica (y también, posiblemente, por otras razones), el nombre del agrimensor ha quedado oculto en la bibliografía científica, pero sus iniciales eran B.W. Según un informe, B.W. hacía su trabajo por la noche y dormía durante el día. Y pensaremos: qué raro para un agrimensor. No se trataba del Sáhara, donde el calor del día era imponente, la noche era fresca y la luz de la luna era más cómoda para llevar a cabo cualquier actividad, sino de una selva tropical. La razón por la cual el agrimensor había organizado su trabajo de aquella manera, o qué era lo que investigaba (¿orugas luminiscentes? ¿Poblaciones de murciélagos? ¿Recursos naturales? ¿Ondas de radio?), no se han explicado nunca, aunque se ha especulado con que fuese un espía. En aquella época, Malasia estaba pasando las dificultades de sus primeros años de independencia, con la presión del Gobierno de Sukarno, en la vecina Indonesia, con apoyo comunista, lo que la habría convertido en un foco de interés estratégico para Estados Unidos; o quizá (según afirmaba un rumor) estaba supervisando el tráfico de señales de China. Sea como fuere, por las razones políticas o catastrales que fuese, este solitario agrimensor pasó suficientes noches en la selva como para que le picasen unos cuantos mosquitos *Anopheles*. Cuando volvió a la base aérea de Travis, en California, no se encontraba bien: escalofríos, fiebre, sudores. ¡Qué sorpresa! Al cabo de tres días, B.W. fue internado en el centro clínico del Instituto Nacional de la Salud (NIH, por sus siglas in inglés), en Bethesda, Maryland, y fue sometido a tratamiento contra la malaria. Los médicos del NIH diagnosticaron *Plasmodium malariae* por el aspecto al microscopio de los parásitos en los frotis de sangre. Pero esa identificación entraba en contradicción con la duración de su ciclo febril, de solo un día. Y entonces llegó la verdadera sorpresa: pruebas posteriores revelaron que estaba infectado por *P. knowlesi*, la malaria símica. Se suponía que no era posible. «Este caso —escribía un grupo de cuatro médicos implicados— constituye la primera prueba de que la malaria símica es una verdadera zoonosis».[16]

En otras palabras, a veces era una infección humana, así como una enfermedad de los macacos.

Pero el caso de B.W. se consideraba una anomalía, una situación única resultado de circunstancias peculiares. Muchas personas pasaban noches en la jungla de Malasia —nativos locales de caza, por ejemplo—, pero pocos eran visitantes norteamericanos, agrimensores, espías o lo que fuese, que más adelante pudiesen obtener un buen diagnóstico médico de sus febriles dolencias. Y la situación siguió más o menos así con *Plasmodium knowlesi* durante treinta y cinco años, hasta que dos microbiólogos en la parte malaya de Borneo, un matrimonio cuyos nombres eran Balbir Singh y Janet Cox-Singh, empezaron a buscar patrones peculiares en la aparición de malaria en una determinada comunidad del interior de Borneo.

30

Singh y Cox-Singh habían llegado a Borneo por vías indirectas. Él había nacido en la Malasia peninsular, en el seno de una familia sikh con raíces en el Punjab, y obtuvo su educación universitaria en Inglaterra. Con el tiempo, consiguió su doctorado en Liverpool. Janet Cox fue de Belfast a Liverpool, también para hacer un doctorado. Se conocieron en la Escuela de Medicina Tropical de Liverpool, en 1984, y descubrieron que compartían interés por la malaria, entre otras cosas (la antigua y augusta escuela era un lugar lógico en el que alimentar tal interés; el propio Ronald Ross, después de dejar el Servicio Médico de India y antes de la fundación del Instituto Ross en Londres había sido profesor allí). Unos años más tarde, ya casados y con dos niñas, Singh y Cox-Singh viajaron (de vuelta para él) hacia Oriente; específicamente, a Kelantan, en la costa este de la Malasia peninsular. En 1999 les ofrecieron investigar bajo el patrocinio de una nueva escuela médica y se trasladaron a Sarawak, uno de los dos estados de Malasia en Borneo, y establecieron su laboratorio en la Universidad de Malasia-Sarawak, en Kuching, una antigua y exótica ciudad en el río Sarawak. El rajá Brooke tenía un palacio allí a mediados del siglo XIX, y Alfred Russel Wallace pasó por él. Es un lugar encantador si te gustan los pequeños hoteles en callejuelas, el comercio en barcas fluviales y tener la jungla de Borneo en la puerta de atrás. Kuching significa «gato», de ahí el sobrenombre de «Ciudad de los gatos», y en la entrada de su barrio de Chinatown hay un enorme felino de hormigón. Sin embargo, Singh y Cox-Singh no la eligieron por el color local; estaban rastreando la malaria. Poco después de establecerse, llegaron a su conocimiento algunos datos extraños procedentes de Kapit, una comunidad situada a lo largo de un afluente superior del río Rajang en Sarawak.

Esta ciudad malasia es la sede de la división de Kapit, una zona poblada principalmente por el pueblo Iban, que viven en casas comunales tradicionales, recorren el río en cayuco, cazan en la jungla y cultivan arroz y maíz en las lindes de esta. *Plasmodium vivax* y *P. falciparum* son los organismos de la malaria más habituales en Sarawak; el *P. malariae* ocupa el tercer lugar y es responsable de una parte reducida de los casos. Las etapas en sangre de esos tres microorganismos se pueden distinguir con bastante facilidad y rapidez al observarlas en un microscopio, en un portaobjetos con un frotis de sangre, la forma en que se había diagnosticado la malaria durante décadas. Pero las estadísticas publicadas parecían sesgadas: según averiguaron Singh y Cox-Singh, una gran parte de todos los casos de *P. malariae* venían de

Kapit. ¿Por qué? La división tenía una incidencia notablemente alta, al parecer, de esta malaria en particular. Es más: la mayor parte de los casos de Kapit eran lo bastante graves como para requerir tratamiento hospitalario, en lugar de ser leves o apenas perceptibles, como solía ser típico de *P. malariae*. De nuevo, ¿por qué? Y las víctimas de Kapit eran principalmente adultos, que deberían haber sido inmunes debido a una exposición previa, y no niños, que al no ser inmunes eran las víctimas habituales de *P. malariae*. ¿Qué estaba sucediendo?

Balbir Singh viajó en bote a Kapit y tomó muestras de ocho pacientes: pinchaba la yema del dedo de cada persona y dejaba caer una gota de sangre en un trozo de papel de filtro. De vuelta en Kuching, junto con un joven investigador auxiliar llamado Anand Radhakrishnan, hizo un ensayo molecular de las muestras utilizando la RCP, el nuevo estándar en diagnóstico de malaria y en otras muchas áreas, y un método de identificación mucho más preciso que la observación de las células sanguíneas infectadas por un microscopio.

La amplificación RCP de fragmentos de ADN, seguida por su secuenciación (leer las letras del código genético) permite un sondeo mucho más profundo que la microscopía. El investigador puede ver más allá de la estructura celular y llegar al código genético, letra a letra. Ese código está escrito en nucleótidos, que son componentes de las moléculas de ADN y ARN. Cada nucleótido consta de una base nitrogenada vinculada a una molécula de azúcar y a uno o más fragmentos de fosfato. En la imagen del ADN como una escalera en espiral sostenida por dos hebras helicoidales, esas bases nitrogenadas son los escalones que conectan las hebras. Hay cuatro tipos de bases en el ADN, componentes moleculares denominados adenina, citosina, guanina y timina, abreviadas como A, C, G y T, respectivamente, pequeñas piezas del gran juego de Scrabble genético. Habrá oído hablar de ello en el canal Discovery, pero se trata de conceptos elementales que merece la pena repetir, porque el código genético es ahora fundamental para que los científicos que estudian las enfermedades reconozcan los patógenos. En la molécula de ARN, que actúa traduciendo el ADN en proteínas (y también tiene otras funciones, como se verá), una base distinta denominada uracilo sustituye a la timina, y las piezas del Scrabble son, por tanto, A, C, G y U.

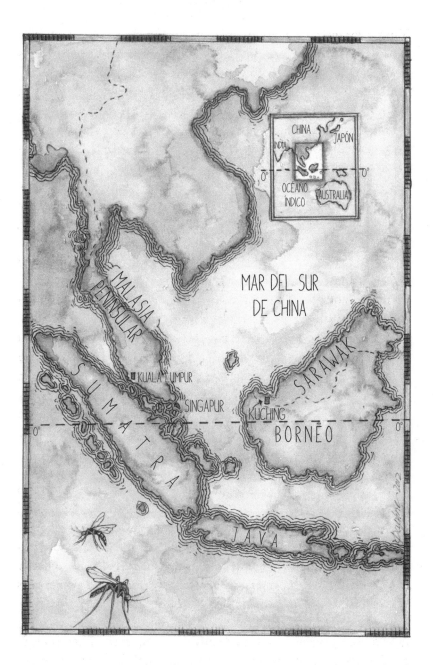

Singh y Cox-Singh, con la ayuda de Radhakrishnan, estaban buscando fragmentos de ADN y ARN generalmente característicos de los parásitos *Plasmodium*, y hallaron varios. Pero estos fragmentos no procedían de *P. malariae*, ni de *P. vivax*, ni de *P. falciparum*. Representaban algo nuevo; o, en todo caso, algo menos esperado y familiar. En posteriores pruebas y comparaciones se vio que cinco de los ocho pacientes de Kapit estaban infectados con *Plasmodium knowlesi*. Y los casos no procedían de una única casa comunal, otra pista inesperada. La ausencia de relación significaba que estas personas no se habían pasado el parásito de unas a otras a través de mosquitos. Cada paciente parecía haberlo adquirido de un mosquito que había picado a un macaco.

31

La facultad de Medicina y Ciencias de la Salud de la Universidad de Malasia–Sarawak reside en un esbelto rascacielos a solo diez minutos en taxi de los nuevos grandes hoteles y de los viejos edificios del mercado de la ribera del río en Kuching. Me encontré con Balbir Singh allí, en su oficina del octavo piso, un apuesto y cordial caballero de unos cincuenta años, rodeado de libros, papeles y trofeos de golf. Llevaba una oscura barba que estaba encaneciendo, un turbante negro y violeta y unas gafas de lectura colgadas al cuello. A pesar del hecho de que él y su mujer salían de viaje al día siguiente para reunirse con funcionarios de sanidad en otra zona de Borneo, habían accedido a concederme parte de su tiempo. Su descubrimiento de *P. knowlesi* entre los habitantes de Kapit era aún bastante reciente, con implicaciones para el tratamiento de la malaria en toda Malasia y más allá, y estaban encantados de hablar de ello.

Desde el rascacielos, Balbir Singh y yo nos dirigimos andando a un modesto café al estilo del sur de India, su favorito, donde me invitó a biryani para almorzar y me habló de su abuelo sikh del Punjab, que había emigrado a Malasia, y de su propio periplo pasando por Liverpool. Me habló de *P. knowlesi* viviendo sin problemas y sin síntomas en macacos de cola larga, en el dosel de la jungla. También me habló de cierto agrimensor, un espía, en algún lugar de la selva de Malasia, pero la información corría, la comida era buena y yo apenas comprendí todo aquello hasta un tiempo después. De vuelta en su oficina, Singh relató con gran entusiasmo la historia de Julius Wagner-Juaregg y la piroterapia de malaria para sifilíticos, la adaptación del profesor Ciuca de *Plasmodium knowlesi* con esa finalidad en Rumania, y de nuevo el misterioso agrimensor norteamericano que se infectó con la enfermedad de este mono en la selva. Singh me mostró, en la pantalla de su ordenador, fotos de casas comunales Iban a lo largo de la parte alta del río Rajang. Ocho grupos étnicos distintos, pero la mayoría Iban, me dijo. He aquí una casa comunal, en la que viven entre cinco y cincuenta familias. Genial para estudios de sangre: no es necesario ir de casa en casa. He aquí otra escena típica: seguro que piensa que el color verde es hierba, ¿verdad? No lo es: es un arrozal de colina. También cultivan maíz. En la época de la recolección, las personas se quedan a dormir en chozas junto a los campos, tratando de ahuyentar a los macacos que vienen a saquear las cosechas. No disparan a los animales, porque las balas son demasiado caras y un macaco de cola larga proporciona muy poca carne. Además, en las casas comunales hay un tabú; si matas un mono, su espíritu visitará el vientre de tu mujer embarazada, con terribles efectos para el bebé. Los monos son atrevidos y persistentes, y hay que mantenerlos alejados del arrozal, lo que consiste en agitar los brazos, gritar y golpear cacharros de cocina. Dos, tres noches seguidas, las personas permanecen a la intemperie. Desde luego, les pican los mosquitos nocturnos de la jungla, incluido el *Anopheles latens*, el principal insecto que transmite *P. knowlesi* en esta región.

«Entonces, el control es un problema —explicó—. ¿Cómo vas a controlar una situación así?» Hombres y mujeres están infectados. Su *modus vivendi* depende de ir a la selva, donde los macacos, y por tanto también los mosquitos, abundan.

Me mostró fotografías ampliadas de muestras de microscopio de células humanas infectadas de malaria. Para mí, círculos y puntos. Para él, trofozoítos, esquizontes y gametocitos. Hablaba rápido. Si, fácil de confundir *P. knowlesi* con *P. malariae*, si eso es lo que estás buscando, reconocí. Normal que los métodos de la genética hayan abierto nue-

CONTAGIO

vas perspectivas de discriminación. Normal que esta malaria zoonótica estuviese mal diagnosticada durante tanto tiempo. Luego bajamos a visitar a su esposa en el laboratorio.

Janet Cox-Singh es una mujer menuda de cabello corto de color caoba oscuro y rasgos delicados, sin apenas acento que revele sus orígenes en Belfast. Estaba sentada en un banco de laboratorio, no lejos de la máquina RCP, frente al gran monitor de su ordenador y entre estantes con cajas llenas de muestra de sangre en papel de filtro, secas y ordenadas, un archivo precioso de material en bruto del cual ella y su esposo habían extraído buena parte de sus datos. Una especie de conserva de carne, pero de ADN. «Desarrollamos el método RCP para poder tomar muestras de sangre en papel de filtro y practicar epidemiología de la malaria desde lugares muy remotos», me contó Cox-Singh. La división de Kapit, Sarawak, es, en efecto, un lugar proverbialmente remoto.

En el suelo, varios grandes recipientes de almacenamiento de nitrógeno líquido para el transporte de muestras congeladas, un método más engorroso de traer sangre al laboratorio, no obsoleto pero ahora soslayado, para sus objetivos, por la técnica del papel de filtro. Tras el primer viaje río arriba durante el cual Singh había pinchado ocho dedos y obtenido ocho muestras, que ofrecieron las primeras señales de *P. knowlesi*, había continuado recopilando datos con Cox-Singh, con visitas al hospital de Kapit y las casas comunales cercanas. También ampliaron su alcance delegando la técnica del papel de filtro. Enviaron cajas de este papel a otras zonas de Sarawak, en las manos de ayudantes formados, y recibieron muestras de sangre, secas pero valiosas. Utilizando una vieja perforadora de papel (cuidadosamente esterilizada para evitar contaminación), obtenían dos pequeños círculos oscuros de cada papel y los procesaban en la máquina RCP. Los dos crujientes circulitos contenían alrededor de veinte microlitros de sangre, suficiente para la extracción de ADN. A continuación, este debía amplificarse selectivamente para poder trabajar con él. Cox-Singh me empezó a explicar el método específico que utilizaban, denominado «RCP anidada», dibujando un tosco diagrama en la parte de atrás de un papel mientras hablaba. Pequeñas subunidades, mil quinientos nucleótidos, ARN ribosómico. Contemplé

180

los garabatos. Cuando ya tenían el producto amplificado, lo enviaban a un laboratorio del continente para su secuenciación genética. Los resultados eran una larga serie de letras, un pasaje escrito en código genético, como una especie de malhumorada palabrota (¡ACCGCA-GGAGCGCT...!), que podía introducirse en una inmensa base de datos en línea para compararla con referencias conocidas. Así fue como habían identificado *P. knowlesi* en aquellas primeras muestras, dijo, y en muchas otras desde entonces.

Su esposo bajó una caja y la abrió. «Esta es nuestra colección de muestras de sangre», dijo con un discreto orgullo. Borneo está fuera de las regiones más transitadas, y supongo que no son muchos los periodistas científicos que vienen de visita. La caja contenía una pulcra hilera de sobres de plástico, cada uno de ellos con un trozo de papel poroso del tamaño de una tarjeta de visita; en todas ellas, una mancha negruzca y herrumbrosa. En la tarjeta que examiné con atención, cerca del centro de la mancha oscura, había un pequeño orificio perfectamente redondo. El círculo perforado que no estaba allí ya había rendido sus secretos a la ciencia. Confeti de ADN.

Durante sus dos primeros años de trabajo entre la población de Kapit, utilizando círculos de papel de filtro y RCP, el equipo Singh–Cox-Singh (que, como todos los científicos, contaba con asistentes y colegas) halló ciento veinte casos de *P. knowlesi*. Con las hipótesis y métodos de diagnóstico antiguos, se habría juzgado que la mayor parte de esas personas sufrían *P. malariae*, la forma benigna; y, por tanto, habrían recibido una escasa o nula atención médica. Habrían sufrido, o peor. Con el diagnóstico correcto, y un tratamiento agresivo con fármacos como la cloroquina, se habían recuperado. El artículo en el que se describían esos resultados apareció en una prestigiosa revista británica, *The Lancet*, e incluía sólidas pruebas de lo que había sugerido el extraño caso de B.W. el agrimensor: que la malaria *P. knowlesi* es una enfermedad zoonótica.

Ampliando la búsqueda entre el 2001 y el 2006, el equipo identificó cientos de casos más de *P. knowlesi*, incluidos 266 de Sarawak, 41 de Sabah (el otro estado malayo de la isla de Borneo) y 5 de una zona de la Malasia peninsular, justo al nordeste de Kuala Lumpur, probablemente no muy lejos de donde B.W. se contagió en 1965.

También hallaron *P. knowlesi* en la mayor parte de macacos de cola larga de los que pudieron tomar muestras de sangre, lo cual confirmó que esa especie de monos es un reservorio.

Más espectacularmente, el equipo detectó cuatro personas fallecidas; cuatro pacientes de malaria, cada uno de los cuales había ido al hospital, había recibido un diagnóstico erróneo de *P. malariae* (basado en observaciones microscópicas, el método antiguo), había desarrollado síntomas graves y había muerto. Un análisis retrospectivo por RCP de sus muestras de sangre demostró que los cuatro habían sufrido *P. knowlesi*. Lo que estas revelaciones sugerían iba más allá del hecho de que *P. knowlesi* fuera una enfermedad zoonótica; lo que sugerían era que había personas que morían porque médicos y microscopistas desconocían ese hecho. La publicación del artículo en el que el matrimonio investigador y sus colegas presentaban su trabajo con esas cuatro muertes, me explicó, fue rechazada en primera instancia. «Porque lo que estábamos diciendo era que aquello... —Su esposo completó la frase—: estaba causando muertes.»

«Causaba muertes —coincidió ella—. Y eso a ellos no les gustaba.» Con «ellos» se refería a los revisores anónimos de manuscritos de *The Lancet*. Los editores de esa revista, que habían defendido su primer artículo, rechazaron este siguiendo los consejos de los revisores, en parte porque no había pruebas absolutas de las causas de la muerte en los cuatro casos. No las había, desde luego, porque Cox-Singh y Singh habían estado trabajando con muestras de sangre archivadas, y reconstruyendo historiales a partir de archivos médicos, para comprender las enfermedades de cuatro personas cuyos cuerpos ya hacía tiempo que no estaban disponibles para una autopsia. «Así que tuvimos problemas con ese artículo.» Finalmente, el artículo fue aceptado por otra revista de prestigio y, publicado a principios del 2008, provocó una notable agitación. En esencia, su título afirmaba que, lejos de ser excepcional e inocua, «la malaria *Plasmodium knowlesi* en humanos está ampliamente distribuida y es potencialmente mortal».

La ciencia es un proceso que se lleva a cabo en laboratorios y en el campo, pero es también una conversación que se mantiene entre las revistas. Formar parte de este diálogo es muy importante, incluso en la época del correo electrónico, si un científico está separado por una gran distancia de la mayoría de sus iguales. En ese contexto, Singh y Cox-Singh habían escrito otro artículo en una revista diferente, en el que resumían sus descubrimientos, revisaban conocimientos anteriores y ofrecían algunas recomendaciones concretas. Lo habían denominado «Opinión», un cauteloso aviso editorial, pero en realidad era mucho más que eso: una sinopsis profundamente informativa, un reflexivo ensayo y una advertencia. No había lista de coautores; Cox-Singh y Singh hablaban juntos y solos. El artículo había aparecido impreso poco antes de que yo me encontrase con ellos, y llevaba un ejemplar.

La malaria *Plasmodium knowlesi*, escribían, no es un infección nueva y emergente en humanos. Ya hace tiempo que afecta a las personas, pero había sido pasada por alto. Tres tipos de primates asiáticos actúan como huéspedes reservorio: el macaco de cola larga, el macaco de cola de cerdo y el surili de bandas. Otros monos, aún sin identificar, podrían estar alojando también el parásito. La transmisión de mono a mono (y de mono a humano) ocurre mediante mosquitos que pertenecen a un grupo de especies estrechamente relacionadas entre sí, *Anopheles leucosphyrus* y sus primos, incluida *Anopheles latens* en Borneo. Esta última especie es un mosquito que vive en la jungla y que suele picar a macacos, pero también puede picar a humanos, si se le presenta la necesidad y la oportunidad. Puesto que los humanos han entrado cada vez más en la jungla de Borneo —matando y desplazando a los macacos, cortando árboles, provocando incendios y creando masivas plantaciones de aceite de palma y pequeñas granjas familiares, presentándose así como huéspedes alternativos—, tanto la necesidad como la oportunidad se han incrementado. (Borneo se ha deforestado a un ritmo alto en las últimas décadas, hasta el punto de que su cobertura forestal es ahora de menos del 50 por ciento; paralelamente, la población humana de la isla se ha incrementado hasta unos dieciséis millones de personas. Cox-Singh y Singh no citaron estos hechos, pero los tenían claramente presentes.) En tales circunstancias, el matrimonio escribía, «es posible que estemos estableciendo las condiciones para un cambio de huésped de *P. knowlesi*, similar al postulado para *P. vivax*».[17] Con cambio de huésped se referían de macacos a humanos.

Cuando hablaron conmigo, expresaron la misma inquietud.

«¿Habremos creado una bonita puerta de entrada para *knowlesi*?» Fue Cox-Singh la que dijo la pregunta en voz alta. Con «puerta de entrada» se refería a una oportunidad ecológica. «¿Qué puede hacer un mosquito? Si empezamos a eliminar una parte tan grande de su hábitat, ¿se adaptará el insecto a un entorno con menos jungla?»

Dejó que el pensamiento hiciese su efecto, hizo una pausa y volvió a hablar. «Creo realmente que estamos en una especie de momento crítico. Y que debemos prestar atención. Debemos observar la situación con mucho, mucho cuidado —dijo—. Y esperemos que no pase nada.» Pero, desde luego, y como ella sabía, siempre pasa algo. La cuestión es qué pasa, y cuándo.

32

Aunque ya habían pasado meses, e incluso años, de mi conversación con Balbir Singh y Janet Cox-Singh, aún me preguntaba acerca de *Plasmodium knowlesi*. Recordé un curioso tema al que se habían referido los dos científicos: que, a diferencia de otros parásitos de la malaria, *P. knowlesi* es capaz de reproducirse en diversos tipos de primate. Sus gustos en cuanto a huéspedes de sangre caliente son eclécticos. Infecta a los macacos de cola larga, a los macacos de cola de cerdo y a los surilis de bandas sin causarles demasiados problemas. A veces infecta a humanos, provocándoles una malaria que puede ser grave. Infecta a macacos rhesus —como han mostrado los experimentos de laboratorio—, y los mata de forma rápida y segura. Nuevos experimentos han revelado que puede infectar a una amplia gama de primates, incluidos titíes de Sudamérica, babuinos africanos y otros tipos de macacos asiáticos. De manera que, en lo que respecta a los huéspedes para la fase asexual de su ciclo vital —la fase de esporozoíto a gametocito, que tiene lugar en la sangre y en el hígado de mamíferos—, es un generalista. Y estos tienden a medrar en circunstancias ecológicas variables.

Recordé también una vívida ilustración de su artículo de sinopsis. Se trataba de un mapa genérico de la región, en el que aparecían India, el Sudeste asiático y el reino insular con Borneo en el centro. En el mapa se mostraba, de un vistazo, la distribución de mosquitos

Anopheles leucosphyrus y de macacos de cola larga. Una línea continua delimitaba el dominio nativo de los mosquitos, que abarcaba el sudoeste de India y Sri Lanka en un pequeño círculo, y luego una línea cerrada irregular mucho mayor que se extendía por el mapa como una monstruosa ameba continental. Este círculo abarcaba Bután, Myanmar y la mitad de Bangladesh; los estados nororientales de India, incluido Assam; el sur de China, incluidos Yunnan, Hainan y Taiwán; Tailandia, Camboya, Vietnam y Laos; toda Malasia, todas las Filipinas; y la mayor parte de Indonesia, extendiéndose hacia el este, más allá de Bali y Sulawesi. La zona dentro de esa línea, según mis cálculos aproximados, contiene unos 818 millones de personas, esto es, alrededor de una octava parte de la población mundial, viviendo dentro del ámbito amplio de los mosquitos *Anopheles leucosphyrus*. En el mapa se trazaba también la distribución del macaco de cola larga: una línea discontinua, que abarcaba casi la misma área que la de los mosquitos, aunque no tan amplia.

¿Sería excesivo afirma que esos 818 millones de personas corren el riesgo de adquirir malaria *P. knowlesi*? Sí, lo sería. Por una parte, los macacos de cola larga solo están presentes en esa inmensa zona de forma irregular; viven sobre todo en hábitats fronterizos, donde el paisaje modificado por el ser humano se encuentra con la jungla. Por otra, el nivel de riesgo para los humanos depende de otros factores, aparte de los dominios geográficos de los mosquitos y de los monos. Depende de si esos mosquitos salen de la jungla para picar a los humanos, y de si las personas entran en la jungla, donde les pueden picar. Depende de si quedan extensiones de selva de un tamaño notable dentro de esa región y, en caso contrario, cómo reaccionan los mosquitos. A medida que la deforestación avanza, ¿se extinguen los mosquitos de la jungla, o se adaptan? Depende de si el parásito se establece tan bien en las poblaciones humanas que los monos huéspedes ya no son necesarios. Depende de si el parásito coloniza un nuevo vector, logrando la transmisión a través de otro tipo de mosquito, miembro de una especie más predispuesta a buscar seres humanos en sus casas comunales, sus pueblos y sus ciudades. En otras palabras, depende del azar, de la ecología y de la evolución.

El reconocimiento de la problemática de la malaria *P. knowlesi*, gracias en gran medida a Singh y Cox-Singh, se ha empezado a extender. Lo que es más difícil es saber si el propio parásito se está extendiendo también. Ha habido informes en revistas en los que se han documentado algunos casos en aquella región más amplia. Un hombre de Bangkok que había pasado varias semanas en una zona selvática del sur de Tailandia y fue picado por mosquitos al amanecer y al anochecer. Un joven soldado de Singapur que se había entrenado en una zona de jungla llena de mosquitos y macacos. Hubo cinco casos en Palawan, una isla de las Filipinas mayoritariamente cubierta de jungla. Un hombre australiano que trabajaba en Kalimantan (parte indonesia de Borneo), cerca de una zona selvática, y que más adelante buscó tratamiento en un hospital de Sidney. Un turista finlandés que se pasó un mes en la Malasia peninsular, incluidos cinco días en la selva sin red mosquitera por la noche, y que había caído enfermo en Helsinki. Hubo casos en China y Myanmar. Todos ellos dieron positivo por *P. knowlesi*. Nadie sabe cuántos otros casos han pasado sin que fueran registrados o reconocidos por los médicos.

Los humanos somos un tipo de primate relativamente joven y, por tanto, también lo son nuestras enfermedades. Hemos tomado prestados nuestros problemas de otras criaturas. Algunas de estas infecciones, como el virus Hendra y el del Ébola, nos visitan solo de forma ocasional y, cuando esto sucede, pronto llegan a un callejón sin salida. Otras hacen lo que han hecho las gripes o los VIH: arraigar, propagarse de persona a persona y lograr un éxito amplísimo y duradero dentro del universo del hábitat que somos nosotros. *Plasmodium falciparum* y *Plasmodium vivax*, desde sus orígenes en primates no humanos, han hecho eso mismo también.

Plasmodium knowlesi puede que esté en una fase de transición —o, en todo caso, en una fase de diversificación— y no podemos conocer sus planes futuros. Es un protista, después de todo; no tiene planes. Se limitará a reaccionar a las circunstancias. Posiblemente se adaptará a la tendencia de cambio entre los huéspedes primates —menos monos, más humanos— como lo han hecho sus primos *Plasmodium* a lo largo del tiempo. Mientras, actúa como advertencia de lo que es esencial en cualquier zoonosis: no solo de dónde viene la cosa, sino hasta dónde llega.

IV

Cena en la granja de ratas

33

A finales de febrero del 2003, el SARS embarcó en un avión en Hong Kong y viajó hasta Toronto.

Llegó a Canadá sin previo aviso pero, a los pocos días, comenzó a hacerse notar. Acabó con la vida de la abuela de setenta y ocho años que lo había introducido en el país, con la de su hijo adulto una semana más tarde, y se extendió por el hospital donde este último había recibido tratamiento. A gran velocidad, infectó a otros varios cientos de habitantes de Toronto; treinta y uno de los cuales acabaron falleciendo. Uno de los infectados fue una mujer filipina de cuarenta y seis años que trabajaba en Ontario como auxiliar de enfermería; había volado a su país natal para una visita en Semana Santa y empezó a sentirse indispuesta al día siguiente de llegar (pero siguió activa, haciendo compras y visitando a familiares), y desató una nueva cadena de infecciones en la isla de Luzón. Así pues, el SARS había ido a la otra punta del mundo y de vuelta en dos saltos aéreos y en el transcurso de dos semanas. Si las circunstancias hubieran sido diferentes —perdiendo menos tiempo en Toronto, con un visitante que hubiese partido antes desde allí hacia Luzón, Singapur o Sidney— la enfermedad podría haber completado su circuito global mucho más rápidamente.

Decir que «el SARS embarcó en un avión» es, desde luego, caer en la metonimia y la personificación, prohibidas ambas a los autores de artículos escritos para revistas científicas, pero permisibles para

189

gente como yo. Sé lo que estará pensando: que lo que embarcó realmente en el avión en ambos casos fue una desdichada mujer portadora de alguna clase de agente infeccioso. Los nombres de la abuela de setenta y ocho años de Toronto y la auxiliar de enfermería, más joven, no constan en los informes oficiales, donde se las identifica únicamente por su edad, género, profesión e iniciales (como B.W., el agrimensor enfermo de malaria), por razones de privacidad médica. En cuanto al germen, pasarían varias semanas desde el comienzo del brote antes de que fuese identificado y recibiese un nombre. En esa fase temprana, nadie podía estar seguro de que fuese un virus, una bacteria o alguna otra cosa.

Entretanto, había llegado también a Singapur, Vietnam, Tailandia, Taiwán y Pekín. Singapur se convirtió en otro epicentro. En Hanói, un empresario chino-estadounidense que llevó su infección desde Hong Kong cayó tan enfermo que lo examinó el doctor Carlo Urbani, un parasitólogo italiano, experto en enfermedades contagiosas, que estaba destinado allí por la OMS. En diez días, el empresario había muerto; en un mes, Urbani corrió la misma suerte. El doctor murió en un hospital de Bangkok, adonde se había desplazado para asistir a una conferencia sobre parasitología en la que no pudo participar. Su muerte, debido al tan admirado trabajo que había llevado a cabo en el seno de la OMS, se convirtió en un caso señero de lo que se manifestó como un patrón más amplio: los elevados índices de infección y la alta letalidad entre los profesionales médicos expuestos a esta nueva enfermedad, que parecía florecer en los hospitales y propagarse por el cielo.

Llegó a Pekín al menos a través de dos medios de transporte, uno de los cuales fue el vuelo 112 de China Airlines procedente de Hong Kong del 15 de marzo. (El otro vehículo fue el coche de una mujer enferma que condujo desde la provincia de Shanxi en busca de un mejor tratamiento en la capital del país; cómo se había infectado, y a quién infectó a su vez, constituye otra rama de la historia.) El vuelo CA112 despegó de Hong Kong ese día con ciento veinte personas a bordo, incluido un hombre febril con una tos que iba empeorando. Cuando tomó tierra en Pekín, tres horas más tarde, otros veintidós pasajeros y dos miembros de la tripulación habían recibido dosis infecciosas de los gérmenes del hombre tosigoso. A partir de ellos se propagó por más de setenta hospitales solo en Pekín —sí, setenta—, donde infectó a casi cuatrocientos trabajadores sanitarios, así como a otros pacientes y sus visitas.

Por esas mismas fechas, las autoridades de la OMS lanzaron desde su sede en Ginebra una alerta mundial sobre estos casos de enfermedad pulmonar inusual en Vietnam y China. (Canadá y Filipinas no se mencionaron porque esto ocurrió justo antes de que se constatase que estaban afectados.) Según el comunicado en Vietnam se había iniciado un brote con un solo paciente (el que Carlo Urbani había examinado), que había sido «hospitalizado para el tratamiento de un síndrome respiratorio agudo y grave de origen desconocido».[1] La «y» antes de «grave» refleja el hecho de que aún no se había encontrado un nombre para codificar esa cadena de tres adjetivos y un sustantivo. Varios días después, mientras seguía desplegándose el patrón de una secuencia salteada de brotes, la OMS hizo público otro comunicado de alarma. Este, que se presentó como un aviso de emergencia para viajeros, marca la transformación de lo que era una frase descriptiva a una denominación concreta. Decía así: «Durante la semana pasada, la OMS ha recibido informaciones de más de ciento cincuenta nuevos casos sospechosos de síndrome respiratorio agudo severo (SARS), una neumonía atípica cuya causa aún no se ha determinado».[2] El aviso incluía unas graves palabras de quien era por aquel entonces la directora general de la OMS, la doctora Gro Harlem Brundtland: «Este síndrome, el SARS, es ahora una amenaza sanitaria en todo el mundo. —Y añadía—: Haríamos bien en trabajar todos juntos —y en hacerlo cuanto antes, dio a entender—, para encontrar el agente que la provoca y detener su propagación.»

Dos aspectos hacían que el SARS fuese particularmente amenazador: su alto grado de infecciosidad —sobre todo en contextos de atención médica— y su letalidad, que era mucho mayor que la de las formas habituales de neumonía. Otra característica inquietante era que el nuevo germen, con independencia de lo que fuese, tuviese tal capacidad de volar en avión de un sitio a otro.

34

Hong Kong no fue el origen del SARS, sino simplemente la puerta de salida hacia su propagación internacional... y un lugar muy próximo a su origen. El fenómeno se había iniciado de forma discreta, varios meses antes, en Cantón, la provincia más meridional de la China continental, un lugar comercialmente boyante y de prácticas culinarias muy peculiares, al que Hong Kong está pegado como un percebe al vientre de una ballena.

Hong Kong, que en el pasado había sido colonia británica, se integró en 1997 en la República Popular China, aunque con un régimen especial que le permitió conservar su propio sistema legal, su economía capitalista y cierto grado de autonomía política. La Región Administrativa Especial de Hong Kong, que incluye Kowloon y otros distritos continentales, además de la isla de Hong Kong y varias otras, mantiene frontera con Cantón, así como un fluido intercambio comercial y de visitantes. Más de un cuarto de millón de personas atraviesa esa frontera por tierra cada día. Sin embargo, a pesar de las fáciles relaciones comerciales y de los privilegios de visita, no existe mucho contacto directo entre las autoridades hongkonesas y la capital provincial de Cantón, la ciudad con que comparte nombre, de nueve millones de habitantes y situada a unas dos horas por carretera de la frontera. Las comunicaciones políticas pasan a través del Gobierno nacional en Pekín. Por desgracia, esta limitación también afecta a las instituciones científicas y médicas en ambos lugares, como la Universidad de Hong Kong, con su excelente facultad de Medicina, y el Instituto de Enfermedades Respiratorias cantonés. La ausencia de una comunicación básica, por no hablar de las reticencias al trabajo colaborativo y al intercambio de muestras clínicas, provocó problemas y retrasos a la hora de reaccionar ante el SARS. Los problemas terminaron por solucionarse, pero los retrasos tuvieron graves consecuencias. Cuando la infección cruzó la frontera por primera vez, desde Cantón hacia Hong Kong, la información que la atravesó con ella fue muy escasa.

Cantón vierte sus aguas en el río de las Perlas, y el conjunto de la región costera que engloba Hong Kong, Macao, Cantón y una nueva metrópolis fronteriza llamada Shenzhen, así como Foshán, Zhongshán y otras ciudades limítrofes, se conoce como el delta del río de las Perlas. El 16 de noviembre del 2002, en Foshán, un hombre de cuarenta y seis años cayó enfermo con fiebre y dificultades respiratorias. Hasta donde la investigación epidemiológica es capaz de dilucidar, fue el primer caso de esta nueva amenaza. No dejó tras de sí muestras de sangre o mucosidades que pudieran ser analizadas en el laboratorio, pero el hecho de que provocase una cadena de casos (su mujer, una tía que lo visitó en el hospital, el marido y la hija de la tía) es un fuerte indicador de que lo que tenía era SARS. Su nombre tampoco aparece en los documentos, donde se lo describe simplemente como un «funcionario de la administración local».[3] A posteriori, la única característica llamativa de su perfil era que había ayudado a preparar comidas con ingredientes como pollo, gato doméstico y serpiente. La presencia de la serpiente en el menú no era algo raro en Cantón, una provincia de carnívoros voraces y poco escrupulosos, donde la lista de animales considerados manjares podría pasar por el inventario de una tienda de mascotas o de un zoológico.

Tres semanas más tarde, a principios de diciembre, un cocinero de Shenzhen cayó enfermo con síntomas parecidos. El tipo trabajaba en un restaurante de wok y, aunque entre sus tareas no estaban matar o eviscerar animales salvajes, sí manipulaba pedazos de esa carne. Cuando se sintió indispuesto en Shenzhen, se trasladó a otra ciudad, Heyuan, e intentó recibir tratamiento médico en el Hospital Popular de la Ciudad de Heyuan, donde infectó al menos a seis trabajadores sanitarios antes de ser trasladado a otro hospital en Cantón, a unos doscientos kilómetros al sudoeste. Un médico joven que lo acompañó en la ambulancia hasta allí también se contagió.

Poco tiempo después, desde finales de diciembre y durante enero, empezaron a darse enfermedades similares en Zhongshán, a cien kilómetros al sur de Cantón, justo en la orilla opuesta respecto a Hong Kong del delta del río de las Perlas. En las siguientes semanas, se detectaron allí otros veintiocho casos. Los síntomas: dolor de cabeza, fiebre alta, escalofríos, dolor corporal, tos fuerte y persistente, expectoración de flemas sanguinolentas y destrucción progresiva de los pulmones, que solían endurecerse y encharcarse de fluido, lo que provocaba una falta de oxígeno que en ocasiones conducía al fallo multiorgánico y a la muerte. Trece de los pacientes de Zhongshán eran trabajadores sanitarios, y había al menos otro cocinero, en cuyo menú figuraban serpientes, zorros, civetas (mamíferos de pequeño tamaño, parientes lejanos de las mangostas) y ratas.

Las autoridades del Departamento de Sanidad regional de Cantón se percataron del clúster de casos en Zhongshán y enviaron equipos de «expertos» para que ayudaran con el tratamiento y la prevención, pero lo cierto es que aún no había ningún experto en esta enfermedad misteriosa y sin identificar. Uno de esos equipos redactó un documento orientativo sobre la nueva dolencia, en el que la describía como una «neumonía atípica» (*feidian*, en cantonés).[4] Esa era la expresión, una formulación habitual aunque vaga, que la OMS empleó varias semanas más tarde en su alerta global. Una neumonía atípica puede ser cualquier tipo de infección pulmonar no atribuible a alguno de los agentes conocidos, como la bacteria *Streptococcus pneumoniae*. El uso de esa denominación ya conocida contribuyó a minimizar, no a resaltar, la excepcionalidad y potencial gravedad de lo que ocurría en Zhongshán. Esta «neumonía» no solo era atípica, sino anómala, virulenta y aterradora.

El documento orientativo, que se distribuyó a todos los departamentos de sanidad y a los hospitales de la provincia (pero se mantuvo en secreto para el resto del mundo), también incluía una lista de síntomas indicativos y medidas recomendadas para impedir una expansión más amplia. Esas recomendaciones fueron insuficientes y llegaron demasiado tarde. Al final del mes, un pescadero que había visitado Zhongshán poco tiempo antes ingresó en un hospital de Cantón y provocó una cadena de infecciones que daría la vuelta al mundo.

El pescadero era un hombre llamado Zhou Zuofeng, a quien corresponde la distinción de ser el primer «supercontagiador» de la epidemia de SARS. Un supercontagiador es un enfermo que, por algún motivo, infecta directamente a muchas más personas que el paciente infectado típico. El R_0 (la importante variable que George MacDonald introdujo en las matemáticas de las enfermedades) representa el promedio de infecciones secundarias causadas por cada infección primaria al comienzo de un brote; un supercontagiador es alguien que supera extraordinariamente ese promedio. Su presencia en una situación determinada es, por tanto, un factor decisivo a efectos prácticos, que las matemáticas usuales podrían pasar por alto. «Las estimaciones poblacionales de R_0 pueden ocultar una considerable variación de la infecciosidad entre individuos —según explican J. O. Lloyd-Smith y varios colegas en *Nature*—, como pusieron de manifiesto durante la emergencia global de síndrome respiratorio agudo severo (SARS) los muchos "eventos de supercontagio" en los cuales determinados individuos infectaron a un número inusualmente elevado de casos secundarios».[5] María Tifoidea fue una supercontagiadora legendaria. La importancia del concepto, como señalaron Lloyd-Smith y sus colegas, radica en que, si existen supercontagiadores y se los puede identificar durante un brote de la enfermedad, las medidas de control deberían dirigirse a aislar a esos individuos, en lugar de aplicarse de manera más generalizada y difusa a toda la población. A la inversa, si sometemos a cuarentena a cuarenta y nueve pacientes infecciosos pero se nos escapa uno, y resulta que este es supercontagiador, los esfuerzos de control habrán fracasado y nos enfrentaremos a una epidemia. Pero este útil consejo se ofrecía *a posteriori*, en el 2005, demasiado tarde para aplicarlo al caso del pescadero Zhou Zuofeng a principios del 2003.

Nadie sabe dónde se infectó el señor Zhou, aunque presumiblemente no fue de sus mercancías: el pescado y los crustáceos marinos nunca han figurado entre los posibles reservorios del patógeno causante del SARS. Zhou tenía un puesto en un gran mercado de pescado, y es posible que su esfera de actividades se cruzase con la de otros mercados de animales vivos, incluidos los que vendían aves y mamíferos domésticos y salvajes. Con independencia de cuál fuese la fuente, la infección se extendió, llegó a sus pulmones, le provocó tos y fiebre, y, el 30 de enero del 2003, lo llevó a buscar ayuda en un hospital de Cantón. Permaneció allí solo dos días, durante los cuales infectó al menos a treinta trabajadores sanitarios. Cuando su estado empeoró, lo enviaron a un segundo hospital, especializado en tratar casos de neumonía atípica. Durante el traslado, mientras Zhou jadeaba intentando respirar, vomitaba y esparcía flemas por la ambulancia, se infectaron otros dos doctores, dos enfermeros y un conductor. En el segundo hospital lo intubaron para evitar que se asfixiase. Esto es, le insertaron un tubo flexible por la boca, más allá de la glotis y a lo largo de la tráquea hasta los pulmones, para ayudarle a respirar. Este evento constituye otro importante indicio para explicar cómo el SARS se propagó con tanta efectividad por los hospitales de todo el mundo.

La intubación es un procedimiento sencillo, al menos en teoría, pero puede ser difícil ejecutarlo entre las arcadas reflejas, los escupitajos y las expectoraciones del paciente. La tarea resultó especialmente complicada con Zhou, que era un hombre corpulento, sedado y febril, y, aunque aún no se había identificado su enfermedad, los médicos y enfermeros que lo atendían sí tenían cierta conciencia del peligro al que se exponían. Ya entonces sabían que esta neumonía atípica, o lo que fuera, era más contagiosa y más letal que las neumonías normales. Según la versión de Thomas Abraham, un veterano corresponsal extranjero destinado en Hong Kong, «cada vez que empezaban a insertar el tubo» se producía «una erupción» de mucosidad sanguinolenta:

> Salpicaba hasta el suelo, el instrumental, y los rostros y las batas del personal médico. Sabían que esas mucosidades eran altamente infecciosas, y en una situación normal se habrían limpiado lo antes posible, pero con un paciente en estado crítico, pataleando y tratando de incorporarse mientras tenía un tubo medio metido en la tráquea y chorreaba mocos y sangre, no había manera de que ninguno de ellos pudiera hacerlo.[6]

En ese hospital, Zhou infectó a otros veintitrés médicos y enfermeros, además de a dieciocho pacientes y familiares de estos. Diecinueve miembros de la propia familia de Zhou enfermaron también. Entre el personal médico de Cantón, Zhou acabó siendo conocido como el Rey Veneno. A diferencia de muchas de las personas que se habían contagiado de él —directa o indirectamente, a través de una larga cadena de contactos—, Zhou sobrevivió a la enfermedad.

Uno de esos casos secundarios fue un médico de sesenta y cuatro años de edad llamado Liu Jianlun, profesor de Nefrología en el hospital universitario donde Zhou estuvo ingresado inicialmente. El 15 de febrero, el profesor Liu empezó a notar síntomas análogos a los de la fiebre, dos semanas después de haber estado expuesto al pescadero, y a continuación experimentó una aparente mejoría; suficiente, pensó, para seguir adelante con sus planes de asistir a la boda de su sobrino en Hong Kong. Junto con su mujer, el 21 de febrero hizo el viaje de tres horas en autobús desde Cantón, atravesó la frontera, pasó una noche con su familia y se registró en el Métropole, un hotel grande y de categoría intermedia frecuentado por empresarios y turistas situado en el distrito hongkonés de Kowloon. Les dieron la habitación 911, frente a los ascensores, en mitad de un largo pasillo, un detalle que resultó fundamental en las investigaciones epidemiológicas posteriores.

Esa noche en el Hotel Métropole se dieron dos situaciones fatídicas. El estado del profesor empeoró, y, al parecer, en algún momento debió de estornudar, toser o (según la versión que prefiramos creer) vomitar en el pasillo del noveno piso. En todo caso, diseminó una dosis considerable del patógeno que estaba provocando su enfermedad: suficiente para infectar al menos a otros dieciséis huéspedes y una persona de visita en el hotel. El profesor Liu se convirtió así en el segundo supercontagiador conocido de la epidemia.

Entre los huéspedes alojados también en el noveno piso estaba la abuela canadiense de setenta y ocho años que ya he mencionado anteriormente. Había ido a visitar a su familia, y después pasó varias noches en el Métropole con su marido, como parte de un paquete de vuelo más hotel. Su habitación era la 904, al otro lado del pasillo y a unos pocos pasos de distancia de la del profesor Liu. La estancia de la mujer solo se solapó con la de Lui una noche, la del 21 de febrero del 2003. Puede que coincidiesen en el ascensor. Quizá se cruzaron en el vestíbulo. A lo mejor nunca llegaron a verse. Nadie lo sabe, ni siquiera los epidemiólogos. Lo que sí se sabe es que, al día siguiente, el profesor se levantó demasiado enfermo como para asistir a la boda, e ingresó en cambio en el hospital más cercano. Murió el 4 de marzo.

Un día después de que el profesor Liu abandonase el Métropole, la abuela canadiense hizo lo propio, tras haber completado su visita a Hong Kong. Infectada pero aún asintomática, y presumiblemente sintiéndose bien, embarcó en el avión de vuelta a Toronto, haciendo que el SARS se volviese global.

35

Otra ruta de dispersión internacional desde el Métropole condujo a Singapur, adonde una joven llamada Esther Mok volvió con fiebre tras un viaje de compras en Hong Kong. Eso ocurrió el 25 de febrero. Durante las cuatro noches anteriores, había compartido con una amiga la habitación 938 del Métropole, a unos veinte pasos de distancia de la del profesor Liu.

Ya de vuelta en Singapur, la fiebre de Mok persistió, acompañada ahora de tos. El 1 de marzo la vieron médicos del Hospital Tan Tock Seng, un gran centro público albergado en flamantes edificios recién construidos justo al norte del centro de la ciudad. Tras hacerle una radiografía torácica, en la que observaron unas manchas blancas en el pulmón derecho, la ingresaron con el diagnóstico de neumonía atípica. Uno de los médicos que la atendió fue Brenda Ang, asesora principal para enfermedades infecciosas, que se daba la circunstancia de que también estaba a cargo del control de infecciones en el Tan Tock Seng. Pero, cuando Esther Mok llevó su enfermedad al hospital, no había allí ninguna alarma especial en lo tocante al control de infecciones. «En aquel momento, no sabíamos lo que era», me explicó Brenda Ang tiempo después.

Ang accedió a hacer para mí y de memoria un repaso de la historia, un lustro después de los acontecimientos, y aunque me advirtió de que sus recuerdos podían estar incompletos, en muchos detalles daba la impresión de ser muy precisa. Nos citamos en una sala de conferencias dentro de una pequeña estructura separada en los jardines del recinto del Tan Tock Seng; era una sala que se usaba de manera intermitente para reuniones del personal y como aula para residentes de Medicina, pero la habíamos reservado durante una hora. Ang era una mujer menuda y directa, que llevaba un vestido con un estampado de lilas. Por discreción médica, no mencionó el nombre de Esther Mok, sino que habló de «una joven» que había sido «el primer paciente cero». En su papel de asesora para enfermedades infecciosas, la doctora Ang la había atendido ella misma. Contó con la ayuda de su residente (un médico más joven, que aún estaba completando su especialidad), que tomó una muestra de mucosa de Mok para hacer un cultivo. Ang me contó que el residente no llevaba mascarilla. Al principio, nadie en el Tan Tock Seng la llevaba al tratar esta infección pero, a diferencia de la propia Ang, el residente enfermó.

Su caso, con dramáticas complicaciones, tardó un tiempo en desarrollarse. Entretanto, Ang y sus colegas tenían que hacer frente a la neumonía de Esther Mok, que se iba agravando, sin saber que la joven se estaba convirtiendo en otro supercontagiador de esta enfermedad que aún no se había identificado ni tenía nombre.

En un primer momento, llevaron a Mok a un ala común, con muy poco espacio entre camas, cerca de otros pacientes y miembros del personal que iban de un sitio a otro. Pasados unos pocos días, cuando ya tenía dificultades para respirar, la trasladaron a la unidad de cuidados intensivos. Según me explicó Ang, les extrañó que una neumonía afectase tan gravemente a una persona tan joven; lo suficiente como para que, ese mismo viernes, cuando médicos de otros hospitales de Singapur visitaron el Tan Tock Seng para las rondas semanales, la doctora y sus colegas les expusieran el caso de la neumonía atípica para discutirlo entre todos. Tras escuchar cuáles eran los síntomas y el historial, un médico del Hospital General de Singapur tomó la palabra y dijo: «Es curioso, nosotros igual, tenemos un caso de neumonía atípica: otra mujer joven que también acaba de volver recientemente de Hong Kong». Tras una rápida investigación, comprobaron que el caso del hospital de Singapur era la amiga de Esther Mok, que había compartido la habitación 938 en el Métropole. Un escalofrío recorrió la sala.

En los días siguientes llegaron más neumonías atípicas al Tan Tock Seng, la mayoría de ellas con alguna relación con Esther Tock. Primero fue su madre. Tres días más tarde, el pastor de su iglesia, que había visitado a Esther en el hospital para rezar, volvió como paciente. Después fue su padre, que se presentó con una tos con esputos teñidos de sangre. A continuación, su abuela materna, seguida de su tío. A mitad de mes, todos estaban ingresados en el Tan Tock Seng. Y, mientras la acumulación de miembros de la familia Mok empezaba a generar alarma, Brenda Ang recibió otra noticia inquietante. Fue el jueves 13 de marzo, cuando un auxiliar administrativo le informó de que cuatro enfermeros de la planta donde habían ingresado originalmente a Mok no habían ido a trabajar por estar enfermos. Cuatro enfermeros de baja médica en un solo día; eso no encajaba ni remotamente dentro de lo que podía considerarse normal. «Fue un momento clave para mí —dijo fríamente Ang, mientras yo garabateaba unas notas delante de ella—. Todo se estaba acelerando.»

Los acontecimientos relacionados con esta situación se estaban acelerando en todo el mundo, no solo en el Tan Tock Seng, aunque eso Ang y sus colegas aún no lo sabían. En Ginebra, casi precisamente en ese mismo momento, la OMS lanzó su alerta global sobre un «síndrome respiratorio agudo y grave de origen desconocido». La situación enseguida se puso en conocimiento de las autoridades del Ministerio de Sanidad de Singapur, a las que se les informó de que se habían detectado simultáneamente tres casos de neumonía atípica (Esther Mok, su amiga y un tercero), todos ellos trazables hasta el Hotel Métropole de Hong Kong. Esto situó el caso de Mok en un marco mucho más amplio. Al parecer, el director ejecutivo del Tan Tock Seng recibió una llamada de alguien del ministerio, tras lo cual se convocó una reunión del personal directivo del hospital. Según me contó Ang, el director ejecutivo, el presidente de la junta médica, el director de enfermería, ella misma, como jefa del control de infecciones, junto con otras personas, se congregaron en esta sala para discutir lo que estaba ocurriendo.

—¿En esta sala? —pregunté.

—Esta sala —respondió—. Esta misma sala.

Fue entonces cuando el director ejecutivo les dijo: «Creo que tenemos entre manos un brote. Hay que organizarse».

Se encomendó a una doctora llamada Leo Yee Sin, con experiencia previa en la gestión de un brote de Nipah, poner en marcha las medidas especiales de respuesta. El Ministerio de Sanidad avisó a la dirección del Tan Tock Seng: estén preparados para recibir casos, porque estamos empezando a ver más personas —amigos y familiares del primer grupo— que comienzan a mostrar síntomas. Leo Yee Sin movilizó a todo el mundo. Montaron una carpa junto a una de las alas del hospital, para hacer el chequeo inicial a los pacientes, y llevaron allí una máquina de rayos X con la que analizar posibles casos de afectación pulmonar. La mayoría de los pacientes ingresaban en la pla-

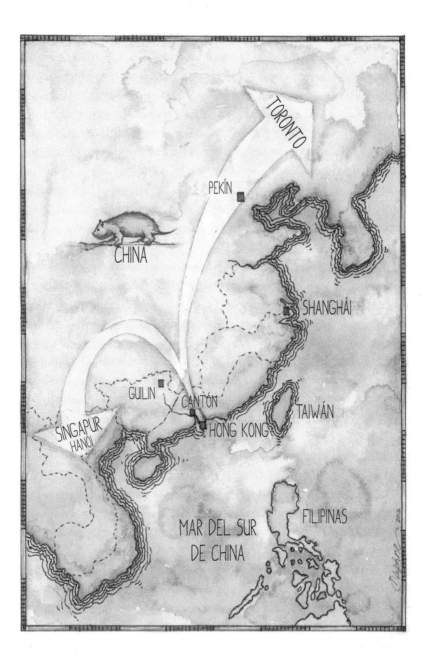

tas generales, pero a los más enfermos los llevaban a cuidados intensivos. Cuando la primera unidad se llenó, otras dos se convirtieron en ucis para SARS, dedicadas en exclusiva a tratar casos adicionales. El aislamiento y la contención eran medidas de control importantes, aunque Ang y sus colegas aún no sabían qué era lo que estaban aislando. «Recordemos —me recalcó Ang— que durante todo este tiempo no había pruebas diagnósticas.» Lo que quería decir es que no había pruebas que detectasen la presencia o ausencia del agente culpable de la infección, porque nadie lo había conseguido identificar aún. «Nos guiábamos únicamente por la epidemiología, si había tenido o no contacto con alguno de los pacientes originales.» Iban dando palos de ciego.

El viernes de esa semana, 14 de marzo, estaba prevista la celebración en el Hotel Westin de la cena anual del hospital, seguida de baile, que llevaban mucho tiempo preparando y esperando. Y se celebró —más o menos— como estaba previsto, aunque Brenda Ang y varios compañeros ocuparon mesas medio vacías mientras se preguntaban ¿dónde están Leo Yee Sin, o tal o cual otro colega? Se habían ausentado *in extremis*: estaban en el hospital, moviendo camas y otros muebles, preparándolo para la situación de emergencia. El sábado por la mañana, la propia Ang se sumó a la faena.

Como jefa del control de infecciones, Ang hizo que todos los miembros del personal llevasen batas, guantes y mascarillas N95 de alto filtrado, que se ajustan mejor al rostro que las mascarillas quirúrgicas ordinarias. Pero tuvo que hacer frente a la escasez de estos suministros, y posteriormente a la inflación del mercado negro: en Singapur, el precio de las mascarillas N95 pasó de dos a ocho dólares por unidad. Aun así, estaban haciendo todo lo que estaba en su mano. El 23 de marzo, cuando la enfermedad ya tenía un nombre aceptado internacionalmente, Tan Tock Seng se convirtió en el hospital de referencia para el SARS en Singapur, y a él se remitirían todos los pacientes desde los demás hospitales. Se restringieron las visitas. Todo el personal iba con mascarilla, guantes y bata.

Sin embargo, antes de que las medidas de aislamiento y protección llegasen a implementarse por completo, se dio otro caso de supercontagio, en esta ocasión en la unidad de cuidados coronarios

(UCC) del hospital. Una mujer de mediana edad con varias patologías, entre ellas diabetes y una cardiopatía, había ingresado en una de las alas comunes, donde la había infectado un trabajador sanitario, que a su vez se había contagiado de Esther Mok. La mujer había sufrido un infarto y la habían trasladado a la UCC. Aún no había manifestado los síntomas de la neumonía atípica; al menos, no en grado suficiente para sopesar su crisis coronaria. En la UCC la intubó el auxiliar de cardiología. De nuevo, como ocurrió con el Rey Veneno en Cantón, parece que la intubación fue una ocasión propicia para la transmisión. El balance final fue de veintisiete personas infectadas en la UCC, entre ellos cinco médicos, trece enfermeros, un técnico de ultrasonidos, dos técnicos de cardiología, un auxiliar y cinco visitantes. Encontré la cifra en un informe posterior. La historia que contaba Brenda Ang era más personal. Recordaba que la cardióloga, embarazada, llevaba puesta mascarilla durante la intubación y, aunque más tarde cayó enferma, se recuperó. El residente, que estaba a su lado, no llevaba mascarilla.

—Era un muchacho. Estuvo enfermo un tiempo, y llevó la enfermedad a su casa. A su madre. Su propia madre cuidó de él y ella enfermó —me contó Ang.

—¿Sobrevivieron?

—No.

—¿Ninguno de ellos? —pregunté.

—Fue uno de los momentos más dolorosos. Porque él era un médico joven, de veintisiete años. Y su madre también murió.

Otro médico joven que estuvo igualmente expuesto fue el residente de Brenda Ang, el que había tomado una muestra de mucosa de la garganta de Esther Mok, ¿se acuerda de él? Su historia pone de manifiesto la gradual toma de conciencia de que este síndrome estaba causado por un patógeno altamente infeccioso, no se sabía si una bacteria o un virus, que se propagaba fácilmente a través del contacto cara a cara, especialmente en circunstancias multitudinarias o íntimas. Días después de asistir a Ang durante el examen de Mok, el residente tomó un avión para asistir a una conferencia sobre enfermedades infecciosas en Nueva York; un vuelo de veinte horas de duración desde Singapur. Fue allí donde empezó a encontrarse mal. Antes de embarcar en el avión de vuelta, con escala en Frankfurt, llamó a un colega en Singapur y le comentó que estaba enfermo. Este alertó a las autoridades del país; estas transmitieron la información a la OMS, que a su vez alertó a las autoridades alemanas; de manera que estas esperaban al avión cuando aterrizó en Frankfurt, y pusieron al médico en cuarentena. Pasó casi tres semanas en un hospital de Frankfurt, junto con su mujer y su suegra, que para entonces ya habían enfermado también. Un miembro de la tripulación del avión, pero solo uno, también se había infectado. Pero, a diferencia del residente de cardiología que asistió en la intubación, todos estos pacientes sobrevivieron en Frankfurt.

En Singapur, las autoridades sanitarias y gubernamentales cooperaron para detener la propagación. Impusieron medidas firmes cuyo alcance iba mucho más allá de los hospitales, como la cuarentena obligatoria de todos los posibles casos, multas y penas de cárcel para quienes violasen el aislamiento, el cierre de un gran mercado público y de los colegios o la comprobación diaria de la temperatura de los taxistas. Y se puso fin al brote. Singapur es una ciudad atípica, gobernada con firmeza y disciplina (por decirlo suavemente), y por tanto especialmente capacitada para hacer frente a una neumonía atípica, incluso una tan inquietante como esta. El 20 de mayo del 2003, once personas fueron sometidas a juicio y recibieron una multa de trescientos dólares cada una por escupir.

A mediados de julio, cuando el último paciente de SARS abandonó el Hospital Tan Tock Seng, se habían detectado más de doscientos casos. De ellos, murieron treinta y tres personas, entre las que figuraban, en orden de fallecimiento, el padre de Esther, su pastor, su madre y su tío. La propia Esther sobrevivió.

36

Tanto si habían muerto como si se habían recuperado, el caso era que todos se habían infectado, pero ¿con qué?

A medida que la enfermedad se propagaba por todo el mundo, los científicos de tres continentes trabajaban en sus laboratorios con muestras de tejido, sangre, mucosidades, heces y otras desabridas materias vitales, tomadas de distintos pacientes, para tratar de aislar e identificar al agente causal. El nombre de SARS que se acuñó durante esa fase temprana ya refleja que solo se conocían los efectos, el impacto, como si fueran las huellas de una gran bestia invisible. El Ébola es un virus. El Hendra es un virus. El Nipah es un virus. El SARS es un síndrome.

La búsqueda del patógeno que causa el SARS en dichos laboratorios fue apremiante, pero se vio obstaculizada por señales confusas y pistas falsas. Para empezar, los síntomas se parecían mucho a los de la gripe, para ser exactos, a los de las gripes más agresivas. Una de las peores formas de esta enfermedad es la conocida como gripe aviar, causada por un virus denominado H5N1, con la que Hong Kong en particular había tenido una experiencia aterradora tan solo seis años antes, cuando un contagio a partir de aves de corral infectó a dieciocho personas. Aunque este no parece un número muy alto de afectados, lo aterrador es que seis de esas dieciocho personas murieron. La respuesta de las autoridades sanitarias fue rápida; se ordenó el cierre de los mercados de aves de corral vivas y el exterminio de todos los pollos de Hong Kong (con lo que se dictó sentencia sobre un millón y medio de estas aves cacareantes), a lo que seguiría un parón de siete semanas para la descontaminación. Con esta respuesta draconiana, sumada al hecho de que el H5N1 no se transmitía fácilmente entre seres humanos, sino solo de ave a humano, se consiguió acabar con el brote de Hong Kong en 1997. Pero en febrero del 2003, justo cuando en Cantón empezaban a surgir alarmantes rumores sobre «una extraña enfermedad contagiosa», difundidos en correos electrónicos y mensajes de texto, la gripe aviar surgió de nuevo en Hong Kong.[7] No tenía nada que ver con el brote de SARS pero, en aquel momento, era difícil de ver.

La gripe causó el fallecimiento de un hombre de treinta y tres años y la enfermedad de su hijo de ocho, aunque este sobrevivió. Es probable que también fuera la causa de la muerte de su hija de siete años, que había tenido lugar dos semanas antes, debido a una enfermedad similar a la pulmonía, durante una visita familiar a Fujian, provincia situada al nordeste de Cantón. Es posible que la pequeña se hubiera acercado demasiado a los pollos; su hermano ciertamente lo había hecho, según declaró él mismo más tarde. Las muestras de mucosidad nasal de padre e hijo dieron un resultado positivo en H5N1, lo que parecía indicar que la oleada de casos documentados en Cantón podría deberse también a la gripe aviar. Así que los investigadores pasaron a hacer pruebas de H5N1 sobre las muestras que tenían de SARS, pero se trataba de una pista falsa.

Otra idea equivocada era la de que el SARS podía estar causado por alguna forma de clamidia, un grupo diverso de bacterias en el que se incluyen dos variedades asociadas a enfermedades respiratorias en humanos, además de otra de transmisión sexual, más conocida entre los jóvenes. Una de las clamidias que afecta a las vías respiratorias es zoonótica y pasa de aves, en particular loros y periquitos domésticos, a humanos. A finales de febrero, un microbiólogo chino del más alto nivel encontró algo que parecía clamidia en algunas muestras de SARS, y este frágil indicio, sumado a la prestigiosa posición que ocupaba —dado el contexto de máximo respeto por la ciencia en China—, hizo que las autoridades sanitarias de Pekín se adhirieran con excesiva confianza a la hipótesis de la clamidia. Hubo al menos un eminente investigador chino que discrepó, alegando que, si la causa era la clamidia, los casos de SARS deberían haber respondido a los antibióticos, cosa que no había ocurrido. Pero este científico trabajaba en Cantón, en el Instituto de Enfermedades Respiratorias, por lo que en Pekín se despreciaron sus observaciones.

Entretanto, los científicos exploraban también otras muchas posibilidades en el laboratorio; peste, fiebre maculosa, legionelosis, tifus, varios tipos de neumonía bacteriana, gripe estacional, *E. coli* en la sangre, hantavirus del Viejo y del Nuevo Mundo, etcétera. En parte, lo que dificultaba la tarea de búsqueda del agente del SARS era que no se sabía si se estaba buscando algo conocido, algo novedoso pero similar a algo ya conocido o algo totalmente nuevo.

Y cabía aún otra posibilidad, que fuese algo conocido por los veterinarios pero totalmente nuevo como infección en humanos; en otras palabras, una nueva zoonosis.

La metodología de laboratorio descrita antes, que implica el uso de la RCP para encontrar fragmentos reconocibles de ADN o de ARN, en combinación con ensayos moleculares para detectar anticuerpos o antígenos, solo es útil para buscar algo que se conoce o que, por lo menos, se parezca a algo conocido. Básicamente, estas pruebas dan una respuesta positiva, negativa o aproximada a la pregunta de «¿Es esto X?». Encontrar un patógeno totalmente nuevo es más difícil. No se puede detectar un microbio por su firma molecular sin saber, aunque sea de forma aproximada, en qué consiste esta. Así pues, los laboratorios deben recurrir a un método algo más antiguo y menos automatizado, a saber, poner los microbios en un cultivo celular y observarlos al microscopio.

En la Universidad de Hong Kong, situada en una ladera sobre los barrios de la zona céntrica, un equipo dirigido por Malik Peiris llevaba este planteamiento a un punto en el que resultaba fructífero. Peiris nació en Sri Lanka y estudió Microbiología en Oxford; sensato y de modales suaves, un cabello fino y oscuro le envuelve el cráneo, marcando su forma redondeada. Es conocido principalmente por sus investigaciones sobre la gripe, y, como llegó a Hong Kong en 1995, justo antes del gran sobresalto causado por la gripe aviar, tenía motivos para considerar esta como hipótesis principal para explicar lo que estaba ocurriendo en Cantón. «Lo primero que se nos pasó por la cabeza fue que el virus H5N1 podría haber adquirido la capacidad de transmitirse entre humanos», explicó a un reportero en el 2003.[8] Pero tras hacer la prueba del H5N1, así como de otros sospechosos habituales, a las muestras de SARS con las que contaba, y no encontrar indicios de ninguno de ellos, su equipo empezó a decantarse por la idea de que se estuviesen enfrentando a un nuevo virus.

Así pues, pasaron a poner los esfuerzos en cultivarlo. Esto implicaba, en primer lugar, proporcionar a la criatura misteriosa un entorno de células vivas en el que pudiese replicarse, hasta crecer lo bastante y causar suficiente daño a las células vivas del cultivo como para que su presencia fuera visible. Dichas células debían pertenecer a algún linaje «inmortalizado» (como las famosas células HeLa de la desafortunada Henrietta Lacks), para que pudieran continuar replicándose de manera indefinida, hasta que algo las matase. El equipo de Peiris comenzó ofreciendo al nuevo germen cinco líneas celulares que habían demostrado, de distintas formas, ser propicias a otros patógenos respiratorios conocidos, como células de riñón de perro, células de tumor de rata, células de pulmón de un feto humano abortado y otras. No hubo suerte. No había rastro de daños celulares ni, por lo tanto, indicios de crecimiento vírico. Después probaron otra línea, derivada de células de riñón de feto de macaco rhesus. Esta vez, sí hubo suerte. A mediados de marzo, pudieron ver el efecto citopático en el cultivo de células de macaco; esto quiere decir que algo había empezado a replicarse en ellas y a destruirlas, pasando de una a otra y creando una zona de devastación bien visible. Unos días después, el equipo obtuvo, mediante el microscopio electrónico, las imágenes de unas partículas víricas de forma redondeada, cada una de ellas envuelta por una corona de espigas. Resultaba tan inesperado que uno de los microscopistas del equipo recurrió a una guía de campo, un libro de micrografías en cuyas páginas se puso a buscar una equivalencia de virus que tuviera la misma forma que aquel, igual que cualquier persona de a pie buscaría un pájaro o una flor silvestre que no conoce. La encontró en un grupo conocido como coronavirus, caracterizado por una corona de proteínas en forma de espigas que rodea a cada partícula vírica.

Así pues, gracias al cultivo, se había demostrado la presencia de un coronavirus desconocido en los pacientes con SARS, o al menos en algunos de ellos, pero esto no implicaba necesariamente que fuera la causa de la enfermedad. Para establecer la causalidad, el equipo de Peiris probó a aplicar suero sanguíneo de los pacientes con SARS, el cual contenía anticuerpos, al nuevo virus descubierto en el cultivo. Fue como echar agua bendita a una bruja. Los anticuerpos reconocieron el virus y reaccionaron con contundencia. En menos de un mes, a partir de estas pruebas y de otros análisis de confirmación, Malik Peiris y sus colegas publicaron un artículo en el que se anunciaba, con precaución, que este nuevo coronavirus era «una posible causa» del SARS.[9]

Estaban en lo cierto, y el virus pasó a conocerse como coronavirus del SARS, abreviado de forma poco elegante como SARS-CoV. Fue el primer coronavirus causante de enfermedades graves en el ser humano que se descubrió. Varios coronavirus están entre las muchas cepas víricas responsables del resfriado común. (Otros provocan hepatitis en ratones, gastroenteritis en cerdos e infecciones respiratorias en pavos.) El SARS-CoV no tiene un nombre llamativo. En otras épocas, el nuevo agente habría recibido un apodo geográfico, más expresivo, como virus de Foshán o virus de Cantón, y la gente iría por ahí diciendo: «¡Cuidado, tiene cantón!». Pero, en el 2003, todo el mundo era consciente de que una etiqueta de esa categoría sería denigrante, e inoportuna, además de nefasta para el turismo.

Otros equipos que trabajaban en el aislamiento del agente causal del SARS de forma independiente llegaron a la misma conclusión más o menos al mismo tiempo. En Estados Unidos, lo consiguió un grupo con sede en los CDC de Atlanta, con una amplia lista de participantes de todo el mundo. En Europa, fue un grupo de colaboradores repartidos entre las instituciones de investigación de Alemania, Francia y Países Bajos. En China, un pequeño grupo de investigadores sinceros, capaces y respetuosos aislaron el coronavirus y lo fotografiaron semanas antes de que lo hiciera el grupo de Peiris. Estos desafortunados científicos chinos de la Academia de Ciencias Médicas Militares se dejaron amedrentar por la teoría de la clamidia y su reputado promotor en Pekín, y perdieron la oportunidad de ser los primeros en anunciar el descubrimiento. Uno de ellos diría más tarde: «Fuimos demasiado cautos, esperamos demasiado».[10]

Tras haber identificado el virus, secuenciado una parte de su genoma y haberlo ubicado en una familia de coronavirus, lo lógico era que Malik Peiris y su equipo se preguntaran por el origen, ya que no podía haber salido de la nada. Así pues, ¿qué cabía decir de su hábitat común, de su historia, de sus huéspedes naturales? Un científico que participaba en la investigación, un joven biólogo llamado Leo Poon, lo mencionó en una conversación que tuvimos en Hong Kong.

«Los datos que hemos encontrado en muestras humanas —dijo Poon—, sugieren que el virus es nuevo en humanos. Quiero decir que los humanos no se habían infectado antes con este virus. Por lo que debe proceder de algún tipo de animal.»

Pero ¿qué animales, y cómo transmitieron la enfermedad a personas? Estas preguntas solo podían responderse haciendo acopio de pruebas de las selvas, las calles, los mercados y los restaurantes del sur de China. Llevando la conversación hacia esa dirección, pregunté: «¿Participaba usted en el trabajo de campo?».

«No, yo soy científico molecular», respondió. Supongo que fue como haberle preguntado a Jackson Pollock si pintaba casas, pero Leo Poon no se tomó a mal mi pregunta. Estaba feliz de poder reconocer el mérito a quien correspondía. Se trataba de otro de sus colegas, un tipo temperamental llamado Guan Yi, con el instinto de un epidemiólogo y las pelotas de un mono de latón, que se había desplazado a China y, con la ayuda de algunos funcionarios locales, había recogido hisopados de las gargantas, los anos y las cloacas de los animales vendidos en el mayor mercado de animales vivos de Shenzhen. Estas muestras fueron las que llevaron a Leo Poon, que hizo el análisis molecular, a Malik Peiris, al propio Guan Yi y, en última instancia, a científicos y autoridades sanitarias de todo el mundo a sospechar de un mamífero conocido como civeta.

37

En un país superpoblado, con mil trescientos millones de ciudadanos hambrientos, no ha de sorprender que se coman serpientes, como tampoco ha de hacerlo el que haya recetas cantonesas de perro. En un contexto así, el concepto de gato a la parrilla suena, por triste que parezca, más inevitable que alarmante, pero el caso es que la civeta (*Paguma larvata*) no es un gato. La civeta de las palmeras enmascarada, para ser más precisos, forma parte de la familia de los vivérridos, que incluye a las mangostas. El mercadeo culinario de estos animales salvajes tan insólitos, en particular en el estuario del río de las Perlas, no tiene tanto que ver con los recursos limitados, la extrema necesidad o las tradiciones ancestrales, como con un comercio en plena expansión debido a modas relativamente recientes de consumo ostentoso. Quienes se dedican a analizar la cultura china lo llaman la «era de los sabores silvestres».

Uno de estos analistas es Karl Taro Greenfeld, que ejerció como editor de *Time Asia* en Hong Kong en el 2003, supervisó la cobertura que la revista dio al SARS y, poco después, escribió un libro sobre el tema, con el título de *China Syndrome*. Antes de trabajar como editor, Greenfeld había dado cobertura durante algunos años a «la nueva Asia» como periodista, lo que le dio la oportunidad de conocer de primera mano lo que la gente se echaba a la boca. Según afirma:

En el sur de China siempre se ha comido más variedad de animales que en prácticamente cualquier otro lugar del mundo. Durante la era de los sabores silvestres, el alcance, la variedad y la cantidad de animales salvajes consumidos aumentarían hasta incluir prácticamente a todas las especies de tierra, mar y aire.[11]

Los sabores silvestres, *ye wei* en mandarín, se consideraban una forma de obtener prestigio, prosperidad y buena suerte. Como explica Greenfeld, comer animales salvajes era solo un aspecto de esta nueva ostentación en el consumo de lujo, que también incluía frecuentar un burdel en el que miles de mujeres se ofrecían en un escaparate. En el caso de esta moda gastronómica, surgió con naturalidad de tradiciones anteriores relacionadas con la cocina sofisticada, la farmacopea tradicional y los afrodisiacos exóticos, tales como el pene de tigre, y las superó. Un funcionario había explicado a Greenfeld que en ese momento había hasta dos mil restaurantes de sabores silvestres abiertos solo en la ciudad de Cantón. Otros cuatro recibieron el permiso para abrir durante la hora que Greenfeld pasó en la oficina de este funcionario.

Estos locales de comida se abastecían en los mercados al aire libre de la provincia de Cantón, vastos bazares llenos de hileras e hileras de puestos en los que se venden animales vivos para la alimentación, como es el caso del mercado de Chatou, en Cantón, y del mercado Dongmen en Shenzen. El primero abrió sus puertas en 1998 y, en cinco años, se convirtió en uno de los mayores mercados de animales vivos de China, en particular, de mamíferos, aves, ranas, tortugas y serpientes. Entre finales del año 2000 y principios del 2003, un equipo de investigadores con sede en Hong Kong llevó a cabo un estudio de los animales salvajes vendidos en Chatou, Dongmen y otros dos grandes mercados de Guangdong. En comparación con otro estudio anterior, realizado entre 1993 y 1994, el equipo vio cambios y nuevas tendencias.

En primer lugar, la cifra absoluta del comercio de animales salvajes parecía haber aumentado. En segundo lugar, había más comercio transfronterizo, legal o encubierto, para traer animales salvajes de otros países del Sudeste Asiático al sur de China. Se encontraban ejemplares jugosos y apreciados de especies en peligro de extinción, como la tortuga gigante malaya o la tortuga estrellada de Birmania. Por último, había disponible un mayor número de animales criados en cautividad, en criaderos comerciales. Los había de algunos tipos de ranas y de tortugas y, según los rumores, también los había de serpientes. A su vez, había pequeñas granjas de civetas en funcionamiento en Cantón central y en el sur de Jiangxi, una provincia limítrofe, que ayudaban a cubrir la demanda de este animal. De hecho, una gran parte del comercio de tres mamíferos salvajes populares, el tejón-turón chino, el tejón porcino y la civeta de las palmeras enmascarada, parecía provenir de la reproducción y cría en granjas. Esta suposición por parte del equipo que realizaba el estudio se basaba en que los animales parecían estar bien alimentados, no habían sufrido daños y eran dóciles. Si fueran ejemplares cazados, lo más probable es que tuvieran heridas de los cepos, así como indicios de desesperación y maltrato.

Pero, a pesar de que los animales llegaban de las granjas sanos y robustos, las condiciones de los mercados eran insalubres. «Están hacinados en espacios muy reducidos y, a menudo, en contacto estrecho con otros animales salvajes o domésticos, como perros y gatos —escribió el equipo responsable del estudio—. Muchos de ellos están enfermos o tienen heridas abiertas, y carecen de cuidados básicos. Con frecuencia, se sacrifica a los animales en los propios mercados, en una variedad de puestos especializados en esa tarea.» La disposición de las jaulas de reja, apiladas en sentido vertical, daba pie a que los residuos de un animal se derramaran sobre otro. Era un caos zoológico. «Los mercados también ofrecen un entorno propicio para que las enfermedades de animales salten de huésped y se contagien a humanos», observó el equipo, casi de pasada.[12]

Guan Yi, el intrépido microbiólogo de la Universidad de Hong Kong, se sumergió, en semejantes condiciones, en el mercado de Dongmen, en Shenzen, y convenció a los vendedores para que le dejaran tomar hisopados y muestras de sangre de algunos de los animales. Cómo hizo para persuadirlos sigue siendo una incógnita (¿mediante su fuerte personalidad?, ¿mediante argumentos elocuentes?, ¿mediante claras explicaciones de la urgencia científica de que se trataba?), aunque es probable que lo ayudase llevar en la mano un buen fajo de dólares de Hong Kong. Anestesió uno a uno a veinticinco animales, tomó muestras de las mucosas y de las heces, extrajo sangre y, por último, llevó el material a Hong Kong para que se analizase. Los tejones porcinos estaban limpios; las liebres chinas estaban limpias, los castores europeos estaban limpios; los gatos domésticos estaban limpios... Guan también había tomado muestras de seis civetas de las palmeras enmascaradas, y estas no estaban limpias; las seis presentaban signos de un coronavirus parecido al SARS-CoV. Además, la muestra fecal de un perro mapache (una especie de cánido salvaje, que parece un zorro sobrealimentado con manchas similares a las de un mapache) también dio positivo en la prueba del virus. Pero la generalidad de los datos apuntaba de forma abrumadora a la civeta.

Este descubrimiento, el primer indicio preciso de que el SARS es una enfermedad zoonótica, se anunció en una conferencia de prensa en la Universidad de Hong Kong, el 23 de mayo del 2003. Un día después, el *South China Morning Post*, el principal periódico de Hong Kong en lengua inglesa, publicó una noticia en primera plana, entre otras tantas noticias sobre el SARS, con el titular: «Los científicos vinculan la civeta al brote de SARS». A esas alturas, los habitantes de la ciudad ya eran muy conscientes de que el SARS se contagiaba de persona a persona a través de las emisiones respiratorias humanas, y no solo por los fluidos y la carne de animales salvajes. Las primeras ediciones del *Morning Post*, así como de otros periódicos de Hong Kong, incluían artículos acompañados de elocuentes fotografías de gente con mascarillas quirúrgicas (una pareja besándose con ellas puestas, un trabajador de un hospital mostrando cómo se usan una mascarilla y una pantalla de protección, una atractiva modelo en una feria del automóvil con una máscara decorada con publicidad de automóviles), así como de personal sanitario y militar llevando a cabo tareas de control de la infección con trajes de protección integrales. El departamento de suministros del Gobierno de Hong Kong distribuyó 7,4 millones de mascarillas a los colegios, así como al personal médico y a los trabajadores sanitarios en la primera línea de intervención; también hubo una demanda elevada entre la ciudadanía general. Circle K, la cadena de tiendas, vendió casi un millón de mascarillas, mientras que Sa Sa Cosmetics llegó al millón y medio. Los precios de este producto se cuadruplicaron. Sin embargo, a pesar de la alarma generalizada por la transmisión entre personas, había un gran interés por conocer el origen zoológico del virus.

La idea de utilizar una rueda de prensa para dar la noticia sobre las civetas, en lugar de publicarla primero en una revista científica, no era ortodoxa, pero tampoco era una novedad. La publicación en una revista habría llevado más tiempo, debido al trabajo editorial, la revisión por pares, la acumulación de artículos pendientes y los plazos. El hecho de eludir este proceso reflejaba prisa, motivada por la preocupación cívica y la urgencia del brote, pero es posible que también la competencia científica hiciera su parte. Los CDC de Atlanta ya habían mostrado prisa, por su parte, dos meses antes, cuando anunciaron, también en una rueda de prensa, que los científicos habían identificado un nuevo coronavirus que parecía ser la causa del SARS. En este anuncio no se mencionaba que Malik Peiris y su equipo habían encontrado el mismo virus y habían confirmado su relación con la enfermedad tres días antes. Es probable que el hecho de que los CDC se arrogasen la prioridad, lo cual pasó desapercibido para el mundo, enfrentase a los científicos de la Universidad de Hong Kong con sus competidores de Atlanta y del resto del mundo, y contribuyese a la decisión de pregonar el descubrimiento de Guan Yi a la primera oportunidad.

Una consecuencia inmediata del hallazgo de Guan fue que el Gobierno chino prohibió la venta de civetas. Ante la duda, se prohibió también la venta de otros cincuenta y tres animales de sabores silvestres en los mercados. Esta prohibición causó, como era inevitable, pérdidas económicas, algo que provocó tanto jaleo entre los granjeros y los vendedores de animales que, a finales de julio, tras una revisión oficial de los riesgos, se levantó. La justificación para hacerlo fue que otro grupo de científicos había analizado las civetas de las palmeras enmascaradas y no había encontrado ningún indicio de un virus similar al que causaba el SARS. Con la revisión de la normativa, se podían volver a vender las civetas de criadero de forma legal, pero se mantenía la prohibición para los animales cazados.

Guan Yi mostró cierto malestar ante las dudas sobre sus descubrimientos. Pero siguió adelante a través de los canales científicos, presentando explicaciones detalladas y respaldando los datos con tablas, figuras, secuencias genómicas, etc., en un artículo que se publicó en *Science* en octubre. Lee Poon y Malik Peiris, sus colegas de la Universidad de Hong Kong, estaban incluidos en la larga lista de coautores. Guan y sus colaboradores expresaron sus conclusiones de forma juiciosa, señalando que la infección de las civetas no implicaba necesariamente que fueran el huésped reservorio del virus. Estos mamíferos podían haberse infectado «de otra fuente animal, aún desconocida, que sería de hecho el verdadero reservorio en la naturaleza».[13] Podrían haber funcionado como huéspedes amplificadores, igual que aquellos caballos infectados por el virus Hendra en Australia. La cuestión, según Guan y el resto, era que los mercados al aire libre, como los de Dongmen y Chatou, proporcionaban un medio para que los coronavirus como el del SARS «se amplifiquen y se transmitan a nuevos huéspedes, incluidos humanos, y esto es fundamental desde el punto de vista de la salud pública».

Cuando se publicó el artículo, la epidemia del SARS del 2003 ya se había frenado, con un recuento final de 8.098 infectados, de los cuales 774 murieron. El último caso se detectó y se aisló en Taiwán, el 15 de junio. Hong Kong se declaró «libre de SARS». Singapur y Canadá se declararon «libres de SARS». Se suponía que todo el mundo estaba «libre de SARS». Lo que querían decir estas declaraciones, más en concreto, era que no había infecciones de SARS propagándose en humanos en ese momento. Pero el virus no estaba erradicado. Se trataba de una zoonosis, y ningún científico dudaba de que el agente causal todavía acechaba en uno o más huéspedes reservorio, ya fuera la civeta de las palmeras, el perro mapache o cualquier otro, en Cantón y puede que también en otros sitios. La gente celebró el final del brote, pero los más informados lo celebraron con cautela. El SARS-CoV no se había ido, solo estaba escondido. Podía volver.

Y así lo hizo a finales de diciembre, como la réplica de un terremoto, cuando apareció un nuevo caso en Cantón. Poco después, otros tres. Una de los pacientes era una camarera que había tenido contacto con una civeta. El 5 de enero del 2004, el día que se confirmó el primer caso, las autoridades de Cantón volvieron a cambiar la normativa y ordenaron el sacrificio y la eliminación de todas las civetas de las granjas y mercados de la provincia. La cuestión de las civetas salvajes quedó sin respuesta.

El departamento forestal, que regula el comercio de animales salvajes, y el departamento sanitario enviaron equipos de erradicación a las granjas de civetas. En los días siguientes, más de mil civetas en cautividad fueron asfixiadas, quemadas, hervidas, electrocutadas o ahogadas. Se trataba de todo un pogromo medieval para acabar con aquellos gatos satánicos. Con esta campaña de exterminación, pareció que se dejaba el asunto zanjado, y la gente comenzó a sentirse más cómoda. Un desahogo que duró un año, o algo más, hasta que otros científicos demostraron que las dudas sobre la identificación del reservorio tenían fundamento, que las juiciosas palabras de Guan Yi habían sido del todo perspicaces y que la historia era un poco más recóndita y compleja. Vaya, así que las civetas no eran el reservorio del virus del SARS; en fin, qué más da.

38

Leo Poon fue quien me habló de las civetas salvajes que había en Hong Kong. Estábamos sentados en una pequeña sala de reuniones junto al ascensor, en el último piso del edificio de la facultad de Medicina de la Universidad de Hong Kong, en una colina situada por encima de las grandes torres bancarias y otros esbeltos rascacielos que sobresalen como puntas de obsidiana sobre el distrito central. Abajo, más allá, al otro lado del puerto de Victoria, estaban las vibrantes calles, puestos de mercado, callejuelas, tiendas, puestos de fideos, viviendas sociales y destinos turísticos de Kowloon, incluido el Hotel Métropole, ahora esterilizado y renombrado, en el que me hospedaba. Nunca me habría imaginado que hubiese nada silvestre en este entorno rebosante de gente, vehículos y torres de hormigón, pero eso era porque me había limitado a ver la parte urbana de Hong Kong. Por supuesto que había civetas salvajes, como me aseguraba Poon, en los Nuevos Territorios. Los así llamados Nuevos Territorios (nuevos para los colonizadores británicos, cuando China se los cedió en 1898 durante un periodo de noventa y nueve años) todavía engloban las áreas menos favorecidas de la Región Administrativa Especial de Hong Kong, desde Bondary Street en el límite norte de Kowloon hasta la frontera de Cantón, más las islas circundantes, con bosques, montañas y reservas naturales, todo en verde en el mapa. Son lugares en los que, incluso en el siglo XXI, las civetas de las palmeras enmascaradas podrían sobrevivir en la naturaleza. «¡Las hay en toda la zona rural!», dijo Poon.

Justo después de que terminara la epidemia, el equipo de la Universidad de Hong Kong empezó a capturar animales en estas zonas, con el fin de encontrar indicios del coronavirus. Primero se centraron en las civetas; capturaron a casi dos docenas y les tomaron muestras. De cada animal obtuvieron un hisopado respiratorio y otro fecal (zip zap, muchas gracias), para luego volver a soltarlos en los bosques de Hong Kong. Cada muestra se examinó mediante RCP, utilizando lo que en la jerga técnica se llama «cebadores de consenso», que son iniciadores moleculares generalizados que amplifican fragmentos de ARN compartidos por todos los coronavirus, no solo los que son exclusivos de los coronavirus como el del SARS que Guan Yi había encontrado en las civetas. Pregunté a Poon cuántos coronavirus había encontrado. «Ninguno», dijo. Esa ausencia sugería que la civeta no era el reservorio del coronavirus del SARS. «Nos decepcionó bastante.»

Pero la decepción, en la ciencia, a veces es una puerta a la comprensión. Si no era la civeta, ¿qué era? «Planteamos la hipótesis de que, si este animal, esta criatura no identificada, era el reservorio natural del virus del SARS, debía de estar muy extendido.» Así que capturaron, en varios entornos boscosos, a cualquier animal salvaje y asilvestrado que encontraron. Esta lista era muy variada, desde macacos rhesus hasta puercoespines, desde serpientes ratoneras hasta tórtolas, desde jabalíes hasta ratas negras, e incluía al menos una cobra china. De nuevo, los resultados de la RCP fueron casi totalmente negativos. Casi. Solo tres de los cuarenta y cuatro tipos de animales mostraron algún signo de infección por un coronavirus. Los tres eran microquirópteros. En otras palabras, murciélagos pequeños. Solo uno de ellos registró alta prevalencia como grupo, y la mayoría de los individuos de los que se tomaron muestras dieron positivo, según indicaban los virus presentes en las heces; un delicado animalito llamado murciélago pequeño de alas dobladas.

Poon me dio una copia del artículo que había publicado en *Journal of Virology* en el 2005 —cuya autoría compartió, de nuevo, con Guan y Peiris, entre otros—, aproximadamente un año después de la gran matanza de civetas. Quería que tuviera claro el contenido de su descubrimiento. «El coronavirus de estos murciélagos es diferente del del SARS», me dijo. Es decir, no afirmaba haber encontrado el reservorio del SARS-CoV. «Pero es el primer coronavirus en un murciélago.» Es decir, había encontrado una pista importante.

Poco después, un equipo internacional de investigadores chinos, estadounidenses y australianos publicó un estudio aún más revelador, con base en la recogida de muestras que habían llevado a cabo en Cantón y en otros tres lugares de China. En este equipo, dirigido por un virólogo llamado Wendong Li, estaba también Hume Field, el lacónico australiano que había encontrado el reservorio del virus Hendra, y dos científicos del Consorcio para la Medicina de Conservación, con sede en Nueva York. A diferencia del estudio de muestreo de Hong Kong, el de Li se centró específicamente en murciélagos. El equipo capturó animales salvajes, les sacó sangre y recogió hisopados fecales y de garganta, para después analizar muestras duplicadas del material, de forma independiente, en laboratorios de China y Australia, dando lugar así a un control doble que fortalecería la precisión de los resultados. Lo que encontraron fue un coronavirus que, a diferencia del que había descubierto Leo Poon, se parecía mucho al SARS-CoV que se había registrado en humanos. Lo llamaron «coronavirus similar al del SARS». El muestreo indicó que este virus similar al del SARS tenía especial prevalencia en varios murciélagos del género *Rhinolophus*, conocidos comúnmente como murciélagos de herradura. Los murciélagos de herradura son unas pequeñas y delicadas criaturas de grandes orejas y narices abiertas y con una especie de reborde, feas pero prácticas, que parecen tener una función en la trayectoria de los chillidos ultrasónicos que emiten. Se encuentran principalmente en cuevas, formaciones que abundan en el sur de China, y salen de noche para alimentarse de polillas y otros insectos. El género es variado e incluye unas setenta especies. El estudio de Li mostraba que tres especies en particular portaban el virus similar al del SARS; el murciélago de herradura orejudo, el murciélago de herradura menor y el murciélago de herradura de Pearson. Si alguien se los encuentra en el menú de un restaurante del sur de China, tal vez prefiera pedir unos fideos.

La elevada frecuencia de anticuerpos contra el virus entre los murciélagos de herradura, comparada con la frecuencia de cero que se da en las civetas salvajes, constituía un descubrimiento importante. Pero aún había más. El equipo de Li también secuenció fragmentos del genoma vírico extraído de las muestras fecales. Un análisis comparativo de estos fragmentos mostraba que el virus similar al del SARS tenía, de una muestra a otra, una considerable diversidad genética, mayor de la que hay entre todas las cepas aisladas de SARS-CoV conocidas en humanos. Parecía que el virus llevaba tiempo en las poblaciones de murciélagos, mutando, cambiando, diferenciándose. De hecho, toda la diversidad conocida en el virus del SARS humano se enmarcaba dentro de la diversidad del virus del murciélago. Este tipo de relación puede interpretarse con mayor facilidad si se presenta como un árbol genealógico. Li y sus colegas dibujaron uno, que incluyeron como figura en el artículo de *Science*. El virus del SARS humano era una sola rama, fina y pequeña, junto a todo un grupo de ramas que representaban a los gérmenes que habitan en los murciélagos de herradura.

¿Qué significaba esto? Significaba que los murciélagos de herradura eran un reservorio, puede que el único, del SARS-CoV. Significaba que, durante el brote del 2003, las civetas habrían sido un huésped amplificador, no un huésped reservorio; que nadie sabía lo que había podido desencadenar el brote en Cantón ese inverno, aunque Li y sus colegas pudiesen especular al respecto. «Una remesa de murciélagos infecciosos yuxtapuesta por casualidad con una especie susceptible de ser amplificadora —publicaron— puede provocar el contagio y el establecimiento de un ciclo de mercado, si hay disponibles animales propensos para mantener la infección.»[14] Infección por asociación. Entre los animales susceptibles de infectarse se podrían incluir, además de las civetas de las palmeras enmascaradas, los perros mapache, los tejones-turones y a saber qué más; por la cadena de suministro de los animales salvajes pasan muchos candidatos diferentes. Significaba, en fin, que incluso matando a todas las civetas de China, el virus del SARS seguiría estando presente. Significaba que este virus existía, dentro de sus oportunidades y límites ecológicos, en una cultura en la que «una remesa de murciélagos infecciosos» podía llegar a un mercado de carne de forma rutinaria. Significaba que los consumidores debían tener cuidado. Y que hacía falta más investigación.

39

Aleksei Chmura es un joven investigador estadounidense de maneras suaves y aspecto aseado, con variada experiencia y tendencias católicas. Creció en Conneticut, dejó la universidad, viajó, trabajó de panadero, se formó como chef, pasó a la restauración de muebles y, por fin, retomó los estudios después de diez años, para estudiar Ciencias medioambientales. Cuando lo conocí, trabajaba en administración en el Consorcio para la Medicina de Conservación, un programa del Wildlife Trust que, a día de hoy, ha pasado a llamarse EcoHealth Alliance. También se dedicaba a reunir datos para su trabajo de doctorado, sobre la ecología de las enfermedades zoonóticas en el sur de Asia, en particular del SARS. A ese fin, recogía específicamente muestras de murciélagos. Me invitó a que fuera para echar un vistazo a su trabajo. En la fecha acordada, fue a buscarme al aeropuerto de Cantón, y supongo que la sorpresa del durián debió haber sido la primera señal de que se trataba de un comensal temerario.

Nos unimos a un grupo de amigos suyos de la Universidad de Yat-Sen que nos esperaban frente al aeropuerto, para arrojarnos a un aperitivo con la fruta más apestosa del mundo, el durián, voluminoso y con un montón de piquitos, como un pez globo que se hubiera tragado un balón de fútbol; una vez que está abierto, pueden verse alojados unos compartimentos con una pulpa pegadiza y mantecosa, quizá unos ocho o diez por cada pieza de fruta, y despide un olor nada agradable. La pulpa tiene un sabor parecido a las natillas de vainilla y huele como la ropa interior de alguien a quién no tenemos ninguna gana de conocer. Nos la comimos con las manos desnudas, chupándonos los dedos a medida que iba rebosando y goteando. Esto fue antes de cenar, como si hiciera las veces de una birra y unos cacahuetes. Después fuimos a un restaurante, donde Chmura pidió un plato entre cuyos ingredientes se encontraba la sangre coagulada de cerdo, en cubitos hepáticos, como un hígado de forma cuadrada, con brotes de soja y guindillas rojas. A última hora de la noche, tenía la camiseta empapada de sudor. ¡Bienvenido a China! Con todo, estaba ávido por que Aleksei Chmura me enseñara todo lo que sabía, por explotar su curiosidad voraz, y comería con él todo lo que fuera necesario para conseguirlo.

Al día siguiente, volamos a la ciudad de Guilin, al noroeste de Cantón, en un valle fluvial famoso por el panorama de las montañas kársticas y por sus cuevas. Las montañas se alzaban abruptamente, como si fueran croquetas sobre un plato, aunque cubiertas de verde y plagadas de cavidades naturales, canales, grutas y recovecos, fruto de los efectos de la erosión sobre la soluble caliza del karst. Se trataba de un buen lugar para hacer turismo, si lo que se busca son paisajes impresionantes; también es un buen sitio para un murciélago que ande queriendo echar raíces. Nosotros no acudíamos por los paisajes.

Pero antes de comenzar el trabajo con los murciélagos, Aleksei me llevó a un mercado de comida, para que pudiera ver un poco lo que se movía en la economía regular de Guilin. Dando una vuelta por los estrechos corredores que se abrían entre los tenderetes, pude ver hortalizas en haces impecables; fruta cuidadosamente apilada; setas como sacadas de un libro de cuentos infantiles; carne roja, vendida sobre todo al corte, así como en piezas con y sin hueso, preparadas sobre unas grandes mesas de madera contrachapada por unas mujeres que blandían unos afilados cuchillos de carnicero; siluros, cangrejos y anguilas que se revolvían con ademanes pausados en tanques aireados; y ranas toro que se apiñaban en sombríos montones. Me resultaba macabro pensar en cómo condenamos a los animales con nuestro apetito por la carne, pero aquel lugar tampoco era más extraño ni más mórbido que cualquier otro mercado de carne de cualquier otro sitio. Y de eso se trataba. Esta era la condición del «después» en un contraste «antes/después» que revelaba cómo el SARS se había abierto una compuerta en el *ye wei*. Aleksei me contó que lo que había cambiado allí en los últimos años había sido la desaparición de la compraventa de animales salvajes. Las cosas habrían sido muy diferente en el 2003, e incluso en el 2006, cuando él comenzó a visitar los mercados al aire libre del sur de China.

En el mercado Chatou, de Cantón, por ejemplo, había visto cigüeñas, gaviotas, garzas, grullas, ciervos, caimanes, cocodrilos, jabalíes, perros mapache, ardillas voladoras, varios tipos de serpientes y tortugas, varios tipos de rana, así como perros y gatos domésticos, todos en venta para comer. No había civetas, que él se hubiese fijado; ya debían de haberlas demonizado y repudiado. La lista que desglosó era solo una mera selección, de memoria y a partir de una discreta inspección personal, de lo que los mercados de alimentos ofrecían entonces. También podían comprarse gatos de Bengala, muntiacos de Reeves, comadrejas siberianas, tejones comunes, ratas del bambú chinas, lagartos mariposa y sapos locales, además de una larga lista de otros reptiles, anfibios y mamíferos, incluidos dos tipos de murciélagos de la fruta. Un menú la mar de epicúreo. Y, por supuesto, también aves, como garzas bueyeras, espátulas, cormoranes, urracas, una amplia selección de patos, gansos, faisanes, tórtolas, caradrinos, rálidos, gallinetas, gallaretas, escolopácidos, arrendajos, así como varios tipos de córvidos. Un colega chino de Aleksei que venía con nosotros me comentó que el comercio con aves y murciélagos viene acompañado de un dicho que reza así: «La gente del sur de China se come cualquier cosa que surque el cielo excepto un avión». Él era del norte.

Después del brote de SARS y de que corrieran las noticias sobre las civetas, las autoridades locales (parece ser que con algo de presión por parte de Pekín) habían apretado las tuercas, promulgando nuevas restricciones a la fauna silvestre en los mercados. Con todo, la era de los sabores silvestres no se había terminado, sino que se había trasladado a la economía sumergida. «Aún hay en China un montón de gente que cree que comer carne fresca de animales salvajes es bueno para el sistema respiratorio, para la potencia sexual o lo que sea», me comentó Aleksei. Pero el caso es que rastrear el tráfico a esas alturas, por no hablar de tratar de calcularlo, estaba bastante difícil. Los vendedores de los mercados eran precavidos, en especial con las personas que, a todas luces, venían de fuera, como Aleksei, un occidental que hablaba un mandarín dubitativo y que podía haber venido nada más que a curiosear. Aún podían adquirirse animales salvajes, sin duda, pero estaban bajo el mostrador o en la parte de atrás de la tienda, o quizá se vendían desde una camioneta parada en la esquina de una cierta calle a las dos de la madrugada. Si uno quería zamparse una tortuga estrellada de Birmania o un muntiaco estos días, tenía que conocer a alguien que conociera a alguien, pagar un precio especial y hacer la transacción lejos de los ojos de la multitud.

El propio Aleksei, como pude descubrir a medida que fuimos pasando el tiempo juntos y compartiendo mesa, mantenía una actitud inusualmente consistente con respecto al tema de comer carne; inusual, en cualquier caso, para un estadounidense. No juzgaba el *ye wei* con dureza. No desaprobaba comer animales, literalmente ningún animal, mientras no se hubiera obtenido de forma ilegal, no perteneciese a una especie amenazada o no estuviese contaminado con la clase de microbios perniciosos que él mismo había venido a estudiar. Una noche, nos sentamos frente a una olla con unos delicados pescaditos y brotes de bambú, y mientras las cabezas y las espinas crujían al masticar, traté de ver hasta dónde llegaban sus escrúpulos. Supongo que las preguntas que hacía eran obvias y simplonas. ¿Qué animales no te comerías, Aleksei? Dime cuáles te parece que sería pasarse de la raya. ¿Primates? ¿Te cenarías a un mono? Me respondió que sí sin pestañear, aunque con una salvedad, que la carne en cuestión tuviera un aspecto apetitoso. ¿Y a un hominoide? ¿Si estuvieras en África, te comerías a un gorila o a un chimpancé? «No hay una línea que establecer —me respondió—. Se trata de comer carne o de no comer carne. Deberías probar a ponerme carne humana delante.» Puede que suene macabro o provocativo, a o una tontada sin más, pero el caso es que estaba tratando de responder en serio a mis hipótesis con candor y lógica. La cuestión es que la taxonomía no era la guía de la que echaba mano para decidir su dieta. Me contó que, cuando está de vuelta en Nueva York, se alimenta sobre todo de fruta.

Pasamos los días siguientes en Guilin y alrededores, capturando murciélagos. Aquellas montañas kársticas, con esa cantidad de cavidades fruto de la erosión, estaban llenas de sitios de anidación. El truco era averiguar qué cuevas estaban en uso. Aleksei contaba con varios estudiantes chinos para buscar los puntos provechosos y para que lo ayudasen con la captura y la manipulación de los murciélagos, entre los cuales se encontraba un joven ecólogo llamado Guangjian Zhu, de la Universidad Normal del Este de China en Shanghái. Con años de experiencia, Guangjian era un experto en la captura de murciélagos, y hacía alarde de una mano segura y firme cuando se trataba de coger a los delicados animalillos que se retorcían en la red de niebla, intentando morderlo y escapar. Era pequeño, esbelto y fuerte, así como un ágil escalador y un osado espeleólogo, unas habilidades muy útiles para el estudio de los murciélagos en la naturaleza. Yang Jian, otro estudiante, conocía el territorio local y era el encargado de llevarnos hasta las cuevas. Cuando la tercera tarde ya casi estaba cayendo, cogimos un taxi los cuatro juntos hasta las afueras de Guilin y, armados con redes y postes, comenzamos a caminar por una estrecha pista rural. Al caer la tarde, es cuando hay que ir a la búsqueda de los murciélagos que anidan en cueva, para poder capturarlos en el momento en que salen hacia la noche en busca de alimento.

Una vez fuera del pueblo, con el sol hundiéndose adormilado tras la nube de contaminación de Guilin, pasamos por una arboleda de naranjos, luego un campo de guisantes y después una zona de maleza alta, para ascender por un tenue sendero que casi parecía un túnel por la cantidad de vegetación de la ladera, una maraña de ortigas, trepadoras y bambú. Tras una breve travesía, entramos por un agujero que había en la pendiente, algo más grande que la entrada a un sótano de los de antes. Guangjian y Jian destreparon hacia el interior y desaparecieron; Aleksei y yo los seguimos. Rebasado el hueco de acceso, había un pequeño vestíbulo y, en la pared de enfrente, una grieta de baja altura, como si la montaña nos invitara a seguir adelante con una sonrisa de suficiencia. Reptamos a través de ella echados sobre la panza y salimos llenos de suciedad a una segunda cámara, también pequeña, desaconsejable para los claustrofóbicos. La recorrimos para, después, deslizarnos sobre nuestros traseros para pasar por otro hueco de baja altura y descender por otra madriguera que había en una tercera cámara (con este la sensación fue la de ser tragado por el estómago múltiple de una vaca), que se fue haciendo más ancho y más profundo. En este punto, nos encontramos encaramados por encima de la superficie, como si estuviéramos apoyados en el alféizar de la ventana de un segundo piso. Ya podíamos notar el aleteo de esos pequeños murciélagos, dando vueltas en el aire delante de nuestra cara. Me pregunté cuántos de ellos serían portadores de un virus letal.

Murciélagos por todas partes; eso era bueno, pero ¿podríamos atrapar alguno desde aquel pedestal en un elevado rincón? No veía cómo. Una vez más, no me estaba enterando de nada. Con ayuda de la luz del frontal, encontré un saliente, una protuberancia de caliza en la inclinada pared de la cámara, apoyé la espalda contra él y esperé a ver qué pasaba. Y lo que pasó fue, para mi sorpresa, que Aleksei y Guangjian extendieron una red de niebla por el hueco por el que habíamos entrado, sellando la cámara con nosotros dentro. Los murciélagos, claro, también estaban atrapados. El aire era confortablemente cálido. Entonces ¡zas! La red comenzó de inmediato a interceptar a aquellos bichejos, aunque apenas podía oírse nada cuando se chocaban y se quedaban atascados, como moscas en una tela de araña. Con la salida bloqueada, no podían escapar de nosotros. La araña, de hecho, éramos nosotros.

Aleksei y Guangjian desenredaban a los murciélagos y los echaban al interior de una bolsa de tela; cada vez que llenaban una, me la pasaban. Ese era el trabajo que se me había asignado, aguantar las bolsas, como si estuviéramos en la lavandería, en un palo que había colocado en sentido horizontal entre las rocas. Descubrí que los murciélagos parecen calmarse y sentirse más cómodos, incluso dentro de una bolsa de tela, cuando están colgados. Entretanto, Jian, permanecía en la parte inferior de la cámara, agitando en el aire un cazamariposas para coger más murciélagos al vuelo, maldiciéndolos sin excesiva brusquedad en inglés cuando fallaba.

En ese momento adquirí consciencia de un lúgubre problema en cuanto que seres humanos; aunque buscábamos coronavirus como el del SARS en estos animales, compartiendo el aire en un espacio estrechamente reducido, ninguno llevábamos mascarilla, ni aunque fuera una de cirujano, no digamos ya una N95. Le pregunté a Aleksei, que me respondió: «Bueno, es algo así como no llevar puesto el cinturón de seguridad». A lo que se refería era a que semejante exposición constituía un riesgo calculado y aceptable. Uno vuela a un país que no conoce, se mete en la cabina de un avión en el aeropuerto, tiene prisa, no habla el idioma del país... y además, a veces ni siquiera hay cinturón de seguridad, ¿no es así? ¿Qué se hace en ese caso? ¿Se marcha uno a buscar otro avión? No; se sigue sin más. Hay cosas que hacer; vale, existe el riesgo de matarse por el camino, pero lo más probable es que no ocurra. Desenvolverse en circunstancias exigentes implica aceptar un incremento del riesgo. Eso es lo que ocurre en una cueva llena de murciélagos en China. Si uno se preocupase de estar absolutamente protegido contra el virus, no bastaría con una máscara, sino que además harían falta un mono protector completo, unos guantes y unas gafas e incluso quizá una capucha de protección y una visera, todo el equipo de presurización positiva, con el aspirador de aire y el sistema de ventilación impulsado por batería. «No es muy práctico», dijo Aleksei.

«Ah, bien», dije yo, y seguí colgando las bolsas con los murciélagos. No pude mostrarme en desacuerdo. Pero, por dentro, me decía: «Y pillar el SARS, ¿eso es práctico?».

De vuelta en Guilin, en el laboratorio, Aleksei dividió los quehaceres como en una especie de línea de montaje, con Guangjian como director de las tareas de manipulación, Jian como asistente y Aleksei como interventor en los momentos delicados, los tres con guantes de látex de color azul. Guangjian alentaba a los murciélagos a salir de la bolsa, apretándola con suavidad pero con firmeza. Los pesaba, los medía y los identificaba por especie, mientras que Jian registraba los datos. *Rhinolophus pusillus*, murciélago de herradura menor; *Rhinolophus affinis*, murciélago de herradura intermedio; *Hipposiderus larvatus*, murciélago de hoja redonda de Horsfield... Guangjian tomaba muestras bucales y anales de cada animal y se las pasaba a Jian, que rompía los bastoncillos y los metía en tubos para preservarlos. Después, Aleksei se acercaba con una herramienta parecida a una aguja, que clavaba en una pequeña vena cerca de la cola del animal; un ligero pinchazo, para extraer una o dos gotas de sangre. Tal y como me explicaron, de una criatura tan pequeña, no se pueden extraer cinco mililitros con jeringuilla, como si se tratase de un mono o de una civeta, se dejaría al pobre sin sangre. Esas dos gotas eran suficientes, dos muestras duplicadas, cada una de las cuales se analizaría independientemente en busca de virus. Jian recogió la sangre en una frágil pipeta, gota a gota, para luego introducirlas en un tubo con disolución amortiguadora. Un juego completo de muestras de sangre e hisopados iría a Shanghái y el otro a Nueva York.

Los tres hombres trabajaban juntos con mucha soltura, con cada tarea asignada y normalizada. La rutina reducía el riesgo de estorbarse unos a otros, causando a los murciélagos un estrés innecesario debido a torpezas, a retrasos o a pérdidas de datos. Después del procesamiento, se liberaba a los murciélagos desde una ventana del tercer piso, o a la mayor parte de ellos. Había algunos incidentes fatales no deseados, como es normal que ocurra en cualquier tarea de captura y manipulación de animales salvajes. Aquella noche, de veinte murciélagos capturados, murieron dos. Uno era un ejemplar de murciélago de herradura menor, minúsculo como una musaraña, que murió al instante en la cueva, debido a un golpe del aro del cazamariposas de Jian. Ya que no iba a poder liberarlo, Aleksei decidió diseccionarlo, para rescatar tantos datos como pudiese.

Me dediqué a curiosear por encima de su hombro mientras trabajaba con unas tijeras muy pequeñas, perforando la piel y luego pasando a través del torso del murciélago. Retiraba la piel con los dedos, siendo suficiente con un ligero tirón, para revelar los músculos del pecho del animal, del color morado rojizo de un solomillo. Tenía la musculatura de Súper Ratón. Aleksei cortó los músculos de vuelo y luego los huesos que había debajo, demasiado delicados para ofrecer resistencia a las tijeras. Con la punta, extrajo un poco de sangre del corazón, extirpó el hígado y el bazo, colocándolos en tubos separados. Observé que, en el caso de estas tareas, la analogía del cinturón de seguridad no se aplicaba; además de los guantes, Aleksei se puso una mascarilla N95. Aun así, tampoco dramatizaba mucho con el tema. Solo más adelante me di cuenta de la conexión entre los murciélagos de herradura menores y los que el grupo de Wendong Li había descubierto, ya que existe la sospecha de que dichos murciélagos son huéspedes reservorio de virus.

Una vez que terminó, habiendo puesto a buen recaudo la sangre y los órganos, Aleksei metió el cadáver en una bolsa de cierre deslizante; cuando terminó la disección del otro ejemplar, introdujo el cuerpo en la misma bolsa. Le pregunté a dónde irían luego esos restos. Señaló una caja de deshechos de peligro biológico, diseñada especialmente para alojar materiales sospechosos.

«Aunque si se tratase de comida, iría ahí», añadió, e indicó un cubo de basura ordinario que había pegado a la pared. Se trataba de un comentario desdeñoso con el que retomaba nuestra conversación durante aquella cena sobre el intrincado tema de las líneas categóricas; animales comestibles frente a animales sacrosantos, animales seguros frente a animales infectados, vísceras peligrosas frente a basura. Lo que trataba de decir, una vez más, era que esas líneas divisorias, en particular en el sur de china, se establecen de manera arbitraria e imperfecta.

40

Varios días después, fuimos a la ciudad de Lipu, a más de cien kilómetros al sur de Guilin, para visitar una granja de ratas en la que Aleksei estaba interesado. El viaje nos llevó dos horas, en un autobús que resultó bastante lujoso; baste decir que tenía cinturones de seguridad y ofrecían botellas de agua. En la estación de autobús de Lipu, mientras esperábamos a que llegase nuestro enlace local, advertí una señal que estipulaba restricciones de seguridad. Estaba escrita en el sistema tradicional de caracteres chinos, pero pude adivinar por las ilustraciones qué era lo que no estaba permitido en la línea entre Lipu y Guilin; ni bombas ni petardos ni gasolina ni alcohol ni cuchillos ni serpientes. No llevábamos nada de eso.

El señor Wei Shangzheng apareció finalmente en una furgoneta blanca. Era un hombre bajo, fornido y amigable que reía con facilidad, a menudo después de haber hablado él mismo, no porque pensase que era divertido, sino por puro regocijo ante el extraño dulzor de la vida. En cualquier caso, esa fue mi impresión, a medida que Guangjian iba interpretando sus palabras y él hacía gala de una actitud que radiaba alegría. Subimos a la furgoneta y recorrimos nueve kilómetros hasta un pueblo al nordeste de Lipu, donde el señor Wei se desvió a una pista más estrecha, para luego pasar a través de un pórtico sobre el que una línea anunciaba: «Casa de campo y granja criadero de ratas del bambú». Después, llegamos a un patio rodeado en tres de sus flancos por unas edificaciones de bloques de hormigón. Dos alas de estas construcciones estaban dedicadas a establos, que alojaban a unas criaturas de color gris plateado, ojos pequeños y una cabeza considerable, que parecían cobayas gigantes; se trataba de ratas del bambú chinas. El señor Wei nos dio un paseo de un lado a otro a través de las hileras.

Los establos estaban limpios y tenían buenos drenajes, un recipiente de agua y de uno a cuatro ejemplares metidos. Las ratas del bambú chinas son nativas del sur del país y alrededores, y las cañas mascadas de bambú que había en algunas de las jaulas indicaban que su dieta hace honor a su nombre. La dentadura frontal recuerda a la de un castor, diseñada para roer las mentadas cañas, aunque por el carácter, estas ratas son más bien comparables a un gatito. El señor Wei cogió a una por el pellejo de la nuca, le dio la vuelta y le propinó unos ligeros toques en el considerable escroto; no lo intenten con un castor. El animal apenas se meneó. A lo largo del recorrido pudimos ver adultos, jóvenes, una hembra que cuidaba a dos cachorritos del tamaño de un ratón y una monta en pleno proceso. El señor Wei nos explicó que tenían facilidad para procrear; él mantenía una mayoría de hembras y algún buen semental. El mes anterior, había vendido doscientas ratas, y ahora estaba en plena expansión del negocio, preparado para construir más establos. Puntualizó, exuberante, que la suya ya era la granja de ratas del bambú más grande de China. No lo decía para presumir, sino como en una feliz celebración de los caprichos de la vida. Los negocios iban bien; la vida iba bien. Se reía (¡Ja, ja, ja!) al pensar en la bondad de la vida. Entre exclamaciones, nos contó que era famoso, que había salido en la televisión nacional y que podíamos encontrarlo en Google. Sus aventuras con la cría de ratas del bambú chinas comenzaron en el 2001, cuando perdió su empleo en una fábrica y se decidió a probar algo nuevo.

Innovador y con iniciativa, el señor Wei ahora también tenía dos pares de grandes y amenazadores erizos, enroscados en unos amplios compartimentos en el extremo de una de las salas. Estaba diversificando. Había comenzado a criarlos y, efectivamente, también pensaba vender a su descendencia como comida. Un producto especial para ocasiones especiales, destinado a los más pudientes y hastiados epicúreos. El señor Wei nos comentó que un par de erizos costaban mil dólares estadounidenses. A ellos no los levantaba para darles unos toques en el escroto.

Advertí que había varias jeringas hipodérmicas listas a lo largo de uno de los bordes de un establo. ¿Le preocupaba la salud de sus ratas del bambú? Según sus propias declaraciones, el señor Wei estaba muy concienciado con el tema de los virus. Son invisibles. Son peligrosos. Y no se puede vender una rata del bambú que esté enferma. Nos mostró cómo procedería a inyectar a una rata si estuviese enferma, por dentro de la pantorrilla. Lo que no mencionó fue la medicina que les inyecta, y es lo más probable que se tratase de algún antibiótico (es decir, inútil frente a virus), no una vacuna contra el SARS de nuevo desarrollo y disponible para los vendedores al por mayor de ratas de bambú. Aunque, al menos, los animales del señor Wei estarían libres de las típicas infecciones bacterianas en el momento de su venta. Lo que se encontrasen a partir de entonces (confinadas en sus jaulas, rodeadas de otras criaturas, la cuales se tosen entre sí, se mean y defecan unas encima de otras; murciélagos, civetas o perros mapache, hacinados en un almacén o en un mercado de comida) ya era otro asunto.

Después de la visita, el señor Wei insistió en que nos quedásemos a cenar. Había pedido a su familia que preparase un pequeño banquete. Nos sentamos a una mesa baja, sobre unas sillitas, al calor de un hornillo eléctrico, sobre el que la anciana madre del señor Wei tenía puesta una olla imponente. Al caldo en ebullición añadió trozos de carne de cerdo y de pato, una especie de tubérculo parecido a la patata, setas de aguja de oro, germinado de soja, pak choi y hojas de una planta de la familia de las *Ipomoea*; luego lo mezcló todo y añadió unos pellizcos de sal. Los ingredientes se cocinaron enseguida y salieron a flote, en la forma de un sabroso guiso, que, servido sobre unos tazones de arroz, procedimos a comernos usando palillos. Por separado, en una fuente fría, nos ofreció unos pedazos de rata de bambú asada.

La carne de rata era ligera, de sabor sutil, ligeramente dulce. Había entremezclada una variedad de pequeños fémures y costillas.

Aprendí que para comerse las canillas de rata de bambú hay que usar los dedos, chupar los huesos para dejarlos limpios y luego depositarlos de buenas maneras en la mesa, junto al tazón, o tirándolos al suelo (el método preferido del padre del señor Wei, un anciano descamisado sentado a mi izquierda), donde el flacucho gato que dormía bajo la mesa los aprovecharía. La olla abrasaba. El señor Wei, un anfitrión ejemplar, sacó algunas botellas de cerveza Liquan, la mejor cerveza de Guilin, bien frías. Unos cuantos vasos después, me imbuí del espíritu de los comensales y me encontré a mí mismo volviendo a la fuente con la carne de rata, tratando de escoger los trozos.

Había comenzado a entender el punto de vista de Aleksei; si se es carnívoro, se es carnívoro, ¿a qué fin establecer distinciones? Si se va a probar la rata del bambú, pensé, mejor hacerlo aquí, en el punto de origen, antes de que carguen a los pobres roedores y los amontonen entre otros animales, para que se pongan enfermos. No hay por qué condimentar los sabores silvestres con virus.

41

Aparte de algunas réplicas a principios del 2004, no hubo recurrencia del SARS... hasta ahora. Aún se está tratando de interpretar el conocido contagio del 2003. Hay muchos detalles que no se conocen; muchas preguntas permanecen sin respuestas. ¿Son los murciélagos los únicos huéspedes reservorio de coronavirus como el del SARS? Y si es así, ¿qué murciélagos son? ¿Es el coronavirus que se detectó en los murciélagos de herradura menores el ancestro directo del SARS-CoV encontrado en animales no humanos? Si es así, ¿cómo tuvo lugar el contagio inicial? ¿Se trató de una única transmisión (de un murciélago a una civeta) o de varias? ¿Y de civetas a humanos; cuántas incidencias, cuántos contagios independientes? ¿Extendieron la enfermedad las civetas de una misma jaula, vendidas una por una en un mercado, en varias direcciones al mismo tiempo? ¿Qué pasó exactamente en el noveno piso del Hotel Métropole? ¿Vomitó el profesor Liu en el pasillo o estornudó, tosió o exhaló sin más? ¿Cómo evolucionó el virus durante su paso por 8.098 seres humanos? ¿Qué papel desempeñó la peculiar cultura culinaria del sur de China en llevar más allá de Hong Kong un peligroso patógeno, para que se expandiera por todo el mundo? ¿A dónde van las ratas del bambú del señor Wei después de abandonar la casa de campo y granja de cría? ¿Acaso se las apila en jaulas, mezcladas con las de otros animales, exponiéndolas a sus excrementos, antes de que lleguen a los restaurantes de Guilin, Cantón y Shenzhen? ¿Por qué algunas personas se convierten en superpropagadoras cuando se infectan con este virus, pero otras no? ¿Cuál es el valor numérico de R_0 en el caso del SARS? ¿Cuándo volverá a emerger el virus? Aleksei Chmura es tan solo uno de los muchos investigadores que tratan de añadir nuevos datos al expediente en el que residen todas estas preguntas.

Mucho se ha escrito sobre el SARS en la bibliografía científica desde la primavera del 2003. La mayor parte de artículos son estrictamente técnicos, centrados en los detalles de la evolución molecular, las relaciones del reservorio o la epidemiología, pero en otros se adopta un punto de vista más amplio, para preguntarse qué es lo que hace al virus del SARS tan inusual y qué hemos aprendido de la experiencia con él. Una idea que parece ganar intensidad en los últimos tiempos es que «la humanidad ha salido bastante airosa».[15] El escenario podría haber sido mucho peor. El SARS del 2003 fue una epidemia, no una pandemia. Ocho mil casos son pocos en números relativos, para una infección tan explosiva. Murieron 774 personas, no siete millones. Son varios los factores que contribuyeron a limitar el alcance y el impacto de los contagios, entre los que la buena suerte del ser humano fue uno más. Otro fue la celeridad y excelencia de los diagnósticos de laboratorio, trabajo con el que se consiguió encontrar el virus e identificarlo, llevados a cabo por Malik Peiris, Guan Yi, sus compañeros en Hong Kong y sus colegas y competidores de Estados Unidos, China y Europa. Y otro más fue la vigorosa eficacia con que se aislaron los casos, se hizo el trazado de los contactos y se tomaron las medidas de cuarentena en el sur de China (después de la confusión y negación inicial), Hong Kong, Singapur, Hanói y Toronto, así como el rigor de los trabajos de control de la infección en los hospitales, como los supervisados por Brenda Ang en el Tan Tock Seng. Si el virus hubiera aterrizado en una gran ciudad de distintas características (con un gobierno menos centralizado, con grandes tasas de pobreza o sin instituciones sanitarias de primera calidad), podría haber sido imposible contenerlo, y habría alcanzado a un segmento mucho mayor del conjunto de la humanidad.

Y un factor más, quizá el más crucial, fue inherente a la forma en que el SARS-CoV afecta al cuerpo humano. Los síntomas tienden a aparecer antes de que el individuo dado presente un cuadro clínico altamente infeccioso; dolor de cabeza, fiebre con escalofríos y quizá tos preceden a una fase de descarga importante de virus en otras personas. El proceso parece haber sido así en el 2003 incluso entre algunos de los superpropagadores. El orden de los acontecimientos permitió reconocer muchos casos de SARS y proceder a la hospitalización y al aislamiento antes de que llegasen al pico de infectividad. El lado negativo fue que el personal del hospital fue objeto del primer gran estallido infeccioso. El lado positivo fue que tal estallido, por lo general, fue que los emisores de tal estallido no fueron gente que se sintiera lo suficientemente sana como para coger el autobús o el metro para ir al trabajo. Se trató de un factor de enorme relevancia en el episodio del SARS, no solo una suerte, sino una salvación. Con la gripe y muchas otras enfermedades el orden es el inverso; los síntomas vienen precedidos por un periodo de infectividad elevada, que es cuestión de días. Se trata de un patrón perverso, ya que el aviso viene después del peligro. Es probable que esto explique la magnitud del sufrimiento y la mortalidad durante la gripe de 1918-1919, la elevada infectividad de los casos antes de que se presentaran las fases más visibles y debilitantes de la enfermedad. La propagación del germen fue por delante de la sensación de alarma. Y recordemos que esta tristemente conocida pandemia tuvo lugar en una época anterior a la globalización. En la actualidad, todo lo que se mueve por el planeta lo hace mucho más rápido, incluidos los virus. Si el SARS se hubiera ajustado al patrón perverso de la infectividad presintomática, la emergencia del 2003 no habría constituido un caso histórico de buena suerte y de respuesta eficaz a un brote, sino un relato mucho más oscuro.

Es posible que esa historia mucho más oscura se acabe contando, probablemente no con este virus como protagonista, sino con otro distinto. Es de suponer que, cuando llegue la próxima gran pandemia, es probable que se conforme a ese mismo y perverso patrón, el de la elevada infectividad antes de los síntomas notables, que la ayudará a moverse entre ciudades y aeropuertos como un ángel de la muerte.

Dos días después de la cena en la granja de ratas, en Guilin, me levanté temprano, dije adiós a Aleksei Chmura y cogí el avión de vuelta a Cantón. Pasé unas horas muertas en el aeropuerto, pagando más yuanes por un sándwich mixto y dos cafés con leche de lo que había gastado en las comidas de toda la semana en las cafeterías y los puestos de fideos de Guilin. Después, cogí el avión. En la fila de al lado, había un par de jóvenes turistas japoneses, una pareja, que probablemente volvía de unas vacaciones románticas entre los hoteles, parques, centros comerciales, mercados, restaurantes y calles atestadas de Cantón u otras ciudades del sur de China. Tomaron asiento tranquilamente, para instalarse durante el corto trayecto a Hong Kong. Quizá estaban un poco amedrentados por su propia disposición a la aventura, así como aliviados de estar de vuelta al hogar, en un país más aséptico. Quizá tenían en mente las nuevas historias que circulaban sobre el SARS. No les importuné con preguntas; ni siquiera me hubiera fijado en ellos en absoluto de no ser porque llevaban máscaras de cirujano.

Claro, pensé, si fuera así de simple.

V

El ciervo, el loro y el niño de al lado

42

Aunque el ritmo se ha acelerado en las últimas décadas, la aparición de nuevas enfermedades zoonóticas no es algo exclusivo de nuestra época. He aquí tres ejemplos de esa cuestión.

La fiebre Q. Sesenta años antes de Hendra, sesenta años antes de que los caballos de Vic Rail empezaran a morir en aquella zona residencial de Brisbane, una clase muy distinta de patógeno realizó su primer contagio entre especies del que se tiene noticia en un entorno prácticamente idéntico. No era un virus, aunque en cierta medida se comportaba como si lo fuera. Se trataba de una bacteria, pero diferente de la mayoría de ellas (una bacteria ordinaria tiene varias diferencias obvias con un virus: es un organismo celular, no una partícula subcelular; es mucho mayor que un virus; se reproduce por bipartición, no invadiendo una célula y asumiendo el mando de la maquinaria de copia genética de esta; y, en general, los antibióticos pueden matarla). Este nuevo germen provocaba una enfermedad parecida a la gripe, o quizá al tifus. Los primeros casos, que surgieron en 1933, lo hicieron entre los trabajadores de un matadero de Brisbane, cuyo trabajo consistía en sacrificar terneras y corderos. El mal que sufrían, denominado inicialmente «fiebre de matadero» entre los médicos que la trataban, adquirió un nombre más opaco que arreló: fiebre Q.[1] Por el momento, no se preocupe del origen de ese nombre. El aspecto más notable de la fiebre Q es que, incluso ahora, en la era de los antibióticos, por motivos relacionados con su anómala biología, sigue siendo capaz de provocar grandes estragos.

La psitacosis. Más o menos en la misma época en que apareció la fiebre Q, en la década de 1930, otra peculiar zoonosis bacteriana se convirtió en noticia. Esta también tenía vínculos con Australia, pero su alcance era global, y parecía haber alcanzado en primer lugar Estados Unidos, a través de un envío de loros infectados con la enfermedad, procedente de Sudamérica. Sucedió a finales de 1929, justo a tiempo para poder regalar un loro esas Navidades. Uno de los desafortunados destinatarios fue Lillian Martin, de Annapolis, Maryland, cuyo esposo le compró un loro en una tienda de mascotas de Baltimore. El ave murió el día de Navidad, un mal presagio, y la señora Martin empezó a sentirse enferma unos cinco días más tarde. Psitacosis es el nombre médico de la dolencia que contrajo; se contagia de aves (especialmente las del orden de los Psitaciformes, esto es, loros y similares) a humanos, y causa fiebre, dolores, escalofríos, neumonía y, a veces, la muerte. «Fiebre del loro» fue la etiqueta que se le puso, y causó la alarma en Estados Unidos a principios de la década de 1930, cuando las personas expuestas a estas aves importadas empezaron a caer también enfermas, sobre todo en Maryland. «La fiebre del loro infecta a tres personas en Annapolis» terminaría siendo un titular típico, que en este caso se hacía eco de una historia que había aparecido en The Washington Post el 8 de enero, acerca de Lillian Martin y dos familiares cercanos. Tres días más tarde, en el mismo periódico: «La muerte de una mujer en Baltimore se atribuye a la fiebre del loro». A lo largo de los meses siguientes, la psitacosis se convertiría en un problema nacional, provocando una reacción —o exceso de ella— tan grande que un comentarista la calificaría de ejemplo de «histeria colectiva» similar al fervor de flagelación y a las hogueras de San Juan en la Edad Media.[2]

Y por último tenemos la enfermedad de Lyme, que parece ser una versión más reciente del fenómeno de las espeluznantes bacterias nuevas. A mediados de la década de 1970, dos madres de Lyme, Connecticut, cerca de Long Island Sound, observaron que no solo sus hijos, sino un gran número de otros niños de los alrededores, habían sido diagnosticados con artritis reumatoide juvenil. Las probabilidades de que tal concentración fuera producto del azar eran realmente bajas. Una vez se alertó al Departamento de Sanidad de Connecticut

y a la facultad de Medicina de la Universidad de Yale, los investigadores observaron que los diagnósticos de estas artritis coincidían con un
tipo determinado de erupción cutánea —un anillo de enrojecimiento,
que se extendía a partir de un punto— conocida por darse en el caso
de picaduras de garrapata. Las garrapatas del género *Ixodes*, denomi-
nadas popularmente «garrapatas de los ciervos», abundaban en los
bosques del este de Connecticut y las zonas circundantes. A principios de la década de 1980, un microbiólogo llamado Willy Burgdorfer halló una nueva bacteria en el intestino de algunas garrapatas
Ixodes, un probable sospechoso de ser el agente causante. Se trataba de
una espiroqueta, una bacteria con forma espiral y alargada similar a
otras espiroquetas del género *Borrelia*. Después de que posteriores
investigaciones confirmaran su rol en el síndrome similar a la artritis,
se le dio el nombre de *Borrelia burgdorferi*, en honor de su principal
descubridor. La enfermedad de Lyme es ahora la más común de las
transmitidas por garrapatas en Norteamérica y una de las enfermedades infecciosas con un crecimiento más rápido, sobre todo en Nueva
Inglaterra, los estados del Atlántico medio y Wisconsin. Parte de lo
que la convierte en problemática es que el ciclo vital de *Borrelia burgdorferi* es muy complejo, e implica mucho más que garrapatas y personas.

Enfermedad de Lyme, psitacosis, fiebre Q: estas tres enfermedades son muy distintas en sus rasgos particulares, pero comparten dos
aspectos comunes. Son todas zoonóticas y son todas bacterianas. Son
un recordatorio de que no todos los gérmenes malos, tercos y nuevos
son virus.

43

La identificación de la fiebre del loro se remonta a 1880, cuando un
médico suizo llamado Ritter describió un brote doméstico de algo
similar al tifus, en el que siete personas enfermaron y tres murieron.
Como la afección mostraba diversos aspectos parecidos a la neumonía,
que sugerían transmisión por el aire, el doctor Ritter la denominó
«neumotifus», pero estaba dando palos de ciego. Aunque no pudo

identificar la causa, sí logró señalar el lugar de exposición común: el estudio de la casa. La única característica destacable de aquella habitación era que contenía una docena de aves enjauladas, incluidos pinzones y loros.

Un brote mayor ocurrió en París en 1892, después de que dos tratantes de animales recibiesen un cargamento de quinientos loros importados de Buenos Aires. Los dos se infectaron, algunos de sus clientes también, y a continuación les pasó lo mismo a algunos parientes, amigos y a un médico que los trató. Murieron dieciséis personas. Pronto la enfermedad afloró también en Alemania, en Nueva York y en unos grandes almacenes (que vendían aves) en Wilkes-Barre, Pennsylvania. En 1898 azotó la exposición anual de la Unión Berlinesa de Aficionados a los Canarios, demostrando que loros y similares no eran las únicas aves capaces de transmitir este microbio de la «fiebre del loro», fuera el que fuese (los canarios pertenecen al orden de los Paseriformes, no al de los Psitaciformes). Media docena de aficionados a los canarios cayeron enfermos y, según una crónica aparecida en un periódico de Berlín, «tres murieron entre terribles dolores».[3]

A continuación hubo una pausa, si no en la incidencia de las infecciones transmitidas por loros, sí al menos en la atención que recibían. La Gran Guerra, seguida de inmediato por la gran gripe, dio a las personas una ración extra de muerte y enfermedad para justificar sus dolores y miedos. La década de 1920 fue sin duda más alegre y despreocupada, hasta que dejó de serlo. «El año 1929 marcó un punto de inflexión en el resurgimiento del interés por la etiología de la psitacosis humana», según un sondeo histórico de la enfermedad.[4] La etiología era, en efecto, el meollo de la cuestión. Los brotes podían ir y venir. Lo que era distinto en 1929, aparte del Crac y del desánimo general, era que había suficientes casos de fiebre del loro para hacer que el estudio de la causa fuese no solo más práctico, sino también más urgente.

Lillian Martin de Annapolis había sido de las primeras personas de esta nueva oleada; y, a pesar de que finalmente se recuperó, otras fueron menos afortunadas. *The Washington Post* no dejó de seguir la historia, e informó de muertos por fiebre del loro en Maryland, Ohio, Pennsylvania, Nueva York... y Hamburgo, Alemania. El 13 de enero, el cirujano general (equivalente al ministro de Sanidad) telegrafió a funcionarios sanitarios de nueve estados para pedirles ayuda en el seguimiento de la situación. Dos semanas más tarde, con casos comunicados también en Minnesota, Florida y California, el presidente Hoover declaró un embargo contra la importación de loros. El director de la Oficina de Bacteriología del Departamento de Sanidad de Baltimore, que había estado haciendo necropsias de las aves infectadas, enfermó y murió. Un técnico del Laboratorio Higiénico, que formaba parte del Servicio Público de Salud de Estados Unidos, también enfermó y murió; había estado asistiendo a un investigador, Charles Armstrong, en experimentos de transmisión entre aves en el sótano del laboratorio. Sus condiciones de trabajo no eran en absoluto ideales: dos pequeñas habitaciones en el sótano, llenas de loros enfermos dentro de cubos de basura tapados con malla metálica, con plumas y excrementos de ave pululando por todos lados y cortinas empapadas de desinfectante para contener el material que viajaba por el aire. No era exactamente un BSL-4. Charles Armstrong enfermó, pero no murió. Otras nueve personas del Laboratorio Higiénico se infectaron, y ninguno de ellos había entrado siquiera en las habitaciones de las aves. El director del laboratorio, al darse cuenta de que el edificio estaba en gran medida contaminado de cualesquiera agente flotante que causase la psitacosis, lo cerró. Luego bajó él mismo al sótano, sacrificó con cloroformo al resto de loros, y a las cobayas, palomas, monos y ratas implicados en el mismo trabajo experimental y tiró sus cadáveres al incinerador. Este expeditivo hombre, este práctico administrador, descrito en una fuente como «alto, con un rostro enjuto parecido al de Lincoln» era el doctor George W. McCoy.[5] Por razones solo explicables por las maravillas del sistema inmune y los caprichos del azar, el doctor McCoy no enfermó.

La epidemia de psitacosis de 1930 fue perdiendo potencia, y probablemente también, aunque de una forma más lenta, el pánico hacia los loros. El 19 de marzo, el secretario en funciones de la Armada emitió una orden general para que los marineros destinados en buques se deshiciesen de sus loros. George McCoy reabrió el Laboratorio Higiénico, Charles Armstrong volvió de su convalecencia y la búsqueda de la causa de la enfermedad prosiguió.

44

Al cabo de un mes se había identificado al culpable. Se trataba de una pequeña bacteria con algunas propiedades singulares, al parecer similar al agente que causa el tifus (*Rickettsia prowazekii*) y a la que, por tanto, se denominó *Rickettsia psittaci*. ¿De dónde había venido? Argentina había estado implicada como fuente de aves enfermas al principio del brote de 1930; el embargo del presidente Hoover debió de contener esa fuente. Pero la entonces latente psitacosis fue detectada en algunos aviarios comerciales de California, donde se criaban periquitos para el mercado de mascotas interno; eso quería decir que los criadores norteamericanos estaban albergando un reservorio endémico de la infección y distribuyéndolo por las vías comerciales interestatales. De manera que se planteó destruir todas esas bandadas infectadas y restablecer luego el comercio con aves sanas procedentes de Australia. Esta propuesta parecía razonable, por dos razones. En primer lugar, lo que los norteamericanos llaman «periquito» es un ave nativa de Australia, muy extendida y abundante en estado salvaje, que los australianos llaman *budgerigar*. En segundo lugar, se pensaba que Australia (a pesar de su gran diversidad de aves psitácidas) estaba libre de psitacosis. Empezar de nuevo con aves salvajes podía eliminar esta enfermedad del comercio de pájaros en Norteamérica. Esa era la idea, en todo caso.

A pesar del embargo, un par de científicos norteamericanos obtuvieron permiso para importar un envío de doscientos periquitos australianos capturados hacía poco en la vecindad de Adelaida. Querían hacer un experimento. Su plan era infectar las aves importadas, cuyos sistemas inmunes se suponía que eran vírgenes, con cepas norteamericanas de psitacosis. Pero cuando una de las aves importadas murió, poco después de su llegada, los científicos la diseccionaron y hallaron *Rickettsia psittaci*. También observaron que algunas otras de sus aves, al parecer sanas, eran portadoras de la bacteria como infección latente, al igual que los ejemplares en los aviarios de California. Esto provocó una nueva inquietud sobre qué podía estar acechando en otros aviarios, en zoos y en tiendas de mascotas de todo Estados Unidos, y claramente sugirió que Australia podía no estar tan limpia como parecía.

Aquí es donde Frank Macfarlane Burnet, una gran figura de la ciencia en Australia, entra en el relato. Era un hombre complicado, brillante y extravagante y un personaje fundamental en el estudio de las enfermedades infecciosas. En algún momento, sería nombrado caballero, obtendría un Premio Nobel y otros diversos honores, pero mucho antes ya se había convertido en una personalidad en el campo de las zoonosis. Nacido en 1899, el segundo de siete hermanos, era un escolar solitario y obstinado que leía a H. G. Wells, desaprobaba la superficialidad moral de su propio padre, prefería coleccionar escarabajos a otras actividades más sociales, despreciaba a sus compañeros de habitación, leía acerca de Charles Darwin (que se convirtió en uno de sus héroes) en una enciclopedia, se forzaba (a pesar de su ineptitud para los deportes) a adquirir destreza en el críquet y se convirtió en agnóstico durante sus años de estudiante universitario. Incapaz de seguir una carrera en la Iglesia, ambivalente hacia la ley, eligió la Medicina. Se formó como médico en Melbourne, pero luego, reconociendo su falta de empatía hacia los pacientes, se fue a Londres para doctorarse en virología. Rechazó un puesto en la Universidad de Londres y regresó a Australia para investigar. Era un australiano decididamente nacionalista. Mucho tiempo después, colmado de honores y fama, Burnet conservaba su agudeza; seguía publicando malhumoradas opiniones pontificando sobre una amplia variedad de temas, que incluían la eutanasia, el infanticidio de bebés con discapacidades, los derechos de los aborígenes a la tierra, el control de la población, los anuncios sobre tabaco, las pruebas nucleares francesas en el Pacífico, la futilidad de tratar de curar el cáncer, y los méritos (bajos, según su punto de vista) de la biología molecular (en cuanto a disciplina distinta de la suya, la microbiología). Burnet recibió su Premio Nobel, en 1960, por su contribución a iluminar los mecanismos de la tolerancia inmunológica adquirida. Su papel en la comprensión de las enfermedades zoonóticas empezó mucho tiempo antes. En 1934, como joven microbiólogo que trabajaba para el Instituto Walter y Eliza Hall, en Melbourne, se interesó por la psitacosis.

Descartando el estudio norteamericano, Burnet se hizo traer una caja de loros y cacatúas de Adelaida. Halló que un tercio de ellos estaban infectados. Encargó otra docena de Melbourne. Al menos nueve de ellos eran probables portadores. Otras dos docenas de la misma ciudad dieron aún más positivos. Hasta aquí llegaba el mito de una Australia paradisiaca y sin psitacosis.

Pero, si las poblaciones de aves salvajes del país estaban infectadas por esta bacteria, ¿cómo era posible que los australianos, muchos de los cuales mimaban a sus periquitos y a sus cacatúas parlantes, no pareciesen estar afectados? La probable respuesta, supuso Burnet, no era alguna forma mágica de inmunidad, sino ignorancia y problemas de diagnóstico. Los médicos australianos no reconocían la psitacosis ni aunque les estornudase en la cara. Para comprobar esa hipótesis, Burnet empezó a buscar casos de enfermedades que parecieran psitacosis pero que pudiesen haber sido diagnosticados como gripe o tifus. Junto con un coinvestigador halló diecisiete personas que padecían fiebre, tos, dolores de cabeza, neumonía, etcétera, todas las cuales habían estado expuestas a aves como mascotas, bien fueran periquitos criados en cautividad o loros y cacatúas capturados hacía poco. Su clúster más interesante era uno de doce personas infectadas por un lote de cacatúas de moño amarillo.

Esas aves, las cuarenta y nueve, habían sido vendidas por la persona que las había cazado a un hombre de Melbourne, un peón que completaba sus ingresos vendiendo aves. Burnet llamó al hombre señor X, dándole la anonimidad médica habitual. El señor X tenía su mercancía aviaria en un pequeño y oscuro cobertizo en la parte de atrás de su casa. La primera señal de enfermedad de las aves, varias semanas después de transferirlas a su «aviario», fue que ocho o nueve de ellas murieron. Pero para entonces el señor X, sin perder ni un momento, había vendido otros siete a vecinos del barrio, y había enviado a su hijo de doce años al mercado local con veinte más. Este enfermó, y también su hija, su mujer y su suegra. Cinco vecinos y otras tres personas, todas las cuales vivían en una casa con una cacatúa comprada al señor X o a su hijo, cayeron también enfermas, algunas de ellas graves. Nadie murió. El señor X no enfermó, no en esta ocasión, posiblemente porque no hay justicia en el mundo, pero más probablemente porque la exposición a *Rickettsia psittaci* en sus primeros tratos con aves le había dado algún tipo de inmunidad adquirida.

Macfarlane Burnet, como biólogo y también como médico, estaba interesado en las aves y en la bacteria, no solo en las personas. Sabía que la cacatúa de moño amarillo anida en los huecos de los árboles, que produce de dos a tres huevos por nidada y que los cazadores de aves suelen robar los nidos justo antes de que los polluelos los abandonen. Sospechaba que casi todos los individuos jóvenes se infectaban con la bacteria como polluelos, antes de salir del nido (o ser arrebatados de él). «Si la joven cacatúa, tras su captura, se mantiene en buenas condiciones —escribía con su coautor—, permanece sana y no presenta peligro para los seres humanos.»[6] De forma similar, las poblaciones de aves salvajes podían ser portadoras de una alta prevalencia de infección, pero sufrirían un escaso impacto en términos de mala salud o mortalidad. «Cuando, por otra parte, las aves se acumulan en espacios pequeños, con mala alimentación y poca luz solar, su infección latente se activa.» La bacteria se multiplica y «se excreta en grandes cantidades». Sale flotando de las jaulas con las plumas pequeñas, las heces pulverizadas y el polvo. Viaja por el aire como una plaga de mosaico. Las personas la inhalan y caen enfermas. Burnet reconocía que no era probable que ningún gobierno en Australia prohibiese la venta de cacatúas en aquella época, ni siquiera que insistiese en que las tuvieran en condiciones decentes. Pero eso era lo que se debía hacer, añadía con hosquedad. Y luego dedicó su atención a otra enfermedad.

45

La otra enfermedad era la fiebre Q. ¿Recuerda aquellos trabajadores del matadero de Brisbane, a principios de la década de 1930, que sufrían una afección febril misteriosa, similar al tifus? La investigación de ese cúmulo de casos cayó en primer lugar en las manos de un hombre llamado Edward H. Derrick, a quien se acababa de nombrar director del laboratorio de microbiología del Departamento de Sanidad de Queensland. Utilizando cobayas inoculados con sangre de pacientes para iniciar una secuencia de infecciones y luego infectar unos con otros, Derrick estableció la presencia de «una entidad clínica diferenciada», una nueva clase de patógeno, no reconocible mediante ninguna de las pruebas de laboratorio estándar para tifus, brucelosis u otras posibilidades conocidas.[7] Pero no podía ver este germen nuevo por el microscopio, ni cultivarlo en una cápsula. Eso le hizo sospechar que se trataba de un virus, de manera que buscó la asistencia de Macfarlane Burnet.

En octubre de 1936, Derrick le envió a Burnet una muestra de hígado de una cobaya infectada experimentalmente con lo que había afectado a los trabajadores del matadero. A partir de esa muestra, Burnet y un asistente de laboratorio prosiguieron la cadena de infecciones en más cobayas y también en una serie de ratones inoculados. Como Derrick, Burnet y su asistente comprobaron si había bacterias patógenas y no hallaron ninguna. Así que sospecharon de un virus «filtrable», esto es, un patógeno tan pequeño que pasaría por un filtro fino pensado para descartar las bacterias.[8] Tomaron un buen frotis de puré de bazo de un ratón infectado, lo tiñeron y lo observaron por el microscopio. Treinta años más tarde, Burnet recordaba: «La mayor parte de los descubrimientos significativos se desarrollan a partir de uno específico a lo largo de semanas o meses. El reconocimiento de la fiebre Q como rickettsiosis fue, sin embargo, una excepción que era posible fechar al minuto».[9] Lo que vio fueron minúsculas «inclusiones» en forma de filamento en algunas de las células del bazo. Para obtener una vista mejor, probó a observar otra muestra de bazo con un tinte distinto. En esta se veía una abundancia de filamentos, algunos dentro de las células del bazo y otros flotando libremente. «Desde aquel momento dejé de tener dudas sobre la naturaleza del agente responsable de la fiebre Q.»[10] Era otra nueva rickettsia, concluyó, no muy distinta de la que causaba la fiebre del loro.

En su posterior relato, contado con su rudeza característica, Burnet hablaba de cómo la enfermedad obtuvo su nombre:

> Surgieron problemas de nomenclatura. Las autoridades locales se oponían a «fiebre de matadero», que era el nombre habitual entre los médicos durante el periodo inicial. En uno de mis informes anuales me refería a la «fiebre de rickettsia de Queensland», que a mí me parecía apropiado, pero no así a las personas a quienes les preocupaba el buen nombre de Queensland. A Derrick, con cierta desesperación, y dado que «enfermedad X» ya estaba preocupado [sic, en el sentido de

que «ya estaba en uso»] por lo que se conoce ahora como encefalitis de Murray Valley, se le ocurrió fiebre «Q» (Q por *query*, es decir, pregunta, duda). Sin embargo, durante mucho tiempo, el mundo identificó la Q con Queensland, y hasta que no se supo que la enfermedad estaba extendida por todo el mundo «fiebre Q» no se estableció firmemente y de pleno derecho como el nombre de la enfermedad.[11]

Para los dos términos del nombre científico, Derrick propuso *Rickettsia burnetii*, para reconocer el papel de Burnet en el hallazgo e identificación del germen. El género, *Rickettsia*, se acabaría modificando a causa de una revisión taxonómica, pero la mitad dedicada a Burnet se impuso.

Mientras, a más de catorce mil kilómetros de distancia, el mismo patógeno sería objeto de escrutinio por un camino muy distinto, cuando dos bacteriólogos del Laboratorio de las Montañas Rocosas en Hamilton, Montana, lo hallaron en garrapatas de un lugar llamado Nine Mile, un campamento del Cuerpo Civil de Conservación en las montañas al noroeste de Missoula. Estos dos investigadores no estaban buscando la fiebre de matadero. Gordon Davis, el primero de los dos, había traído las garrapatas a su laboratorio para investigar sobre la ecología de otras dos enfermedades, la fiebre maculosa de las Montañas Rocosas y la tularemia. Tras soltar las garrapatas sobre cobayas, vio que uno de ellos enfermaba de algo que no pudo identificar. Durante un tiempo fue simplemente «el agente de Nine Mile».[12] Herald Cox, que se unió al laboratorio un año más tarde, ayudó a Davis a aislarlo y a reconocer que probablemente fuese una rickettsia. Entonces, otro hombre entró en la lucha, un experto en enfermedades infecciosas que también era un enérgico administrador del Instituto Nacional de la Salud, con responsabilidades como supervisor de Cox, Davis y sus colegas en el laboratorio de las Montañas Rocosas. Su nombre era doctor Rolla Dyer. Al parecer, era un tipo terco, pero no irremediablemente obstinado. Escéptico sobre las afirmaciones de Cox, según las cuales había hallado que el agente de Nine Mile era una rickettsia, se dirigió hacia Montana, al laboratorio de este. Cox le mostró pruebas en un portaobjetos de microscopio. Dyer rectificó, reconoció el descubrimiento y se quedó en Hamilton, ayudando al investigador en su trabajo, el tiempo necesario para atrapar él mismo una dosis de fiebre Q. Diez días después de volver a Washington tuvo «agudos dolores en los ojos» seguidos de escalofríos y, a continuación, fiebres y una semana de noches sudorosas.[13] Quizá, después de todo, haya cierta justicia en las enfermedades zoonóticas. Aunque probablemente no fuera eso, sino un alto grado de infectividad de la fiebre Q porque, para entonces, Macfarlane Burnet también se había contagiado. Tanto él como Rolla Dyer se recuperaron.

En cuanto a Herald Cox, sería aún más reivindicado cuando, en 1948, se reconoció que el patógeno era lo bastante distinto del resto de *Rickettsia* para merecer su propio género, y se cambió su nombre a *Coxiella burnetii*, honrándolo tanto a él como a Macfarlane Burnet. Es el nombre que se sigue utilizando hoy en día.

«No hay enfermedad que rivalice con la fiebre Q en cuanto a historias insólitas», escribía Burnet en las breves memorias que publicó en 1967.[14] En primer lugar, afirmaba, «batía récords» en cuanto al número de infecciones en el laboratorio, como la suya propia, la de Dyer y otras similares en dos secretarias del Instituto Hall (puede que se equivocase al pasar por alto las denuncias de infecciones de laboratorio por psitacosis). En segundo lugar, observó la alta incidencia de lo que se había denominado «gripe de los Balcanes» durante la Gran Guerra, en especial entre las tropas alemanas en Grecia y las neozelandesas en Italia. Es más: un cargamento de soldados norteamericanos se habían reunido «durante una o dos noches cerca de Bari, en el sur de Italia, antes de embarcarse», y más de la mitad de ellos habían caído enfermos antes de que su barco llegase a puerto. «Más pronto o más tarde, todos estos episodios quedaron establecidos como fiebre Q.» Después de la guerra, las investigaciones demostraron «la extraordinaria versatilidad de *C. burnetii* como parásito», infectando vacas lecheras en California, ovejas en Grecia, roedores en el norte de África y peramélidos en casa, en Queensland. Pasaba de una especie a otra en forma de minúsculas partículas aerotransportadas, con frecuencia dispersadas a partir de la placenta o de la leche seca de una hembra infectada, inhaladas y luego activadas a través de los pulmones, o inoculadas directamente en el torrente sanguíneo por la picadura de una garrapata. Como dijo, era versátil.

«Uno de los episodios más estrambóticos tuvo lugar en una clase de inglés para estudiantes de arte —relataba Burnet con cierto entusiasmo—. Más o menos en 1950, se encargó a Italia una colección de copias de escayola de estatuas clásicas. Las cajas llegaron con las figuras embaladas en paja, y toda la clase ayudó a desembalarlas. La mayoría padecieron fiebre Q, pero nadie sabe cómo se contaminó la paja.»[15] Todo esto, escribía Burnet, «fue el principio de un reconocimiento cada vez más amplio de la fiebre Q en el mundo». Tenía razón; aunque *Coxiella burnetii* se reconoce ahora como una bacteria, no como una anomalía a medio camino entre bacteria y virus, su impacto en la salud humana no desapareció con el desarrollo y producción masiva de antibióticos durante la década de 1940. En fecha tan reciente como el 2007, la fiebre Q causó problemas serios en un moderno país europeo, muy lejos tanto de Queensland como de Montana: los Países Bajos.

46

Ochenta kilómetros al sudeste de Utrecht, en mitad del llano paisaje y las enmarañadas carreteras de la provincia holandesa de Brabante septentrional, se encuentra un pequeño pueblo llamado Herpen. Es un lugar ordenado, con construcciones de ladrillo rojo en su mayoría; granjas de ladrillo rojo en las afueras, casitas de ladrillo rojo en el núcleo, aceras adoquinadas y una antigua y bonita iglesia de ladrillo rojo. Las granjas, algunas de ellas ocultas tras setos bien podados y jardines cuidados, se abren a campos de heno y maíz, cultivados como forraje para animales alojados en grandes establos bajos de ladrillo rojo. Aunque parece un pueblo agrícola, Herpen es actualmente una comunidad dormitorio de trabajadores y contratistas que trabajan en el sector de la construcción. Unos cuantos caballos de tiro pastan ociosos en los campos, acompañados de un modesto número de vacas, ovejas y cerdos. Pero el componente agrícola de la economía local, o lo que queda de él, se dedica sobre todo a las cabras lecheras. Parece que estas fueron el origen del problema en el 2007.

Las cabras preñadas habían parido a sus pequeños durante la temporada de cría habitual, que puede extenderse desde enero hasta incluso abril. La mayor parte de esos nacimientos habían ido bien, aunque en algunas granjas de la provincia, incluida al menos una en la zona de Herpen, muchas hembras abortaron durante el último mes de embarazo. Incluso las crías que habían nacido después de cumplir todo el periodo de gestación parecían algo débiles y enclenques, con un índice de mortalidad mayor que el habitual. Era evidente que algo les pasaba a las cabras, algún tipo de infección, posiblemente nueva, y los veterinarios tomaron nota y trataron de prevenir los abortos con antibióticos. No funcionó. El público en general apenas se percató de esta situación.

Luego vino una benigna primavera, mucho más cálida y seca de lo normal. En abril, según recuerda uno de los habitantes, «no cayó ni una gota de lluvia».[16] Incluso antes de la llegada del verano, las tierras que circundaban el pueblo tenían un aspecto polvoriento. Soplaba la brisa. A principios de mayo, la gente se empezó a poner enferma.

Un médico local llamado Rob Besselink, con una consulta en Herpen, observó una dolencia extraña, similar a la gripe, en varios de sus pacientes: fiebres altas, intenso dolor de cabeza, dolores musculares, dificultades respiratorias, tos. ¿Sería una neumonía bacteriana? «Empezamos a tratarlos —explicaría más tarde Besselink—, y resultó que no reaccionaron como esperábamos que lo hicieran a los antibióticos que les dimos.» Lo discutió con un colega. «Después de la primera semana, nos dijimos:"Está pasando algo extraño", porque yo tenía a tres o cuatro personas con los mismos síntomas, y él también tenía a dos o tres». Al cabo de un par de semanas, los dos médicos habían visto una veintena de pacientes que se ajustaban al perfil, de los cuales casi una docena, que no respondían a los antibióticos, tuvieron que ser hospitalizados.

Más o menos en la misma época, en otra parte de Brabante septentrional, una microbióloga médica llamada Ineke Weers, empleada en un laboratorio regional, oyó rumores de un clúster similar. A pesar de la amplia formación y experiencia de Weers —era médica con un doctorado en microbiología y veintiún años de trabajo en el diagnóstico de enfermedades infecciosas—, esto resultó ser una novedad para ella. Un internista de uno de los hospitales mencionó que los médicos de allí habían visto últimamente unos cuantos pacientes con una neumonía atípica, resistente a los antibióticos. ¿Sabía Weers de qué podía tratarse? ¿Había leído algo sobre un síndrome así? No, nada, respondió ella. Pero se ofreció a llamar al Servicio Municipal de Salud (SMS) de Bolduque, una gran ciudad cercana, y preguntar si esas autoridades podían arrojar alguna luz o dar algún consejo. No podían; no habían tenido noticias de nada parecido.

Cuatro días más tarde, Rob Besselink llamó a la misma oficina del SMS sobre su situación en Herpen. Dos semanas después de eso, otro médico de familia de Brabante septentrional informó al SMS de algo similar. Esta acumulación de casos desconcertantes bastó para poner en marcha una respuesta. Los médicos tomaron muestras de sangre, algunas de las cuales se enviaron a un laboratorio cercano, y otras a uno más especializado, donde se examinó si había anticuerpos en el suero. Tras cierta confusión sobre qué tipo de microbio podía estar causando esa «neumonía atípica», ambos laboratorios acabaron por convergir en una respuesta: era *Coxiella burnetii*, el agente de la fiebre Q.

La fiebre Q no era desconocida en los Países Bajos pero durante cincuenta años había sido, por fortuna, muy rara. Aunque la bacteria parecía ser endémica entre las poblaciones de ganado, según se deducía de ocasionales estudios, casi nunca había causado una enfermedad observable en vacas, en ovejas o en humanos. Ahora, el brote en Brabante septentrional captó la atención del Instituto Nacional de la Salud Pública y el Entorno (RIVM, por sus siglas en neerlandés), cerca de Utrecht. Los científicos del Instituto hicieron la suposición bien fundamentada de que quizá la alta incidencia de abortos en las granjas de cabras lecheras, que se había iniciado en el 2005 y que se había relacionado con la fiebre Q, podía ser el origen de los casos en humanos. Se sabía que *Coxiella burnetii* era capaz de transmitirse por el aire. En ese punto, el RIVM envió a investigadores al sur del pueblo de Herpen y las áreas limítrofes para que llevaran a cabo un estudio. Alguien tenía que enterarse de qué estaba sucediendo a sotavento de las cabras.

Yo mismo conduje, tres años después, de Utrecht a Herpen, en un sombrío día de febrero en el que el gris del cielo y la niebla parecían fundirse sin solución de continuidad, a lo largo de la llana línea del horizonte, con el gris de la nieve. El doctor Rob Besselink me recibió, después de su jornada laboral en su pequeña consulta en la calle principal del pueblo. Era un hombre delgado, de casi cincuenta años, con una amplia sonrisa que le dibujaba arrugas en el estrecho rostro. Con una chaqueta deportiva negra, una camisa estampada azul y vaqueros desgastados, parecía más bien el guitarrista de una banda de rock que lo que uno esperaría de un médico rural holandés. Entre las primeras cosas que mencionó, cuando le pregunté acerca del carácter de la comunidad de Herpen, fue el gran cambio que se había dado en las prácticas de las granjas locales durante la última década: el incremento del número de cabras.

Este cambio se había iniciado, de hecho, en 1984, cuando la Comunidad Europea estableció cuotas en la leche de vaca que obligaron a los granjeros holandeses a dejar la cría de vacas lecheras. Muchos siguieron dedicándose a la leche, pero empezaron a utilizar cabras. Esta tendencia se acentuó después de 1997 y 1998, cuando los brotes de peste porcina clásica (causada por un virus, pero no zoonótica) obligaron al sacrificio masivo de cerdos, y muchos granjeros porcinos, que habían sufrido un duro golpe financiero y tenían miedo de una recurrencia, buscaron una línea de cría alternativa. «De manera que empezaron a criar cabras, en cantidades apreciables», me contó Besselink. Aquello pasaba en Brabante septentrional y también en el resto del país. Desde una cifra mínima de unos 7.000 animales en 1983, la población total de cabras en los Países Bajos se había incrementado hasta 374.000 en el 2009, de las cuales 230.000 eran cabras lecheras. La mayor parte de ellas vivían en interior, estabuladas todo el año en edificios como los grandes establos de ladrillo rojo que yo había visto en las afueras de Herpen. Se puede pensar que mantener a las cabras entre cuatro paredes y un techo debería minimizar las oportunidades de que liberasen una infección, pero las circunstancias de la naturaleza de la cría de cabras en los Países Bajos, como supe por Besselink y otras personas, conspiraban para sacar a *C. burnetii* de los refugios en grandes cantidades y lanzarla al viento.

Coxiella burnetii es un germen asertivo. No solo provoca abortos en cabras, sino que también se concentra de forma masiva en el material placentario expulsado durante esos partos abortivos. Un único gramo de placenta de una cabra que aborte puede contener hasta mil millones de partículas bacterianas. También se excreta en la leche, la orina, las heces y durante partos normales. Suponiendo que esos partos y abortos tienen lugar dentro del establo de cría, ¿cómo se escapa el material? Muy simplemente, explicó Besselink: los granjeros sacan las heces y la paja sucia utilizada por las cabras para fertilizar sus campos. De ahí, la bacteria puede flotar hasta un pueblo cercano tan fácilmente como el agradable y otoñal olor de humo de un montón de hojas.

Dos granjas de cabras en la vecindad de Herpen atraían la atención. Una de ellas era una notable instalación comercial con casi cuatro mil ejemplares, que habían sufrido un aluvión de abortos en abril. La otra era una «granja hobby» con menos de diez animales.[17] Cuando el equipo de estudio llegó de RIVM en busca de la fuente del brote, visitaron ambos lugares y tomaron muestras de orina, leche, estiércol y paja del suelo de los establos, insectos de una trampa lumínica y agua de abrevaderos. La granja hobby parecía estar limpia. De la comercial, todos los tipos de muestra contenían señales de la presencia de *Coxiella burnetii* menos la leche, la orina y el agua. «Había muchas bacterias *Coxiella* en la granja», recordaba Besselink. Solo estaba a un kilómetro al sur del pueblo, prácticamente al lado mismo. Aquel granjero y su familia tuvieron que soportar muchos desprecios durante el año siguiente: «Tiene esposa, tiene hijos, sus hijos van a la escuela aquí, y no lo estaban pasando bien porque los culpaban, claro está, de lo que estaba pasando», contaba Besselink. El granjero de cabras no había hecho nada ilegal, solo había tenido mala suerte y quizá había sido un poco descuidado, pero sufrió una pérdida de ingresos, debilitamiento y, noches de insomnio. Un médico de pueblo se entera de estas cosas. Los niños del granjero quedaron estigmatizados, y sus crías —esto es, las crías de sus cabras— también eran sospechosas, habiendo nacido en circunstancias que incluían una nube de virulentos microbios.

Arnout de Bruin, un biólogo molecular con formación en estudios evolutivos, formaba parte del equipo del RIVM que fue a Herpen. Cuando lo conocí, en la sede central del instituto, un complejo rodeado por una valla en las afueras de Utrecht, llevaba barba de varios días y una camiseta marrón que decía «Varsity Team-North Dakota». Era un joven brillante con un oscuro sentido de la extravagancia. Lo curioso de su implicación con el brote, me contó con buen humor, era que se debía a que había estado estudiando la fiebre Q como posible amenaza de bioterrorismo (la bacteria atraía de hacía mucho tiempo oscuros intereses; los investigadores en guerra biológica de Estados Unidos habían estado trabajando en ello durante los años cincuenta y también los soviéticos; cuatro décadas más tarde, la secta japonesa Aum Shinrikyo pareció haberlo tenido en cuenta antes de utilizar gas sarín para su ataque en el metro de Tokio, en 1995). El grupo de De Bruin en ese proyecto, un equipo dedicado a «calamidades biológicas», había desarrollado cebadores de RCP para la detección de *Coxiella burnetii* en una muestra. De manera que, cuando los casos se empezaron a acumular, en Brabante septentrional, tanto entre cabras como entre personas, y las autoridades sanitarias querían rastrear la procedencia urgentemente, le pidieron ayuda al equipo de De Bruin. Sí, claro, por supuesto, respondieron. Él y sus colaboradores no dejaron pasar la oportunidad de probar sus nuevas herramientas moleculares sobre el terreno. Por consejo de los funcionarios veterinarios, que se habían enterado de la oleada de abortos en la granja comercial, se dirigieron a aquel lugar.

«Y el granjero nos dijo: "Esta es la zona segura, y esta es la zona no segura, porque aquí es donde han estado las cabras que han abortado"—me contó De Bruin—. Así que tomamos todo tipo de muestras. Frotis superficiales de la zona, agua de abrevaderos, frotis vaginales de las cabras. ¿Qué más tomamos? Ah, sí; por ejemplo, insectos, de la trampa lumínica. Partículas de polvo, heno, estiércol —rio amargamente—. Lo encontramos en todas partes.»

¿Qué tipo de protección llevaban?, le pregunté yo. ¿Máscaras, respiradores? «Ninguna —me dijo, riéndose de su propia imprudencia y laxitud de supervisión—. Pero nadie se puso enfermo.» Quizá él y sus colegas tuvieron suerte. De todos modos, el granjero se equivocaba sobre qué zonas de su propiedad debían analizarse. «Lo encontramos por todas partes —me repitió De Bruin—. No había zonas seguras o no seguras, porque la granja entera estaba infestada.»

A partir de estas muestras y de los resultados del laboratorio, me contó, algunas autoridades sanitarias se pusieron muy impacientes, y empezaron a sacar conclusiones precipitadas. «De inmediato se pusieron a decir "¡Ah, ese es el origen!". Y nosotros les dijimos, "Bueno, es un origen".» Pero nadie había verificado otras granjas del entorno, cualquiera de las cuales podía haber estado dejando escapar *Coxiella burnetii* en el aire. También deberían examinarse esas granjas, aconsejó De Bruin. Mientras, su equipo trabajó en otros aspectos del estudio de respuesta al brote.

Reunieron muestras de sangre de 443 personas en la zona de Herpen, y en 73 de estos individuos hallaron pruebas de infección reciente con *C. burnetii*; otros 38 habían sido infectados en algún momento del pasado. A partir de la información obtenida mediante cuestionarios, el equipo de estudio comparó los positivos con diversas formas de exposición potencial. El resultado más revelador de este análisis fue que el contacto directo con los animales no era un factor de riesgo significativo para la infección, como tampoco lo era beber leche sin procesar. Algunos de los casos —pero solo una minoría, menos del 40 por ciento— implicaban contacto con productos agrícolas como heno, paja y estiércol. A partir de estos datos, el equipo llegó a la conclusión de que el origen más probable de fiebre Q en la zona era la transmisión por el aire.[18] La alta incidencia de la infección entre cabras, el aluvión de abortos, la práctica de fertilizar los campos con estiércol de los establos de cría, la naturaleza de la propia bacteria (más detalles a continuación), la sequedad del tiempo en aquel mes de abril y los vientos del oeste se habían conjurado para sumir al pueblo de Herpen en una nube de *Coxiella burnetii*.

El propio De Bruin, después de haber ayudado a recopilar y analizar estos datos, se dio perfecta cuenta de la facilidad con que la bacteria se transmitía por el aire. Más adelante, con la epidemia prosiguiendo durante el 2008 y el 2009, empezó a ser más cauteloso con la toma de muestras en el campo: «Dije "Eh, no vamos a volver a ir a ninguna parte sin protección, porque somos personal de laboratorio, pero no somos inmunes"». Si eres granjero, decía, puede que hayas desarrollado inmunidad por haber sufrido exposición a la fiebre Q anteriormente, en un nivel que no llegase a manifestar la enfermedad. Resulta que eso es bastante habitual entre los granjeros y los veterinarios holandeses, pero no entre los biólogos moleculares. «De manera que empezamos a utilizar mascarillas.» Pero es difícil trabajar con mascarilla: respiras mal, las gafas se te empañan y no quieres llevar esa protección ni un minuto más de lo necesario. A De Bruin le parecía aún más absurdamente curioso trazar una línea entre lo impracticable y lo seguro. Recordaba haber conducido a otro de los lugares en los que había habido un brote grave, en el sur: «Llegué a aquella granja, y el único lugar en el que pude aparcar el coche fue frente al establo. Así que abrí la puerta, y había un fuerte viento que soplaba a través de él». Salió, respiró el viento y pensó: «¿Y ahora me voy a poner la mascarilla?». Esta vez, los dos nos reímos.

El brote continuó, empeorando en el 2008 y aún más en el 2009. A finales de ese año, 3.525 casos entre seres humanos se habían registrado desde las primeras alertas, en mayo del 2007, la mayor parte de los cuales en Brabante septentrional. La infección se manifestaba generalmente en forma de fiebre, neumonía y, en algunos casos, hepatitis. Al menos doce personas murieron, una letalidad no demasiado alta comparada con la de algunos de los virus más espeluznantes, pero bastante grave si se tiene en cuenta que es una infección bacteriana, que se supone que puede tratarse con antibióticos.

En el 2008 hubo un clúster de casos en una institución psiquiátrica en la población de Nimega. Después de que tres de los pacientes psiquiátricos adquiriesen una neumonía atípica y fuesen hospitalizados, el Servicio Municipal de Salud empezó a filtrar a pacientes, empleados y visitantes, y halló veintiocho casos de infección por *C. burnetii*. ¿Cuál era el origen? Una granja de cabras cerca de Nimega había sufrido un aluvión de abortos, y los frotis vaginales confirmaron que se trataba de fiebre Q. Las bacterias podían haber sido transportadas por aire desde las crías abortadas. Pero, en este caso, había otra posibilidad más inmediata. La institución psiquiátrica mantenía un pequeño rebaño de ovejas en un prado dentro de sus instalaciones. Aquel año, durante la temporada de cría, un cordero había sido abandonado por su madre, y lo adoptó una paciente, que se lo llevó a su dormitorio y lo alimentó con biberón seis veces al día. Varios otros pacientes acariciaban al cordero-mascota y lo consolaban. Al parecer, a alguien se le había ocurrido aquello como forma de terapia, hasta que el cordero dio positivo en fiebre Q.

El día siguiente al de mi conversación con Arnout de Bruin, conduje hacia el norte, al Instituto Veterinario Central (IVC), una instalación adscrita a la universidad y ubicada cerca de la ciudad de Lelystad, con un anexo dedicado en parte a la investigación de agentes zoonóticos peligrosos. Fuera lo que fuese lo que estuviese sucediendo en los Países Bajos que justificara esos brotes secuenciales, se trataba claramente de un asunto veterinario, aparte de un problema de salud humana. El anexo del IVC, un edificio rodeado de árboles al que se accedía por una carretera secundaria, era tan discreto que tuve que dar dos vueltas al vecindario hasta que lo encontré. Allí me recibió Hendrik-Jan Roest, un esbelto científico veterinario con gafas sin montura y que vestía un informal suéter azul, lo bastante alto como para jugar de pívot en el equipo nacional de baloncesto de los Países Bajos. Me llevó fuera de nuevo, para que pudiéramos mirar por la ventana de un laboratorio BSL-3, donde él y su técnica hacían cultivos de *C. burnetii*. A través de la pequeña ventana pude ver incubadoras y un extractor de presión negativa, similar a la campana extractora de una cocina, destinado a absorber las bacterias del aire mientras la técnica trabajaba en su banco. En este edificio, me contó Roest, trabajamos también con el virus del Nilo Occidental, la fiebre del valle del Rift y la fiebre aftosa, entre otras cosas. ¿Fiebre del valle del Rift? Le pregunté si la tenían en los Países Bajos. Aún no, contestó él.

De vuelta en su oficina, Roest me describió brevemente la *Coxiella burnetii*, enumerando los rasgos que hacen que sea tan singular y problemática. En primer lugar, es una bacteria intracelular, lo que quiere decir que se reproduce dentro de las células de su huésped —como un virus, aunque por mecanismos distintos— y no fuera, en el torrente sanguíneo o en el intestino, donde podría ser más vulnerable a una respuesta del sistema inmune. Es más: existe en dos formas de partícula bacteriana, una grande y una pequeña, cada una con características distintas adaptadas a diferentes fases de su ciclo vital. La forma grande se replica de manera prolífica dentro de las células del huésped y luego se transforma en la forma pequeña, que es más resistente y más estable. Esta es casi como una espora, está equipada para la supervivencia en el entorno exterior (la pequeñez de esta forma puede justificar que Macfarlane Burnet y otros la confundieran con «un virus filtrable», un microbio tan minúsculo que traspasaba los filtros diseñados para bacterias ordinarias).[19] Es resistente a la desecación, a los ácidos, a las temperaturas altas y bajas y a la luz ultravioleta. Puede vivir en agua salada durante más de seis meses. No es sorprendente que se le dé tan bien viajar, no solo de huésped a huésped, sino de un lugar a otro, e incluso de continente a continente.

—¿Alguien sabe de dónde vino?

—Creo que siempre ha estado ahí —dijo Roest.

¿Siempre ha estado dónde? ¿Siempre en todas partes? ¿En Montana, donde lo encontró Herald Cox, y en Australia, donde lo encontró Macfarlane Burnet, y en los Países Bajos, donde usted lo acaba de encontrar? «No, no exactamente "en todas partes" —respondió—. No hay registro de *Coxiella burnetii* en Nueva Zelanda. De momento.»

Entonces, ¿por qué la enfermedad solo había resultado problemática en Brabante septentrional últimamente (desde el 2007)? Cuando le pregunté por el incremento en el número de cabras lecheras, hizo un gesto, despreciando la idea como algo demasiado simplista y me empezó a mostrar fotos y gráficos en su ordenador. En una de las imágenes se veía un enorme edificio, como un depósito de trenes, lleno de cabras blancas.

—Así es como tienen a las cabras en las granjas.

—Vaya...

—Son establos enormes, inmensos.

—Son realmente grandes —coincidí.

Otra imagen mostraba una vista más clara de lo que él llamó «estabulación en pequeño recinto», el modo de organización estándar para alojar cientos o miles de cabras lecheras. El establo tenía una pavimentación de hormigón, en un nivel por debajo del nivel del suelo, de manera que podía contener semanas o meses de paja, heces y orina de cabra, una sabrosa mezcla de residuos orgánicos cada vez más profunda y que, templada por la descomposición, ofrecía un excelente medio de cultivo para microbios. Regularmente se añadía paja nueva, durante tanto tiempo como fuese posible, para mitigar el nivel de suciedad. «Muy lentamente, la acumulación de excrementos y paja se hace más y más gruesa —explicó Roest—, y el nivel en el que viven los animales sube.» Hundidas hasta las rodillas en su propio estiércol, las cabras se paseaban, convirtiendo lo que comían en leche. A medida que el estiércol subía, fermentando poco a poco, albergaba *C. burnetii* en abundancia, «vivita y coleando, sumergida en los residuos». Cuando el establo se había llenado, cada una de las cabras infectadas podía haber pasado su infección a muchas de las demás; a la mayoría de ellas, de hecho. Entonces los animales eran trasladados y entraban las máquinas, que empezaban a trabajar transfiriendo el valioso estiércol a los campos cultivados y a los pastos, y miles de millones de partículas de la bacteria, en su forma pequeña y resistente, se lanzaban al viento.

Cría de cabras lecheras de alta densidad, al estilo holandés: ese es uno de los diversos factores responsables de los recientes brotes, explicó Roest. El segundo factor estaba asociado al primero: la proximidad entre humanos. Los Países Bajos son un país densamente poblado, dieciséis millones de personas viven en un área de la mitad del tamaño de Indiana, y muchas de esas granjas de cabras de alta densidad están situadas cerca de ciudades y poblaciones. El tercer factor era el tiempo: sí, las condiciones primaverales muy secas, todos los años desde el 2007, habían sin duda exacerbado la dispersión por el aire de la bacteria. Y Roest sospechaba de un cuarto factor: podía ser, decía, que la propia naturaleza del germen hubiese cambiado. Una sacudida evolutiva podría haber propiciado un salto ecológico.

Sus datos moleculares mostraban que una cepa genética específica de la bacteria, una de las quince que su equipo había identificado, se había convertido en predominante. «En todas las granjas de la zona de alto riesgo», con ello se refería a Barbante septentrional y algunas zonas adyacentes, «y en las dos granjas lecheras externas», que también habían dado positivo en las pruebas, «hay un genotipo presente en el 90 por ciento de todas las muestras. Es el que llamamos CbNL-01». CbNL-01 parece un caprichoso criptograma, pero indica simplemente «*Coxiella burnetii*, Netherlands (es decir, los Países Bajos), genotipo n.º 1». Tan desproporcionada representación sugería que una mutación de esa cepa podía haberla convertido en especialmente agresiva, eficaz, contagiosa y feroz.

La Administración holandesa trató de enfrentarse a esta crisis tomando algunas medidas regulatorias contundentes, aunque incoherentes. En junio del 2008, poco después del brote entre los pacientes del centro psiquiátrico de Nimega, la fiebre Q se convirtió en una enfermedad «de notificación obligatoria» para cabras y ovejas lecheras, lo que significaba que los veterinarios estaban obligados a notificar al Gobierno en caso de aluviones de abortos (había sido enfermedad de notificación obligatoria en cuanto a los casos en humanos desde 1975). Otra regulación, emitida el mismo día, prohibía a los granjeros retirar el estiércol de un establo o lecho de paja infectados en los tres meses siguientes a la notificación de un brote. Casi un año más tarde, en abril del 2009, mientras el patrón de brotes proseguía en las granjas de cabras lecheras y el número de casos en humanos se incrementaba más deprisa que nunca, entró en vigor un programa de vacunación obligatoria contra la fiebre Q. Esta orden se aplicaba a todas las cabras y ovejas lecheras en granjas de más de cincuenta animales, y a los zoológicos y «granjas terapéuticas» como la de Nimega, donde el público general podía entrar en estrecho contacto con animales infectados. Para noviembre del 2009, más de un cuarto de millón de cabras y ovejas habían sido vacunadas a cargo del erario público, pero el número de casos en seres humanos durante aquel año había sido alarmante, y la inquietud se había extendido por los medios de comunicación holandeses. De modo que, a principios de diciembre del 2009, se publicó un decreto prohibiendo la cría de cabras: no más cabras preñadas hasta nuevo aviso. Una reflexión más profunda revelaría que la medida era demasiado benigna y había llegado demasiado tarde. Muchas hembras ya habían parido. Una semana más tarde, aconsejado por un panel de expertos, el Gobierno anunció que todas las cabras y ovejas que estuvieran preñadas (incluidas las que hubiesen sido recientemente vacunadas) en las explotaciones lecheras afectadas serían sacrificadas.

Equipos de veterinarios se pusieron en marcha para llevar a cabo el trabajo. Un granjero, que esperaba a los encargados del sacrificio, le dijo a un reportero que sus animales no estarían tan agitados si él se quedaba con ellos, pero que «no estaba seguro de poder soportarlo».[20] Al final, el conteo llegó a unas cincuenta mil cabras sacrificadas, y decenas de granjeros furiosos y frustrados, que recibieron una compensación por el valor de cada animal pero no por los ingresos perdidos mientras se enfrentaban a la necesidad de reponer sus rebaños, ni por la tensión emocional. «Fue igualmente penoso para los veterinarios», me dijo Hendrik-Jan Roest; y también, y eso lo decía por propia experiencia, «para los asesores veterinarios».

A pesar de todas estas medidas y de la erradicación de cabras preñadas del paisaje holandés, la fiebre Q no desapareció; ni por completo, ni de golpe. La bacteria seguía ahí afuera, en cierta abundancia. En su forma pequeña y resistente, podía sobrevivir en los fétidos residuos de las granjas infectadas hasta cinco meses. En su forma grande, podía replicarse en una variedad de animales. Muy robusta, pero no muy especializada, era capaz de infectar a una amplia diversidad de huéspedes, y se había hallado no solo en cabras, sino también en vacas, roedores, aves, amebas y garrapatas. Un organismo con iniciativa y, como había observado Macfarlane Burnet, bastante versátil.

Con el tiempo, las medidas regulatorias surtieron algún efecto, y pasó otra primavera, esta vez sin demasiados nacimientos ni abortos. El ritmo de nuevos casos humanos se redujo con respecto al pico del 2009. A mediados de julio del 2010, solo cuatrocientos veinte holandeses más habían sido diagnosticados con fiebre Q. Los funcionarios ministeriales podían sentirse moderadamente optimistas de que habían podido controlar su crisis de salud pública. Los médicos pudieron relajarse un poco. Y los propietarios de granjas lecheras podían lamentarse de sus pérdidas. Pero los científicos sabían que *Coxiella burnetii* no se había ido. Ya antes se había ocultado, esperando a que las condiciones fuesen ideales, y podía volver a hacerlo.

48

De vuelta en Australia, más o menos en la época de su trabajo con la fiebre Q y la psitacosis, el despierto y cascarrabias Macfarlane Burnet empezó a reflexionar con más amplitud de miras sobre enfermedades infecciosas, no tanto desde la perspectiva médica como desde el punto de vista de un biólogo. A finales de la década de 1930 escribió un libro al respecto, y en las páginas de presentación rindió tributo a los magnos fundadores de la bacteriología en el siglo xix, en especial a Pasteur y Koch, que habían proporcionado las bases racionales para el problema del acceso a agua potable limpia, alcantarillado en condiciones, comida no contaminada y técnicas quirúrgicas antisépticas. Era un tributo cualificado que terminaba en la página dos; entonces, Burnet se metía realmente en materia.

«Aquellos hombres y sus colegas —escribió— estaban en general demasiado ocupados para pensar en nada que no fuera las enfermedades provocadas por bacterias, y la forma en que podían prevenirse.»[21] Apenas prestaban atención a los microbios como seres vivos de pleno derecho, ni a «cómo su naturaleza y actividades encajaban en el esquema de la vida». La mayor parte de bacteriólogos tenían formación médica —el propio Burnet lo había sido, antes de dedicarse a la investigación bacteriológica— y «su interés por los problemas biológicos generales era muy limitado». Lo que les preocupaba era curar y prevenir enfermedades, lo cual estaba muy bien; no estaban muy interesados en reflexionar sobre la infección como fenómeno biológico, como relación entre criaturas, con la misma importancia fundamental que otras relaciones similares como la predación, la competición y la descomposición. El propósito de Burnet con el libro era rectificar ese desaire. Publicó *Biological Aspects of Infectious Disease* en 1940, un hito en la ruta hacia la comprensión de las zoonosis en un planeta atestado y en continuo cambio.

Burnet no afirmaba que la perspectiva, más amplia, fuera solo suya. La reconocía como una tendencia saludable. Los bioquímicos habían empezado a aplicar sus métodos a cuestiones relacionadas con enfermedades, con un éxito considerable, y había también nuevo interés en el nivel de los organismos (incluso los organismos unicelulares) como criaturas considerablemente adaptadas, con sus propias historias en estado silvestre. Escribió:

Otras personas con interés en los modernos desarrollos en la ciencia de la biología han descubierto que las enfermedades infecciosas pueden concebirse *en línea con la ecología* como una *lucha por la vida* entre el hombre y los microorganismos, una lucha con las mismas características generales que otros muchos tipos de competición entre especies en la naturaleza.[22]

Las cursivas son mías. Pensar «en línea con la ecología» y acerca de la «lucha por la vida» (una frase directamente extraída de Darwin), era la aportación especial de Burnet: un libro sobre la ecología y la evolución de los patógenos.

Él prefería el término «parásitos», utilizado en un sentido amplio. «El modo de vida parasitario es, en esencia, similar al de los predadores carnívoros. No es más que otro método para obtener alimento de los tejidos de animales vivos», aunque, en el caso de los parásitos, el consumo tiende a ser más lento y más internalizado dentro de la presa.[23] Las criaturas pequeñas se comen a las grandes, por lo general de dentro afuera. De esto es precisamente de lo que estaba hablando cuando mencioné a los leones y los ñúes, a los búhos y los ratones. El principal problema al que se enfrenta un parásito a largo plazo, señalaba Burnet, es la cuestión de la transmisión: cómo pasar sus descendientes de un huésped individual a otro. Son diversos los métodos y rasgos que se han desarrollado para lograr esa simple finalidad, desde la replicación masiva, la difusión por el aire, la fases del ciclo vital resistentes al medio ambiente (como la forma pequeña de *C. burnetii*), la transmisión directa a través de la sangre y otros fluidos corporales, la influencia en la conducta del huésped (como la que ejerce el virus de la rabia, por ejemplo, que hace que los animales infectados muerdan), el paso a través de huéspedes intermedios o amplificadores y el uso de vectores insectos o arácnidos como medios de transporte e inyección. «Sin embargo, quedará claro —escribía Burnet— que no importa el método por el que el parásito pase de un huésped a otro: el aumento de la densidad de la población susceptible facilitará su propagación de los individuos infectados a los que no lo están.»[24] Con aumento de la densidad se refería a que la acumulación de huéspedes permite a los patógenos prosperar. Quizá Macfarlane Burnet estuviese influido por los primeros trabajos matemáticos sobre las enfermedades infecciosas —las ecuaciones diferenciales de Ronald Ross, el artículo de Kermack y McKendrick en 1927— o quizá no, pero estaba incluyendo algunas de aquellas mismas cuestiones con un lenguaje sencillo en un libro que era tanto fidedigno como accesible.

Biological Aspects of Infectious Disease se revisó y reeditó más adelante, en 1972, como *Historia natural de la enfermedad infecciosa*. A pesar de que incluso la versión revisada parece anticuada para los estándares de hoy en día (han aparecido nuevas enfermedades, así como nuevas perspectivas y nuevos métodos), en su tiempo el libro supuso una valiosa contribución. No ofrecía modelos matemáticos eruditos, sino que hablaba con claridad sobre qué hacen los científicos que estudian las enfermedades, y qué deberían hacer. Desde su punto de vista, lo que deberían hacer es pensar sobre los patógenos infecciosos en términos evolutivos y ecológicos, aparte de los médicos.

La fiebre del loro era uno de sus casos de ejemplo. Tenía como puntos atractivos la conexión australiana (un germen local, para él) y el alcance global, e ilustraba uno de sus puntos favoritos. «Como otras muchas enfermedades infecciosas, la psitacosis fue reconocida por primera vez como enfermedad epidémica grave de los seres humanos; no obstante, a medida que se iba entendiendo mejor su naturaleza, se hizo más claro que la fase epidémica no era más que un hecho accidental y relativamente singular.»[25] La bacteria tenía una vida propia, de la que la infección a los seres humanos era solo una parte; y, presumiblemente, una digresión.

Burnet volvía a contar la historia de los periquitos criados en California, las cacatúas silvestres australianas, la infección de aficionados a los pájaros de entre la clase trabajadora de Melbourne por parte de animales vendidos en el deprimente cobertizo del patio trasero del señor X. La psitacosis, señalaba Burnet, no es habitualmente muy infecciosa. Existe de manera endémica en las poblaciones de aves salvajes, sin que suponga demasiados problemas. Se puede suponer razonablemente que «esas cacatúas, abandonadas a una vida natural en libertad, nunca habrían mostrado ningún síntoma».[26] Pero el cazador de las aves, y luego el señor X como intermediario, habían causado una disrupción de su vida natural. «En cautividad, amontonadas, sucias y sin ejercicio ni luz del sol, era de esperar que surgiese un brote de cualquier infección latente.» Las estresantes condiciones habían propiciado la replicación y el estallido de *Chlamydophila psittaci* (como se denominaría más adelante a *Rickettsia psittaci*, otra de esas revisiones taxonómicas).

Este caso y otros similares, escribió Burnet, eran ejemplo de una realidad general sobre las enfermedades infecciosas. «Se trata de un conflicto entre el hombre y sus parásitos que, en un entorno constante, tendería a resolverse en un equilibrio virtual, un estado clave, en el que ambas especies sobrevivirían indefinidamente. El ser humano, sin embargo, vive en un entorno en constante cambio a causa de sus propias actividades, y son pocas las enfermedades que le afecten y que hayan alcanzado tal equilibrio.»[27] Burnet no se equivocaba en las grandes ideas, incluida la de que la disrupción causada por los seres humanos es un agente de liberación de epidemias. Sin embargo, no podía haber previsto los detalles de lo que estaba por venir. Como publicó en 1940, se centraba en diversas enfermedades infecciosas además de la psitacosis: difteria, gripe, tuberculosis, peste, cólera, malaria, fiebre amarilla. Se trataba de las viejas y tristemente famosas plagas, fáciles de reconocer aunque no lo bastante comprendidas. Nuestra moderna era de virus emergentes estaba aún más allá del alcance de su campo de visión.

49

Burnet no mencionó la enfermedad de Lyme pero, como comparte una importante característica con la fiebre Q y la psitacosis, yo sí lo haré. El aspecto más fundamental sobre esta infección de nueva aparición o reaparición es que no la causa un virus. El agente de Lyme, como *Coxiella burnetii* y *Chlamydophila psittaci*, es una bacteria anómala y astuta.

La enfermedad de Lyme es, sin embargo, muy controvertida, de una forma en que no lo son la fiebre Q ni la psitacosis. Segmentos de las comunidades científica y médica, además de víctimas o supuestas víctimas, no pueden siquiera ponerse de acuerdo sobre quién tiene la enfermedad y quién no. Unos treinta mil casos de enfermedad de Lyme fueron notificados en Estados Unidos durante un año reciente, y más de veinte mil anuales en un promedio de diez años. Probablemente conozca a alguien que la ha sufrido; puede incluso que sea usted mismo. Según cualquier estándar, es la enfermedad transmitida por vectores más habitualmente notificada en Estados Unidos. Pero esos treinta mil casos en un año, ¿representan el verdadero total de norteamericanos afectados, o solo una pequeña parte del número total de casos, la mayor parte de los cuales no se diagnostican? ¿Existe algo como la «enfermedad de Lyme crónica», que elude la detección mediante métodos de diagnóstico convencionales, que persiste a pesar de los tratamientos prescritos con antibióticos y que provoca un espantoso sufrimiento entre las personas que no pueden convencer a sus médicos o a sus compañías de seguros de que están realmente infectadas?[28] ¿Se oculta *Borrelia burgdorferi* en el cuerpo y, de algún modo, se recrudece más tarde?

Los desacuerdos sobre estas cuestiones se han extendido desde las consultas médicas hasta los juzgados, convirtiendo la enfermedad de Lyme no solo en la infección más común de su clase, sino también en la más confusamente politizada. Por ejemplo, en el 2006, la Sociedad de Enfermedades Infecciosas de Estados Unidos (IDSA, por sus siglas en inglés) sugirió, en sus directrices de tratamiento, que la «enfermedad de Lyme crónica» es una fantasía. Más exactamente, escribió: «No existen pruebas biológicas convincentes de infección sintomática crónica por *B. burgdorferi* en pacientes después de los regímenes de tratamiento recomendados para la enfermedad de Lyme».[29] Esos regímenes de tratamiento recomendados, que implicaban de dos a cuatro semanas de antibióticos (ya fuese doxiciclina o amoxicilina), debían curar la enfermedad en sí. Lo que la IDSA prudentemente denominó «síndrome posenfermedad de Lyme» era otra cuestión: implicaba que estas personas se lo estaban imaginando.[30] Esa displicencia sobre la posibilidad de que la infección de Lyme se mantuviese encolerizó a muchos pacientes misteriosamente dolientes, que creían que la sufrían y que (aconsejados por determinados médicos privados y contra el criterio de la IDSA) opinaban que se los debía tratar con altas dosis de antibióticos administrados por vía intravenosa durante un periodo mucho más prolongado, de meses o años. Tales tratamientos, según la perspectiva convencional, podían ser realmente perjudiciales para la salud de un paciente. Pero representan también un serio problema para las compañías de seguros, que no quieren pagar por ellos.

A finales del 2006, el fiscal general de Connecticut (Richard Blumenthal, que más adelante sería senador de Estados Unidos) inició una investigación antimonopolio contra la IDSA y la forma en que formulaba sus directrices de tratamiento de la enfermedad de Lyme. ¿Había habido conflictos de interés? Blumenthal lo creía así. El panel de enfermedad de Lyme de la IDSA socavó su propia credibilidad, dijo, «permitiendo la presencia de individuos con intereses financieros en empresas farmacéuticas, pruebas diagnósticas de la enfermedad de Lyme, patentes y acuerdos de consultoría con empresas de seguros a fin de excluir pruebas y opiniones médicas divergentes».[31] Recalcó, no obstante, que su escrutinio se dirigía al proceso de formulación de directrices, no a la ciencia en sí. Dos años más tarde, la IDSA y Blumenthal acordaron una resolución de compromiso, según la cual las directrices serían revisadas por un panel nuevo e independiente. En el 2010, el panel independiente reafirmó de forma unánime las directrices originales. Ellos tampoco vieron «pruebas convincentes para la existencia de infección de Lyme crónica».[32] Es más, advirtieron, un tratamiento intravenoso de larga duración con antibióticos era peor que inútil; podía conllevar infecciones mortales de la sangre, reacciones graves a fármacos, disrupción de la flora intestinal normal (las bacterias beneficiosas que nos ayudan a digerir), subsiguiente diarrea cuando otras bacterias toman el relevo y la creación de «supergérmenes» resistentes a antibióticos que no solo amenazasen a los pacientes en tratamiento, sino también al resto de nosotros.

Otra complicación de la historia es que, aunque la enfermedad de Lyme parece un problema nuevo, no detectado hasta 1975, probablemente ha existido durante largo tiempo, no solo en Estados Unidos sino también en Europa y Asia. Durante décadas se detectó de forma marginal y fragmentaria, por alguno de sus síntomas, pero no se reconoció como un solo síndrome con una causa única. Solo en retrospectiva todas las piezas se ensamblaron en un patrón con un nombre.

Este periodo prehistórico se inició en 1909, cuando un dermatólogo sueco llamado Arvid Afzelius notificó el caso de una mujer a la que había picado una garrapata de oveja, y que sufrió una erupción rosada que se extendía en forma de círculos concéntricos. Afzelius llamó a la afección *erythema migrans* («rojez que se extiende») y escribió al respecto en una revista alemana dedicada principalmente a la sífilis, que en aquella época era una de las principales inquietudes de los dermatólogos (había cierta similitud: la sífilis la causa una bacteria del tipo denominado espiroqueta, el mismo grupo de organismos en forma de sacacorchos que incluye *Borrelia burgdorferi*, el patógeno de la enfermedad de Lyme). Afzelius no afirmaba saber la causa de la erupción de la mujer, pero durante los siguientes doce años vio un patrón similar en otros cinco pacientes. Otros médicos de Europa empezaron también a observar esas erupciones anulares, parecidas a una diana con un minúsculo punto rojo en el centro. En algunos casos, la erupción estaba asociada con la picadura de un artrópodo no identificado (¿un insecto, una araña, una garrapata?), y con frecuencia iba acompañada de síntomas más graves. Sven Hellerstrom, otro dermatólogo sueco, notificó en 1930 que había visto a un hombre con la distintiva erupción enrojecida, y que además tenía meningitis. Con el paso de los años, Hellerstrom halló que estas erupciones anulares, producto de picaduras de garrapatas y que a veces iban acompañadas de meningitis, no eran en absoluto singulares en la zona de Estocolmo.

Casi dos décadas después de su primera notificación, el doctor Hellerstrom cruzó el Atlántico para asistir a una conferencia médica en Cincinnati, donde describió su trabajo continuado. La causa del síndrome de la erupción con meningitis, postuló, era una espiroqueta. Como la conferencia estaba patrocinada por la Asociación Médica del Sur, apareció una versión impresa de la charla de Hellerstrom en 1949 en el *Southern Journal of Medicine*, una improbable revista para un médico sueco. No se trataba de publicaciones de categoría, ni los artículos de Afzelius, ni los de Hellerstrom, ni los otros, y desde luego no existía internet, ni Google, ni PubMed, ni ninguno otro de esos medios que permiten acceder a recónditas citas con solo tocar unas cuantas teclas. Pero todo esto puede suplirlo una buena memoria, amplia formación y buena suerte.

Y finalmente lo hizo. Pasaron veinte años más antes de que Rudolph J. Scrimenti, otro dermatólogo que practicaba en Milwaukee, tuviera motivo para recordar el artículo de Hellerstrom, que había leído cuando era estudiante de Medicina. En 1970, Scrimenti se convirtió en el primer médico que notificó un caso de *erythema migrans* en Norteamérica. Su paciente, médico como él, había sido picado por una garrapata mientras cazaba urogallos en el centro de Wisconsin; la erupción crecía hacia fuera desde el punto de la picadura, y acabó abarcando la mayor parte del pecho, la axila derecha y la espalda. Scrimenti trató los síntomas con penicilina. En el breve informe que publicó se hizo eco de la suposición de Hellerstrom según la cual la causa podía ser una espiroqueta, pero Scrimenti no había podido encontrarla.

Todo esto forma parte del trabajo médico previo que estaba disponible —aunque no de forma muy visible— cuando los médicos de la Escuela de Medicina de Yale oyeron hablar del clúster de casos de artritis juvenil en Lyme, Connecticut. Uno de esos médicos era Allen C. Steere, que hacía un año que era miembro de la división de reumatología. Esta es la ciencia de los trastornos de las articulaciones, como la artritis reumatoide, que es un problema autoinmune, no una enfermedad infecciosa. La artritis reumatoide juvenil, reconocía Steere, no debería estar ocurriendo en un clúster así. No se contagiaba de un paciente a otro. No infectaba a los seres humanos a través del agua potable. No se propagaba por el aire como la fiebre Q... ¿Verdad?

Steere y sus colegas siguieron los casos que llegaron a su conocimiento, continuaron con algún trabajo epidemiológico de campo adicional, hallaron muchos casos más en aproximadamente la misma zona, y empezaron a llamar al síndrome «artritis de Lyme».[33] El grupo de Steere tomó nota también del síntoma asociado a una parte considerable de los pacientes: una erupción enrojecida circular. Otros médicos que practicaban en Connecticut y zonas cercanas de Nueva York, vieron también casos de esta peculiar inflamación cutánea y empezaron a hacerse preguntas. ¿La provocaba la picadura de un insecto? ¿Era el mismo problema, *erythema migrans*, que se había descrito en la bibliografía científica de Europa? Más o menos en aquel tiempo, verano de 1976, un biólogo de campo llamado Joe Dowhan que trabajaba en una zona boscosa unos kilómetros al este de Lyme se arrancó una garrapata de la pierna y la metió en un bote. Había notado la picadura porque, a diferencia de la mayoría de otras picaduras de garrapata que había sufrido a lo largo de su trabajo, percibió un doloroso pinchazo. Tres días más tarde, desarrolló una erupción. A medida que el círculo rojo crecía, recordó haber visto un artículo sobre los trabajos de Allen Steere. Así que le llamó, concertó una cita, se dejó examinar y luego le dio la garrapata a Steere.

El espécimen de Dowhan fue identificado como *Ixodes scapularis*, llamado comúnmente garrapata de los ciervos, un artrópodo ampliamente distribuido por todo el este y medio oeste de Estados Unidos. Esta se convertiría en una pista importante, aunque ambigua, en la historia de la enfermedad de Lyme, que generaría tanto comprensión como confusión. La comprensión llegó primero. El trabajo de campo en la zona baja del río Connecticut reveló que las garrapatas *Ixodes scapularis* eran mucho más numerosas en las áreas boscosas y de matorral de la ribera oriental del río, donde se hallaba la población de Lyme, que en la occidental. Ese hallazgo, combinado con el hecho de que los casos en seres humanos eran también mucho más comunes en la ribera oriental, acrecentó la sospecha de que la «garrapata de los ciervos» era el vector de lo que incluso Steere y sus colegas reumatólogos, que ya habían abandonado el término «artritis de Lyme», llamaban ahora «enfermedad de Lyme».[34]

La confusión fue más lenta en su avance. Si la «garrapata de los ciervos» transportaba el patógeno (fuera el que fuese) e infectaba a personas como Joe Dowhan mediante una picadura, la abundancia de casos en humanos debía reflejar la abundancia de garrapatas, y la abundancia de estas debía reflejar la de ciervos en aquellos bosques suburbanos de la costa de Connecticut, ¿no?

No. Se trataba de un sistema ecológico con la complejidad del ajedrez, no un juego de tablero con la claridad de las damas, y sus relaciones de causa y efecto no eran, ni de lejos, tan simples. La «garrapata de los ciervos», como han revelado posteriores investigaciones, tiene una vida complicada.

Mientras, Willy Burgdorfer hizo el descubrimiento crucial del patógeno en sí, y le dio un nombre y una identidad biológica al agente responsable de los misteriosos clústers de casos.

Burgdorfer era un microbiólogo nacido y formado en Suiza, de ancha mandíbula, sonrisa tímida, cabeza grande y abovedada como Niels Bohr y un profundo interés por la entomología médica. Su doctorado versó sobre una espiroqueta, *Borrelia duttonii*, transmitida por garrapatas y que en África causa una enfermedad denominada fiebre recurrente. En el momento de terminar el proyecto, Burgdorfer había diseccionado miles de garrapatas a fin de analizar sus órganos internos. También había inventado una técnica rápida y práctica para determinar si una determinada garrapata porta espiroquetas: arrancarle una pata y examinar al microscopio el jugo (hemolinfa) que sale de la herida. Emigró a Estados Unidos y, en 1952, se unió al Laboratorio de las Montañas Rocosas en Hamilton, Montana, la misma instalación en la que Herald Cox y Gordon Davis habían hecho su trabajo sobre la fiebre Q. De hecho, Davis se convirtió en su primer padrino allí, y durante un par de años Burgdorfer siguió trabajando en espiroquetas *Borrelia* (y las variantes de fiebre recurrente que provocan en Norteamérica) en colonias de garrapatas cautivas establecidas por Davis. Hay científicos de laboratorio que trabajan con moscas de la fruta, otros con linajes de ratones cuidadosamente endogámicos; Davis y Burgdorfer criaban cajas repletas de garrapatas.

Entonces, los vientos cambiaron: un director le dijo a Willy Burgdorfer que la fiebre recurrente era «una enfermedad del pasado», y que ya no justificaba una investigación financiada por el Gobierno, y le aconsejó que se buscase otra especialidad.[35] Según su propio relato, Burgdorfer siguió el consejo solo a medias. Se las arregló para quedarse en el Laboratorio de las Montañas Rocosas (que, a pesar su remota ubicación, seguía siendo una institución líder en investigación), trabajando principalmente en peste, fiebre maculosa de las Montañas Rocosas y otras enfermedades tristemente célebres, al tiempo que continuaba, como pluriempleo, con su especial interés en las espiroquetas portadas por garrapatas. Cuando Gordon Davis se retiró, Burgdorfer heredó el técnico de laboratorio del anciano y sus colonias cautivas de garrapatas. Todo esto lo calificaba para el papel que jugaría más adelante en la enfermedad de Lyme.

Casi treinta años más tarde, cerca del final de su propia trayectoria profesional, el prolongado interés de Burgdorfer pasó a un urgente primer plano. A finales de la década de 1970, Allen Steere y otros habían empezado a sospechar que lo que al principio habían llamado «artritis de Lyme» era, en realidad, una enfermedad infecciosa transmitida por garrapatas, que había afectado a quinientos doce pacientes, sobre todo a lo largo de la costa nororiental de Estados Unidos y en Wisconsin. Los CDC notificarían pronto cientos de casos más. Más o menos en el mismo momento, un médico de familia de Shelter Island, Nueva York, justo al otro lado del estuario Long Island Sound con respecto a Lyme, estaba tratando a pacientes con historiales similares: afecciones febriles poco comunes y que parecían haber sido transmitidas por garrapatas. En Shelter Island, un lugar pequeño pero insalubre, se daban también otras enfermedades transmitidas por garrapatas, así que la enfermedad de Lyme en aquel lugar era solo una hipótesis entre varias. Entonces se envió un lote de garrapatas, recogidas de la vegetación baja en Shelter Island, al laboratorio de Burgdorfer en Montana, donde este las diseccionó y halló que más del 60 por ciento de ellas albergaban algún tipo de espiroqueta en sus cavidades intestinales. Más tarde, Burgdorfer recordaría: «Dejaron de decirnos que abandonáramos el asunto de las espiroquetas».[36] La espiroquetología volvía a estar de moda. Aquellas garrapatas estaban abarrotadas de minúsculos seres en forma de sacacorchos.

Cuando Burgdorfer y sus colegas dejaron que las garrapatas infectadas se alimentasen de los conejos blancos del laboratorio, estos desarrollaron erupciones circulares que se extendían hacia fuera desde las picaduras, replicando el revelador patrón anular que se presentaba frecuentemente en los casos humanos. El grupo de Burgdorfer cultivó también la espiroqueta a partir de las garrapatas e hizo pruebas con ella en anticuerpos en el suero sanguíneo de pacientes con la enfermedad de Lyme. Los resultados positivos de esas pruebas, junto con las reacciones de los conejos, demostraron que habían hallado el agente de la enfermedad de Lyme. Así fue cómo Burgdorfer se ganó un puesto de honor en el pabellón de ilustres de la enfermedad de Lyme.[37] Cuando otros investigadores redactaron una identificación formal de la espiroqueta, poco después, la llamaron *Borrelia burgdorferi* en su honor. El único problema en esta historia de elegante ciencia de laboratorio es que la identidad de las garrapatas era aún materia de confusión.

51

Era confusa de dos formas, una de las cuales es más interesante a nuestros efectos que la otra. La confusión menos interesante estaba relacionada con el nombre científico. ¿Era *Ixodes scapularis* la garrapata que portaba la espiroqueta de Lyme en estos hábitats costeros de Nueva Inglaterra, o pertenecía el germen a una especie similar pero no descrita, que debía recibir su propia identidad científica? Durante un tiempo se denominó a la garrapata que transmitía la enfermedad de Lyme *Ixodes dammini*, hasta que un posterior análisis taxonómico en 1993 invalidaría esa distinción, y la restablecería a *Ixodes scapularis*. Este asunto de ida y vuelta no era más que una cuestión de práctica taxonómica, que reflejaba la tensión crónica entre los sistematistas (a quienes les gusta definir muchas especies y subespecies) y los acumuladores (que prefieren que haya menos). Los primeros obtuvieron una victoria temporal; los acumuladores se impusieron.

Un segundo tipo de confusión, más relevante, derivaba de la incertidumbre sobre el nombre más informal de la garrapata. Como *Ixodes scapularis*, se había denominado popularmente garrapata de patas negras. Cuando se la clasificó como especie nueva, recibió también un nuevo nombre común (aunque no muy común), «ixódido del ciervo nororiental de Dammin».[38] Esa tosca frase se abrevió más tarde a «garrapata de los ciervos». Los nombres influyen en la percepción, desde luego, y «garrapata de los ciervos» reforzó un malentendido acerca del bichito en cuestión: que este artrópodo chupasangre y transmisor de enfermedades está asociado de forma exclusiva, de algún modo, con el ciervo. Falso.

Llamarlo «garrapata de los ciervos» condujo a un error de circularidad. Si los ciervos de cola blanca son los animales huésped de los que las «garrapatas de los ciervos» obtienen su principal sustento, y estas son los vectores que transmiten la enfermedad de Lyme a los humanos, parece una consecuencia lógica que las poblaciones de ciervos contribuyan a altos niveles de infección entre los humanos. Parece una consecuencia lógica, pero es falso. El silogismo sería sólido si no fuese porque su primera premisa está excesivamente simplificada y es engañosa. Las «garrapatas de los ciervos» de la especie *Ixodes scapularis* no obtienen su sustento principal de los ciervos.

Un ecólogo llamado Richard S. Ostfeld ha contribuido en gran medida a deshacer esta confusión. Ostfeld investigó durante dos décadas un ecosistema, en las afueras de Nueva York, en el que vive *Borrelia burgdorferi*. También repasó las investigaciones efectuadas en otros lugares y las conclusiones a las que se había llegado (a veces erróneamente). Los ciervos de cola blanca, halló, son una distracción engañosa. El libro de Ostfeld sobre el tema, *Lyme Disease: The Ecology of a Complex System* apareció en el 2011. «La idea de que la enfermedad de Lyme está estrechamente relacionada con la abundancia de ciervos surgió de los estudios de campo que se iniciaron poco después del descubrimiento del agente bacteriano que la provocaba y de la implicación de las garrapatas como vectores de estas bacterias», escribió.[39] Aquellos estudios eran exhaustivos y vigorosos, señaló, pero quizá excesivamente impulsados por el deseo de obtener una respuesta simple de la que derivar acciones de salud pública. Su contexto era «la búsqueda del culpable: la especie crítica». En un artículo periodístico se había llamado al ciervo de cola blanca «el huésped definitivo» de la garrapata.[40] Según otro estudio, este rumiante era «la pieza indispensable» del rompecabezas de la enfermedad de Lyme en Estados Unidos. En un relato resumido, por otra parte excelente, escrito por un médico con un agudo sentido de las cuestiones médicas, este se había precipitado a sacar la misma conclusión como forma de explicar por qué la enfermedad de Lyme parecía ser nueva y emergente: «Si la espiroqueta de Lyme llevaba tanto tiempo presente, ¿por qué solo había surgido como entidad médica reconocida en las últimas décadas? Esta cuestión podía responderse con una única palabra: ciervo». Todos estaban de acuerdo; ciervo, ciervo, ciervo. La respuesta en una sola palabra parecía señalar hacia una pragmática solución al problema de la enfermedad de Lyme: reducir el número de garrapatas infectadas reduciendo el número de ciervos de cola blanca.

De manera que probaron ese método. Al principio, en una pequeña isla cerca de Cape Cod, biólogos de la fauna salvaje estatales mataron a tiros al 70 por ciento de los ciervos; luego, los investigadores evaluaron el efecto en las poblaciones de garrapatas contando unas que eran minúsculas e inmaduras en un tipo de ratón. Resultado: la abundancia de garrapatas en ratones era al menos tan alta como lo era antes de la erradicación de los ciervos. Durante años, se ha alentado la caza masiva de ciervos en algunas zonas de Maine, Massachusetts, Connecticut y New Jersey a fin de reducir su población, mientras los investigadores supervisaban los efectos, si los había, en poblaciones de garrapatas. Por ejemplo, en la ciudad de Dover, Massachusetts, se anunció hace poco la primera caza de ciervos libre en terreno municipal abierto, reflejando recomendaciones de la junta sanitaria local y del Comité para la Enfermedad de Lyme. Se mataron diecinueve ciervos (dieciséis hembras y tres machos), tras lo cual un periódico de Dover explicaba con convicción: «Cuanto mayor sea el número de ciervos en la zona, mayores son las probabilidades de propagación de la enfermedad de Lyme a los seres humanos».[41]

Bueno, pues en realidad, no. Una fórmula así de simple es tan falsa como la idea de que los vapores de los pantanos transmiten la malaria.

La premisa sobre la que se apoyan estos esfuerzos cívicos es que el entorno contiene «demasiados» ciervos y que esta superabundancia explica la emergencia de la enfermedad de Lyme desde 1975. Y es cierto que hay muchos ciervos ahí fuera. Las poblaciones en el nordeste de Estados Unidos se han incrementado en gran medida (debido a la repoblación forestal, la ausencia de grandes depredadores, la reducción de la caza por parte de humanos hambrientos y otros factores) desde las épocas difíciles de los siglos XVIII y XIX. Puede que haya hoy más ciervos en Connecticut de los que había en la época de la guerra Pequot, en 1637. Pero es probable que esa abundancia de cola blancas, como demostraron los trabajos de Ostfeld, sea irrelevante en lo que se refiere a las probabilidades de contagiarse de la enfermedad de Lyme durante un paseo por, digamos, el bosque del estado de Cockaponset. ¿Por qué?

«Cualquier enfermedad infecciosa es, en sí misma, un sistema ecológico», escribió Ostfeld. Y la ecología es complicada.[42]

52

Rick Ostfeld, sentado en su oficina del Instituto Cary de Estudios del Ecosistema, en Millbrook, Nueva York, las paredes y la puerta decoradas con chistes sobre garrapatas, me dijo que él era un «hereje» en el tema de los ciervos y la enfermedad de Lyme. Pero es un hereje con datos, no una persona que escucha voces que le revelan información.

Ostfeld es un tipo alegre y en forma, de unos cincuenta años, de cabello castaño corto y gafas ovales. Su principal interés en investigación son los pequeños mamíferos. Estudia de qué formas interactúan, cuáles son los factores que afectan a su distribución y abundancia, los efectos de su presencia o ausencia, todo aquello que transportan. Desde principios de la década de 1990, él y su grupo de Cary han capturado vivos decenas de miles de pequeños mamíferos en las zonas boscosas de Millbrook y las lindes; sobre todo ratones, ardillas listadas, ardillas comunes y musarañas, pero también criaturas más grandes, como zarigüeyas, mofetas y mapaches. Inicialmente, sus investigaciones no tenían nada que ver con la enfermedad de Lyme; estaba haciendo seguimiento de los ciclos de población de un roedor nativo, el ratón de patas blancas. Muchos tipos de pequeños mamíferos tienden a mostrar ciclos de población similares, pasan de la escasez relativa de un año a la abundancia del año siguiente, una abundancia aún mayor en el siguiente y, finalmente, vuelta a la escasez, como si interviniese un misterioso ritmo. Muchos ecólogos especializados en mamíferos han estudiado estos ciclos, tratando de determinar sus causas. ¿Qué es lo que provoca el auge y la caída?

Ostfeld tenía más curiosidad por las consecuencias. Cuando el animal A pasa a ser desmesuradamente abundante, ¿cómo puede esto afectar a las poblaciones de los animales B, C y D? En particular, se preguntaba si los niveles altos de población de ratones de patas blancas podían controlar los brotes de cierta perniciosa polilla al comerse la mayoría de las orugas. Mientras capturaba a los animales, los examinaba y los marcaba con etiquetas en las orejas antes de soltarlos de nuevo en el sotobosque, observó que sus orejas estaban cubiertas de minúsculas partículas oscuras, tan pequeñas como un punto ortográfico: crías de garrapata. Los ratones estaban infestados. Ofrecían alimento en forma de sangre a las fases inmaduras de *Ixodes scapularis*, conocida para Ostfeld como garrapata de patas negras (y no «de los ciervos»). «Así se inició mi interés en la ecología de la enfermedad de Lyme», escribiría en el prólogo de su libro.[43]

Durante esos veinte años, mamífero a mamífero, garrapata a garrapata, Ostfeld y su equipo recogerían una colosal cantidad de información, y el trabajo continúa. Utilizan trampas Sherman (de la empresa H. B. Sherman de Tallahassee, un venerable proveedor) cebadas con copos de avena y situadas en el suelo del bosque. Sueltan vivos a la mayoría de animales que capturan, tras un breve examen para comprobar su estado general y quitarles las garrapatas. Los biólogos de animales pequeños como él, para quienes los protocolos de atrapar y liberar son la forma rutinaria de recolección de datos, tienden a hacerse muy hábiles —suaves pero eficientes— en la manipulación de roedores vivos. El grupo de Ostfeld ha hallado que, en alrededor de un minuto de examen detallado, pueden detectar el 90 por ciento de las garrapatas de un ratón (para medir su propia minuciosidad en las pruebas de campo, tomaron varios ratones de los que tenían en cautividad, les hicieron el examen de un minuto, los mantuvieron cautivos y esperaron a que todas las garrapatas cayeran en un plato de agua colocado debajo de la jaula. Luego contaron las que se hallaban en las heces del ratón y otros detritus —«una tarea sucia y complicada», según afirmó Ostfeld—, sumaron este total y lo compararon con lo que se había visto sobre el terreno).[44] En el caso de las ardillas listadas, el método de inspección visual rápida funcionaba casi igual de bien. En otros mamíferos pequeños, incluidas las ardillas comunes y las musarañas, el número de garrapatas era mayor y eran más difíciles de contar, pero aun así el grupo de Ostfeld era capaz de efectuar estimaciones bien informadas.

Las larvas de garrapatas son minúsculas, e incluso una pequeña musaraña enmascarada, con un peso de solo cinco gramos (más o menos como una moneda de diez céntimos de euro), llevaba una media de cincuenta y cinco garrapatas, según hallaron los investigadores. Es una infestación bastante terrible para una criatura tan pequeña y delicada. La musaraña de cola corta, un poco más grande, llevaba un promedio de sesenta y tres garrapatas por animal. Dada la estimación de Ostfeld (derivada también de datos de animales capturados) de una decena de musarañas de cola corta residentes en una zona de unas 0,4 hectáreas de bosque cerca de Millbrook, empieza a resultar una cantidad respetable de garrapatas. Bosques abarrotados de puntos sedientos de sangre; un panorama inquietante, aunque la garrapata de patas negras no se alimentase de nada más que de la sangre de las musarañas.

Pero sí lo hace. Su ciclo vital es complejo. Como un insecto, la garrapata de patas negras experimenta una metamorfosis, pasando por dos fases inmaduras (larva y ninfa) en su camino a la vida adulta. En cada una de estas etapas necesita alimentarse una única vez de un huésped vertebrado para nutrir su transformación; una garrapata adulta necesita alimentarse de sangre otra vez para obtener energía y proteína para su reproducción. En la mayor parte de casos, el huésped vertebrado es un mamífero, aunque también puede ser un lagarto, o un ave que anide en el suelo, como el zorzalito rojizo, que se expone a las larvas de garrapata en el suelo del bosque. La garrapata de patas negras, de hecho, es un generalista, hasta el punto de que su menú de huéspedes conocidos incluye más de un centenar de vertebrados de Norteamérica, desde petirrojos hasta vacas, desde ardillas hasta perros, desde eslizones hasta mofetas, desde zarigüeyas hasta seres humanos. «Estas garrapatas son increíblemente eclécticas en sus gustos», me dijo Ostfeld.

Una garrapata hembra adulta se pasa el invierno con la tripa llena de sangre y, en primavera, pone los huevos, que eclosionan en larvas a medio verano. Tanto en la etapa inmadura como en la adulta, las garrapatas no pueden viajar ni muy rápido ni muy lejos. No vuelan. No son acróbatas, como las pulgas o los colémbolos. Avanzan con pesadez, como minúsculas tortugas. Pero parecen ser «exquisitamente sensibles» a las señales químicas y físicas, de acuerdo con Ostfeld, y por tanto «son capaces de orientarse hacia las ubicaciones seguras para hibernar, y hacia los huéspedes que emiten dióxido de carbono y radiación infrarroja».[45] Son capaces de oler su comida. Quizá no sean muy ágiles, pero son oportunistas, y están alerta y a punto.

El ciclo vital completo dura dos años, e implica tres episodios distintos de alimentación parasítica, cada uno de los cuales involucra a un huésped vertebrado diferente. Los acarólogos (biólogos de garrapatas) tienen un término maravillosamente altisonante para el comportamiento según el cual una garrapata busca su siguiente vínculo, subiendo hasta el extremo de una brizna de hierba o acercándose al borde de una hoja, en posición para agarrarse a un nuevo huésped; la palabra sería «búsqueda».[46] Cuanto más pequeña sea la fase vital, más probable es que la búsqueda tenga lugar muy cerca del suelo. Una consecuencia de ello, reflejada en los datos de Ostfeld y sus colegas, es que esas dos clases de musaraña suministran alrededor del 30 por ciento de todas las comidas de sangre que realizan las larvas de garrapata en la zona de estudio. Los ratones de patas blancas son los segundos en importancia en cuanto a huéspedes de sangre para la etapa larvaria.

Los ciervos de cola blanca parecen jugar un papel muy distinto. Son importantes principalmente para las garrapatas adultas, no solo por su sangre, sino porque proporcionan un lugar en el que las garrapatas macho pueden encontrarse con las hembras. Un cola blanca en el bosque de Connecticut, durante noviembre, es como un bar de solteros abarrotado de gente en Manhattan un viernes por la noche, lleno de lúbricos ligones. Una pobre hembra de ciervo puede llevar un millar de garrapatas de patas negras maduras. El apareamiento tiene lugar, sin demasiada gracia, cuando una garrapata macho, paseándose por la piel del ciervo, se encuentra con una hembra ensimismada; esta está enganchada, bebiendo, inmóvil. No busque el romance en el sexo entre arácnidos. Una vez que la hembra ha acabado de beber, y el macho ha tenido su encuentro, se sueltan del ciervo y dejan espacio para otros. Con ese volumen de rotación, durante la temporada de procreación de garrapatas, que dura cuatro semanas, un único cola blanca puede suministrar sangre para la producción de dos millones de huevos de garrapata fertilizados. Si la mitad de ellos eclosionan, es un millón de larvas de un solo ciervo.

Esos datos y cálculos convirtieron a Rick Ostfeld en un hereje sobre la importancia de los ciervos en el sistema de la enfermedad de Lyme. La hipótesis predominante era que más ciervos producen más garrapatas y, por tanto, más riesgo de enfermedad. «Pero parece que todo lo que se necesita son unos pocos ciervos para mantener una abundante población de garrapatas», me dijo. Los factores de riesgo más importantes, en una zona como la costa de Connecticut, podían ser la abundancia local de ratones de patas blancas y musarañas. ¿Quién iba a suponerlo?

Pero un momento. Estamos tratando con ecología, y por tanto hay complejidad, y se deben considerar dos factores adicionales. Uno de ellos es un hecho inmutable, y el otro es variable. El hecho inmutable es que la infección por *Borrelia burgdorferi* no se transmite verticalmente entre las garrapatas de patas negras. En palabras sencillas: no se hereda. De aquel millón de crías de garrapata, todas ellas procedentes de las hembras que se alimentaban de un único ciervo, ninguna de ellas será portadora de *B. burgdorferi* cuando eclosione, aunque todas las garrapatas madre estuviesen infectadas y también lo estuviese el ciervo. Los jóvenes llegarán al mundo limpios y sanos. Cada generación de garrapatas debe infectarse desde cero. Generalmente, lo que parece suceder es que una larva de garrapata adquiere la espiroqueta al beber sangre de un huésped infectado; un ratón, una musaraña u otro. Pasa por una muda para convertirse en ninfa y a continuación, si bebe sangre de un huésped no infectado, la ninfa pasa la infección a ese animal, inyectando espiroquetas en la herida al tiempo que le inyecta su saliva anticoagulante. «Si los mamíferos no hiciesen enfermar a las garrapatas —dijo Ostfeld—, las garrapatas no harían enfermar a los mamíferos más tarde.» Esa infectividad recíproca ayuda a mantener la alta prevalencia de *B. burgdorferi*, tanto en las poblaciones de garrapatas como en los huéspedes.

Relacionada con el hecho inmutable de la no heredabilidad hay una variable a la que Ostfeld y otros llaman «competencia de reservorio».[47] Se trata de la medida de la probabilidad de que un animal huésped determinado, si ya está infectado, transmita la infección a una garrapata que se alimente de él. La idoneidad del reservorio varía de una especie a otra, muy probablemente en función de las diferencias en la potencia de la respuesta inmunitaria contra el patógeno. Si la respuesta es débil y la sangre se llena de espiroquetas, esa especie actuará como un reservorio muy «idóneo» de *B. burgdorferi*, transmitiendo la infección a la mayoría de las garrapatas que la piquen. Si la respuesta inmunitaria es intensa y efectiva, y el nivel de espiroquetas en la sangre queda reducido, esa especie será un reservorio relativamente menos competente. Estudios efectuados por el grupo de Ostfeld, con animales cautivos y las garrapatas alimentándose de ellos, mostraban que los ratones de patas blancas eran los mejores reservorios para la espiroqueta de la enfermedad de Lyme. Las ardillas ocupaban un remoto segundo lugar en idoneidad de reservorio, y las seguían las musarañas, pisándoles los talones.

Una nueva complicación: además de ser muy competentes como reservorios, los ratones de patas blancas son limpiadores poco eficientes; no se les da bien eliminar las garrapatas, que invaden sobre todo su cara y sus orejas, así que un alto porcentaje de ellas sobreviven hasta etapas tardías. Las musarañas son también poco eficientes como autolimpiadoras, por desgracia para ellas, y por tanto los ratones y las musarañas contribuyen de forma desproporcionada y eficaz a la alimentación, supervivencia y metamorfosis de las larvas de garrapata. Según esta norma, las ardillas listadas eran las terceras en cuanto a su importancia global.

Lo que quizá sea menos importante que sus clasificaciones relativas es la cuestión más general de que estos cuatro pequeños mamíferos juntos tengan un peso tan grande en el sistema. Las estadísticas resumidas recopiladas por Ostfeld y su grupo indican que hasta el 90 de las garrapatas infectadas en forma de ninfa que realizan la «búsqueda» de sus próximos huéspedes, en un trozo de bosque típico cerca de Millbrook, Nueva York, habían bebido la sangre en su fase de larva de (y, por tanto, habían sido infectadas por) un ratón de patas blancas, una ardilla listada, una musaraña de cola corta o una musaraña enmascarada. Esos cuatro animales no habían alimentado al 90 por ciento de todas las ninfas de garrapatas de patas negras; pero, debido a las diferencias en la idoneidad del reservorio y en eficiencia de autolimpieza, habían alimentado al 90 por ciento de las que se habían infectado y pasado a ser peligrosas para las personas. ¿Lo repito? Cuatro clases de pequeños mamíferos alimentaban a nueve décimas partes de las garrapatas que portaban la enfermedad.

Así que vamos a olvidarnos de la abundancia de ciervos. Los ciervos de cola blanca forman parte del sistema de la enfermedad de

Lyme, sí, pero como elemento traza, como catalizador. Su presencia es importante, pero su abundancia no lo es. Los mamíferos más pequeños son mucho más esenciales en la determinación de la escala del riesgo de la enfermedad para las personas. Es más probable que los años en que, accidentalmente, la cosecha de bellotas aumenta —lo que provoca una explosión de las poblaciones de ratones y ardillas listadas— influyan en el número de casos de enfermedad de Lyme entre los niños de Connecticut más que cualquier cosa que puedan hacer los cazadores de ciervos. Más allá de ayudar a la garrapata de patas negras (infectada o no infectada) a sobrevivir, los ciervos de cola blanca son prácticamente irrelevantes en cuanto a la epidemiología de la enfermedad de Lyme. No magnifican la prevalencia de la infección en el bosque. No pasan la espiroqueta a humanos o garrapatas acabadas de nacer. Ostfeld me aseguró que son huéspedes terminales.

Y luego me dijo: «Resulta que nosotros también somos huéspedes terminales, ya que, una vez que estamos infectados, esa infección no va a ninguna parte. Se queda en nuestro cuerpo. No vuelve a la garrapata. De manera que somos un reservorio incompetente». Los ratones y las musarañas infectan a las garrapatas, las garrapatas nos infectan a nosotros y nosotros no infectamos a nadie. Si una persona se infecta con la espiroqueta *Borrelia burgdorferi*, la infección se detiene allí. No viaja en un estornudo o en un apretón de manos. No se desplaza con el viento. No es una ETS. Esto tiene interés ecológico, pero probablemente no es un gran consuelo para alguien que sufra la enfermedad de Lyme.

53

Ostfeld es consciente de la pérdida de vidas humanas, no solo de la portentosa complejidad de la dinámica de *Borrelia burgdorferi* en los bosques de Norteamérica. Me mostró algunas cifras del condado de Dutchess, en el estado de Nueva York, en el que se encuentran Millbrook y el Instituto Cary, entre 1986 y el 2005. La tendencia de veinte años de infecciones humanas era marcadamente ascendente, con picos muy altos en 1996 y el 2002. Las personas estaban sufriendo.

En 1996 hubo 1.838 casos notificados de enfermedad de Lyme. Después vino un considerable retroceso hasta que, en el 2002, se volvieron a notificar casi 2.000 nuevos casos.

Aun así, la enfermedad se comprende mejor como fenómeno ecológico, no solo como problema médico. «La enfermedad de Lyme en seres humanos existe porque somos una especie de víctimas inconscientes de una interacción de las garrapatas silvestres —dijo Ostfeld—. Somos intrusos en este sistema en el que las garrapatas y estos huéspedes (los huéspedes reservorio) se pasan infecciones bacterianas entre sí.» Una forma de interpretar estos picos en 1996 y el 2002, me explicó, es que reflejan otoños de generosa producción en los bosques locales. A los ratones de patas blancas les encantan las bellotas y, debido a que los roedores se reproducen y maduran con rapidez y responden a la abundancia de comida con explosiones de fecundidad elevada, los episodios de gran producción de bellotas en el bosque suelen ir seguidos (después de un lapso de dos años) por grandes incrementos en la población de ratones. Una pareja de ratones, en circunstancias de abundancia de comida, podrían causar un aumento neto de cincuenta a setenta y cinco ratones en un intervalo de un año. Más bellotas, más ratones, más garrapatas infectadas, más enfermedad de Lyme.

El condado de Dutchess es un idílico lugar de escapada en los estados yanquis, justo al este de las montañas de Catskill y a solo dos horas de Manhattan por la autovía Taconic. Es un paisaje de onduladas colinas, muretes de piedra, pueblos pequeños, viejos restaurantes de carretera, pequeñas hondonadas y riachuelos que llevan agua al río Hudson, campos de golf y barrios de viviendas independientes, incluidas algunas elegantes casas con considerables jardines a la sombra de nobles árboles, bordeados de setos asilvestrados. Las zonas residenciales, incluso las áreas de tiendas y los centros comerciales, están adornadas con vegetación. Desperdigados entre las zonas con más presencia humana hay parques, arboledas y trozos de bosque donde predominan no las personas, sino los robles y los arces. El sotobosque de estas zonas está cubierto de musgos, hojas secas, agracejos, pajareras, fragmentos de bellota, hiedra venenosa, hongos silvestres, troncos podridos, húmedos sumideros y los tritones, ranas, salamandras, grillos, bichos de bola, lombrices, arañas y culebras que medran en esos lugares. También hay garrapatas, desde luego. Muchas, muchas, muchas garrapatas. Durante el año anterior a mi visita, las autoridades sanitarias del condado de Dutchess habían registrado otros 1.244 casos de enfermedad de Lyme para una población de residentes de menos de trescientas mil personas. Hacía que te lo pensases dos veces antes de dar un paseo por el bosque.

Pero Ostfeld y su equipo no pueden permitirse los remilgos, porque es en estos trozos de bosque donde ellos recopilan sus datos. Me había unido a ellos al principio del día, repasando las trampas que habían colocado él y algunos de sus colegas jóvenes. Uno de ellos era Jesse Brunner, un estudiante de posdoctorado de Helena, Montana, con barba y medio calvo, que estaba implicado en un estudio de varios años en el que investigaba la correlación, si la había, entre la prevalencia de la enfermedad de Lyme y la diversidad de especies en porciones de bosque de tamaño variable. Otro miembro de su equipo era Shannon Duerr, una auxiliar técnica empleada en el laboratorio de Ostfeld, que sufría actualmente un caso de enfermedad de Lyme y estaba en tratamiento con amoxicilina. Ostfeld, observé, llevaba los vaqueros metidos dentro de los calcetines mientras caminábamos por el bosque, y trabajaba con guantes de látex cuando manejaba los animales capturados. Jesse Brunner me mostró su propia técnica con un ratón de patas blancas y luego me pasó el animalito.

Yo sostuve el ratón como me enseñó, pellizcando suavemente la piel por encima de los hombros. Sus ojos eran oscuros y enormes, saltones y asustados, brillantes como perdigones de acero. Sus orejas eran grandes y aterciopeladas. El pelaje era suave, de un tono gris amarronado. Pegadas a una de las orejas pude ver varias manchas oscuras, cada una de ellas no mayores que un punto ortográfico. Eran larvas de garrapatas, explicó Brunner; acababan de llegar y apenas habían empezado a beber. En la otra oreja había un bulto negro más grande, del tamaño de una cabeza de alfiler. Aquella larva llevaba más tiempo pegada al animal, y estaba hinchada de sangre. En aquel momento de la temporada, me explicó Brunner, el ratón probablemente ya estaba infectado con *B. burgdorferi* por la picadura de una ninfa de garrapata. Era probable que la larva hinchada se acabara de infectar, a su vez, del ratón. Así que, seguramente, yo tenía en las manos dos portadores infectados. Mientras escuchaba absorto a Brunner, el ratón detectó mi falta de atención, se liberó, dio un salto, llegó al suelo ya corriendo y se perdió por el sotobosque. Y así continuó el ciclo.

Aquella tarde, durante una charla en su oficina, le planteé a Ostfeld una duda práctica: digamos que eres un padre con niños pequeños, que vive aquí, en Millbrook, en su casa de ensueño, con más de una hectárea de hermoso césped y arbustos. ¿Cómo puedes protegerte contra la enfermedad de Lyme? Puede haber una amplia gama de opciones desesperadas. ¿Fumigación con pesticidas por parte del Gobierno del condado? ¿Erradicación de los ciervos por parte del Gobierno del estado? ¿Miles de trampas para ratones (no trampas Sherman, sino de las letales), distribuidas por el bosque y cebadas con queso, dando chasquidos como un incendio forestal? ¿Pavimentar el camino que va a tu casa y rodear esta con un foso lleno de aceite? ¿Poner collares antipulgas en los tobillos de tus hijos cuando salgan a jugar?

No, nada de eso. «Me sentiría mucho más cómodo —respondió Ostfeld— si supiera que el entorno admite poblaciones sanas de búhos, zorros, halcones, comadrejas y diversos tipos de ardilla, los componentes de la comunidad que podrían regular las poblaciones de ratones.» En otras palabras, diversidad biológica.

Esta era su manera informal de expresar la conclusión más notable obtenida tras veinte años de investigación: el riesgo de contraer la enfermedad de Lyme parece aumentar cuando el número de animales nativos de una determinada zona disminuye. ¿La razón? Probablemente se deba a las diferencias en la idoneidad del reservorio entre ratones y musarañas (ambos muy idóneos) y casi todos los demás huéspedes vertebrados (poco idóneos) que pueden compartir el hábitat con ellos. El efecto de los mejores reservorios se diluye por la presencia, cuando la hay, de alternativas menos idóneas. En los trozos de bosque que contienen una diversidad de participantes ecológicos —depredadores medianos como halcones, zorros, comadrejas y zarigüeyas, así como competidores pequeños como ardillas comunes y listadas—, las poblaciones de ratones de patas blancas y de musarañas son relativamente bajas, pues se ven frenadas por la depredación y la competencia entre especies. La idoneidad del reservorio es, por tanto, baja. Por el contrario, en los trozos de bosque con poca diversidad, los ratones de patas blancas y las musarañas prosperan de forma desmesurada. Y allí donde prosperan, transmitiendo de forma eficaz la infección a las garrapatas que les pican, *Borrelia burgdorferi* prospera también.

Esta conclusión había llevado a Ostfeld a otra interesante cuestión, con consecuencias directas en la salud pública. ¿Qué trozos de bosque contienen menos diversidad de especies que otros? En términos prácticos: ¿qué arboledas, zonas verdes y parques albergan el máximo riesgo de exposición a la enfermedad de Lyme?

Se debe tener en cuenta que cualquier trozo de bosque rodeado de aceras, edificios y otras formas de impacto humano, es hasta cierto punto una isla ecológica. Su comunidad de animales terrestres está insularizada porque, cuando los individuos tratan de salir o de entrar, mueren aplastados (las aves son un caso especial, aunque tienden a ajustarse al mismo patrón). Se debe tener en cuenta también que las islas grandes generalmente admiten más diversidad que las pequeñas. Madagascar tiene una diversidad más rica que Fiji, que a su vez es más diversa que Pohnpei. ¿Por qué? La respuesta simple es que una superficie de tierra mayor y una mayor diversidad de hábitat permiten la supervivencia de más tipos de criaturas. (Los detalles complicados que hay detrás de esta respuesta simple los aborda un campo de la ciencia llamado biogeografía de islas, un campo familiar para Rick Ostfeld porque influyó de modo determinante en el pensamiento ecológico durante las décadas de 1970 y 1980, y familiar para mí porque escribí un libro al respecto en la década de 1990.) Si se aplica el principio al condado de Dutchess, Nueva York, se deduce que los trozos de bosque pequeños, las arboledas reducidas, contienen menos tipos de animales que las grandes extensiones boscosas. Eso es lo que hizo Rick Ostfeld: aplicar la predicción de la diversidad relacionada con la superficie como hipótesis de trabajo y luego estudiar localizaciones reales para demostrarla. En el tiempo de mi visita a Millbrook ya podía afirmar que el patrón parecía ser válido, y el trabajo posdoctoral de Jesse Brunner profundizaba en el mismo aspecto.

Pasó el tiempo. Cinco años después de que hablase con él, Rick Ostfeld podía afirmar sus conclusiones con más confianza, tras dos décadas de continuas investigaciones. Se convirtió en un tema importante en su libro sobre la enfermedad de Lyme. Esta mayor confianza en los principios generales ha traído consigo un mayor reconocimiento de las diversas formas en que esos principios se aplican en diferentes circunstancias. Todas sus conclusiones se han modificado con condiciones muy específicas, pero los hallazgos básicos están claros.

Un pequeño trozo de bosque en un lugar como el condado de Dutchess es probable que albergue solo unas pocas clases de animales, una de las cuales es el ratón de patas blancas. Este roedor es un buen colonizador y superviviente, un oportunista, y se reproduce con fecundidad; allí donde está, se queda. Moderada por un número reducido de depredadores y competidores, su población fluctúa alrededor de un nivel relativamente alto y, en los veranos después de una gran cosecha de bellotas, aumenta mucho más. Una plaga de ratones infestará el pequeño trozo de bosque, como las ratas en el camino de salida de Hamelín. Las garrapatas también serán abundantes, beberán mucha sangre de ratón y su índice de supervivencia será alto, porque los ratones de patas blancas (a diferencia de las zarigüeyas, los pájaros maulladores o incluso las ardillas listadas) no son muy buenos librándose de las larvas. Y, como el ratón es un reservorio tan ideal para *Borrelia burgdorferi* —tan eficaz en albergarla y transmitirla—, la mayor parte de las garrapatas serán portadoras de la infección.

En una zona de bosque mayor, con una comunidad de animales y plantas más diversa, la dinámica es distinta. Al tener que enfrentarse a una docena o más de depredadores y competidores, el ratón de patas blancas es menos abundante; los demás mamíferos son menos idóneos como huéspedes de la espiroqueta y toleran menos a las sedientas larvas de garrapata; el efecto neto es un número menor de garrapatas infectadas.

Aunque se trata de un sistema complicado, como Ostfeld advertía en su título, ciertos aspectos de la enfermedad de Lyme quedan perfectamente delineados. «Sabemos que pasear por una pequeña arboleda —escribió— es más peligroso que caminar por un bosque extenso cercano. Sabemos que pasear por los bosques de robles dos veranos después de un gran año para las bellotas es mucho más arriesgado que caminar por esos mismos bosques después de un mal año de bellotas. Sabemos que los bosques que albergan muchos tipos de mamíferos y aves son más seguros que los que tienen menos tipos. Sabemos que, cuantas más zarigüeyas y ardillas haya en el bosque, menor es el riesgo de enfermedad de Lyme, y sospechamos que esto también se cumple para búhos, halcones y comadrejas.»[48] En cuanto a los ciervos de cola blanca: sí, están implicados, pero de una forma en absoluto primordial, así que no se crea todo lo que escucha.

Algunas personas se toman lo de «Toda la vida está conectada» como la verdad esencial de la ecología, añadió Ostfeld.[49] No es así; no es más que una perogrullada ambigua. El verdadero punto central de la ciencia es comprender qué criaturas están más íntimamente conectadas que otras, y de qué modo, y cómo influyen estas conexiones cuando hay cambios o perturbaciones.

54

Una de las principales lecciones que se pueden aprender de la enfermedad de Lyme, como han demostrado Rick Ostfeld y sus colegas, es que una zoonosis puede contagiarse mejor de una especie a otra en un ecosistema alterado y fragmentado que en uno intacto y variado. No obstante, hay otra lección que no tiene mucho que ver con el trabajo de Ostfeld y que no se puede abordar a la escala de las trampas Sherman cebadas con copos de avena. Se deriva de un hecho más básico: el hecho de que *Borrelia burgdorferi* es una bacteria.

Hay que admitir, eso sí, que se trata de una bacteria con algunos rasgos peculiares. Por ejemplo, cuando recibe un ataque con antibióticos, *B. burgdorferi* parece retirarse a una forma defensiva e impenetrable, una especie de fase similar a un quiste denominada «cuerpo redondo», que son resistentes a la destrucción y muy difíciles de detectar.[50] Un paciente que parezca curado de la enfermedad de Lyme tras un tratamiento estándar de dos a cuatro semanas de amoxicilina o doxiciclina puede seguir albergando cuerpos redondos y estar, por tanto, sujeto a una recaída. Los cuerpos redondos pueden incluso explicar el síndrome de «enfermedad de Lyme crónica» tan controvertido entre dolientes pacientes, médicos heterodoxos y la IDSA. O no.

No hay que confundir los cuerpos redondos de *Borrelia burgdorferi* con la forma pequeña de *Coxiella burnetii*, el agente de la fiebre Q, que también es similar a un quiste pero que se encuentra flotando en la brisa en los Países Bajos, y que transporta la infección desde una cabra que esté pariendo. Nadie afirma —hasta ahora, al menos— que la enfermedad de Lyme pueda viajar por el viento de la misma forma. Tanto los cuerpos redondos de *B. burgdorferi* como la forma pequeña de *C. burnetii* únicamente ilustran que, incluso en la era de los antibióticos, las bacterias pueden ser escurridizas y resistentes. Estos microbios nos recuerdan que no es necesario ser un virus para provocar brotes graves, desconcertantes e imposibles de tratar de una enfermedad zoonótica en el siglo XXI. Aunque ayuda.

VI

Viralización

55

Hasta bien entrado el siglo xx, los virus constituían un misterio invisible, como la materia oscura y el Planeta X. Eran de trascendental importancia, pero indetectables, como el neutrón. Los descubrimientos microbianos de Anton van Leeuwenhoek no los habían detectado, como tampoco los avances bacteriológicos de Pasteur y Koch doscientos años después. Pasteur trabajó en la rabia como enfermedad, es cierto, e incluso desarrolló una vacuna, pero nunca llegó a ver el virus de la rabia ni a entender del todo lo que era. De manera similar, en 1902, William C. Gorgas eliminó la fiebre amarilla de Cuba mediante un programa de erradicación de los mosquitos, sin llegar a saber siquiera qué agente infeccioso era el que esos insectos transportaban. Era como si un cazador con los ojos vendados disparara a los patos guiándose por el sonido de su graznido. Incluso el virus de la gripe de 1918-1919, después de haber matado hasta un total de cincuenta millones de personas en todo el mundo, siguió siendo una especie de texto cifrado fantasmal, invisible y aún no identificado. Los virus no podían verse con un microscopio óptico; no podían cultivarse en un medio de nutrientes químicos; no podían capturarse, como las bacterias, con un filtro de porcelana. Solo podía inferirse su presencia.

¿Por qué eran tan esquivos? Pues porque los virus son infinitesimalmente minúsculos, sencillos a la vez que ingeniosos, anómalos, parcos y, en algunos casos, diabólicamente sutiles. Los expertos ni siquiera se ponen de acuerdo con respecto al enigma de si los virus están vivos o no. Si no lo están, cuando menos son atajos mecanicistas para llegar al propio principio de la vida. Parasitan. Compiten. Atacan, esquivan. Luchan. Obedecen a los mismos imperativos básicos que todas las criaturas vivientes —sobrevivir, multiplicarse, perpetuar su linaje—, y lo hacen utilizando intrincadas estrategias moldeadas por la selección natural darwiniana. Evolucionan. Los virus que existen hoy en la tierra están bien preparados para hacer lo que hacen porque solo los más aptos han sobrevivido.

La palabra «virus» tiene una historia mucho más larga que el estudio de lo que hoy designamos mediante ese nombre. Proviene directamente del latín *virus*, un término que significa «veneno, savia, líquido viscoso»; incluso puede encontrarse este término traducido como «limo venenoso». Su primer uso conocido —en inglés— para referirse concretamente a un agente causante de enfermedades data de 1728, aunque durante el resto del siglo XVIII, a lo largo de todo el XIX y aún durante varias décadas después no hubo una distinción clara entre «virus» como término genérico, aplicable a cualquier microbio infeccioso, y el concretísimo grupo de entes que hoy conocemos como virales. Todavía en 1940, incluso un científico como Macfarlane Burnet a veces llamaba «virus» de manera informal al microbio de la fiebre Q, aunque por entonces sabía perfectamente que era una bacteria.

Los efectos de los virus se detectaron mucho antes que los propios virus. La viruela, la rabia y el sarampión fueron terriblemente conocidos en el ámbito clínico durante siglos, incluso milenios, mientras que no ocurría lo mismo con sus agentes causales. Las enfermedades graves y los brotes epidémicos se justificaban de diversas e ingeniosas formas —por ejemplo, por los vapores miasmáticos y «efluvios» que desprendía la materia en descomposición; por la suciedad; por la pobreza; por el capricho de Dios; por la magia negra; por el aire frío, o por tener los pies húmedos—, pero la identificación de los microbios infecciosos solo se produjo de manera gradual. En torno a 1840, un anatomista alemán llamado Jakob Henle empezó a sospechar que existían partículas nocivas —criaturas o cosas— que resultaban demasiado pequeñas para poder verlas con un microscopio óptico, y que, aun así, podían transmitir determinadas enfermedades. Pero Henle no obtuvo evidencias de ello, y la idea tampoco cuajó de forma inmediata. En 1846, un médico danés llamado Peter Ludvig Panum fue testigo de una epidemia de sarampión en las islas Feroe, un remoto archipiélago situado al norte de Escocia, e hizo algunas perspicaces inferencias acerca de cómo la enfermedad parecía pasar de una persona a otra, con un retraso de aproximadamente dos semanas (lo que hoy llamaríamos periodo de incubación) entre la exposición y la aparición de los síntomas. Robert Koch, que había sido alumno de Jakob Henle en Gotinga, dio un paso más allá de la mera observación y suposición con su trabajo experimental de las décadas de 1870 y 1880, identificando las causas microbianas del ántrax, la tuberculosis y el cólera. Los descubrimientos de Koch, junto con los de Pasteur, Joseph Lister, William Roberts, John Burdon Sanderson y otros, proporcionaron las bases empíricas que permitirían el surgimiento, a finales del siglo XIX, del torbellino de ideas que a menudo se agrupan bajo el rótulo de la «teoría microbiana» de la enfermedad, y que marcó el distanciamiento de las antiguas ideas relacionadas con vapores malignos, venenos transmisibles, humores desequilibrados, putrefacción contagiosa y magia. Sin embargo, los microbios por los que Koch, Pasteur y Lister se interesaron principalmente (aparte de las geniales conjeturas de Pasteur sobre la rabia) eran bacterias.

Y las bacterias no resultaban tan inaprensibles. Podían verse con un microscopio normal. Podían cultivarse en una placa de Petri (un invento de Julius Petri, ayudante de Koch) con un medio rico en nutrientes a base de agar. Eran más grandes y resultaban más fáciles de entender que los virus.

La siguiente idea crucial vino de la agronomía, no de la medicina. A principios de la década de 1890, un científico ruso llamado Dmitri Ivanovski, que trabajaba en San Petersburgo, estudió la enfermedad del mosaico del tabaco, un problema que afectaba a las plantaciones del imperio. Las manchas en forma de «mosaico» que aparecían en las hojas a la larga provocaban la atrofia y el marchitamiento de la planta, lo que reducía la productividad y costaba dinero a los productores. La investigación anterior había demostrado que esta enfermedad era infecciosa: podía transferirse experimentalmente de una planta a otra aplicando savia extraída de hojas infectadas. Ivanovski repitió el experimento de la transmisión, pero añadiendo un paso adicional: pasó la savia a través de un filtro de Chamberland, un dispositivo hecho de porcelana sin esmaltar, con diminutos poros, que se utilizaba para purificar el agua eliminando las bacterias. El informe de Ivanovski, que indicaba que «la savia de las hojas infectadas con la enfermedad del mosaico del tabaco conserva sus propiedades infecciosas aun después del filtrado», constituiría la primera definición operativa de los virus: infecciosos, pero «filtrables», lo que implicaba que resultaban ser tan pequeños que pasaban por donde las bacterias no lo hacían.[1] Poco después, un investigador holandés llamado Martinus Beijerinck llegó al mismo resultado de forma independiente, y aun añadió un paso más: diluyendo la savia filtrada de una planta infectada y utilizando la tintura resultante para infectar a otra planta, Beijerinck descubrió que aquel material infeccioso, fuera lo que fuese, recuperaba toda su fuerza aun después de la dilución. Eso significaba que se reproducía en los tejidos vivos de la segunda planta, lo que a su vez implicaba que no era una toxina, una excreción venenosa, del tipo que producen algunas bacterias. Una toxina, diluida en volumen, pasa a tener un efecto reducido y no recupera su fuerza de manera espontánea. Esa cosa sí lo hacía. Sin embargo, en un recipiente de savia filtrada, sola, no crecía. Necesitaba algo más. Necesitaba a la planta.

De modo que el trabajo acumulado de Martinus Beijerinck, Dmitri Ivanovski y algunos colegas más demostró que la enfermedad del mosaico del tabaco estaba causada por un ente más pequeño que una bacteria, invisible al microscopio y capaz de multiplicarse dentro de las células vivas, y solo dentro de ellas. Tal era el perfil básico de un virus, aunque hasta el momento nadie había visto todavía ninguno. Beijerinck supuso que el agente del mosaico del tabaco era líquido y lo denominó *contagium vivum fluidum*, «fluido vivo contagioso». El trabajo posterior, incluida la invención del microscopio electrónico en la década de 1930, demostraría que se equivocaba en ese punto. Los virus no son líquidos, sino sólidos: partículas diminutas.

Pero todo esto tenía que ver únicamente con las plantas. El primer virus animal descubierto fue el responsable de la fiebre aftosa, un molesto problema para la ganadería. El ganado vacuno y porcino se lo pasaban de unos a otros como una pelota de ping-pong, y morían a causa de la enfermedad o había que sacrificarlos. En 1898, Friedrich Loeffler y Paul Froesch —que trabajaban en una universidad del norte de Alemania— demostraron, utilizando las mismas técnicas de filtrado y dilución que Beijerinck, que el agente de la fiebre aftosa también era un ente que pasaba los filtros y únicamente era capaz de replicarse en células vivas. Loeffler y Froesch incluso señalaron que aquel podría ser solo uno de toda una clase de patógenos, aún no descubierta, y en la que posiblemente se incluyeran también otros que infectaban a las personas, causando fenómenos como la viruela. Sin embargo, la primera infección viral identificada en humanos no fue la viruela, sino la fiebre amarilla, en 1901. Más o menos en la época en la que William Gorgas resolvía de forma práctica el problema de la fiebre amarilla en Cuba matando a todos aquellos mosquitos, Walter Reed y su pequeño equipo de microbiólogos demostraron que el agente causal se transmitía, en efecto, por los mosquitos. Aun así, seguían sin poder verlo.

Entonces los científicos empezaron a utilizar la denominación de «virus filtrable», una aplicación algo burda, aunque más precisa, de la antigua acepción del término como un limo venenoso. Por ejemplo, Hans Zinsser, en su libro *Rats, Lice and History* —una crónica clásica de la búsqueda por tanteo y el descubrimiento médicos publicada en 1934—, se declaraba «alentado por el estudio de los llamados agentes "virus filtrables"».[2] Muchas enfermedades epidémicas, escribía Zinsser, «están causadas por esos misteriosos "algos"; por ejemplo, la viruela, la varicela, el sarampión, las paperas, la parálisis infantil, la encefalitis, la fiebre amarilla, el dengue, la rabia y la gripe, por no hablar de un gran número de las aflicciones más importantes del reino animal». Zinsser también comprendió que algunas de aquellas aflicciones animales podrían solaparse con la primera categoría, las epidemias humanas. Y añadió un elemento crucial: «Aquí, como en la enfermedad bacteriana, existe un vívido intercambio de parásitos entre el hombre y el mundo animal».[3] Zinsser era un pensador dotado de una visión panorámica además de un microbiólogo extremadamente capacitado. Hace ocho décadas supo percibir que los virus, apenas recién descubiertos, podían ser responsables de algunas de las zoonosis más nefastas.

La dificultad de cultivar virus *in vitro* hizo que resultaran enigmáticos para los primeros investigadores y escurridizos en el laboratorio, pero también eso constituía un indicio sobre su auténtica esencia. Un virus no crece en un medio de nutrientes químicos porque solo puede replicarse dentro de una célula viva. En la jerga técnica se dice que es un «parásito intracelular estricto». Es de pequeño tamaño, y también su genoma es reducido, simplificado hasta cubrir meramente las necesidades básicas de una existencia oportunista y dependiente. Carece de su propia maquinaria reproductiva. Se dedica a gorronear. A robar.

¿A qué nos referimos exactamente al decir «pequeño»? Un virus medio tiene aproximadamente una décima parte del tamaño de una bacteria media. En términos del sistema métrico, que es la forma en que la ciencia los mide, los virus de forma redondeada varían desde unos 15 nanómetros (es decir, 15 milmillonésimas de metro) de diámetro hasta unos 300. Pero los virus no son todos redondeados: algunos son cilíndricos; otros son filamentosos; otros parecen edificios futuristas feos o módulos de alunizaje. Cualquiera que sea su forma, su volumen interior es minúsculo. En consecuencia, el genoma empaquetado en estos recipientes tan pequeños es también limitado, y oscila entre los 2.000 y alrededor de 1,2 millones de nucleótidos. A modo de comparación, digamos que el genoma de un ratón tiene aproximadamente 3.000 millones de nucleótidos. Se necesitan tres bases de nucleótidos para especificar un aminoácido y, como media, alrededor de 250 aminoácidos para formar una proteína (aunque algunas de ellas son mucho mayores). Fabricar proteínas es justamente lo que hacen los genes: todo el resto del contenido de una célula, o de un virus, es el resultado de reacciones secundarias. De manera que un genoma de solo 2.000 letras de código, o incluso de 13.000 (como en el caso de la gripe) o de 30.000 (como el virus del SARS), constituye un conjunto de especificaciones con un diseño sumamente incompleto. Sin embargo, aun con un genoma tan pequeño, codificando solo ocho o diez proteínas, un virus puede ser tan taimado como eficaz.

Los virus afrontan cuatro desafíos básicos: cómo pasar de un huésped a otro, cómo penetrar en el interior de una célula del huésped, cómo apropiarse del equipamiento y los recursos de dicha célula a fin de producir múltiples copias de sí mismo, y cómo volver a salir fuera de la célula, y fuera del huésped, para pasar al siguiente. La estructura y las capacidades genéticas de un virus están mezquinamente configuradas para esas tareas.

Sir Peter Medawar, un eminente biólogo británico que fue galardonado con el Premio Nobel el mismo año que Macfarlane Burnet, definía un virus como «una mala noticia envuelta en una proteína».[4] La «mala noticia» en la que pensaba Medawar es el material genético, que tan a menudo (aunque no siempre) inflige daño a la criatura huésped mientras explota sus células para hallar refugio y reproducirse. La envoltura proteínica se conoce como cápside. La cápside tiene dos propósitos: proteger las entrañas virales cuando necesitan protección y ayudar al virus a introducirse a la fuerza en las células. La unidad o partícula vírica individual que permanece intacta fuera de la célula se denomina virión. La cápside también define la forma exterior del virus. Los viriones del Ébola y el Marburgo, por ejemplo, son filamentos alargados; de ahí que se los incluya en un grupo conocido como filovirus. Otros virus tienen partículas de forma esférica, ovoide, helicoidal, o incluso icosaédrica (es decir, con veinte caras, algo así como un balón de fútbol diseñado por Buckminster Fuller). Las partículas del VIH-1 son globulares, mientras que los viriones de la rabia tienen forma de bala. Un montón de viriones del Ébola mezclados con viriones del Hendra tendría un aspecto parecido a un plato de fideos finos con una salsa ligera de alcaparras.

Muchos virus están recubiertos de una capa adicional, conocida como envoltura vírica, integrada no solo por proteínas, sino también por moléculas lipídicas extraídas de la célula huésped; en algunos casos, arrancadas de la pared celular cuando el virión sale de ella. A lo largo de toda la superficie de la envoltura, el virión puede estar adornado con una gran cantidad de protuberancias moleculares puntiagudas, como las puntas detonadoras de una antigua mina naval. Esas púas cumplen una función crucial. Son específicas para cada tipo de virus, tienen una estructura «llave» que se adapta a las «cerraduras» moleculares presentes en la superficie externa de la célula objetivo; permiten que el virión se adhiera, atracando en la célula como haría una nave espacial en otra, y de ese modo le abren paso. La especificidad de las púas no solo delimita qué tipo de huésped puede infectar un determinado virus, sino también en qué tipo de células —nerviosas, gástricas, del epitelio respiratorio...— puede penetrar con mayor eficacia y, en consecuencia, qué tipo de enfermedad puede causar. Aunque resultan útiles para el virus, las púas también son puntos vulnerables: constituyen el principal objetivo de la respuesta inmune de un huésped infectado. Los anticuerpos, producidos por los glóbulos blancos, son moléculas que se aferran a las púas y evitan que un virión se apodere de una célula.

No hay que confundir la cápside con una pared celular o una membrana celular. Son simplemente análogas. Desde los inicios de la virología, los virus se han definido en términos negativos (no retenidos por un filtro, no cultivables en nutrientes químicos, no del todo vivos), y el más fundamental de todos esos axiomas negativos es que un virión no es una célula; no funciona como tal, no comparte las mismas capacidades, ni las mismas fragilidades. Esto se refleja en el hecho de que los virus son insensibles a los antibióticos: unos productos químicos que deben su valía a su capacidad para matar a las bacterias (que sí son células) o, cuando menos, impedir su crecimiento. La penicilina actúa evitando que las bacterias construyan sus paredes celulares. También lo hacen sus alternativas sintéticas, como la amoxicilina. La tetraciclina actúa interfiriendo en los procesos metabólicos internos mediante los cuales las bacterias fabrican nuevas proteínas para el crecimiento y la replicación celular. Los virus, que carecen de paredes celulares, así como de procesos metabólicos internos, son ajenos a los efectos de tales fármacos letales.

Dentro de la cápside viral generalmente no hay más que material genético, el conjunto de instrucciones necesarias para crear nuevos viriones basándose en el mismo patrón. Esas instrucciones solo pueden ponerse en marcha cuando se insertan en el mecanismo de una célula viva. El material en sí puede ser ADN o ARN, dependiendo de la familia de virus. Ambos tipos de moléculas pueden registrar y expresar información, aunque cada una de ellas tiene sus propias ventajas e inconvenientes. Los herpesvirus, poxvirus y papilomavirus contienen ADN, al igual que otra media docena de familias víricas de las que probablemente usted no haya oído hablar nunca, como los iridovirus, los baculovirus y los hepadnavirus (uno de los cuales es el causante de la hepatitis B). Otros, como los filovirus, los retrovirus (el más conocido de los cuales es el VIH-1), los coronavirus (SARS-CoV) y las familias que abarcan el sarampión, las paperas, el Hendra, el Nipah, la fiebre amarilla, el dengue, el Nilo Occidental, la rabia, el Machupo, el Junín, el Lassa, el chikunguña, todos los hantavirus, todas las gripes y los virus del resfriado común almacenan su información genética en forma de ARN.

Los diferentes atributos del ADN y el ARN explican una de las diferencias más cruciales que hay entre los virus: la tasa de mutación. El ADN es una molécula bicatenaria —la famosa doble hélice— y, dado que sus dos cadenas encajan entre sí gracias a la existencia de unas relaciones muy específicas entre sus pares de bases de nucleótidos (la adenina se une solo a la timina; la citosina, a la guanina), generalmente repara los errores que se producen en la ubicación de las bases al replicarse. Esta labor de reparación la realiza la ADN polimerasa, la enzima que ayuda a catalizar la construcción de nuevo ADN a partir de cadenas individuales. Si se ubica por error una adenina en el lugar correspondiente para unirse a una guanina (que no es su pareja correcta), la polimerasa reconoce ese error, retrocede un par de bases, corrige el desajuste y luego continúa. De modo que en la mayoría de los denominados virus ADN la tasa de mutación es relativamente baja. En cambio, los llamados virus ARN, codificados por una molécula monocatenaria que carece de esas facultades de reparación, de ese sistema de reconocimiento mutuo entre «colegas», de esa polimerasa correctora, experimentan unas tasas de mutación que pueden ser miles de veces más altas. (Para que conste, digamos que existe también un grupo más reducido de virus ADN que codifican su genética en cadenas individuales de ADN y experimentan, por ello, altas tasas de mutación como en el caso del ARN; y existe asimismo un pequeño grupo de virus que utilizan ARN bicatenario. Toda regla tiene su excepción. Pero ignoraremos esas anomalías menores, puesto que el tema ya resulta de por sí suficientemente complejo.) La cuestión básica es tan importante que la repetiré aquí: los virus ARN mutan a espuertas.

La mutación proporciona una nueva variación genética, y esta variación es la materia prima sobre la que opera la selección natural. La mayoría de las mutaciones son nocivas, causan disfunciones cruciales y llevan a las formas mutantes a un callejón sin salida evolutivo. Pero de vez en cuando da la casualidad de que una mutación resulta útil y adaptativa. Y cuantas más mutaciones se produzcan, mayor será la probabilidad de que aparezcan las buenas (más mutaciones también implican más posibilidades de que resulten nocivas, letales para el virus, lo cual establece un límite máximo a la tasa de mutación sostenible). Por lo tanto, los virus ARN evolucionan más deprisa que probablemente cualquier otra clase de organismo de la tierra. Es lo que los hace tan inestables, volubles y molestos.

Pese a la ocurrencia de Peter Medawar, no todos los virus son «una mala noticia envuelta en una proteína», o, al menos, no traen malas noticias para todos los huéspedes infectados. En ocasiones las noticias son simplemente neutras. Y otras veces incluso son buenas: ciertos virus prestan diversos servicios saludables para sus huéspedes. «Infección» no siempre implica un daño significativo; el término denota simplemente la presencia de algún microbio. Un virus no tiene por qué conseguir algo haciendo enfermar a su huésped. Su propio interés requiere únicamente que haya replicación y transmisión. El virus entra en las células, es cierto; y subvierte su maquinaria fisiológica para hacer copias de sí mismo, es verdad; y a menudo destruye esas células al salir, de acuerdo. Pero puede que no sean tantas células como para causar un daño real. Puede habitar un huésped de manera más bien discreta, benigna, replicándose a niveles modestos y transmitiéndose de un individuo a otro sin producir ningún síntoma. La relación entre un virus y su huésped reservorio, por ejemplo, tiende a implicar este tipo de tregua, a veces alcanzada después de una larga asociación y muchas generaciones de ajustes evolutivos mutuos que acaban haciendo que el virus se vuelva menos virulento y el huésped más tolerante. Eso es, en parte, lo que define a un reservorio: la ausencia de síntomas. Pero no todas las relaciones virus-huésped evolucionan hacia unas relaciones tan amigables. Se trata de una forma especial de equilibrio ecológico.

Y como todas las formas de equilibrio ecológico, es temporal, provisional y contingente. Cuando se produce un contagio entre especies y se transmite un virus a un nuevo tipo de huésped, la tregua no se aplica. La tolerancia no es transferible. El equilibrio se rompe. Se genera una relación completamente nueva. Una vez establecido en un huésped desconocido, el virus puede ser un pasajero inocuo, una relativa molestia o un auténtico azote. Depende.

57

El virus conocido informalmente como herpes B (y hoy, de forma más precisa, como virus del herpes macacino 1, un término que hace referencia a sus reservorios naturales, los macacos) pasó del anonimato a ser objeto de la atención médica en 1932 a raíz de un accidente de laboratorio producido en la Universidad de Nueva York. Un joven científico llamado William Brebner estaba investigando para encontrar una vacuna contra la polio. Los monos eran importantes para esa labor, y la especie preferida era el macaco rhesus (*Macaca mulatta*), perteneciente a la familia de los cercopitécidos. Dado que el poliovirus todavía no se había podido cultivar *in vitro* (a la larga sería posible, pero solo cuando se lograra mantener células vivas en el medio como huéspedes virales), en general los macacos rhesus servían a la vez como incubadoras del virus y como sujetos de prueba. La poliomielitis no es una zoonosis: de forma natural no afecta a ningún animal que no sea humano; pero con ayuda de una aguja hipodérmica podía hacerse que se desarrollara en monos. Luego el experimentador extraía el poliovirus de un animal que había sido infectado artificialmente y lo inyectaba en el cerebro o en la médula espinal de otro, manteniendo así en funcionamiento la cadena de infección y observando los efectos en todos los animales que pasaban por el proceso. Cierto día en que William Brebner estaba manipulando un mono, este le mordió.

No fue un mordisco serio: apenas un pellizco en los dedos anular y meñique de la mano izquierda. Brebner se curó las heridas primero con yodo y luego con alcohol, y siguió trabajando. El mono parecía normal y sano, aunque comprensiblemente irritable, y, si ya era portador de la polio, esto no pareció preocupar a Brebner. Poco después el mono murió (anestesiado con éter, durante otro procedimiento experimental), y no se le hizo necropsia.

Tres días después, Brebner experimentó «dolor, enrojecimiento y una ligera inflamación» en la zona del mordisco.[5] Pasados otros tres días lo ingresaron en el hospital Bellevue. Sus síntomas se fueron desarrollando gradualmente —ganglios linfáticos sensibles, calambres abdominales, parálisis de las piernas, imposibilidad de orinar, entumecimiento y hormigueo en los brazos, y luego fiebre alta e hipo— hasta que, dos semanas más tarde, se encontraba ya muy grave. Comenzó a tener dificultades para respirar, y su piel adquirió un tono azulado. Le pusieron un respirador, experimentó convulsiones y perdió el conocimiento. Empezó a salirle un líquido espumoso de la boca y las fosas nasales. Cinco horas después, William Brebner fallecía a los veintinueve años de edad.

¿Qué fue lo que le mató? ¿La polio? ¿La rabia? Un colega que trabajaba en el mismo laboratorio de la Universidad de Nueva York —recién graduado en la facultad de Medicina, pero brillante y ambicioso— colaboró en la autopsia de Brebner y luego realizó una investigación adicional utilizando fragmentos del cerebro, la médula espinal, los ganglios linfáticos y el bazo. Aquel hombre se llamaba Albert B. Sabin, y esto ocurría varias décadas antes de que se hiciera célebre como creador de una vacuna oral contra la poliomielitis. Sabin y un colega reinyectaron una emulsión del cerebro de Brebner en monos; también la inocularon en algunos ratones, cobayas y perros. Ninguno de dichos animales mostró signos de la dolencia que había sufrido Brebner. Pero cuando se inyectó en conejos, el resultado fue otro: perdían su movilidad en las patas, morían por insuficiencia respiratoria, y sus bazos e hígados resultaban dañados. De aquellos conejos, Sabin y su compañero extrajeron una esencia filtrada que era capaz de causar de nuevo el mismo tipo de infección. La llamaron simplemente «virus B», por Brebner.[6] Otra investigación demostraría que se trataba de un herpesvirus.

El herpes B es una infección muy rara en humanos, pero especialmente nefasta, con una tasa de letalidad de casi el 70 por ciento entre las pocas docenas de personas contagiadas a lo largo del siglo XX

—antes de los recientes avances en la industria farmacéutica antiviral— e incluso de casi el 50 por ciento después. Cuando no mata, a menudo deja a los supervivientes con daños neurológicos. Constituye un riesgo laboral para los científicos y técnicos que trabajan con macacos de laboratorio. Entre los propios macacos es común, pero en su caso no pasa de ser una mera molestia: permanece en los ganglios nerviosos, y solo emerge de forma intermitente para causar lesiones leves, generalmente en la boca del animal o en la zona circundante, de manera similar al herpes labial o las aftas del herpes simple en los humanos. En los monos, esas llagas aparecen y desaparecen, pero no ocurre así con el herpes B en las personas. En las décadas posteriores a la muerte de Brebner se han diagnosticado otros cuarenta y dos casos en humanos, todos ellos relacionados con científicos o técnicos de laboratorio u otras personas que por su trabajo manipulaban animales y habían tenido contacto con macacos en cautividad.

El número de casos humanos aumentó rápidamente durante el periodo en el que se intensificó la investigación para encontrar una vacuna contra la polio, en la década de 1950, probablemente porque ese esfuerzo implicó un marcado incremento en el uso de macacos rhesus como sujetos de laboratorio. Las condiciones de enjaulado y manipulación eran bastante primitivas en comparación con los actuales estándares de la investigación médica con primates. Entre 1949 y 1951, un solo proyecto enmarcado en ese esfuerzo generalizado —financiado por la Fundación Nacional para la Parálisis Infantil (una organización estadounidense actualmente conocida como March of Dimes)— utilizó nada menos que diecisiete mil monos. La fundación mantenía una especie de centro de suministro de monos importados en Carolina del Sur, en el que un destacado investigador recibía regularmente la cantidad de cincuenta macacos al mes, a veintiséis dólares cada uno, gastos de envío incluidos. Nadie sabe exactamente cuántos macacos fueron «sacrificados» en los laboratorios de Albert Sabin y Jonas Salk, por no hablar de otros investigadores, pero la incidencia de infecciones por herpes B alcanzó su máximo en entre 1957 y 1958, justo cuando la búsqueda de la vacuna contra la poliomielitis llegaba a su punto culminante. La mayoría de los casos se produjeron en Estados Unidos; el resto, en Canadá y Gran Bretaña: todos ellos lugares donde los macacos rhesus estaban a miles de kilómetros de su hábitat natural, pero donde la investigación médica era más intensiva.

A partir de ese máximo de la década de 1950, la tasa de infecciones accidentales disminuyó, posiblemente porque los técnicos de laboratorio empezaron a tomar mayores precauciones, como utilizar guantes y mascarillas y administrar tranquilizantes a los monos antes de manipularlos. En la década de 1980 se produjo un nuevo aumento —esta vez más reducido— en la incidencia del herpes B, correlacionado en este caso con otro incremento en el uso de macacos en laboratorio, esta vez para la investigación del sida.

El caso más reciente se produjo en el Centro Nacional Yerkes de Primatología de Atlanta, a finales de 1997. El 29 de octubre, una joven que trabajaba con los monos en cautividad recibió una salpicadura en el ojo de algún tipo de sustancia corporal de un macaco rhesus. Puede que fuera orina, heces o saliva; nadie parece saberlo. Se limpió el ojo con una toallita de papel y prosiguió con sus tareas, y casi una hora después encontró tiempo para aclararse un poco el ojo con agua. No fue suficiente. La joven no presentó ningún informe sobre el incidente, pero diez días después tenía el ojo enrojecido e hinchado. Acudió a urgencias, donde el médico de turno le recetó gotas antibióticas. ¡Mira qué bien! Cuando la inflamación ocular empeoró, fue a que la viera un oftalmólogo. Pasaron más días, y la examinó otro oftalmólogo, antes de que finalmente fuera hospitalizada ante la sospecha de que se tratara de herpes B. Entonces empezaron a tratarla con potentes medicamentos antivirales. Mientras tanto, los cultivos realizados tras recoger muestras de sus ojos con un frotis fueron discretamente retirados de los laboratorios comerciales adonde se habían enviado para su análisis («No se preocupen, ya se los devolveremos»): aunque de forma tardía, se había considerado que aquellos cultivos eran demasiado peligrosos para que los manipularan trabajadores de laboratorio normales y corrientes.

La joven pareció mejorar ligeramente, y le dieron el alta. Pero al despertarse a la mañana siguiente sus síntomas habían empeorado —dolor abdominal, imposibilidad de orinar, debilidad en el pie derecho—, de modo que volvió al hospital. A finales de aquel mes empezó a experimentar convulsiones. Luego vino la neumonía. Murió de insuficiencia respiratoria el 10 de diciembre de 1997. A pesar de que su propio padre era un médico especializado en enfermedades infecciosas, su madre era enfermera y el Centro Yerkes estaba lleno de gente que conocía el herpes B, la medicina moderna no pudo salvarla.

Este penoso percance puso nerviosas a algunas personas. Puede que la probabilidad de transmisión entre especies fuera baja —muy baja, de hecho, en circunstancias normales—, pero las consecuencias eran graves. Varios años después, cuando once macacos rhesus de un «parque de animales» de Inglaterra dieron positivo en anticuerpos del herpes B, la gerencia decidió exterminar a la colonia entera. Esta decisión vino impulsada por el hecho de que hacía poco el Comité Asesor sobre Agentes Patógenos Peligrosos de Reino Unido había reclasificado el herpes B en el nivel 4 de riesgo biológico, situándolo así en la elitista compañía del Ébola, el Marburgo y el virus responsable de la fiebre hemorrágica de Crimea-Congo. Las regulaciones nacionales británicas especificaban que cualquier animal infectado con un agente de nivel 4 debía manipularse según el protocolo de contención BSL-4 (es decir, con trajes espaciales, guantes de triple capa, puertas con esclusas de aire y demás medidas, lo cual no resultaba en absoluto factible en una atracción turística destinada a observar la fauna salvaje) o ser destruido sin más. Obviamente, los resultados positivos en las pruebas de anticuerpos solo implicaban que esos once monos habían estado expuestos al virus, no que estuvieran de hecho infectados, y mucho menos que fueran por ahí contagiando el herpes B. Pero esa distinción científica no impidió la matanza. En un solo día, un grupo de tiradores contratados para tal fin abatieron a los doscientos quince animales del parque utilizando rifles del calibre 22 equipados con silenciador. Dos semanas después se repitió la operación en otro parque de animales de la campiña inglesa, donde se sacrificó al centenar de macacos que integraban su colonia después de que algunos de ellos dieran positivo en anticuerpos del herpes B. La ley es la ley, y probablemente ahora los macacos (infectados o no) eran malos para el negocio. Una cuestión más delicada, planteada por algunos primatólogos que consideraron tales sacrificios grotescos e innecesarios, era si el herpes B realmente corresponde o no al nivel 4. Algunos argumentos sugieren que no.

El macaco rhesus no es el único mono portador del herpes B. Se ha encontrado el mismo virus en otros monos asiáticos, entre ellos el macaco cangrejero (*Macaca fascicularis*) en su zona de distribución originaria en Indonesia. Sin embargo, en su estado natural ni los macacos rhesus ni los demás han transmitido ninguna clase conocida de herpes B a los humanos, ni siquiera en situaciones en las que los monos entran en estrecho contacto con las personas. Este hecho no tiene una explicación fácil, ya que ciertamente no parecen faltar las oportunidades. Tanto los macacos rhesus como los cangrejeros son criaturas oportunistas, que en su gran mayoría no temen a las personas ni a los entornos humanos. En la medida en que las motosierras y machetes de la vanguardia de la humanidad los han ido expulsando de sus hábitats forestales nativos —en India, el Sudeste Asiático, Indonesia y Filipinas—, esto no ha hecho sino incrementar su predisposición a arriesgarse a rebuscar, robar y mendigar en los límites de la civilización. Viven en cualquier sitio donde puedan encontrar comida y un mínimo de tolerancia. Así, pueden verse macacos rhesus acechando en los parapetos de los edificios públicos de Delhi. Se pueden divisar macacos cangrejeros escarbando en la basura en los pasadizos de una residencia universitaria no muy lejos de Kuala Lumpur. Y, dado que tanto la religión hindú como la budista propugnan una actitud afable hacia los animales en general, y hacia los primates no humanos en particular, los macacos se han apostado abundante y descaradamente en muchos templos en torno a sus zonas de origen, especialmente allí donde dichos templos se encuentran cerca o dentro de lo que queda de un bosque.

En los lugares de culto hindúes, los macacos tienen la ventaja añadida de su semejanza con el dios mono Hánuman. El budismo, al menos tal como se practica en Japón, China e India, también alberga una antigua tradición de veneración de los monos. Esto puede constatarse en sus obras artísticas y escultóricas más icónicas, como la famosa talla de los tres monos (que no ven ningún mal, no oyen ningún mal ni dicen ningún mal) del santuario de Toshogu, al norte de Tokio. A lo largo de generaciones y durante siglos, los macacos que han habitado en estos paisajes se han alejado de la naturaleza y se han habituado a la proximidad humana. Hoy son monos mascota en muchos templos y santuarios, consentidos como acólitos de Hánuman o de la deidad sintoísta Sanno, y viven en gran medida de los donativos de peregrinos y turistas.

Uno de esos lugares es el llamado Bosque de Monos de Sangeh, situado en la parte central de Bali, entre las verdes laderas volcánicas y los hermosos arrozales de la isla más decorosa del mundo. Allí, en Sangeh, un par de centenares de macacos cangrejeros aguardan para gorronear los donativos de los miles de visitantes que recorren cada mes el templo y su pequeño bosque. Esa es la razón que llevó a una antropóloga llamada Lisa Jones-Engel, de la Universidad de Washington, y a su esposo, el médico Gregory Engel, a elegir Sangeh como lugar idóneo para estudiar la exposición humana al herpes B transmitido por monos. Sabían que allí las circunstancias serían muy distintas de las de un laboratorio.

Bali, con una población de casi cuatro millones de personas en una superficie de menos de seis mil kilómetros cuadrados, es uno de los hábitats humanos más superpoblados de la tierra; pero, en este caso, elegantemente superpoblado e ingeniosamente edificado, abancalado, irrigado y parcelado, a diferencia de la sordidez y el abarrotamiento que caracteriza a otros estados tropicales densamente poblados. Bali es el hogar de la mayoría de los hindúes de Indonesia, por lo demás un país de mayoría musulmana. El pequeño bosque de Sangeh abarca seis hectáreas de árboles de madera dura, que proporcionan sombra y protección a los macacos, pero no mucho alimento natural. Estos viven, en cambio, de cacahuetes, plátanos, arroz frío, pétalos de flores y otras golosinas y ofrendas, todas ellas suministradas por trabajadores del templo, turistas y fieles hindúes. El camino que lleva al bosque está lleno de tiendas donde se venden recuerdos, ropa y comida para monos; y estos últimos no tienen ningún problema en aceptar, e incluso exigir, esos donativos. Han perdido el instinto territorial propio de su estado salvaje. Los emprendedores fotógrafos locales hacen un buen negocio vendiendo a los turistas fotos en las que posan con los macacos: «Y aquí estoy yo, en Bali, con un mono en la cabeza. ¡El muy cuco, solo quería mi barrita de chocolate!». Pero a veces los monos cucos muerden y rascan.

Engel, Jones-Engel y sus colegas recabaron dos interesantes conjuntos de datos en este lugar. Examinaron a la población de monos mediante análisis de sangre; y estudiaron asimismo a los trabajadores humanos de Sangeh, mediante entrevistas y también análisis de sangre. Lo que descubrieron dice mucho sobre las posibilidades de contagio de virus entre los monos asiáticos y las personas.

El equipo extrajo sangre a 38 macacos, de los que 28 eran adultos, mientras que el resto eran ejemplares jóvenes. Luego examinaron el suero sanguíneo en busca de evidencias de anticuerpos del herpes B, el virus que había matado a William Brebner y a la mayoría de las otras personas que se habían infectado con él. Los resultados del trabajo de laboratorio eran escalofriantes: entre los macacos cangrejeros adultos de Sangeh, la prevalencia de anticuerpos del herpes B era del 100 por ciento. Todos los animales maduros estaban infectados: o bien habían sido portadores del virus en el pasado, o bien (lo más probable, dado que se trata de un herpesvirus, capaz de una latencia a largo plazo) todavía lo eran. Entre los jóvenes la tasa era menor, presumiblemente porque estos nacen sin el virus y lo adquieren más tarde por su interacción social con adultos.

Esos datos se contrastaron con el estudio realizado en humanos, a fin de medir las posibilidades de que el virus saltara entre especies. El equipo descubrió que casi una tercera parte de los comerciantes, fotógrafos y otros residentes locales a los que entrevistaron habían sido mordidos al menos en una ocasión por un macaco. Casi el 40 por ciento de ellos habían recibido algún arañazo. Algunas personas habían sido mordidas o arañadas más de una vez.

El estudio, centrado en los trabajadores, no se proponía contar las mordeduras y arañazos producidos entre los turistas que van y vienen. Los investigadores se limitaron a estimar que cada año debía de haber miles de turistas a los que mordía un mono y luego se iban de Sangeh; y este es solo uno entre un puñado de templos balineses llenos de monos. En tales circunstancias, las probabilidades de que un humano contraiga herpes B parecen ser inmensas.

Pero, que sepamos, hasta ahora no ha sucedido tal cosa. Engel, Jones-Engel y sus colegas publicaron que en Bali no se había informado de «ningún caso» de infección humana por este virus, «ya sea en relación con los bosques de monos o en cualquier otro contexto fuera de laboratorio».[7] Miles de mordiscos, miles de arañazos, miles de probabilidades... y cero casos (o, cuando menos, cero casos que se sepa) de humanos contagiados de herpes B. Si a usted eso le parece una buena noticia, en lugar de un enigma espeluznante, es que sin duda es más optimista que yo. Sea como fuere, cuando terminé de leer el artículo de los investigadores mencionados, todavía perplejo, decidí que quería saber más, y quería hacerlo en persona.

58

Antes de darme cuenta estaba ayudando a Lisa Jones-Engel y Gregory Engel a atrapar monos en un santuario en el nordeste de Bangladés.

Habíamos viajado a una ciudad llamada Sylhet, a orillas del río Surma, un área donde las tierras bajas de Bangladés empiezan a plegarse formando colinas. Luego, en dirección norte, las colinas se elevan dando lugar a montañas, más allá de las cuales se encuentran Assam, Bután y el Tíbet. Sylhet es capital de distrito, y alberga a medio millón de personas y un número indeterminado de otros primates. Sus calles están inundadas de tráfico, que de alguna manera logra fluir pese a la ausencia casi total de semáforos. Cientos de mototaxis de color verde, impulsados por gas natural, y miles de bicitaxis decorados con vivos colores e impulsados por hombres sufridos de piernas morenas muy delgadas, se esfuerzan por abrirse paso entre autobuses destartalados y automóviles traqueteantes. En las primeras horas de la mañana, las carretillas de dos ruedas también recorren las calles, transportando hortalizas al mercado. En las intersecciones más amplias se alzan complejos comerciales y hoteles de lujo tras relucientes cristales. Es una ciudad floreciente, una de las más ricas de este país pobre, gracias en gran medida a la inversión y el gasto de familias emigrantes que tienen aquí sus raíces pero han prosperado en Gran Bretaña. A menudo acaban volviendo a casa, o, cuando menos, envían dinero. Un hombre me dijo que muchos de los establecimientos de Londres especializados en la venta de curry y otros productos asiáticos están regentados por expatriados bangladesíes procedentes de Sylhet.

El turismo religioso contribuye asimismo a impulsar la economía local. Hay bastantes santuarios. Y fueron dichos santuarios los que, además de atraer a peregrinos de todo Bangladés, nos atrajeron también a nosotros.

En nuestra primera tarde en Sylhet, exploramos un lugar sagrado conocido como Chashnipeer Majar. Se trata de una pequeña estructura abovedada situada en lo alto de una colina que se yergue sobre un barrio abarrotado de gente, rodeada en la falda de muros de hormigón, pequeños comercios, casas de fachada insulsa y callejones sinuosos. Una larga escalera nos llevó al santuario, flanqueado por cinco o seis árboles raquíticos, uno de ellos con ramas muertas donde se encaramaban los monos, sacudiéndolas como marineros desquiciados en la jarcia de un barco. Las laderas en torno al santuario estaban cubiertas de matorrales irregulares y basura, además de las tumbas de los antepasados de Sylhet. No puede decirse que esta pequeña isla de tierra sagrada situada en el corazón de un barrio urbano fuera precisamente una zona verde, pero a la fauna que la habitaba no parecía importarle: había macacos en el techo del santuario, en los árboles, en los tejados de las casas de abajo, trepando por los desagües, desplazándose por el tendido eléctrico, merodeando por la escalera de acceso y caminando por sus barandas, corriendo entre las tumbas... Tras explorar el lugar aquella primera tarde, regresamos dos días después, por la mañana temprano, para perturbar la paz.

Nuestra trampa para monos estaba montada y lista. Era una estructura cúbica de tubos de aluminio y malla de nailon, grande como un armario, construida específicamente para ese propósito y con una puerta descendente controlada por un cable remoto. Te sentabas a cierta distancia, observabas, veías entrar a los monos, tirabas del cable... y la puerta bajaba. Pero no había que tirar demasiado pronto. No había que conformarse con el primer animal que se aventuraba a entrar. Me habían dicho que parte de la técnica óptima para atrapar macacos consistía en capturar la mayor cantidad posible de ellos en el primer intento, puesto que estas criaturas son inteligentes y aprenden deprisa. Cuando han visto cómo funciona el truco con sus camaradas empiezan a recelar de las trampas. Por lo tanto, la persona que sujeta el extremo del cable debe ser paciente, saber esperar el momento justo, cuando haya la mayor cantidad de animales posible en el interior de la trampa.

A mí me correspondió una tarea menor: cuando la puerta caía, tenía que correr hacia allí de inmediato y sujetarla con el pie para que los macacos capturados no pudieran ingeniárselas para salir. Gregory Engel haría la parte difícil, tranquilizándolos uno a uno con una jeringa hipodérmica llena de Telazol, un anestésico veterinario de acción rápida. ¿Cómo se le inyecta algo a un mono histérico? En este caso, pinchándole en el muslo a través de la malla de la trampa. El profesor Mohammed Mustafa Feeroz, principal colaborador bangladesí de Engel y Jones-Engel, se encargaba de nuestra protección, con la colaboración de cuatro de sus alumnos. Dicha protección era importante porque los monos no capturados, frenéticos por liberar a sus congéneres, podían atacarnos; y formarían un pelotón formidable. Lisa Jones-Engel, genio principal de todo el proyecto, pero que tenía prohibida la entrada al santuario debido a su género, nos esperaría en un patio cercano, junto con varias ayudantes, para empezar a extraer sangre. Uno, dos, tres: atrapar, tranquilizar, extraer. ¿Qué podría haber más fácil?

Créame: hay montones de cosas más fáciles.

La trampa estaba cebada con arroz inflado y plátanos. A los pocos minutos de ver el cebo en su sitio, un puñado de monos se acercó a inspeccionar. Se encaramaron por toda la trampa, por dentro y por fuera. Casi todos los demás se quedaron atrás. Parecía que se corría la voz entre ellos, la emoción aumentaba, llegaban más animales a través de los tejados; debía de haber un centenar, todos presos de una curiosidad nerviosa por nuestra presencia y a la vez tentados por el cebo. Nosotros deambulábamos discretamente por los escalones, por la ladera, con aire despreocupado y sin mirarles. Feeroz sujetaba el cable. Tenía la paciencia de un pescador observando las sacudidas del plomo en el sedal. Esperó y esperó, mientras varios de los macacos de mayor tamaño entraban en la trampa para investigar. Uno de ellos, un gran macho con un físico tipo Schwarzenegger y unos caninos muy largos, posiblemente fuera el macho alfa de la tropa. Se mostraba especialmente audaz. Codiciaba su parte. Unos cuantos animales más entraron tras él. Feeroz tiró del cable.

La puerta cayó, atrapando a Schwarzenegger junto a otros seis, y se desató el infierno.

59

Es posible que se le haya ocurrido preguntarse: ¿monos sagrados en un país islámico? La población de Bangladés es en un 90 por ciento musulmana, integrada principalmente por sunníes tradicionales. Pero ¿el islam no prohíbe los ídolos y el totemismo? ¿No se supone, entonces, que los templos con monos tienen que ser hindúes o budistas?

Normalmente sí, pero hay una excepción: los santuarios sufíes del nordeste de Bangladés, incluido Sylhet. Chashnipeer Majar es un lugar de culto sufí.

La presencia del sufismo en la región se remonta a setecientos años atrás, a la llegada de un piadoso invasor llamado Hazrat Shah Jalal. Es una doctrina que pueden practicar shiíes o sunníes por igual, pero en cualquier caso se trata de una variante del islam más mística y esotérica que la observancia tradicional shií o sunní. Según cuenta la historia, Shah Jalal procedía del oeste, había partido de La Meca y, tras pasar por Delhi, llegó a la región con un ejército de trescientos sesenta discípulos. Por entonces Sylhet era un reino brahmán, pero un reino en descomposición, gobernado por un jefe tribal. Shah Jalal o bien venció a dicho jefe, o bien (según la versión que uno escuche) simplemente le infundió el temor suficiente para obligarle a retirarse. Uno de los miembros del séquito de Shah Jalal era un hombre llamado Chashnipeer, una especie de mago geólogo, encargado de encontrar el lugar adecuado para establecer un nuevo reino de creyentes sufíes cuyo suelo fuera equiparable al suelo sagrado de La Meca. Sylhet lo era. De modo que Shah Jalal y sus seguidores se establecieron en la región y convirtieron a una gran parte de la población al sufismo. Después de un largo reinado, Shah Jalal murió y fue enterrado allí. Su mausoleo, ahora situado en el amplio recinto de una mezquita en un barrio del norte de la ciudad, sigue atrayendo a peregrinos de todo Bangladés. Pero no creo que acoja a ningún mono.

Sin embargo, también se establecieron otros lugares de culto, que tomaron sus nombres de los héroes fundadores menores. Estos eran diferentes de las mezquitas islámicas normales: eran *majar*, santuarios, lo que comportaba la veneración de un personaje sagrado, cuyo cuerpo podía estar sepultado (como en el caso de Shah Jalal) en el mismo lugar. Dado que este reconocimiento de la santidad podría interpretarse como idolatría —comparando implícitamente a un mortal con Dios—, tales *majar* sufíes pueden resultar ofensivos para la ortodoxia islámica tal como la entienden tanto los sunníes como los shiíes. Son heterodoxos. Tanto es así que más al sur, en la capital, Daca, no hay ni uno solo de ellos.

Por otra parte, ya en época más reciente, algunos de los *majar* de Sylhet experimentaron una nueva transformación. Al reducirse el hábitat de los macacos a raíz de la roturación o la urbanización del paisaje, los monos hallaron refugio en los santuarios. Puede que al principio se limitaran a robar comida o rebuscar en la basura. Pero poco a poco se fueron volviendo relativamente mansos, y aprendieron a mendigar comida, y fueron aceptados, tolerados y a la larga consentidos por los hombres que cuidaban de aquellos lugares. Varios *majar*, incluido Chashnipeer, se convirtieron en santuarios de monos.

La gente acudía a rendir culto, disfrutaba observando a los macacos, daba una limosna y luego se iba; a veces llegaban un gran número de personas, y en ocasiones desde largas distancias, para celebrar festividades que incluían banquetes y oraciones. Los macacos constituían una novedad y resultaban muy populares. No era, pues, un mal modelo de negocio —perdone mi espíritu laico— para un establecimiento religioso. Algunos peregrinos creían que, si un mono comía de tu mano, tus oraciones serían escuchadas. Puede que todo esto pareciera sacrílego en la mayor parte del mundo islámico, pero en Sylhet se convirtió en una tradición sagrada.

60

Mustafa Feeroz es profesor de zoología en la Universidad Jahangirnagar de Savar, justo al norte de Daca. Es un hombre de carácter afable, un científico meticuloso y musulmán practicante, aunque no sufí. Obviamente, él y la doctora Jones-Engel habían pedido permiso para capturar monos en Chashnipeer Majar, explicando su propósito científico y su compromiso de que ningún animal resultara dañado. Puede que su explicación satisficiera al comité responsable del santuario, pero, desde luego, no a los propios macacos, que enloquecieron al ver que habíamos atrapado a uno de sus machos líderes junto a otra media docena de congéneres, incluida una hembra con una cría.

Dentro de la trampa, los cautivos, presa del pánico, empezaron a dar saltos y a encaramarse a las paredes y el techo de la malla. Fuera, unos ochenta macacos bajaron de las ramas de los árboles, los cables y los tejados aullando y chillando, arremolinándose a nuestro alrededor y haciendo amago de atacar en apoyo de los rehenes. Feeroz y los estudiantes se habían preparado para ese momento recogiendo varios palos de gran tamaño. Ahora blandían esas armas, balanceándose, amenazando, golpeando el suelo y gritando para obligar a retroceder a los macacos. Siguiendo las instrucciones, yo sujeté la puerta con el pie para que los ágiles dedos de los monos no pudieran abrirla. Los animales libres no se dejaban intimidar con facilidad; esquivaban los palos, retrocedían, saltaban, chillaban todavía más y volvían a avanzar, como los infernales monos alados de *El mago de Oz*. Mientras tanto, Gregory Engel se dirigió hacia la trampa con su jeringa y, a través de la malla, logró clavársela en el muslo al macaco Schwarzenegger; en el mismo movimiento apretó el émbolo. Fue un movimiento ágil que, desde luego, excedía los deberes habituales de un médico de cabecera de Seattle.

En unos segundos, la ferocidad de Schwarzenegger empezó a desvanecerse. El animal se volvió torpe, y luego se desplomó. Hora de apagar las luces, como mínimo durante media hora.

Actuando con rapidez, Engel trató de alcanzar a los demás. Pero no era nada fácil con seis monos dando botes por toda la jaula y varios más a tu espalda. Pinchó a un par más, y luego recargó sus jeringas con Telazol. Nadie quería resultar arañado o mordido. «¡Agarra alguna cola si puedes! —me gritó—. ¡Sujeta a uno contra la malla!» Sí, claro. Hice un lamentable intento de coger una cola, pero allí yo era el aficionado, y no tenía demasiado ánimo para exponer mis manos a las errabundas garras y dientes de unos animales conocidos por ser portadores del herpes B.

De alguna manera, en cuestión de unos minutos, Engel logró pinchar a los cinco adultos de la trampa. Cuando abrimos la puerta, uno de los jóvenes y la cría se alejaron a toda prisa, pero los demás yacían en el suelo como si estuvieran borrachos.

Los metimos en una bolsa de lona. «¡Vamos, vamos, deprisa!», ordenó Engel, y dos de los estudiantes bajaron la bolsa por las escaleras y luego la levantaron cuidadosamente por encima de un muro, bajo el cual, al otro lado, Jones-Engel ya estaba preparada para ayudar a recoger el paquete de monos dopados. Iba vestida con el atuendo tradicional bangladesí —camisa y pantalones *salwar* y un velo sobre los hombros, su vestimenta habitual cuando realiza trabajo de campo, que lleva como signo de deferencia a las sensibilidades locales—, pero ahora se había puesto también unos guantes desechables y una mascarilla quirúrgica. Guio a los portadores de los monos por un callejón hasta el patio privado donde se admitía la presencia femenina, y donde ya se habían preparado unas mesas y dispuesto frotis, viales, portapapeles y más jeringas. Se inició la recolección de datos.

Lisa Jones-Engel es una persona enérgica y directa con años de experiencia entre los primates no humanos de Asia. Ama a los animales que estudia, pero no los idealiza. Mientras ella y sus ayudantes empezaban a extraer sangre y a tomar muestras de saliva, su esposo y Feeroz, seguidos por los estudiantes varones y por mí, regresaron al santuario para iniciar otra ronda de capturas. Ahora que habíamos revelado nuestros métodos y nuestras tortuosas intenciones, era difícil saber cómo podría comportarse el grupo. «Si en la última media hora los monos han descubierto vuestro plan de ataque —nos ordenó Lisa—, simplemente os retiráis.»

61

«La gente se caga de miedo con el herpes B», me diría unos días más tarde. Habíamos regresado a Daca, y después de otra larga jornada ella, Gregory y yo estábamos compartiendo unos chupitos de Balve-

nie en mi habitación del hotel. Lisa se mantenía inflexible: «El herpes B
hace que a poblaciones enteras de monos se les dispare en la cabeza
—estaba pensando en el sacrificio del parque de animales, además de
otros hechos similares— y que sean erradicadas. Así que el herpes B
es como el ébola.» Se refería a que no solo es espantoso y potente,
sino que también resulta tremendamente incomprendido.

El herpes B y el ébola, obviamente, son dos tipos de virus muy
distintos. Pero ella tenía razón: existen similitudes dignas de mención.
En ambos casos, el virus suele ser letal para los humanos, pero no tan
crítico como lo sería si no se viera restringido por los límites de su transmisibilidad. No tiene poderes sobrenaturales. Encuentra en los humanos
un huésped que no le lleva a ninguna parte. Pero la gente ignora sus
propiedades reales y se inclina a imaginar toda una serie de riesgos irrea-
les. Una de las diferencias que separan a ambos es esta: el ébola es
tristemente célebre, mientras que el herpes B resulta en gran medida
desconocido. O, al menos, resulta desconocido siempre que uno no
trabaje en un laboratorio con monos o regente un parque de animales.

Lisa insistía en que matar macacos en cautividad es un acto totalmente gratuito, incluso en aquellas poblaciones que podrían ser portadoras del virus, dado que la probabilidad de que lo transmitan a un
humano resulta extremadamente baja. Y una prueba de anticuerpos
positiva ni siquiera demuestra que el virus todavía siga estando presente.

En ese sentido, Lisa mencionó un caso reciente, ocurrido tan
solo tres meses antes, en el que se condenó al exterminio a toda una
colonia de macacos para investigación que albergaba una universidad
francesa. Algunos de aquellos ejemplares eran viejos conocidos y habían sido estudiados por atentos etólogos durante veinticinco años.
La colonia era especialmente notable por expresar algunos fascinantes
patrones de comportamiento. Un millar de primatólogos, de la Sociedad Primatológica Internacional y otros grupos científicos, firma-
ron varias peticiones en las que se cuestionaba la lógica de la condena
generalizada. «Escuchen, no lo hagan —argumentaban—. Realmente
no entienden lo que implican esos resultados.» El consejo universitario tomó su decisión de todos modos, y un domingo de agosto, antes
de que los científicos y los cuidadores pudieran seguir protestando,
todos los macacos fueron exterminados.

Por muy peligroso que pueda resultar el herpes B cuando infecta a una persona, las posibilidades de transmisión de un mono a un humano parecen ser extremadamente reducidas. Eso es lo que sugieren los resultados de la investigación realizada en el Bosque de Monos de Sangeh, en Bali. Lisa y Gregory observaron una alta prevalencia del virus entre los macacos que allí habitan, y una elevada incidencia de mordiscos y arañazos de estos animales entre las personas, pero ningún indicio de transferencia del herpes B. Si realmente se produce algún caso ocasional en Bali, sin duda debe de pasar inadvertido al estamento médico, o bien es posible que se tome por alguna otra terrible enfermedad, como la poliomielitis, o la rabia, que constituye un problema grave en Bali debido a su prevalencia entre los perros de la isla. Nadie sabe si ha salido de Sangeh alguna infección de herpes B no detectada. Posiblemente no.

Otros datos, publicados casi una década antes por un equipo distinto, respaldan la impresión de que el herpes B no salta fácilmente a los humanos. Este estudio analizó muestras de sangre de trescientos veintiún trabajadores de laboratorio: científicos y técnicos que manipulaban primates vivos o células de primates en cultivo. La mayoría de esas personas trabajaban con macacos, y muchos de ellos habían recibido mordiscos, arañazos o salpicaduras. Sin embargo, ninguno de los trescientos veintiún trabajadores dio positivo al herpes B. Es evidente que el virus no se transmite con facilidad, y es evidente que tampoco está causando infecciones leves y asintomáticas en personas que se hallan en estrecho contacto con monos.

En los archivos médicos solo hay constancia de cuarenta y tres casos —empezando por el de William Brebner— en los que el contacto entre un macaco y una persona provocó una infección. Es cierto que la mayoría de esas cuarenta y tres infecciones a menudo trajeron resultados nefastos, pero en el mismo periodo de tiempo, en incontables miles o millones de otros contactos similares —en laboratorios, en la naturaleza, desde templos de monos hasta placas de Petri, por rascadas o mordiscos o babas o pinchazos accidentales o salpicaduras de orina—, el herpes B no ha dado ese salto de mono a humano. ¿Por qué no? Aparentemente este virus no está preparado para ello.

Digámoslo de otra forma: la ecología ha brindado oportunidades, pero la evolución aún no las ha aprovechado. Quizá nunca lo haga.

62

La sangre extraída a los macacos que capturamos en Chashnipeer Majar también se analizaría en busca de evidencias de otro virus hacia el que Lisa Jones-Engel y su equipo habían desplazado recientemente su atención. Es uno de mis favoritos por su escabroso nombre: el virus espumoso del simio (SFV, por sus siglas en inglés). No, los huéspedes infectados no echan espuma por la boca. Lo de «espumoso» viene de la tendencia del virus a hacer que las células de un huésped se fusionen entre sí formando gigantescas megacélulas no funcionales que, bajo un microscopio, parecen burbujas de espuma.

En realidad, hay una gran cantidad de virus espumosos, todos ellos integrados en el género espumavirus (de ahí que también se conozca al SFV como espumavirus del simio). Algunos infectan a las vacas, los gatos y los caballos. También se han detectado en gorilas, chimpancés, orangutanes, babuinos, macacos y otros primates, y en cada uno de estos casos parece tratarse de infecciones antiguas que han coevolucionado con sus huéspedes a lo largo de treinta millones de años; es decir, que hay una especie de virus espumoso del simio para cada especie de simio. Quizá sea por eso por lo que hoy en día parecen tan benignos. Un equipo que trabajaba en África central informó de que había hallado pruebas de que el SFV puede pasar de los primates cazados por su carne (mandriles, gorilas y cercopitecos) a las personas que les dan caza. Que este virus enferme o no a los cazadores es otra cuestión que el estudio no aborda. Si lo hace, los efectos deben de ser leves y graduales. Por otra parte, también los VIH son leves y graduales; y el SFV, como los VIH, es un retrovirus. En cualquier caso, Jones-Engel no es la única investigadora que considera que merece la pena estudiar el virus espumoso del simio.

Hace treinta años, los científicos creían que los humanos tenemos nuestro propio virus espumoso, nuestra propia versión endémica, distinta de los espumosos zoonóticos que podemos adquirir al darle arroz a un mono sagrado o abrir a un gorila con nuestro machete. Destructivo en los cultivos celulares, pero aparentemente inofensivo en una persona viva, se calificó al virus espumoso como «un virus en busca de una enfermedad».[8] Diversas investigaciones posteriores realizadas con métodos moleculares avanzados —en especial la secuenciación genética— mostraron que probablemente este era solo una variante del virus espumoso endémico de los chimpancés. Sea como fuere, no es eso lo que les interesa a Lisa Jones-Engel y su esposo: a ellos les preocupan más las versiones que habitan en los macacos asiáticos.

Al igual que los SFV africanos, estos virus asiáticos parecen ser inocuos cuando entran en huéspedes humanos. Durante nuestra conversación en Daca, Lisa expuso la cuestión con algo más de cautela: «No se conoce ninguna enfermedad en primates no humanos infectados con el virus espumoso del simio. Ahora bien, cuando el virus salta la barrera de la especie y pasa a los humanos...»; bueno, cuando eso sucede, es difícil decir qué puede ocurrir debido a la escasez de datos de los que disponemos. «El número de personas que hemos tenido ocasión de estudiar hasta ahora es tan pequeño que realmente todavía no podemos decir si causa o no enfermedades en los humanos.» Los casos observados han sido demasiado pocos; y el tiempo de observación, demasiado breve. En tanto retrovirus, es posible que los SFV tengan un periodo de latencia largo y solapado, y una lenta replicación en el interior del cuerpo, antes de salir de sus recónditas guaridas para causar estragos.

Para Engel y Jones-Engel, esta línea de investigación concreta tuvo su origen en el templo de Sangeh, en Bali, donde investigaron la presencia tanto del virus espumoso del simio como del herpes B. Y al igual que este último, el primero parecía estar muy extendido en toda la población, ya que detectaron sus anticuerpos en la mayoría de los macacos examinados. Así pues, se trata de una infección común, probablemente transmitida de un mono a otro por contacto social, de nuevo como el herpes B. Pero ¿con qué frecuencia se contagia a los humanos?

Además de atrapar monos y tomarles muestras, los investigadores extrajeron sangre a más de ochenta personas y luego analizaron esas muestras empleando el mismo método utilizado para los simios. Todos los humanos dieron negativo excepto uno, un granjero balinés de cuarenta y siete años. Este hombre vivía cerca de Sangeh, visitaba el templo a menudo, y había sido mordido en una ocasión y arañado varias veces. No, les dijo a los investigadores, nunca había comido carne de mono. No, tampoco tenía ningún mono mascota. Si había contraído el virus, debía de provenir de los agresivos animales del templo. Visto retrospectivamente, el hecho más notable de lo que descubrieron Jones-Engel y Engel entre sus ochenta y tantos sujetos del estudio en Bali fue que solo el agricultor, y nadie más, se había contagiado. Desde entonces, varios muestreos adicionales realizados en otros países asiáticos (Tailandia, Nepal y Bangladés) han revelado que el virus espumoso del simio penetra en los humanos más fácilmente de lo que sugerían los primeros resultados.

Pero, si no causa ninguna enfermedad conocida, ¿qué más da?

Aparte del argumento obvio de que podría causar una enfermedad desconocida, Engel y Jones-Engel tienen otra razón para estudiar este virus: «Es un indicador —me dijo Gregory—; descubrimos un indicador de transmisión», repitió Lisa. Lo que ambos querían decir es que la presencia del SFV en una población humana indica las oportunidades que se presentan de que se produzca cualquier tipo de contagio entre especies. Si el espumoso del simio ha dado el salto de un macaco medio domesticado a una persona —o a varias, tal vez a miles de las personas que pasan por lugares como Sangeh—, entonces también podrían hacerlo otros virus cuya presencia todavía no se haya detectado y cuyos efectos aún se ignoren.

—¿Y por qué es importante eso? —pregunté.

—Porque estamos buscando la próxima gran pandemia —me respondió.

63

La cuestión de la próxima gran pandemia, como mencionábamos al principio de este libro, es un tema que los epidemiólogos de todo el mundo suelen abordar con frecuencia. Piensan en ello, hablan de ello y están bastante acostumbrados a que se les pregunte por ello. Mientras hacen su trabajo o hablan de las pandemias del pasado, la idea de la próxima gran pandemia no deja de rondarles la cabeza.

La más reciente de ellas es la del sida, cuya envergadura total (el alcance de sus daños, la amplitud de su propagación) ni siquiera puede predecirse: hasta ahora ha causado unos treinta millones de muertos y treinta y cuatro millones de personas vivas contagiadas, sin que todavía podamos atisbar el final. También la de la polio fue importante, al menos en Estados Unidos, donde alcanzaría especial notoriedad por lisiar a un hombre que, pese a ello, llegaría a convertirse en presidente del país. Durante sus peores años, la polio también afectó a cientos de miles de niños y paralizó o mató a muchos, captó la atención pública de manera similar a como los faros de un automóvil dejan inmovilizado a un ciervo, y provocó cambios drásticos en la forma en que se financia y se lleva a cabo la investigación médica a gran escala. La mayor de todas las grandes pandemias producidas en el siglo xx fue la gripe de 1918-1919. Antes de ella, en el norte del continente americano, la más importante para los pueblos amerindios fue la viruela, que llegó de España en torno a 1520 con la expedición que ayudó a Cortés a conquistar México. Y en Europa, dos siglos antes, fue la llamada «peste negra», probablemente atribuible a la que hoy conocemos como peste bubónica. Pero tanto si la causante de esta pandemia fue la bacteria de la peste como otro patógeno más misterioso (como recientemente han argumentado varios historiadores), de lo que no cabe duda es de su envergadura: parece ser que entre 1347 y 1352 esta epidemia mató al menos al 30 por ciento de toda la población europea.

Moraleja: si eres una población próspera, que vive en altas concentraciones pero está expuesta a nuevas infecciones, es solo cuestión de tiempo hasta que llegue la próxima gran pandemia.

Tenga en cuenta que la mayoría de las grandes pandemias del pasado, aunque no todas (la excepción es la peste), eran víricas. Ahora que disponemos de manera generalizada de antibióticos modernos, que reducen enormemente la amenaza mortal de las bacterias, podemos suponer, sin temor a equivocarnos, que el origen de la próxima gran pandemia será también un virus.

Para entender por qué algunos brotes de enfermedades víricas alcanzan una relativa extensión, otros alcanzan una gran extensión, y otros se producen solo de forma intermitente o mueren sin causar devastación, hay que considerar estos dos aspectos del funcionamiento de un virus: la transmisibilidad y la virulencia. Ambos son parámetros cruciales, definitorios y decisivos, como pueden serlo, por ejemplo, la masa y la velocidad. Junto con unos pocos factores más, determinan en gran medida el impacto bruto de cualquier brote. Ninguno de los dos es una constante absoluta: ambos varían, son relativos. Reflejan la conexión de un virus con su huésped y con el mundo de este en general. Miden situaciones, no solo microbios. Transmisibilidad y virulencia: el yin y el yang de la ecología vírica.

Aquí ya hemos hablado un poco de la transmisibilidad, incluida la sencilla afirmación de que la supervivencia vírica requiere replicación y transmisión. La replicación solo puede producirse dentro de las células de un huésped por las razones que ya hemos mencionado. La transmisión es el viaje de un huésped a otro, y la transmisibilidad es el paquete de atributos necesarios para lograrlo. ¿Pueden los viriones concentrarse en la garganta o en los conductos nasales del huésped, causar allí una irritación, y salir disparados hacia fuera por la fuerza de la tos o de un estornudo? Una vez lanzados al entorno, ¿pueden resistir la desecación y la luz ultravioleta durante al menos unos minutos? ¿Pueden invadir a un nuevo individuo instalándose en otras membranas mucosas —en las fosas nasales, en la garganta, en los ojos— y luego adhiriéndose a la célula, para entrar en ella e iniciar así una nueva ronda de replicación? Si es así, ese virus resulta altamente transmisible. Se aerotransporta de un huésped a otro.

Por fortuna, no todos los virus son capaces de hacer eso. Si lo fuera el VIH-1, puede que usted y yo ya estuviéramos muertos. Si lo fuera el virus de la rabia, sería el patógeno más terrible del planeta. Las gripes están muy bien adaptadas a la transmisión aérea, por lo que una nueva cepa puede dar la vuelta al mundo en cuestión de días. El virus del SARS también viaja por esa ruta, o, en cualquier caso, en las gotitas respiratorias expulsadas con los estornudos y la tos —que se quedan flotando en el aire en el pasillo de un hotel o recorren la cabina de un avión—, y esa capacidad, combinada con su tasa de letalidad de casi un 10 por ciento, fue justamente lo que lo hizo tan aterrador en el 2003 para las personas que mejor entendieron su funcionamiento. Pero otros virus emplean otros medios de transmisión, cada uno de los cuales tiene sus propias ventajas y limitaciones.

Puede que hablar de la ruta oral-fecal suene un tanto desagradable, pero en realidad es bastante común. Funciona bien para determinados virus porque las criaturas de la especie huésped (incluidos los humanos) a menudo se ven forzadas, sobre todo cuando viven en grupos densamente poblados, a consumir alimentos o agua contaminados por excrementos de otros miembros de su propia población. Esta es una de las razones por las que mueren niños de deshidratación en los campos de refugiados con una elevada pluviosidad. El virus entra por la boca, se replica en el vientre o los intestinos, causa problemas gastrointestinales, puede extenderse o no a otras partes del cuerpo, y luego sale por el ano. Para este tipo de virus, la diarrea forma parte de una eficaz estrategia de dispersión. Los que se transmiten de este modo tienden a ser bastante resistentes en el ambiente, dado que pueden necesitar permanecer en aguas contaminadas durante un día o dos antes de que una persona desesperada vaya a beber de ellas. Existe todo un grupo de tales virus, conocidos como enterovirus —entre los que se incluyen la polio y alrededor de setenta más—, que nos atacan por vía intestinal. La mayoría de esos enterovirus son infecciones exclusivamente humanas, no zoonosis. Obviamente, no necesitan a otros huéspedes animales para mantenerse en un mundo humano abarrotado de gente.

En el caso de los virus hemáticos la transmisión es más complicada. Por lo general depende de un tercero, de un vector. El virus debe replicarse generosamente en la sangre del huésped a fin de producir una intensa viremia (es decir, una inundación de viriones). Luego el vector (un insecto que chupe sangre o algún otro artrópodo) debe acudir a alimentarse, picar al huésped, sorber viriones junto con la sangre y llevárselos consigo. El vector en sí debe ser un huésped hospitalario a fin de que el virus pueda replicarse todavía más en su interior, produciendo muchos más viriones, que se dirigen de nuevo al área de la boca y permanecen allí listos para su liberación. Luego, el vector segrega esos viriones (en forma de saliva anticoagulante) en el próximo huésped al que pica. El virus de la fiebre amarilla, el del

Nilo Occidental y el dengue se transmiten de esa forma. Este método tiene una ventaja y una desventaja.

La desventaja es que la transmisión vectorial requiere adaptaciones para dos tipos de entorno muy distintos: el torrente sanguíneo de un vertebrado y el vientre de un artrópodo. Lo que funciona bien en uno puede no funcionar en absoluto en el otro, de modo que el virus debe estar genéticamente preparado para ambos. La ventaja es que un virus transmitido mediante un vector dispone de un vehículo que puede trasladarlo a cierta distancia en su ávida búsqueda de nuevos huéspedes. Un estornudo se desplaza siempre a favor del viento de forma más o menos aleatoria, pero un mosquito puede volar contra el viento hacia una víctima. Eso es lo que hace que los vectores sean modos de transmisión tan eficaces.

Los virus de transmisión sanguínea también pueden propagarse a nuevos huéspedes a través de las agujas hipodérmicas y de las transfusiones de sangre. Pero esas oportunidades no dejan de ser añadidos adventicios, recientes y accidentales, que han venido a superponerse a las antiguas estrategias virales moldeadas por la evolución. Tanto el ébola como el VIH-1, dos virus de carácter muy distinto y con muy diversas estrategias de adaptación, se mueven con soltura a través de las agujas. Y lo mismo ocurre con el virus de la hepatitis C.

En el caso del ébola, la transmisión de humano a humano también puede producirse por contacto de la sangre de uno y otro en situaciones de estrecha relación, como cuando una persona cuida a otra. Para una enfermera que trabaje en una clínica congoleña y tenga las manos agrietadas, pasar unos minutos limpiando diarrea sanguinolenta del suelo podría ser suficiente exposición. Se trata de un tipo de transmisión extraordinaria en lo que a este virus se refiere. Pero lo habitual es que el ébola se transmita de un individuo a otro en el interior de algún huésped animal —cuya identidad se ignora todavía— que actúa como reservorio. Esta transmisión común es la que permite perpetuarse al virus, mientras que la vía de transmisión extraordinaria le proporciona una breve oleada de alta replicación, de elevada notoriedad, que, sin embargo, pronto le lleva a un callejón sin salida. Transmitirse entre personas a través de paños ensangrentados o agujas reutilizadas en alguna que otra clínica africana no es una estrategia que sirva al ébola para su supervivencia a largo plazo. Es tan solo una anomalía ocasional que tiene poca o ninguna trascendencia —cuando menos hasta ahora— en su historia evolutiva general. Aunque, por supuesto, eso podría cambiar.

La transmisión ordinaria del ébola no necesita la vía hemática. Si el virus reside en murciélagos frugívoros de la selva centroafricana —tal como se sospecha, aunque aún no se ha podido probar—, podría pasar de un murciélago a otro durante el apareamiento, o al amamantar a las crías, o en el acicalamiento mutuo entre adultos, o al respirar unos el aliento de otros, o al morder y arañar, o mediante cualquier otra forma de contacto directo. En el punto donde actualmente se halla la investigación sobre el ébola, solo podemos hacer conjeturas. ¿Gotas de orina de un murciélago que caen en los ojos de otro? ¿Saliva en fruta compartida? ¿Parásitos en los murciélagos chupadores de sangre? La saliva en la fruta explicaría cómo el ébola pasa a los chimpancés y a los gorilas. La existencia de chinches del murciélago (sí, esos bichos existen, y están emparentados con las chinches de las camas) nos permitiría imaginar que también podría haber un parásito especializado, al que llamaré *Cimex ebolaensis*. Pero es mera especulación. Incluso podríamos llegar a descubrir que el ébola es una infección natural de las garrapatas africanas, que lo transmitirían entre los murciélagos frugívoros, los gorilas y los chimpancés. Es solo una idea. Pero recuerde que acabo de inventar el ébola transmitido por garrapatas sin tener la menor evidencia de ello.

La transmisión sexual constituye un buen sistema para los virus que tienen poca resistencia en el ambiente externo, les permite quedarse en el interior. Prácticamente nunca se ven expuestos a la luz del día o al aire seco. Los viriones pasan de un cuerpo a otro a través del contacto directo e íntimo entre las células del huésped que recubren las delicadas superficies genitales y mucosas. Frotar (no solo presionar) esas superficies unas con otras probablemente ayuda. La transmisión durante el coito es una estrategia conservadora, ya que reduce el riesgo para ese tipo de virus, evitándoles la necesidad de curtirse para poder soportar la desecación o la luz solar. Pero también tiene un inconveniente de especial importancia: que las oportunidades de transmisión son menores. Ni siquiera los humanos más lúbricos mantienen relaciones sexuales con tanta frecuencia como exhalan aire al respirar. De modo que los virus de transmisión sexual tienden a ser «pacientes». Causan infecciones persistentes y soportan largos periodos de latencia, salpicados de brotes recurrentes (como los herpesvirus); o bien se replican lentamente (como el VIH-1 y la hepatitis B) hasta alcanzar un punto crítico en el que las cosas se ponen feas. Este tiempo de espera dentro del huésped proporciona al virus más tiempo y, por ende, más encuentros sexuales mediante los que transmitirse.

La transmisión vertical, es decir, de madre a hijo, es otro sistema igualmente lento y cauteloso. Puede producirse durante el embarazo, en el parto, o, en el caso de los mamíferos, a través de la leche cuando maman. El VIH-1, por ejemplo, puede transmitirse de la madre al feto a través de la placenta, a un recién nacido en el canal de parto, o con la lactancia materna; pero todos estos resultados están lejos de ser inevitables, y la probabilidad de que ocurran puede reducirse adoptando las pertinentes precauciones médicas. La rubéola (a veces conocida también como sarampión alemán) está causada por un virus capaz tanto de transmisión vertical como de transmisión aérea, y puede matar al feto o causarle daños graves, como afecciones cardiacas, ceguera o sordera. Esa es la razón de que, cuando todavía no existía ninguna vacuna contra la rubéola, se aconsejara a las niñas que se infectaran con el virus —sufriendo un leve episodio y superándolo, haciéndose así inmunes para siempre— antes de que alcanzaran la edad fértil. Sin embargo, desde una perspectiva estrictamente evolutiva, la transmisión vertical no es una estrategia de la que el virus de la rubéola pueda depender para su supervivencia a largo plazo. Un feto abortado o un bebé ciego con problemas cardiacos probablemente será un huésped sin salida, tan terminal para el virus como una monja congoleña con ébola.

Sea cual sea el modo de transmisión preferido de un virus —aéreo, oral, fecal, hemático, sexual, vertical, o simplemente propagándose a través de la saliva de un mamífero cuando muerde, como la rabia—, el hecho común es que este factor no es independiente: actúa tan solo como la mitad del yin-yang ecológico.

Y la otra mitad, la de la virulencia, resulta más compleja. De hecho, el de virulencia es un concepto tan cambiante y relativo que algunos expertos incluso se niegan a emplear el término. Prefieren hablar, en cambio, de «patogenicidad», que es casi un sinónimo, pero no del todo. La patogenicidad es la capacidad de un microbio de causar enfermedades, mientras que la virulencia es el grado medible de dicha enfermedad, especialmente cuando se contrasta con otras cepas de patógenos similares. Decir que un virus es virulento casi suena tautológico: al fin y al cabo, tanto el sustantivo como el adjetivo derivan de la misma raíz latina. Pero si —como decíamos antes— originariamente el término «virus» hacía referencia a un «limo venenoso», el sentido de hablar de virulencia sería preguntarse: ¿cuán venenoso? La virulencia de un determinado virus dentro de un determinado huésped nos dice algo sobre la historia evolutiva que ambos han compartido.

¿Y qué es exactamente lo que nos dice? Bueno, esa es la parte difícil. La mayoría de nosotros hemos oído alguna vez una vieja máxima sobre el tema de la virulencia: la primera regla de un parásito para tener éxito es «No mates a tu huésped». Un especialista en historia de la medicina siguió el rastro de esta idea hasta Louis Pasteur, señalando que el parásito más «eficaz», en opinión del francés, era el que «vive en armonía con su huésped», y que, por lo tanto, las infecciones latentes debían considerarse «la forma de parasitismo ideal».[9] Hans Zinsser expresó la misma idea en *Rats, Lice and History*, donde observó que un largo periodo de asociación entre una especie de parásito y una especie de huésped tiende a conducir, por adaptación evolutiva, a «una tolerancia mutua más perfecta entre invasor e invadido».[10] Macfarlane Burnet era de la misma opinión:

> En términos generales, allí donde dos organismos han desarrollado una relación huésped-parásito, lo que mejor sirve a la supervivencia de la especie parásita no es la destrucción del huésped, sino el desarrollo de una situación de equilibrio en la que se consuma la suficiente sustancia del huésped para permitir el crecimiento y la multiplicación del parásito, pero no la suficiente para matar al huésped.[11]

A primera vista, esta idea parece lógica, y todavía se interpreta a menudo como un dogma; al menos por parte de personas que casualmente no se dedican a estudiar la evolución de los parásitos. Pero incluso Zinsser y Burnet —y hay que reconocerles el mérito por ello— relativizaron su respaldo a esta idea. Sin duda debían de ser conscientes de que la «regla» era solo una generalización, con importantes y reveladoras excepciones. El hecho es que algunos virus de gran éxito ciertamente matan a sus huéspedes. Se sabe de niveles de letalidad de hasta el 99 por ciento y de su persistencia en el tiempo. Un ejemplo: el virus de la rabia. Otro: el VIH-1. Lo que de verdad importa, más que si un virus mata a o no a su huésped, es cuándo lo hace.

«Un organismo patógeno que mata deprisa a su huésped provoca una crisis para sí mismo —escribía el historiador William H. McNeill en su trascendental obra *Plagas y pueblos*, publicada en 1976—, puesto que de alguna manera tiene que encontrar a un nuevo huésped con la suficiente frecuencia, y lo bastante pronto, como para mantener en marcha su propia cadena de generaciones.»[12] McNeill tenía razón, y la palabra clave en esa afirmación es «deprisa». El momento lo es todo. Un organismo patógeno que mata a su huésped lenta pero inexorablemente no afronta ese tipo de crisis.

¿Dónde está el punto de equilibrio en esa interacción dinámica entre transmisión y virulencia? Difiere de un caso a otro. Un virus puede tener éxito a largo plazo, a pesar de matar a todos los individuos infectados, si logra pasar a otros nuevos individuos antes de que mueran los primeros. La rabia lo hace desplazándose al cerebro de un animal infectado —normalmente un perro, un zorro, una mofeta o algún otro carnívoro mamífero con el hábito de morder carne y unos dientes afilados— y desencadenando una serie de comportamientos agresivos. Estos cambios inducen al animal desquiciado a lanzarse a un frenesí de mordiscos. Mientras tanto, además del cerebro, el virus se ha desplazado a las glándulas salivales, y ello le permite transmitirse a las víctimas a las que muerde el huésped original a pesar de que este finalmente muera o sea abatido con un viejo rifle por Atticus Finch.

A veces la rabia también contagia al ganado vacuno y a los caballos, aunque sin duda usted raras veces habrá oído hablar de tales casos, probablemente porque los herbívoros tienen menos probabilidades de transmitir la infección mediante mordiscos furibundos. Puede que una pobre vaca rabiosa suelte un penoso mugido y arremeta contra una pared, pero no puede merodear fácilmente por un camino rural gruñendo y mordisqueando a los transeúntes. De vez en cuando llegan informes procedentes de África oriental sobre la presencia de brotes de rabia en camellos, que resultan especialmente preocupantes para las comunidades de pastores que cuidan de ellos debido a la notoria tendencia a morder de estos animales, sobre todo del dromedario. Una reciente noticia de la frontera nororiental de Uganda hacía referencia a un camello contagiado de rabia que se volvió loco y «empezó a saltar de un lado a otro, mordiendo a otros animales, antes de morir».[13] Otra, en este caso de Sudán, mencionaba que los camellos rabiosos se volvían excitables y a veces llegaban a atacar objetos inanimados o a morderse sus propias patas, lo cual apenas puede causarles ya más daño, no en esa fase, pero refleja la estrategia del virus. Incluso un humano en los últimos estertores del contagio por rabia podría transmitir el virus con un mordisco. Según la OMS, nunca se ha confirmado ningún caso de este tipo, pero a veces hay que tomar precauciones en ese sentido. Hace unos años, hubo un granjero en Camboya que contrajo la enfermedad después de que le mordiera un perro rabioso. En sus últimas etapas, el hombre sufría alucinaciones, convulsiones, y aún peor: «Ladraba como un perro —según recordó más tarde su esposa—. Le pusimos una cadena y lo encerramos».[14]

El VIH-1, como la rabia, parece matar invariablemente a su huésped. Al menos lo hizo durante las horribles décadas que transcurrieron antes de que se dispusiera de la terapia antirretroviral combinada, y posiblemente todavía siga haciéndolo (el tiempo lo dirá). Las tasas de mortalidad se han ralentizado en algunas categorías de personas seropositivas (principalmente las que tienen acceso a los costosos cócteles de fármacos), aunque eso no significa que el virus en sí se haya suavizado. Los VIH, por su propia naturaleza, son criaturas de acción muy lenta; de ahí precisamente que se los agrupe dentro del género *Lentivirus* (del latín *lentus*, «lento») junto con otros patógenos igualmente parsimoniosos como el virus Visna, el virus de inmunodeficiencia felina y el virus de la anemia infecciosa equina. El VIH-1 puede circular por el torrente sanguíneo de una persona durante diez años o más, replicándose gradualmente, eludiendo las defensas del cuerpo, fluctuando en abundancia y dañando poco a poco las células que median las funciones inmunes, antes de que se desarrolle plenamente el sida con sus resultados fatales. Durante ese periodo, el virus dispone de tiempo y oportunidades de sobra para pasar de una persona a otra; y en las primeras etapas de la infección (cuando la viremia alcanza un máximo, antes de volver a disminuir) sus posibilidades de transmisión son especialmente buenas. Volveremos sobre ello un poco más adelante, cuando lleguemos a la cuestión de cómo los VIH saltaron originariamente de una especie a otra. Lo importante aquí es que la evolución puede inclinar a los virus de inmunodeficiencia humana a diversas transformaciones, a diversas adaptaciones, a diversas nuevas tendencias, pero la reducción de la letalidad no tiene por qué ser necesariamente una de ellas.

El caso más famoso de un virus que pierde virulencia es el del virus de la mixomatosis en los conejos australianos. Se trata, literalmente, de un ejemplo de manual. Si bien la mixomatosis no es una enfermedad zoonótica, desempeñó un pequeño papel —aunque importante— de cara a ayudar a los científicos a comprender cómo la evolución puede reajustar la virulencia.

65

La historia empezó a mediados del siglo XIX, cuando un desacertado terrateniente blanco llamado Thomas Austin tuvo la genial idea de introducir conejos salvajes europeos en el paisaje australiano. Austin era un «ferviente aclimatador», es decir, un firme partidario de la introducción de animales y plantas no autóctonos, que también había hecho a Australia el regalo de los gorriones.[15] En 1859 le llegó por barco un envío de veinticuatro conejos procedentes de Inglaterra. No era el primero en llevar conejos a Australia, pero sí en elegir conejos salvajes en lugar de optar por los representantes dóciles de la especie (*Oryctolagus cuniculus*), que hacía ya largo tiempo que habían sido domesticados y se criaban en conejeras. Luego los liberó en su propiedad en Victoria, el estado más meridional de Australia continental. Ya sin los estorbos de su tierra natal, todavía capaces de vivir en la naturaleza y con una tasa reproductiva naturalmente alta (al fin y al cabo parían como conejos), las importaciones de Austin y sus descendientes se multiplicaron de manera descontrolada. Si los había llevado hasta allí por el placer de dispararles o cazarlos con perros, consiguió más de los que deseaba. En el plazo de apenas seis años, solo en su propiedad se había dado muerte a veinte mil conejos, y el resto se habían alejado dando saltos en todas direcciones.

En 1880 habían cruzado el río Murray y penetrado en Nueva Gales del Sur, y seguían dirigiéndose hacia el norte y el oeste en un frente conejil que avanzaba alrededor de ciento diez kilómetros al año, un ritmo formidable considerando que incluía pausas ocasionales para parir y criar descendencia. Pasaron décadas, y la situación no hizo sino empeorar. En 1950 había unos seiscientos millones de conejos en Australia, disputándose la comida y el agua con la fauna y el ganado autóctonos, y los australianos buscaban desesperadamente alguna solución.

Ese año, el Gobierno aprobó la introducción de un poxvirus de Brasil, el mixoma, que se sabía que infectaba a los conejos brasileños pero sin causarles graves daños. Allí, en su tierra natal, en su huésped habitual, solo provocaba pequeñas llaguitas en la piel, que mantenían su reducido tamaño o se curaban gradualmente. Pero el conejo brasileño era un animal que pertenecía a un género (*Sylvilagus*) propio de América, y las investigaciones experimentales sugerían que los conejos europeos podrían verse afectados de manera más drástica por aquel virus americano.

En efecto: en los conejos europeos de Australia el mixoma resultó ser letal, mató aproximadamente al 99,6 por ciento de los individuos infectados, al menos durante el primer brote. También en ellos causaba llagas, pero no solo pequeñas llaguitas, sino asimismo grandes lesiones ulcerosas, y no solo en la piel, sino también en todos los órganos, lo bastante graves para matar a un animal en menos de dos semanas. Se transmitía de un conejo a otro principalmente a través de los mosquitos, de los que Australia tenía un contingente más que sobrado, sediento de sangre y plenamente dispuesto a beber de un nuevo tipo de mamífero. La transferencia del virus parece haber sido mecánica, no biológica, lo que significa que los viriones viajaban como una «mancha» en los apéndices bucales de los mosquitos, no como contaminantes replicantes dentro de sus órganos gástricos y salivales. Este tipo de transferencia mecánica resulta un modo más torpe de transmisión vectorial, pero es sencillo y, en algunos casos, eficaz.

Después de varios intentos experimentales de liberación, el mixoma se afianzó en el valle del río Murray, causando lo que se calificaría como una «epizootia espectacular», que, por su envergadura y velocidad, «prácticamente no debe de tener equivalente en la historia de las infecciones».[16] Gracias a los mosquitos y a las brisas que los transportaban, el virus se propagó con rapidez. Los conejos muertos en Victoria, Nueva Gales del Sur y Queensland empezaron a contarse por millares. Todo el mundo estaba contento, salvo los simpatizantes de los conejos y la gente que se ganaba la vida comerciando con pieles baratas. Sin embargo, en el plazo de una década ocurrieron dos cosas: el virus se volvió intrínsecamente menos virulento y los conejos sobrevivientes se hicieron más resistentes. La mortalidad cayó, y la población de conejos empezó a aumentar de nuevo. Esta es la versión corta y sencilla de la historia, con su conclusión fácil: la evolución reduce la virulencia, tendiendo hacia la ya mencionada «tolerancia mutua más perfecta» entre el patógeno y el huésped.

Bueno, no del todo. La verdadera historia, revelada a través de una minuciosa labor experimental realizada por un microbiólogo australiano llamado Frank Fenner y sus colegas, es que la virulencia disminuyó rápidamente desde su máximo original, por encima del 99 por ciento, y luego se estabilizó en un nivel inferior que todavía seguía siendo bastante alto. ¿Consideraría usted que un porcentaje de muertes de «solo» el 90 por ciento es tolerancia mutua? Yo tampoco. Esa es la letalidad del virus del Ébola, en su forma más extrema, en una aldea congoleña. Pero eso es lo que descubrió Fenner. Él y sus colegas estudiaron los cambios producidos en la virulencia recogiendo muestras de virus de la naturaleza y probándolas en conejos mansos y sanos criados en cautividad, comparando unas muestras con otras. Detectaron una amplia variedad de cepas, que, para facilitar su análisis, agruparon en cinco niveles distintos de mixoma australiano en función de una escala de letalidad descendente: el grado I era la cepa original, con una tasa de letalidad de casi el 100 por ciento; el grado II mataba a más del 95 por ciento; el grado III —el que ocupaba la posición intermedia de los cinco— todavía mataba entre el 70 y el 95 por ciento de los conejos infectados; el grado IV era más leve, y el grado V todavía lo era más (aunque estaba lejos de ser inofensivo), mataba a menos del 50 por ciento de los conejos infectados.

¿Cuál era la mezcla relativa de esos cinco grados entre los conejos infectados? Tomando muestras de la naturaleza, midiendo la presencia de cada grado y haciendo un seguimiento de los cambios producidos en el predominio relativo de cada uno de ellos a lo largo del tiempo, Fenner y sus colegas esperaban responder algunas preguntas básicas, las principales de las cuales eran: ¿el virus tendía a ir haciéndose cada vez más inocuo? ¿La interacción evolutiva entre el conejo y el microbio progresaba hacia la «tolerancia mutua más perfecta» de la que hablaba Zinsser, representada por el grado V, el más leve de los cinco? ¿Aprendía el mixoma a no matar a su huésped?

La respuesta a todas estas preguntas era que no. Después de una década, Fenner y sus colaboradores descubrieron que el mixoma que había acabado siendo preponderante era el de grado III. Todavía causaba más de un 70 por ciento de mortalidad entre los conejos, y representaba más de la mitad de todas las muestras recolectadas. La cepa más letal (grado I) casi había desaparecido, mientras que la más benigna (grado V) seguía siendo rara. La situación parecía haberse estabilizado.

Pero ¿de verdad lo había hecho? Un lapso de diez años es un mero parpadeo en la escala de tiempo de la evolución, incluso para criaturas que se reproducen tan deprisa como los virus y los conejos. De modo que Frank Fenner siguió observando.

Después de otros veinte años detectó un cambio significativo. En 1980, el mixoma de grado III representaba las dos terceras partes, y ya no solo la mitad, de todas las muestras recogidas. Esta cepa, altamente letal, pero no siempre, era la que estaba prosperando en la naturaleza, lo que constituía un auténtico éxito evolutivo. En cambio, la cepa más leve, la de grado V, había desaparecido. No era competitiva. Por alguna razón, parecía no haber superado la prueba darwiniana: los no aptos no sobreviven.

¿Qué explica este inesperado resultado? Frank Fenner supuso sagazmente que la respuesta residía en la dinámica entre virulencia y transmisión. Sus comparaciones entre los diversos grados, para las que empleó tanto conejos como mosquitos en cautividad, revelaron que la eficacia de la transmisión estaba correlacionada con la cantidad de virus que había en la piel de un conejo. Cuantas más lesiones hubiera, o más tiempo duraran estas, mayor era la cantidad de virus disponible. Asimismo, cuanta más cantidad de virus hubiera en los apéndices bucales de los mosquitos, mayores eran las posibilidades de transmisión al próximo conejo. Pero ese «virus disponible» implicaba que el conejo todavía estuviera vivo, bombeando sangre caliente, y, por lo tanto, todavía resultara de interés para el vector. Los conejos muertos y fríos ya no atraen a los mosquitos. Entre los dos resultados extremos de la infección —conejos curados y conejos muertos—, Fenner descubrió que había un punto de equilibrio.

«Los experimentos de laboratorio mostraban que todas las cepas de campo producían lesiones que proporcionaban el suficiente virus para que se produjera la transmisión», escribía.[17] Pero las cepas de muy alta virulencia (grados I y II) mataban a los conejos «tan deprisa que las lesiones infecciosas solo llegaban a estar disponibles durante unos pocos días». Por su parte —añadía—, las cepas más leves (grados IV y V) provocaban lesiones que tendían a desaparecer con rapidez, y lo mismo hacían, pues, las oportunidades para el virus, «mientras que las cepas de virulencia de grado III resultaban altamente infecciosas hasta que los conejos morían y durante un periodo mucho más largo en los que sobrevivían». En ese momento, el grado III todavía mataba aproximadamente al 67 por ciento de los conejos que infectaba. El virus del mixoma, treinta años después de su introducción, había determinado que ese nivel de virulencia —aun resultando bastante letal— maximizaba su transmisión. Seguía siendo capaz de matar a la mayoría de los conejos a los que infectaba, pero también podía asegurar su propia supervivencia con una continua cadena de infecciones.

Entonces, ¿cuál es la primera regla de un parásito para tener éxito? La eficaz proliferación del mixoma en Australia sugiere algo distinto de la máxima de la sabiduría popular que antes mencionábamos.

No es «no mates a tu huésped»; es «no quemes tus puentes hasta después de cruzarlos».

66

¿Quién determina esas reglas? A menos que sea usted un creacionista, probablemente estará de acuerdo en que la respuesta es «nadie». ¿De dónde vienen? De la evolución. Son estrategias del ciclo vital, talladas por los cinceles evolutivos de entre un universo más amplio de posibilidades. Persisten porque funcionan. Lo podemos encontrar en Darwin: descendencia con modificación, selección natural, adaptación... La única sorpresa, si es que es una sorpresa, es que los virus evolucionan de forma tan inequívoca como las criaturas que están indudablemente vivas.

Más o menos en la época en la que Frank Fenner publicó su investigación retrospectiva de treinta años sobre el mixoma, otros dos científicos empezaban a desarrollar un modelo teórico de interacciones parásito-huésped. Pretendían codificar no solo la primera regla, sino también varias otras. Y se proponían hacerlo mediante las matemáticas. Se llamaban Anderson y May.

Roy M. Anderson es un parasitólogo y ecólogo de inclinación matemática que por entonces trabajaba en el Imperial College de Londres y había hecho su tesis sobre los platelmintos que infectan al besugo. Robert M. May es australiano, como Frank Fenner y Macfarlane Burnet, pero con una trayectoria muy distinta. Se doctoró en Física teórica, emigró a Harvard para enseñar Matemáticas aplicadas, y en algún momento empezó a interesarse por la dinámica de las poblaciones animales. Su trabajo se vio influenciado por un brillante ecólogo llamado Robert MacArthur, que, trabajando en Princeton, había aplicado nuevos niveles de abstracción y manipulación matemáticas al pensamiento ecológico. MacArthur murió joven, en 1972. Y May se trasladó a Princeton después de ser escogido como su sucesor tras un minucioso proceso de selección; se convirtió en profesor de Zoología en dicha universidad, y prosiguió el proyecto de aplicación de las matemáticas a la ecología teórica. Su primer artículo publicado sobre los parásitos llevaba por título «El grado de unión entre los esquistosomas», y describía la dinámica de transmisión en otro género de platelmintos.

Unidos por sus intereses comunes (ecología, matemáticas, platelmintos...) y la complementariedad de las disciplinas que dominaban, Robert May y Roy Anderson aunaron fuerzas —como Watson y Crick, como Martin y Lewis— y en 1978 presentaron la que sería la primera versión de su modelo matemático de la enfermedad. Durante los doce años siguientes desarrollaron este y otros temas relacionados en una serie de artículos verbalmente lúcidos y sembrados de fórmulas matemáticas de los que se harían amplio eco otros científicos. Más tarde, en 1991, los agruparon y ampliaron en un grueso volumen titulado *Infectious Diseases of Humans*. Habían basado su trabajo en el mismo tipo de esquema conceptual que los teóricos de la enfermedad llevaban utilizando desde hacía sesenta años, el denominado modelo SIR, en el que se representa un flujo de individuos durante el trascurso de un brote a través de las tres categorías que ya hemos mencionado anteriormente: desde los susceptibles (S), pasando por los infectados (I), hasta los recuperados (R). Anderson y May mejoraron el modelo SIR en varios aspectos distintos, y lo hicieron más complejo y más realista. Su mejora más reveladora involucraba un parámetro fundamental: el tamaño de la población de huéspedes.

Hasta entonces, casi todos los teóricos de la enfermedad —como Ronald Ross en 1916, Kermack y McKendrick en 1927 y George MacDonald en 1956— habían tratado el tamaño de la población como una constante. De ese modo las matemáticas resultaban más sencillas, y parecía un atajo práctico para lidiar con situaciones reales. Por ejemplo: si la población de una ciudad es de doscientas mil personas y se produce un brote de sarampión, a medida que avanza el brote la suma de los individuos todavía susceptibles, más los ya infectados, más los recuperados, siempre será igual a doscientos mil. Pero eso presupone que la población es intrínsecamente estable, que existe un equilibrio entre el número de nacimientos y el de muertes, y que su estabilidad intrínseca se mantiene a pesar de la epidemia. En general, tanto los epidemiólogos como los médicos de otras disciplinas, incluso los más expertos en matemáticas, habían adoptado este enfoque.

Pero para Anderson y May eso resultaba demasiado simple, demasiado estático. Ambos provienen del ámbito de la ecología, donde los tamaños de las poblaciones cambian constantemente de maneras tan complejas como relevantes. Tratemos el tamaño de la población como una variable dinámica, propusieron; superemos el presupuesto de una estabilidad intrínseca artificial, y reconozcamos, en cambio, que un brote de una enfermedad puede afectar por sí solo al tamaño de la población, matando a una gran fracción de esta, por ejemplo, o reduciendo la tasa de natalidad, o incrementando determinadas tensiones sociales (como el hacinamiento en los hospitales) que podrían hacer aumentar la tasa de mortalidad por otras causas. Quizá incluso puedan darse estos tres factores juntos, más otros. El objetivo —escribían Anderson y May— era «entretejer» los dos enfoques, el médico y el ecológico, en un único método inteligente para comprender (y predecir) el curso de las enfermedades infecciosas en las poblaciones.[18]

«Eso llevó a un montón de ecologistas a interesarse por el fenómeno», me dijo un veterano miembro del gremio. Se trataba de Les Real, de la Universidad Emory de Atlanta, cuyo trabajo sobre el ébola en los gorilas ya hemos mencionado antes. «Los ecologistas que andaban buscando qué hacer en ecología de las poblaciones de repente pasaron a interesarse en las enfermedades infecciosas», añadió. Tras reflexionar un momento, Les matizó un poco su afirmación: obviamente, May y Anderson no habían inventado el enfoque ecológico de las enfermedades. Este hacía tiempo que existía, al menos desde Macfarlane Burnet. Pero sí habían hecho otra cosa: «Bob y Roy lo matematizaron. Y lo matematizaron de una manera interesante».

Las matemáticas pueden ser precisas pero aburridas. Pueden ser elaboradas, impecables y sofisticadas, pero al mismo tiempo resultar estúpidas e inútiles. Las matemáticas de Anderson y May no tenían nada de inútiles; antes bien, eran ingeniosas y estimulantes. Usted no tiene por qué fiarse de mi palabra, pero en ese aspecto puede fiarse de la de Les Real. O consultar la base de datos documental *Science Citation Index*, que constituye el indicador más fiable de la influencia científica de un determinado autor, y ver con qué frecuencia los artículos de Anderson y May (o May y Anderson, como firmaban de vez en cuando sus trabajos) han sido citados por otros científicos a lo largo de los años.

Algunos de dichos artículos aparecieron en revistas de renombre como *Nature*, *Science* o *Philosophical Transactions of the Royal Society*. En cambio, mi favorito se publicó en un órgano más especializado llamado *Parasitology*. Apareció en 1982, y llevaba por título «Coevolución de huéspedes y parásitos». El artículo empezaba rechazando las «afirmaciones no respaldadas» que aparecían en los manuales de medicina y ecología «en el sentido de que las especies de parásitos "exitosas" evolucionan para resultar inofensivas para sus huéspedes».[19] Majaderías y disparates, sentenciaban Anderson y May. En realidad, la virulencia de un parásito «generalmente se combina con la tasa de transmisión y con el tiempo que tardan en recuperarse aquellos huéspedes para los que la infección no es letal». La tasa de transmisión y la tasa de recuperación eran dos de las variables que Anderson y May incluían en su modelo. Pero también señalaban otras tres: la virulencia (definida como las muertes causadas por el agente infeccioso), las muertes por todas las demás causas, y el siempre cambiante tamaño de la población del huésped. Para ellos, el mejor indicador del éxito evolutivo era el denominado número básico de reproducción, o tasa básica de reproducción, ese parámetro fundamental que representamos como R_0.

Así pues, tenían cinco variables cruciales, y querían entender el efecto neto de todas ellas. Querían encontrar la dinámica. Eso les llevó a formular una sencilla ecuación. No habrá preguntas de matemáticas en el cuestionario del final del libro, pero he pensado que le gustaría echarle un vistazo. ¿Listo? Respire hondo y contenga el aliento:

$$R_0 = \beta N / (\alpha\beta + b + v)$$

En cristiano: el éxito evolutivo de un virus está directamente relacionado con su tasa de transmisión en la población huésped, e inversa pero intrincadamente relacionado con su letalidad, con su tasa de recuperación y con la tasa de mortalidad normal por todas las demás causas (la tosca imprecisión de esta oración es justamente la razón por la que los ecologistas prefieren las fórmulas matemáticas). Así pues, la primera regla de un parásito próspero resulta un poco más complicada que lo de «No mates a tu huésped»; es más complicada incluso que lo de «No quemes tus puentes hasta después de cruzarlos». La primera regla de un parásito de éxito es $\beta N / (\alpha + b + v)$.

El otro aspecto que hace que el artículo publicado en 1982 por Anderson y May resulte especialmente lúcido es su análisis de la cuestión del mixoma en los conejos australianos, que aplicaba su modelo a un caso empírico y les permitía así contrastar su teoría con los hechos. Empezaban por describir los cinco grados de virulencia de Frank Fenner. Celebraban su metódica combinación de muestreo de campo y experimentos de laboratorio. Mencionaban los mosquitos y las llagas abiertas. Y luego, utilizando los datos de Fenner y su propia ecuación, establecían una relación entre virulencia y éxito. Su resultado era una predicción generada por el modelo: dada una tasa de transmisión x, dada una tasa de recuperación y, y dado un número de mortalidades no relacionadas z, entonces... debería predominar un grado de virulencia intermedio.

¡Bingo! La predicción coincidía con lo que realmente había ocurrido.

Esa coincidencia demostraba que su modelo, aunque todavía tosco y aproximado, podía ayudar a predecir y explicar el curso de otros brotes de enfermedades. «Nuestra principal conclusión —escribían Anderson y May— es que una asociación huésped-parásito "bien equilibrada" *no necesariamente* es aquella en la que el parásito hace poco daño a su huésped.»[20] La cursiva es suya: *no necesariamente*. Por el contrario, depende. Depende de las especificidades del vínculo entre transmisión y virulencia, explicaban. Depende de la ecología y la evolución.

67

Anderson y May eran teóricos que trabajaban basándose en gran medida en los datos aportados por otros. Lo mismo hace Edward C. Holmes. Pero, a diferencia de ellos, él es un especialista en evolución vírica, de hecho uno de los mayores expertos mundiales en el tema.

Instalado en un desnudo despacho en el Centro de Dinámica de las Enfermedades Infecciosas —enmarcado en la Universidad Estatal de Pensilvania, que tiene su sede en una población llamada State College, entre las ondulantes colinas y los bosques de árboles caducifolios del centro del estado—, se dedica a discernir pautas de cambio viral examinando secuencias de código genético. Es decir, observa largas tiras de cinco letras —A, C, T, G y U— encadenadas en líneas impronunciables, como si estuvieran escritas por un chimpancé demente. La oficina de Holmes es cómoda y ordenada, parcamente amueblada con un escritorio, una mesa y varias sillas. Hay pocas estanterías, pocos libros, pocos archivos y documentos. Es la habitación de un pensador. En el escritorio hay un ordenador con un gran monitor. O al menos así era todo cuando fui a verle.

Por encima del ordenador colgaba un cartel celebrando «la virosfera», un término con el que se designa la insondable totalidad de la diversidad viral que hay en la tierra. Aparte de eso, otro cartel mostraba a Homer Simpson caracterizado como un personaje del famoso cuadro de Edward Hopper *Noctámbulos*. No estoy seguro de qué era exactamente lo que celebraba este último, a menos que fueran las rosquillas.

Edward C. Holmes es un inglés trasplantado a la Pensilvania central desde Londres y Cambridge. Sus ojos parecen salírsele ligeramente de las órbitas cuando discute un hecho crucial o una idea audaz, porque los buenos hechos y las buenas ideas le apasionan. Tiene la cabeza redonda, y, donde aún no está calva, aparece ascéticamente afeitada. Lleva unas gafas de montura metálica con un sólido refuerzo en la parte superior que le dan cierto parecido con las viejas fotos de Yuri Andrópov. Sin embargo, pese a su reluciente afeitado y su engañoso aspecto andropoviano, Edward C. Holmes no tiene nada de asceta. Es un hombre alegre y divertido, un alma generosa a la que le encanta conversar sobre lo que más le importa: los virus. Todos le llaman Eddie.

«La mayoría de los nuevos patógenos que surgen son virus ARN», me explicó, ambos sentados bajo los dos carteles. Mencionaba los virus ARN en oposición a los virus ADN, a las bacterias o a cualquier otro tipo de parásito. No le hizo falta entrar en detalles acerca de los virus ARN porque yo ya tenía esa lista en la cabeza: Hendra y Nipah, Ébola y Marburgo, Nilo Occidental, Machupo, Junín, las gripes, los Hanta, el dengue y la fiebre amarilla, la rabia y sus primas, chikunguña, SARS-CoV y Lassa, por no hablar del VIH-1 y el VIH-2. Todos ellos portan sus genomas en forma de ARN. Esta categoría parece ser responsable de un número de terribles zoonosis muy superior a la cuota que teóricamente le correspondería en función de su proporción, incluidas la mayoría de las más recientes y las peores de ellas. Algunos científicos han empezado a preguntarse por qué. Decir que Eddie Holmes es autor de la biblia sobre este tema no sería una metáfora. La obra, titulada *The Evolution and Emergence of RNA Viruses*, se publicó por primera vez en Oxford en el 2009; y fue precisamente lo que me llevó a llamar a su puerta. Ahora estaba resumiendo algunos de los aspectos más destacados.

«De acuerdo —me dijo Eddie—, hay una tremenda cantidad de virus ARN en general, lo que podría parecer que incrementa las probabilidades de que muchos de ellos vayan a por los humanos.» Hay virus en los océanos, en el suelo, en los bosques y en las ciudades; virus ARN que infectan a bacterias, hongos, plantas y animales. Es posible, según había escrito en el libro, que cada forma de vida celular del planeta soporte al menos un virus ARN, aunque no lo sabemos con certeza porque apenas estamos empezando a buscarlos. Bastaba una mirada a su cartel sobre la virosfera, que representaba el universo de todos los virus conocidos como una especie de pizza de colores brillantes, para sustentar ese argumento. El cartel mostraba que los virus ARN representan al menos la mitad de las porciones. Pero Eddie me aclaró que no es solo que resulten tan comunes: es que además poseen una enorme capacidad evolutiva. Son proteicos. Se adaptan con rapidez.

Según me explicó, ello se debe a dos razones. No es cuestión únicamente de sus elevadas tasas de mutación, sino también del hecho de que los tamaños de sus poblaciones son enormes. «Esas dos características juntas hacen que se produzca un cambio más adaptativo.»

Los virus ARN se replican muy deprisa, generando grandes poblaciones (altas concentraciones) de viriones en cada huésped. Dicho de otro modo: a menudo producen infecciones agudas, graves durante un breve periodo de tiempo, pero que luego desaparecen: o pasan pronto, o te matan. Eddie lo describía como «este tipo de situaciones con grandes altibajos». La infección aguda también implica una gran difusión vírica —en forma de estornudo, tos, vómito, sangrado o diarrea—, lo cual facilita la transmisión a otras víctimas. Estos virus intentan superar en rapidez al sistema inmune de cada huésped, tomando lo que necesitan y prosiguiendo su avance antes de que las defensas del cuerpo puedan vencerlos (los lentivirus, incluidos los VIH, constituyen aquí una excepción, puesto que siguen una estrategia completamente distinta). La rápida velocidad de replicación y las elevadas tasas de mutación de estos virus les proporcionan una abundante variación genética. Una vez que un virus ARN aterriza en otro huésped —tal vez incluso en otra especie de huésped—, esa abundante variación resulta muy útil al virus, puesto que le proporciona muchas oportunidades de adaptarse a las nuevas circunstancias, cualesquiera que sean estas. En algunos casos no logra adaptase; en otros lo consigue.

La mayoría de los virus ADN encarnan justo el extremo opuesto. Sus tasas de mutación son bajas, y el tamaño de su población puede ser relativamente pequeño. Sus estrategias de autoperpetuación «tienden a seguir la ruta de la persistencia», me explicó Eddie. Persistencia y sigilo. Se limitan a esperar y mantenerse al acecho. Se ocultan del sistema inmune en lugar de tratar de superarlo en rapidez. Persisten en estado latente en el interior de ciertas células, replicándose poco o nada, a veces durante muchos años. Yo sabía que Eddie estaba hablando de bichos como el virus varicela-zoster, un virus ADN clásico que empieza infectando a los humanos como varicela, y luego, décadas después, puede recrudecerse como herpes. «La desventaja de los virus ADN —me explicaba Eddie— es que no pueden adaptarse con tanta facilidad a una nueva especie de huésped. Son demasiado estables, encorsetados, fieles a lo que les ha funcionado en el pasado.»

La estabilidad de los virus ADN se deriva de la estructura de la molécula genética y de cómo esta se replica, utilizando la ADN polimerasa para ensamblar y corregir cada nueva cadena. En cambio, según Eddie, la enzima que emplean los virus ARN es «propensa a errores». «Es una polimerasa realmente chunga», incapaz de detectar los errores, volver sobre sus pasos y corregir la ubicación errónea de sus bases de nucleótidos, A, C, G y U. ¿Por qué no? Pues porque los genomas de los virus ARN son diminutos, oscilan entre aproximadamente dos mil y alrededor de treinta mil nucleótidos, que es mucho menos de lo que transportan la mayoría de los virus ADN. «Hacen falta más nucleótidos —me explicó Eddie (un genoma más grande, más información)— para producir una nueva enzima que funcione.» Es decir, una que funcione tan bien como la ADN polimerasa.

¿Y por qué los genomas de los virus ARN son tan pequeños? Debido a que su autorreplicación está tan plagada de imprecisiones que, si hubiera más cantidad de información que replicar, acumularían más errores y dejarían de funcionar por completo. «Es algo parecido al problema del huevo y la gallina —me explicó Eddie—: los virus ARN están limitados a genomas muy pequeños porque sus tasas de mutación son muy altas, y sus tasas de mutación son muy altas porque están limitadas a genomas muy pequeños.» De hecho, existe un nombre elegante para definir este círculo vicioso: la paradoja de Eigen. Manfred Eigen es un químico y premio Nobel alemán que ha estudiado las reacciones químicas que generan la autoorganización en las moléculas de mayor tamaño, un proceso que se cree que podría dar origen a la vida. Su paradoja describe un límite de tamaño para tales moléculas autorreplicantes, más allá del cual su tasa de mutación produce demasiados errores, con lo cual dejan de replicarse: se extinguen. Los virus ARN, limitados por esto, compensan el hecho de que su replicación resulte tan propensa a errores produciendo enormes poblaciones y logrando una transmisión temprana y frecuente. Parece que no pueden superar la paradoja de Eigen, pero sí pueden esquivarla haciendo de su inestabilidad una virtud: sus errores de copia ofrecen una gran variación, y esa gran variación les permite evolucionar con rapidez.

«Los virus ADN pueden hacer genomas mucho más grandes», me explicó Eddie. A diferencia de los ARN, no se ven limitados por la paradoja de Eigen. Incluso pueden capturar e incorporar genes del huésped, lo que les ayuda a confundir la respuesta inmune de este. Pueden residir en un cuerpo durante periodos de tiempo más prolongados, y se contentan con transmitirse de formas más lentas, como la sexual y la vertical. Pero lo más importante es que, cuando se replican, son capaces de reparar los errores de copia, reduciendo así sus tasas de mutación. «Los virus ARN no pueden hacer eso.» Se enfrentan a un conjunto distinto de límites y opciones. Sus tasas de mutación no pueden reducirse, y sus genomas no pueden ampliarse. «Se encuentran atrapados.»

¿Y qué hace un virus atrapado, sin una seguridad a largo plazo, sin tiempo que desaprovechar, sin nada que perder y con una alta capacidad de adaptación a las nuevas circunstancias? En ese momento habíamos llegado al punto que a mí más me interesaba: «Dan un montón de saltos entre especies», me dijo Eddie.

VII

Huéspedes celestes

68

¿Desde dónde saltan estos virus? Desde los animales en los que viven y encuentran refugio desde hace tiempo, y en los que ocasionalmente quedan atrapados. Es decir, desde sus huéspedes reservorio.

¿Y qué animales son estos? Algunas especies están más profundamente implicadas que otras como reservorios de los virus zoonóticos que saltan a los humanos. Lo hantavirus saltan desde los roedores, al igual que el virus de Lassa. El virus de la fiebre amarilla salta desde los monos. La viruela símica, a pesar de su nombre, parece saltar principalmente desde las ardillas. El herpes B salta desde los macacos. Las gripes saltan de las aves silvestres a las aves de corral y luego a las personas, a veces después de una escala transformadora en los cerdos. Puede que el sarampión haya saltado originalmente a nosotros desde las ovejas y las cabras domésticas. El VIH-1 nos ha llegado desde los chimpancés. Con todo, aunque los orígenes son diversos, una gran proporción de todos los nuevos virus aterradores que he mencionado hasta ahora en el libro, amén de otros que no he nombrado, vienen saltando hasta nosotros desde los murciélagos.

El Hendra: de los murciélagos. El Marburgo: de los murciélagos. El SARS-CoV: de los murciélagos. La rabia, cuando salta a las personas, viene habitualmente de los perros domésticos (porque los perros rabiosos tienen más oportunidades de hincar sus dientes en los humanos que los animales salvajes rabiosos), pero los murciélagos figuran entre sus principales reservorios. El Duvenhage, un primo de la rabia, salta a los humanos desde los murciélagos. El virus de la selva de Kyasanur es transmitido por las garrapatas, que lo transportan hasta las personas desde varias especies de animales salvajes, incluidos los murciélagos. El ébola, muy posiblemente: de los murciélagos. El Menangle: de los murciélagos. El Tioman: de los murciélagos. El Melaka: de los murciélagos. No le sorprenderá saber que el lisavirus australiano de murciélago tiene su reservorio en los murciélagos australianos. Y, aunque la lista ya es larga, un tanto amenazadora y necesitada de explicación sosegada, no estaría completa si no añadiésemos el Nipah, uno de los más dramáticos virus ARN aparecidos en las últimas décadas, que salta a los cerdos y, a través de ellos, a los humanos: desde los murciélagos.

69

La aparición de una nueva enfermedad zoonótica resulta con frecuencia confusa a la par que alarmante, y el Nipah no fue una excepción. En septiembre de 1998, empezaron a enfermar algunas personas en un distrito del norte de la Malasia peninsular, próximo a la ciudad de Ipoh. Sus síntomas incluían fiebre, dolor de cabeza, somnolencia y convulsiones. Las víctimas eran criadores de cerdos o estaban relacionadas de algún modo con el procesamiento porcino. Una de ellas era un vendedor de cerdos, que murió de una inflamación cerebral. En diciembre, cuando el brote del norte parecía estar disminuyendo, apareció un nuevo conjunto de casos al sudoeste de la capital, Kuala Lumpur, en una zona de ganadería porcina del estado de Negeri Sembilan. A final del año, diez trabajadores habían caído enfermos, habían entrado en coma y habían muerto. El Gobierno reaccionó con rapidez pero sin acabar de comprender la situación. Al principio todo tenía que ver con los mosquitos y los cerdos.

A los mosquitos se les acusaba de ser los presuntos vectores; y a los cerdos, de ser los presuntos huéspedes reservorio. Pero ¿vectores y reservorios de qué? El virus de la encefalitis japonesa era la supuesta causa.

La encefalitis japonesa (EJ) es una enfermedad endémica en Malasia y en gran parte del sudeste asiático, con más de treinta mil casos anuales en humanos (en su mayoría no mortales) por toda la región. El virus de la EJ pertenece a la misma familia que los virus del Nilo Occidental, el dengue y la fiebre amarilla. Es un virus transmitido por vectores: viaja en los mosquitos desde sus reservorios en los cerdos domésticos y las aves silvestres. Los anticuerpos hallados en algunos de los trabajadores malasios del sector porcino parecían confirmar su responsabilidad en el brote de 1998, por lo que la encefalitis japonesa se convirtió en objeto de creciente preocupación pública y acción gubernamental. Las autoridades sanitarias empezaron a ponderar a cuántas personas (o a cuántos cerdos) deberían vacunar contra ella.

A principios de enero se publicó un artículo en el *New Straits Times*, el principal periódico nacional en lengua inglesa, con el título: «La cuarta víctima de encefalitis en Negeri Sembilan es una chica». La chica en cuestión, que contaba trece años y cuyo nombre no se mencionaba en el artículo, había estado ayudando a su familia con el negocio porcino. Bajo la noticia, aparecía otro breve artículo que informaba de que el ministro de Sanidad de Malasia había ordenado una campaña de fumigación para matar a los mosquitos. Si erradicas a los mosquitos, eliminas el vector, así que detienes la transmisión de la EJ, ¿no es así? Sí, pero no. Un día más tarde, en el mismo periódico: «Muere niña de supuesta EJ en Ipoh». Se elevaba así a trece el número de muertes entre Negeri Sembilan, en el sur, e Ipoh, en el norte. Esta última era una niña pequeña. Falleció en su casa, a ochocientos metros de la granja porcina más cercana. «Los cerdos son un huésped común para el virus», añadía el artículo; se refería al virus de la EJ, por supuesto.[1] ¿Había acaso algún otro?

Tal vez. Mientras los medios de comunicación ardían con la encefalitis japonesa y el Gobierno tomaba medidas para controlarla, crecía el escepticismo entre los científicos del departamento de Microbiología Médica de la Universidad de Malaya (no «Malasia», pues ha preservado su nombre histórico), en Kuala Lumpur. Conocían la EJ tan bien como cualquiera, y ciertos aspectos de lo que entonces estaba sucediendo no parecían encajar en el patrón. Aparte de las dos niñas cuya muerte se había lamentado tan notoriamente en los periódicos, casi todas las demás víctimas recientes habían sido varones adultos, hombres con una participación activa en la cría, el transporte o la matanza de cerdos. De hecho, la mayoría de ellos no solo eran varones y adultos, sino también de etnia china, un grupo que dominaba la industria porcina malasia. Por otra parte, por lo que se sabía hasta entonces, la encefalitis japonesa era notoria por afectar principalmente a los niños. El profesor Sai Kit Lam («Ken» Lam para sus amigos anglófonos), a la sazón jefe del departamento de Microbiología Médica de la universidad, hizo una declaración pública afirmando que aquel brote estaba matando a demasiados adultos como para encajar con el perfil normal de la EJ. La tasa de letalidad por entonces parecía asimismo extrañamente elevada. Se situaba por encima del 54 por ciento. Tal vez se tratase de una nueva cepa del virus de la EJ, más virulenta de lo habitual, más agresiva contra los adultos, menos propagada entre la población en general por su insecto vector.

O quizá fuese un virus por completo diferente, con un modo de transmisión distinto. La idea de que los mosquitos fueran los vectores no parecía encajar. ¿Qué clase de mosquito decide picar únicamente a criadores de cerdos chinos, varones y adultos?

Mientras tanto, los cerdos de Malasia también estaban enfermos y sufrían su propio brote epizoótico de alguna cosa. Una vez más, la forma habitual de la encefalitis japonesa no lo explicaba, ya que los cerdos suelen tolerar esa infección sin mostrar signos clínicos como esos. Pueden ser huéspedes amplificadores así como reservorios de EJ, pues su prevalencia de infección puede contribuir a incrementar la prevalencia del virus en los mosquitos, que luego pueden picar a los humanos. Las cerdas preñadas infectadas con la EJ también pueden abortar o parir crías muertas; pero eso no causa trastornos como los que se estaban viendo en Malasia. Y la hipótesis de la EJ planteaba otros problemas. Mientras que la nueva enfermedad entre los trabajadores de la industria porcina era neurológica y provocaba encefalitis y otros trastornos del sistema nervioso, la dolencia de los cerdos era tanto neurológica como respiratoria. Parecía muy contagiosa de un cerdo a otro y era evidente que se transmitía por el aire. Uno tras otro, primero en las grandes pocilgas de la región de Ipoh y luego al sur, en Negeri Sembilan, los animales empezaban a toser, estremecerse, gritar, resollar lastimeramente, caer desplomados y, en ciertos casos, morir.

Sin embargo, la tasa de letalidad en los cerdos era muy inferior a la de los humanos. En un principio, sus síntomas sugerían algo llamado peste porcina clásica, una infección vírica conocida también como cólera porcino. Pero esa conjetura se descartó enseguida. El cólera porcino, que no es zoonótico, no podía explicar las enfermedades humanas. Entonces ¿era quizá una nueva variante terrible de la encefalitis japonesa? El brote se propagó de una granja porcina a otra en una especie de coro rodante de secas toses porcinas. La gente lo oía llegar y lo esperaba con temor. Según un experto venido de Australia, «llegó a conocerse como la tos perruna de una milla, porque podía oírse desde esa distancia. Entonces la gente sabía que la enfermedad había llegado a su zona».[2] Viajaba en el estornudo de un cerdo. También viajaba en camión, cuando los animales eran trasladados de una granja a otra. Y atravesaba las fronteras, como sucedió a principios de 1999, cuando los cerdos malasios fueron exportados a Singapur y la enfermedad golpeó allí a los trabajadores de los mataderos. Once locales cayeron enfermos. En las excelentes instalaciones sanitarias de la ciudad Estado, solo murió uno de ellos.

Nadie sabía todavía qué era aquello. La mayoría de los primeros diagnósticos de laboratorio, en Malasia, habían sido realizados por el Ministerio de Sanidad o, en el caso de las muestras porcinas, por el Instituto Nacional de Investigaciones Veterinarias de Ipoh. Los científicos de la Universidad de Malaya, especialmente en el departamento de Microbiología Médica de Ken Lam, seguían la crisis de cerca pero discretamente. Paul Chua era el virólogo clínico jefe del departamento. Su trabajo incluía métodos de laboratorio húmedo, tales como el cultivo vírico y la microscopia. Sazaly AbuBakar era el virólogo molecular, lo cual significaba que analizaba los genomas víricos como hace Eddie Holmes: en secuencias de código seco, ACCAAACAAG-GG, letra a letra. Durante algún tiempo, ni Chua ni AbuBakar fueron capaces de hacer mucho más que leer las crónicas periodísticas, hablar con los colegas y especular, pues no tenían muestras de sangre, tejidos o líquido cefalorraquídeo, la materia prima para los diagnósticos de laboratorio.

Y entonces, de repente, aparecieron. Mientras continuaba el brote en Negeri Sembilan, no lejos de la capital, los pacientes empezaron a llegar al centro médico de la Universidad de Malaya. Todos ellos recibieron tratamiento, algunos murieron, y Paul Chua consiguió muestras tomadas de tres de los cuerpos. Una de aquellas víctimas había sido un criador de cerdos de cincuenta y un años de un pueblo llamado Sungai Nipah. Aquel hombre había llegado al hospital febril, confundido, con sacudidas en el brazo izquierdo. Había muerto seis días más tarde.

Chua y su leal técnico de laboratorio aislaron el virus a partir de la muestra de Sungai Nipah, cultivándolo en una línea de células cultivadas en laboratorio, originariamente derivadas del riñón de un mono africano. El virus en cultivo comenzó a causar daños de inmediato. Los daños no parecían EJ. Las células individuales se extendieron, fundiéndose en grandes burbujas membranosas salpicadas de múltiples núcleos. Chua llamó a su colega AbuBakar para que viese aquello.

«Realmente inusual», dijo AbuBakar recordando la visión de aquellas células, cuando le visité en su despacho en Kuala Lumpur. Le había conocido en una conferencia en Nipah y se había ofrecido a que siguiésemos charlando. Por aquel entonces, Paul Chua estaba trabajando para el Ministerio de Sanidad, pero AbuBakar (cuyos jóvenes alumnos le llamaban profesor Sazaly) era ahora el jefe del departamento de Microbiología Médica. «Todos llegamos a la conclusión de que lo que veíamos en el cultivo celular era algo inusual.»

El siguiente paso lógico, me explicó el profesor Sazaly, era echar un vistazo a ese virus con un buen microscopio electrónico. Aunque los cultivos celulares revelan la acción colectiva del virus, visible a simple vista al reflejarse en las células destruidas, se requiere un microscopio electrónico para mostrar los viriones individuales. «Pero, desgraciadamente, en aquella época no disponíamos de buenos microscopios electrónicos en ningún lugar del país.» El de la universidad era viejo y poco nítido. Malasia es un tigre asiático, con muchos científicos entusiastas y bien preparados, pero todavía carece de ciertos recursos tecnológicos.

Así pues, el jefe de departamento, Ken Lam, recurrió a sus viejos contactos en Estados Unidos e hizo arreglos para que se desplazase hasta allí Paul Chua. Este metió en una bolsa algunas muestras congeladas y tomó un avión a Estados Unidos. Muchas horas después estaba en Fort Collins, Colorado. Allí, en un centro satélite de los CDC que alberga su División de Enfermedades Transmitidas por Vectores, él y los científicos de los CDC examinaron las muestras de Sungai Nipah con un microscopio electrónico de primera categoría. Lo que vieron no era el virus de la encefalitis japonesa. Parecía más bien una aglomeración de paramixovirus, que contenían largos filamentos con una especie de estructura en espiga. ¿Sarampión malasio? ¿Paperas porcinas asesinas? Basándose en esa identificación tentativa, Chua fue remitido a la sede central de los CDC en Atlanta, donde sus nuevos contactos eran investigadores sobre los paramixovirus. Estos rociaron sus muestras con varios ensayos con el fin de probar la reacción a los anticuerpos, y obtuvieron un positivo provisional en el ensayo con los anticuerpos del Hendra. Sin embargo, al secuenciar parte el genoma vírico, descubrieron que se trataba de un germen enteramente nuevo: no el Hendra, algo similar pero distinto. Paul Chua y sus colegas lo designaron como virus Nipah, por el pueblecito del granjero de cincuenta y un años. La enfermedad acabaría siendo conocida como encefalitis por el virus Nipah.

70

Aquí convergen las historias. Una vez que los microbiólogos malasios supieron que su brote había sido causado por un virus muy parecido al Hendra, Ken Lam telefoneó a otro colega, esta vez en Australia. «Mira, tenemos algo», le dijo. Esas palabras no hacían justicia al descubrimiento. La parte preocupante era que no sabía de dónde había venido ni adónde podía dirigirse ese «algo». Quería ayuda experta. No existía todavía ningún experto en el virus Nipah, pero un experto en el Hendra podía ser la segunda mejor opción. A través de un intermediario, la solicitud de Lam llegó a Hume Field, el desgarbado exveterinario que había descubierto el Hendra en los murciélagos de la fruta. Field no tardó en hacer las maletas. Había recibido la llamada un jueves, cree recordar, y el lunes estaba en un avión a Kuala Lumpur.

Field se unió a un equipo internacional, dirigido por un veterano de los CDC que se había formado desde Atlanta y otros lugares para ayudar a los profesionales malasios a afrontar la crisis. La primera tarea consistía en detener el riesgo inmediato para la gente. «En aquel momento, el índice de casos en humanos estaban creciendo —me contó más tarde Field, durante una de nuestras charlas en Brisbane—. Alrededor de cincuenta nuevos casos por semana. Por tanto, existía una enorme presión social y política para detener la fuente de infección.» Para lograrlo, añadió, el equipo tenía que entender el virus y averiguar cómo se comportaba en los cerdos.

Comenzaron en lo que él denominaba «granjas calientes», en las que todavía se estaba propagando la infección entre los cerdos residentes. Podía distinguirse una granja caliente solo escuchando; era a Field a quien cité anteriormente describiendo la «tos perruna de una milla». Tanto él como el resto del equipo querían hallar cerdos enfermos de los que recoger muestras, con la esperanza de que estas pudieran proporcionar un virus que coincidiese con el que Paul Chua había aislado de su criador de cerdos. «Y eso es lo que sucedió», me contó Field. Enviaron muestras al Laboratorio Australiano de Sanidad Animal en Geelong, donde los colegas aislaron un virus que coincidía con el de Paul Chua. La prueba definitiva de esa coincidencia provino del equipo de AbuBakar en Kuala Lumpur. Todo ello confirmó que los cerdos eran huéspedes amplificadores del mismo virus Nipah que estaba matando a seres humanos. Pero nada decía sobre dónde podía residir en última instancia el Nipah.

El Gobierno malasio había ordenado entretanto un sacrificio masivo, es decir, el exterminio de todos los cerdos, tanto infectados como no infectados, de todas las granjas afectadas por el brote. Algunas de esas porquerizas habían sido abandonadas por sus aterrorizados y desconcertados operarios, incluso antes del descubrimiento del nuevo virus. Los habitantes de ciertas zonas abandonaron incluso sus hogares; Sungai Nipah se convirtió en un pueblo fantasma. Al final del brote se habían infectado al menos 283 humanos y habían muerto 109, con un índice de letalidad del 40 por ciento. Nadie quería comer, manipular ni comprar cerdo. Se los dejaba morir de hambre en sus pocilgas. Algunos escaparon para vagar por las carreteras cual perros salvajes en busca de comida. Por aquel entonces había en Malasia 2,35 millones de cerdos, la mitad de ellos de las granjas afectadas por el Nipah, por lo que aquello podía haberse convertido en un problema casi medieval, como una escena de la peste negra: piaras de cerdos infectados en estampida por los pueblos vacíos. Una falange de sacrificadores, incluidos soldados del ejército, así como policías y veterinarios, se desplazaron al campo, pertrechados con trajes protectores, guantes, mascarillas y gafas. La tarea asignada consistía en disparar, enterrar o deshacerse como fuera de más de un millón de animales, y hacerlo con rapidez, sin esparcir el virus por todas partes. Pese a todas las precauciones, al menos media docena de soldados se infectaron. Hume Field observó al respecto: «No existe una manera fácil de matar a un millón de cerdos».

Más tarde, en el curso de la conversación, se corrigió a sí mismo: de hecho había 1,1 millones de cerdos. «La diferencia podría parecer un simple error de redondeo —me dijo—, pero si alguna vez tuvieras que matar cien mil cerdos "extra" y deshacerte de sus cuerpos en fosas gigantescas, recordarías la diferencia como algo relevante.»

Field y el equipo internacional, corriendo por delante de los sacrificadores, visitaban también las granjas que habían sido calientes, aunque ya no lo eran; granjas a las que había llegado la infección para luego partir. Lo que descubrieron en esos lugares, al extraer sangre de los cerdos supervivientes y hacer pruebas de anticuerpos, fue que el virus parecía ser extraordinariamente contagioso, al menos entre los cerdos, aun cuando no fuese extraordinariamente virulento. La prevalencia de anticuerpos en los animales de las granjas recuperadas oscilaba normalmente entre el 80 y el 100 por ciento. Así pues, los cerdos eran unos amplificadores mucho más hospitalarios y tolerantes que los pobres caballos de Australia que contrajeron el Hendra. Si el virus Nipah no hubiera sido zoonótico, capaz de saltar a los humanos y matarlos, me explicó Field, podría haber pasado apenas como «un bache en la productividad» de la porcicultura malasia en su conjunto. «Es un pensamiento intrigante», añadió.

Yo no estaba seguro de qué era lo que le intrigaba tanto acerca de esa versión del Nipah en un universo paralelo, pero tampoco se lo pregunté en aquel momento. Una posibilidad era que Field tuviera en

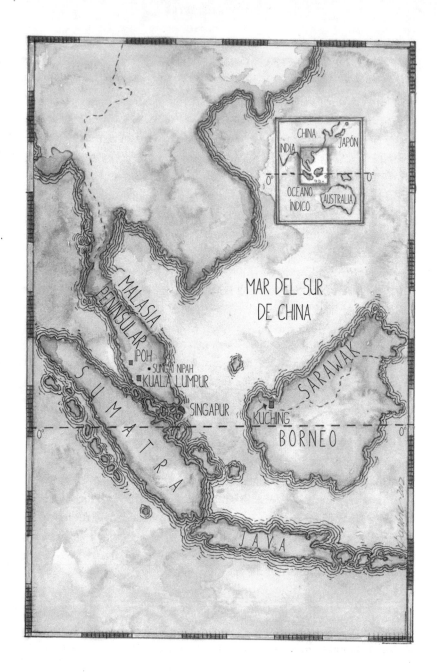

mente otras zoonosis potenciales en los animales domésticos, que estuvieran latentes, pasasen desapercibidas y fueran por el momento inocuas para los humanos. ¿Cuántos de esos gérmenes pueden estar abriéndose paso por todo el planeta entre las explotaciones ganaderas a gran escala? ¿Cuántos virus ARN pueden estar alcanzando altas tasas de evolución (porque se replican con rapidez, mutan con frecuencia y sus poblaciones son grandes, al igual que las piaras y los rebaños) en nuestras granjas industriales? ¿Cuáles son las probabilidades, dadas tales cifras, de una mutación que facilite el contagio entre especies? ¿Cuántos otros Nipahs se arrastran hacia Belén para nacer?*

Tal vez la próxima gran pandemia emerja de una pocilga malasia, viaje a Singapur en cerdas exportadas, y luego desde Singapur al mundo (montando en aviones, como el SARS) en los pulmones de un turista o un auxiliar de vuelo que comió cerdo mu shu en uno de esos carísimos cafés de moda del paseo marítimo cerca del Hotel Raffles. Olvidémonos por un momento de las civetas de palmera y pensemos en la cría masiva de animales. Resulta prácticamente imposible examinar nuestros cerdos, vacas, gallinas, patos, ovejas y cabras en busca de cualquier clase de virus hasta que hayamos identificado el virus en cuestión (o al menos un pariente cercano), y apenas hemos comenzado a intentarlo. El significado más amplio del Nipah, de acuerdo con el «pensamiento intrigante» de Hume Field, es que la zoonosis pandémica de mañana puede no ser más que «un bache en la productividad» de alguna industria ganadera de hoy.

El Nipah tiene asimismo otros significados, no tan amplios pero igualmente intrigantes. Uno de ellos nos lleva de vuelta al tema de los murciélagos.

71

Después de tres semanas en Malasia, Hume Field se apartó de la investigación sobre los cerdos y, junto con un veterinario malasio lla-

---

* El autor evoca el verso «... avanza a rastras hacia Belén para nacer?», del poema de W. B. Yeats titulado «El segundo advenimiento». (*N. de los T.*)

mado Mohd Yob Johara y otros colegas, comenzó a buscar el origen del virus. Al fin y a la postre, ese era el motivo por el que le habían pedido que se incorporarse al equipo internacional de respuesta, en virtud de su experiencia en el rastreo de un virus estrechamente relacionado, el Hendra, hasta sus reservorios.

Basándose en el paralelismo con el Hendra, el pequeño grupo de Field se centró ahora principalmente en los murciélagos, de los que Malasia contiene una gran diversidad, incluidas trece especies de murciélagos frugívoros y en torno a sesenta especies de pequeños murciélagos insectívoros. Dos de los murciélagos de la fruta nativos son zorros voladores, grandes animales de gran envergadura, pertenecientes al mismo género, *Pteropus*, que los reservorios del Hendra en Australia. Los pequeños murciélagos fueron atrapados usando redes de niebla instaladas cerca de los lugares donde se alimentaban y de sus dormideros. Para los zorros voladores, el equipo empleó un método más oportunista. La caza de murciélagos es legal en la mayor parte de Malasia, de modo que Field y Johara acompañaron al bosque a los cazadores deportivos y, con el permiso de estos, cogieron muestras de las presas. Algunos cazadores estaban disparando a los jabalíes, así que los investigadores cortaron también trozos de los cadáveres de estos animales, con el fin de comprobar si el virus había pasado de los cerdos domésticos a los salvajes. Por la misma época, otro grupo del equipo internacional tomó muestras de perros domésticos, ratas, musarañas domésticas, gallinas, patos y palomas. Ambos grupos deseaban responder la misma pregunta urgente: ¿dónde se escondía ese virus en el mundo más allá de las pocilgas?

Tanto los jabalíes como las ratas, las musarañas y las aves dieron negativo; no había signos del Nipah ni de anticuerpos contra él. Algunos de los perros dieron positivo para los anticuerpos, probablemente porque habían estado conviviendo con cerdos enfermos o comiendo cerdos muertos. Sin embargo, no parecían estar propagando mucho el virus, ni de un canino a otro ni a los humanos (si bien algunas evidencias sugieren que sí que se produjo la transmisión de perros a humanos de manera ocasional). La mayoría de los murciélagos dieron negativo exceptuando unas pocas especies, dos de las cuales se mantenían apartadas de todas las demás y mostraban una prevalencia significativa de los anticuerpos del Nipah dentro de sus poblaciones respectivas. Esas dos especies eran el zorro volador variable (*Pteropus hypomelanus*) y el zorro volador grande (*Pteropus vampyrus*). Esto no resultaba sorprendente, habida cuenta de las restantes similitudes entre el Nipah y el Hendra. Pero no constituía la prueba definitiva de que los murciélagos fuesen reservorios. Los anticuerpos sugerían meramente la exposición, que podía significar cualquier cosa, y las muestras tomadas por Field y Johara no contenían ningún virus vivo.

Esa tarea quedó para Paul Chua, quien había regresado a Malasia tras su misión en Fort Collins y Atlanta. Más tarde en 1999, tras el furor, después de que 1,1 millones de cerdos hubieran sido sacrificados y se hubiera sofocado el brote entre los humanos, Chua y su equipo visitaron una de las colonias de zorros voladores y probaron una nueva técnica. En lugar de disparar a los murciélagos y diseccionar los tejidos, extendieron grandes sábanas de plástico bajo los dormideros y recogieron unas cuantas preciosas gotas de orina de murciélago. Bajo los lugares donde se alimentaban también recogieron muestras, en forma de fruta masticada. Algunas de las frutas eran mangos, y había asimismo un manjar local conocido como jambu air («manzana de agua»). La manzana de agua es un fruto pequeño de aspecto poco agradable, con forma de campana, normalmente rosáceo o rojo, dulce y suficientemente jugoso para saciar la sed de los niños. Cultivando diligentemente esas muestras, el grupo de Chua obtuvo tres virus Nipah aislados, dos en la orina y uno en un trocito de manzana de agua. El virus se asemejaba mucho a las cepas halladas en los humanos que habían contraído el Nipah. Esto demostraba que los zorros voladores son reservorios del virus Nipah, capaces de transmitírselo a los cerdos, que se lo transmiten a su vez a las personas.

Pero aún hay más. El trabajo de Chua estableció un escenario plausible para el contagio entre especies. ¿Cómo pasaba el virus de los murciélagos a los cerdos? Todo cuanto se requería era un mango o un manzano de agua cargado de frutas maduras, colgando por encima de una pocilga. Un murciélago infectado se alimenta de una manaza de agua, desecha la pulpa (como hacen los murciélagos), que está embadurnada del virus; la pulpa cae entre los cerdos; un cerdo se la zampa e ingiere una buena dosis del virus; el virus se replica en ese cerdo y pasa a otros; pronto la piara entera está infectada y los manipuladores humanos comienzan a caer enfermos. No era un escenario inverosímil. En la agricultura diversificada de Malasia en aquella época, donde la fruta comercializable podía complementar los ingresos procedentes de la ganadería, había un número respetable de porquerizas con mangos, manzanos de agua y otros árboles frutales que crecían en las proximidades. El virus Nipah puede haber estado cayendo en dulces paquetitos. ¿Qué cerdo podría resistirse?

72

Malasia actuó con firmeza, haciendo más estricta su normativa agrícola, cerrando algunas granjas, separando las porquerizas de los árboles frutales y lanzando un bombardeo aleccionador a la educación pública. ¡Cuidado con el Nipah! ¡Cuidado con los cerdos asmáticos! No obstante, la eliminación de toda amenaza de este virus no era tan simple. Dos años más tarde, el virus resurgió en Bangladés, el vecino regional de Malasia, un país musulmán en el que había muy pocos cerdos.

Bangladés corre un especial riesgo de brotes de enfermedades infecciosas por varias razones, la más evidente de las cuales es su densidad demográfica. En sus 148.000 kilómetros cuadrados de territorio habitan casi 150 millones de personas, lo cual lo convierte en el país más densamente poblado del mundo (aparte de pequeñas ciudades Estado tales como Singapur y Malta). Su altitud generalmente baja (apenas 9 metros sobre el nivel del mar en la mayoría de las áreas) y sus ciclos regulares de inundaciones (debidas a las lluvias monzónicas y a los altos ríos) exacerban el problema de las enfermedades transmitidas por el agua, tales como el cólera y la diarrea bacteriana, que matan cada año a decenas de miles de bangladesíes, especialmente niños. Aunque las cifras en el caso del Nipah son mucho menores y el mecanismo es muy diferente, la aparición de este virus en Bangladés y el hecho de que, como veremos, a veces pueda transmitirse de un humano a otro, ha provocado que los investigadores y las autoridades sanitarias se tomen muy en serio la situación. Cualquier enfermedad infecciosa que logre una transmisión altamente eficiente por el aire podría arrasar la gran Daca (con sus diecisiete millones de habitantes), las otras principales ciudades y la continua y abarrotada extensión de pueblos con devastadoras consecuencias. Y una epidemia tan enorme en Bangladés, además de matar a los bangladesíes, ofrecería al virus en cuestión abundantes oportunidades para adaptarse todavía mejor a los huéspedes humanos.

El primer brote del Nipah en Bangladés, durante abril y mayo del 2001, se produjo en un lugar llamado Chandpur, un pueblo de seiscientos habitantes en las tierras bajas meridionales. Enfermaron trece personas, nueve de las cuales murieron. Las muestras de sangre confirmaron la presencia del Nipah y luego el problema pareció desaparecer. La gente muere con demasiada frecuencia en Bangladés, por múltiples causas, y aquel grupo no provocó ningún pánico ni ninguna investigación rigurosa. ¿Desde dónde había llegado el virus? No se sabía. Si los murciélagos volvían a ser el reservorio, ¿qué había provocado el contagio entre especies? No se sabía. ¿Existía un huésped amplificador? No se sabía. En cualquier caso, los cerdos no estaban implicados.

Cuando un equipo de epidemiólogos los consideró en retrospectiva varios años después, los casos de Chandpur parecían compartir únicamente dos factores de riesgo dignos de mención. Algunas de las víctimas habían vivido con otras víctimas, o cuidado de ellas, lo cual sugería la posibilidad de la transmisión de una persona a otra, lo que suponía una novedad. Y un número considerable de ellas habían tenido contacto con una vaca enferma. ¿Una vaca? El concienzudo y preciso informe publicado por los epidemiólogos, en su búsqueda de pistas mencionaba varias veces ese animal. Si el virus prosperaba en los cerdos malasios, ¿no podría florecer acaso en una vaca de Bangladés? Tal vez. El papel de la vaca continúa sin esclarecerse.

En enero del 2003 comenzó otro brote, en el distrito de Naogaon, unos 160 kilómetros al norte de Chandpur. De nuevo enfermedades febriles, desconcierto, encefalitis, hospitalizaciones y una elevada tasa de mortalidad; y ninguna explicación satisfactoria de cómo había llegado el virus. Un dato sugerente era que una piara de cerdos había atravesado la zona, presumiblemente conducida por pastores nómadas, y algunos de los pacientes con encefalitis por virus Nipah habían estado expuestos a ellos. ¡Ajá! Los informes no sugerían que los cerdos estuviesen estornudando, resollando, tropezando y muriendo, como en Malasia, pero puede que estuvieran infectados y fuesen no obstante contagiosos. Los patólogos de Bangladés seguían dándole vueltas a los dos primeros brotes cuando comenzó el tercero en enero del 2004. Este afectó a un par de pueblos del distrito de Rajbari, justo al oeste del río Padma (un tributario del Ganges), enfrente de Daca. Una vez más, el número de casos era pequeño, tan solo una docena; pero diez de los doce murieron. Otro patrón de los datos parecía curioso: la mayoría de aquellas víctimas eran niños varones de menos de quince años.

Llegó otro escuadrón de epidemiólogos, incluido un estadounidense llamado Joel M. Montgomery, con una beca de formación de posgrado de los CDC. Llegaron con sus tablillas con sujetapapeles, sus cuestionarios y su instrumental de flebotomía, como buenos epidemiólogos, con la esperanza de comprender lo que había ocurrido. Realizaron un estudio de casos y controles, lo cual significaba que trataban de identificar la fuente del brote y su propagación, detectando las diferencias conductuales entre quienes habían contraído la enfermedad y quienes no habían enfermado. ¿Cuáles eran las actividades de riesgo que convertían a alguien en candidato a ser infectado?

Por supuesto, los muchachos jóvenes de Bangladés, como los de cualquier lugar, se dedican a múltiples actividades peligrosas, muchas de las cuales podían resultar en fracturas de cráneo, brazos rotos, ahogamientos, mordeduras de serpientes, arrestos o atropellos por los trenes. Pero ¿qué clases de conductas arriesgadas podían llevarles a contraer el Nipah? Montgomery y sus colegas pasaron revista a algunas posibilidades: pescar, cazar, tocar animales muertos, jugar al críquet, jugar al fútbol, jugar al escondite, coger fruta del suelo y comérsela. De esa lista, conforme fueron acumulando datos, parecía que «tocar animales muertos» podría ser importante; una semana antes, varios de los niños enfermos habían ayudado a enterrar algunas gallinas y patos muertos.[3] Evidentemente, los muchachos habían estado representando ritos funerarios con aves de corral muertas. Por otra parte, no pocos niños del pueblo que no estaban infectados habían tocado también los animales muertos. Los patos y las gallinas resultaron ser una pista falsa. ¿Ve usted lo complicado que es practicar la epidemiología en un pueblo de Bangladés? Ninguno de esos inocentes pasatiempos infantiles que he mencionado, desde el enterramiento de patos hasta el críquet, estaba significativamente más asociado a los niños infectados (tanto recuperados como fallecidos) que a sus pares sanos. Pero había uno que sí que lo estaba: trepar a los árboles.

¿Trepar a los árboles? Eso resultaba desconcertante. Aunque el grupo de Montgomery documentó una fuerte correlación, sus resultados no explicaban por qué el hecho de subir a los árboles podía exponer a los jóvenes bangladesíes a la infección por Nipah. Solamente podían sacar una conclusión: los niños se acercaban así a los murciélagos.

Tres meses después, en abril del 2004, las autoridades sanitarias de Bangladés tuvieron noticia de otro brote. El nuevo lugar era el distrito de Faridpur, justo adyacente a Rajbari siguiendo la ribera derecha del río Padma. Faridpur y Rajbari, accesibles solamente por ferri lento, son los lugares donde el clamor urbano la gran Daca, que asciende a tientas por el hormigón armado, cede el paso a las limosas llanuras deltaicas del sur de Bangladés. Los arrozales bordean la carretera. Las palmeras y los plátanos crecen como las malas hierbas en un terreno baldío. De los treinta y seis pacientes de Faridpur, veintisiete murieron. Y el patrón de la conexión social entre los casos sugería otra preocupación, que ya había surgido a propósito del brote de Chandpur: que unas personas habían contraído la infección de otras. Un equipo de investigadores observó que esta transmisión de persona a persona «incrementa el riesgo de mayor propagación de este patógeno sumamente letal. En un país empobrecido y densamente poblado como Bangladés, un virus letal podría propagarse con rapidez antes de la implementación de intervenciones efectivas».[4] Un lenguaje juicioso con el que querían decir que podría propagarse como un reguero de pólvora.

Y luego se produjo todavía otro brote en Bangladés, el quinto en cuatro años, esta vez en el distrito de Tangail, a apenas cien kilómetros al noroeste de Daca. Doce casos, once muertes, todos durante enero del 2005. Ahora empezaba a parecer que Bangladés estaba excepcional y persistentemente atormentado por esa enfermedad mortal, que se repetía en los primeros meses de cada año. En Malasia no había habido nuevos brotes. En India, justo al norte de la frontera noroccidental de Bangladés, había habido uno. En el resto del mundo, el Nipah era desconocido. Una vez más, un equipo salió de Daca para realizar un estudio de casos y controles, y buscar la causa del contagio. El líder del equipo era Stephen Luby, un físico y epidemiólogo estadounidense de los CDC, destinado a Daca como director del programa dentro del Centro Internacional de Investigaciones sobre Enfermedades Diarreicas de Bangladés (meticulosamente designado con el acrónimo inglés ICDDR,B, pero comúnmente conocido como el Hospital del Cólera), donde colaboraba estrechamente con su homólogo bangladesí del Ministerio de Sanidad, Mahmudur Rahman.

El grupo de Luby, como hizo anteriormente el de Montgomery, interrogó a las personas sobre las actividades potencialmente arriesgadas; aquello que podrían haber hecho los pacientes que enfermaron y murieron, o enfermaron y se recuperaron, y que podrían no haber hecho los vecinos que seguían sanos. En el caso de las víctimas mortales, obtuvieron sus respuestas de los familiares o amigos supervivientes. ¿Había trepado a algún árbol la persona en cuestión? Unas lo habían hecho, pero la mayoría no, tanto entre los pacientes como entre los controles sanos. ¿Había tocado algún cerdo esa persona? No, en Tangail nadie tenía la costumbre de tocar a los cerdos. ¿Había tocado algún murciélago de la fruta? No, nadie. ¿Había tocado algún pato? Sí, pero ¿y qué?, montones de personas lo hacían. ¿Había tocado alguna gallina enferma? ¿Había comido alguna guayaba? ¿Había comido alguna banana? ¿Había comido algún animal que estuviera enfermo en el momento de la matanza? ¿Había comido algún carambolo? ¿Había tocado a alguien que tuviese fiebre, se sintiese confundido y más tarde muriera?

Las propias preguntas son como plumazos en un boceto de la vida de aldea bangladesí. Pero ninguna de esas cuestiones, en esta ocasión ni siquiera la referente a trepar árboles, reveló ninguna distinción estadísticamente significativa entre quienes habían caído enfermos y quienes no habían enfermado. Solo lo hizo una de las preguntas formuladas por el equipo de Luby: ¿ha bebido usted recientemente savia cruda de palmera datilera?

Mmm, tragando saliva, pues sí. La savia de la palmera datilera es una exquisitez de temporada en las aldeas del oeste de Bangladés. Fluye en las venas de cierta palmera, la palmera plateada (*Phoenix sylvestris*) y, si se sangra el árbol, la savia drena en una vasija de barro cuidadosamente colocada. Al igual que la savia del arce, es dulce, más incluso que la del arce, evidentemente, porque no necesita derretirse con horas de cocción. Hay quien está dispuesto a pagar sus buenos takas, escaso dinero en efectivo, por la savia de palmera datilera servida fresca y cruda. Los extractores de savia la venden de puerta en puerta en las aldeas cercanas o al borde de la carretera, como el hijo del vecino con un puesto de limonada. Los clientes suelen llevar su propio vaso o su propia jarra. Se la beben *in situ* o bien se la llevan a casa para compartirla con la familia. La savia de mejor calidad es roja, dulce y clara. La fermentación natural se inicia enseguida, y el precio se desploma a partir de las diez de la mañana, cuando la savia ya no está tan fresca. Las impurezas también reducen el valor. Y, como veremos, provocan también otro resultado.

Las investigaciones en Tangail revelaron esa única distinción entre los enfermos y los sanos. La mayoría de los infectados habían bebido savia cruda de palmera datilera. La mayor parte de sus vecinos sanos no la habían consumido. Ello sugería una historia más intrincada.

73

Así pues, fui a ver a Steve Luby al ICDDR,B. Es un hombre alto y enjuto con el pelo corto de color castaño y con gafas, serio pero no pretencioso; se graduó en Filosofía pero luego cambió a Medicina y Epidemiología, y más tarde decidió dedicarse a las enfermedades infecciosas en países de bajos ingresos. Está en Bangladés desde el 2004. Conoce muy bien el lugar. Oye un constante tañido de campanas por las muertes evitables e intenta salvar todas las vidas posibles. Buena parte de su labor se centra en enfermedades familiares y comunes, como la neumonía, la tuberculosis y la diarrea, que provocan una mortandad mucho mayor que el Nipah. La neumonía bacteriana, por ejemplo, causa en torno a noventa mil muertes anuales solo entre los niños bangladesíes menores de cinco años. La diarrea bacteriana mata a alrededor de veinte mil recién nacidos cada año. En vista de esas cifras, le pregunté a Luby por qué desviar la atención al Nipah.

Por prudencia, dijo. El caso clásico de lo malo conocido y lo bueno por conocer, en el que no podemos permitirnos ignorar ninguna de ambas cosas. El Nipah es importante por lo que podría ocurrir y por lo poco que sabemos sobre cómo podría suceder. «Es un patógeno horrible —dijo recordándome que la letalidad en los casos de Nipah en Bangladés es superior al 70 por ciento—. De aquellos que sobreviven, un tercio muestran déficits neurológicos acusados. Es una enfermedad mala.» Y aproximadamente la mitad de todos los casos conocidos en Bangladés, añadió, la han contraído por transmisión de persona a persona, una evolución preocupante que no había aparecido durante el brote de Nipah en Malasia.

¿Por qué la propagación de una persona a otra ha sido un factor principal en algunos de los brotes pero en otros no? ¿Cuán estable es el virus? ¿Cuál es la probabilidad de que evolucione hacia una forma más fácilmente transmisible aún? Como ya he mencionado, Bangladés está muy densamente poblado, con unos mil habitantes por kilómetro cuadrado, y continúa creciendo. Esta población, distribuida de un modo bastante uniforme por un paisaje abarrotado pero rural, con un bajo nivel de ingresos y de asistencia sanitaria, que presiona implacablemente contra los últimos reductos de paisaje nativo y vida silvestre, pone el país en especial riesgo de epidemia, ya por los viejos patógenos ordinarios, ya por los nuevos y desconocidos. «Por tanto, el Nipah es, por supuesto, una parte importante de nuestro trabajo —me aseguró Luby—, aun cuando las cifras sean tan bajas por el momento.»

Y existe otra razón, añadió. Nadie en el mundo sabe mucho sobre este virus. «Si no lo estudiamos en Bangladés, no se estudiará.» Malasia ha visto solamente un brote. India, uno en el 2001 y otro recientemente. Bangladés, señaló citando el recuento hasta el 2009, ha tenido ocho brotes en ocho años (y más desde mi conversación con él). El trabajo de laboratorio puede realizarse en cualquier parte, pero no resolverá los misterios de cómo se comporta el Nipah en la naturaleza. «Si de veras queremos entender cómo pasa de su reservorio silvestre a las personas, qué ocurre en lo que atañe a la transmisión humana de la enfermedad, este es el lugar donde vamos a hacerlo», dijo.

Entender cómo pasa de su reservorio silvestre a las personas requiere ese punto de referencia básico: la identidad del reservorio. Huelga decir que los murciélagos (y en particular los zorros voladores) eran sospechosos lógicos, basándose en lo aprendido en Malasia, así como en los hallazgos en paralelo con respecto al Hendra en Australia. El único zorro volador originario de Bangladés es un animal grande llamado zorro volador indio (*Pteropus giganteus*). Luby y su equipo sabían por los trabajos precedentes que los miembros de esta especie también habían dado positivo para los anticuerpos del Nipah. Pero ¿cómo saltó el virus de los murciélagos a las personas, si no fue por medio de los cerdos? Pues resulta que a los zorros voladores indios les gusta la savia de palmera datilera. Los dueños de los árboles se quejaban de oír a los murciélagos en sus palmeras por la noche. Como informó el equipo de Luby tras su trabajo en Tangail: «Los propietarios consideraban a los murciélagos de la fruta un fastidio, pues con frecuencia estos bebían directamente la savia de las palmeras del sangrado o de la vasija de barro. Habitualmente se encuentran excrementos de murciélago fuera de la vasija de barro o flotando en la savia. De vez en cuando aparecen murciélagos muertos flotando en las vasijas».[5] Pero eso no es suficiente para eliminar la demanda de savia cruda.

En una larga lista de posibles factores de riesgo que el equipo de Luby llevó a Tangail, beber savia era tan solo otra hipótesis, añadida a los protocolos de entrevistas casi como una corazonada. Los primeros investigadores sobre el terreno fueron los antropólogos sociales, me contó Luby; se mostraban muy amigables y discretos con los lugareños, y les hacían preguntas abiertas, no tan formales ni cuantitativas como las de los epidemiólogos. «Y los antropólogos dijeron: "Todos los afectados por el Nipah habían bebido savia de palmera datilera".» Luego llegaron los epidemiólogos, que confirmaron esa hipótesis con datos fidedignos. «El brote de Tangail fue el momento de epifanía para nosotros», dijo. La epifanía parece evidente en retrospectiva, como sucede con frecuencia. Sí, beber savia cruda de palmera datilera es una forma excelente de infectarse con Nipah.

Me explicó el contexto. Esa zona occidental de Bangladés, en la que se produjeron la mayor parte de los brotes, podría considerarse la zona del Nipah. Posiblemente eso se deba al hecho de que es la zona de las palmeras datileras. Los murciélagos están muy extendidos, pero es en el oeste donde las palmeras plateadas crecen bien y son muy apreciadas por su savia. La cosecha comienza a mediados de diciembre, con la primera noche fría de lo que se considera invierno en Bangladés. Los extractores de savia se conocen como *gachis*, las personas de los árboles, del término bengalí *gach*, que significa «árbol». Son otros los dueños de las palmeras, y los propietarios suelen percibir la mitad de las ganancias del producto. Los gachis son operarios pobres e independientes, generalmente trabajadores agrícolas que se dedican a ello como un trabajo temporal. Para recolectar la savia, un gachi trepa a un árbol, corta un gran trozo de corteza cerca de la copa para crear un parche desnudo en forma de uve (por el que rezuma la savia), coloca un grifo de bambú hueco en la base de la uve y cuelga su pequeña vasija de barro debajo. La savia fluye durante la noche; la vasija se llena. Justo antes del amanecer, el gachi vuelve a trepar y baja una vasija de savia fresca. Puede que obtenga dos litros por árbol. ¡Un botín! Esos dos litros valdrán alrededor de veinte takas (veinticuatro centavos de dólar) si logra venderlos antes de las diez de la mañana. Vacía la vasija de barro en un recipiente más grande de aluminio, con lo cual mezcla la savia y las heces de murciélago (si las hay) y la orina de murciélago (si la hay) y el virus (si lo hay) de un árbol con la savia (y sus impurezas) de otros. Luego se va a vender su producto. Algunos gachis son complacientes con el riesgo de adulteración. Uno de ellos le aseguró a un colega de Luby: «Yo no veo ningún problema en que los pájaros beban savia de mis árboles, porque los pájaros beben una pequeña cantidad de savia. Recibiré la gracia de Dios al dar a los murciélagos y a otros animales una oportunidad de beber savia». Él recibe la gracia de Dios y el cliente contrae el Nipah. Otros gachis sí que se preocupan, porque la savia clara y rojiza se vende a mejor precio que la savia mugrienta y espumosa, llena de abejas ahogadas, plumas de aves y mierda de murciélago.

Para Steve Luby, la totalidad de las investigaciones conducen en dos direcciones muy diferentes: una práctica e inmediata, la otra científica y con visión de futuro. En la vertiente práctica, él y su gente han estado explorando métodos económicos para ayudar a los gachis a mantener alejados a los murciélagos de sus vasijas de barro. Un simple biombo hecho con trozos de bambú tejidos, que cuesta unos diez centavos de dólar, y puede colocarse alrededor de una herida para el sangrado del tronco y de su vasija de barro, con el fin de protegerlo de los murciélagos. Se trata de una solución sencilla, y probablemente más humana que promulgar una ley contra la recolección de savia de palmera datilera. En la vertiente científica, me explicó Luby, persisten muchas preguntas cruciales sin respuesta acerca del virus Nipah. ¿Cómo se mantiene este en la población de murciélagos? ¿Por qué se contagia cuando lo hace? ¿Es fácilmente transferible de humano a humano, o solo bajo circunstancias especiales? ¿Ha surgido recientemente como un nuevo patógeno, o es algo que lleva milenios matando a los bangladesíes de manera inadvertida?

Esas preguntas conducen a otras. ¿Cómo han afectado los cambios en el paisaje de Bangladés y en la densidad de población del país a los murciélagos de la fruta, al virus que estos portan y a la probabilidad de contagio entre especies? En otras palabras: ¿qué hay de nuevo en la ecología del Nipah? «Para obtener una respuesta más elocuente a esta pregunta —me dijo Luby— puede hablar con Jon Epstein.»

74

La elocuencia es buena, pero el tiempo sobre el terreno es mejor. Salí de Daca con Jon Epstein a la mañana siguiente, hacia el cruce del río que nos conduciría hasta las tierras bajas del sudoeste de Blangladés.

Epstein es un ecólogo de enfermedades veterinarias afincado en Nueva York. Por aquel entonces trabajaba para una organización llamada Wildlife Trust, bajo su Consorcio para la Medicina de la Conservación (la misma organización de Aleksei Chmura, y más recientemente rebautizada como EcoHealth Alliance). Además de su doctorado en Medicina veterinaria, Epstein tiene un máster en Salud pública y mucha experiencia en el trato con los grandes murciélagos asiáticos. Trabajó con Paul Chua en Malasia, capturando zorros voladores en los manglares costeros, a veces con el agua del mar hasta la altura del pecho. Dirigió el equipo que encontró pruebas de la presencia del Nipah en los zorros voladores de India, después del primer brote en ese país, y formó parte de un grupo multinacional que identificó a los murciélagos como reservorio del virus del SARS en China. Es un tipo grande y robusto, con el pelo al rape y gafas en forma de rombo; un serio cuarentón que bien podría haber sido quarterback de su equipo de fútbol en sus años de instituto. Se había desplazado a Bangladés, no por primera vez, para recoger datos que contribuyesen a entender cuándo, dónde y cómo el zorro volador indio porta y esparce el Nipah.

Le acompañaba Jim Desmond, otro veterinario estadounidense, recién reclutado para la organización, a quien Epstein formaría en las particularidades de la delicada tarea de buscar el virus Nipah en murciélagos tan grandes como cuervos. El cuarto miembro de nuestro grupo era Arif Islam, otro veterinario, uno de los pocos que trabajan en Bangladés con enfermedades de la fauna silvestre y zoonóticas, y el único miembro de nuestro grupo que hablaba bengalí con fluidez. Arif era un miembro crucial del equipo, pues podía extraer sangre de la arteria braquial de un murciélago, negociar con las autoridades locales y pedirnos pescado al curri en un restaurante local.

Eran casi las nueve de la mañana cuando salimos de los atascos de Daca, donde los autobuses chocan unos contra otros cual amistosos elefantes y los mototaxis verdes esquivan los badenes, y parecen en peligro permanente de ser aplastados. Finalmente se despejó la carretera. Rodamos rumbo oeste hacia el río, aliviados por haber logrado escapar. Detrás de nosotros, el sol ya bajo brillaba débilmente a través del esmog de la ciudad, naranja como una yema de huevo ensangrentada. Cruzamos en transbordador hasta el distrito de Faridpur —era la estación seca y el río Padma estaba bajo— y continuamos por una carretera de dos carriles que discurría entre los arrozales. Paramos en la ciudad de Faridpur a recoger a más personal, un par de asistentes de campo llamados Pitu y Gofur, con especiales destrezas. Ambos hombres eran pequeños, tan compactos y ágiles como yóqueys, expertos

trepadores y cazadores de murciélagos que llevaban varios años trabajando intermitentemente con Epstein. Su pericia para atrapar estos
animales provenía de su antigua dedicación a la caza furtiva, pero
ahora estaban del lado de los ángeles. Con ellos a bordo, giramos hacia el sur, comiendo naranjas y galletas especiadas por el camino.
Atravesamos pequeñas localidades congestionadas por los bicitaxis, los
autobuses y los mototaxis; aquí, en el sudoeste, observé pocos coches
privados. Una comunidad parecía especializarse en la extracción, el
envasado y el envío de arena, un recurso disponible en abundancia.
Era el tiempo de trasplante para la nueva cosecha de arroz, y podíamos ver a las mujeres y los hombres encorvados, excavando los brotes
de color verde oscuro de sus espesos viveros a lo largo del lecho del
río, atándolos en manojos, trasladándolos y replantándolos cuidadosamente en los arrozales inundados. En la tierra más seca crecían pequeñas parcelas de otros cultivos (maíz, alubias, cereales) y grupos ocasionales de plátanos o cocoteros. No obstante, la tierra más seca iba
desapareciendo a medida que avanzábamos hacia el sur. Siguiendo en
línea recta estaba el pantano de Sundarbans, donde el delta del Ganges se disuelve en islas de manglares, canales trenzados, cocodrilos y
tigres con los pies mojados, pero no llegaríamos tan lejos. La tierra era
ya tan llana y baja, la capa freática tan alta, que los depósitos de aguas
estancadas rodeaban todos los pueblos y ciudades que pasábamos.

Por allí comenzamos a ver más palmeras datileras, con sus lisos
troncos estriados por las cicatrices cual postes de barbero, que mostraban dónde habían sido sangrados por los gachis en años anteriores.
Estábamos a mediados de enero, en plena recolección de savia, un
momento perfecto en caso de que deseáramos degustar un vaso. No
quisimos hacerlo. Los bangladesíes la llaman kajul, según me contó
Arif. Creen que se trata de una bebida saludable que mata los parásitos en los intestinos. Pero tienes que beberla fresca, decía Arif. Al
hervir la savia, no solo se arruina su sabor, sino también su efecto
medicinal. Él mismo la bebía de niño, sí, claro, pero ahora ya no, fal-
taría más, no desde que está investigando sobre el Nipah.

A media tarde llegamos a una ciudad llamada Khulna, encontramos habitaciones en un hotel decente y, al día siguiente, salimos a
buscar dormideros de murciélagos, varios de los cuales había descu-

bierto Arif durante un viaje anterior. Al oeste de la ciudad, la tierra parecía más baja todavía y el agua era abundante: agua en los arrozales, en los sumideros, en las lagunas, en los criaderos de camarones. La gente de las aldeas y su ganado vivían en parcelas a las que se accedía por caminos elevados, y la propia carretera discurría a lo largo de un terraplén, construido con material presumiblemente procedente de las canteras, convertidas ahora en las fétidas charcas verdosas y parduzcas contiguas. Si querías tener ahí un terreno elevado, tenías que construirlo. Había árboles en abundancia, pero nada que pudiera llamarse bosque, sino tan solo una dispersión de cocoteros, plátanos, papayos, tamarindos, unos cuantos árboles de maderas nobles y muchas más palmeras datileras, en una de las cuales vi a un gachi trepando. Estaba descalzo y usaba las manos y los pies más un cinturón de seguridad para escalar, como un instalador de líneas eléctricas. Llevaba un *lungi* (un sarong anudado a la cintura), un turbante y, sobre el hombro, una aljaba tejida que contenía dos largos cuchillos curvos. Cerca de él, un niño pequeño al borde de la carretera llevaba cuatro vasijas de barro rojas, vacías y listas para recoger el goteo de esa noche.

Los murciélagos también estarían preparados. Mientras tanto estaban durmiendo. Los zorros voladores, a diferencia de los murciélagos insectívoros y algunos murciélagos de la fruta, no duermen en cuevas, ni en minas ni en viejos edificios. Prefieren los árboles, de cuyas ramas se cuelgan boca abajo, envueltos en sus alas, como la más extraña de las frutas tropicales. Visitamos cuatro o cinco sitios. Observamos fijamente las agregaciones de murciélagos durmientes en las copas de los árboles, hablamos con los lugareños e inspeccionamos la configuración del terreno debajo de cada nido, nada de lo cual cumplía los exigentes estándares de Epstein. O bien los murciélagos eran demasiado pocos (un centenar aquí, un centenar allá), o bien los árboles próximos o la falta de ellos no permitía ningún modo de instalar una red, o bien las condiciones del suelo bajo ellos eran inadecuadas. En uno de los pueblos, varios centenares de murciélagos habían establecido su dormidero en unos árboles de leguminosas, un grupo tentador, excepto que colgaban justo sobre un enorme charco verde que parecía servir como tanque de drenaje y vertedero para el pueblo. Al bajar la red tras las capturas, los murciélagos colgados caerían a esa agua, preveía Epstein, lo cual le obligaría a zambullirse para desenredarlos antes de que se ahogaran. No, murmuró. Prefiero arriesgarme con el Nipah que con lo que quiera que haya en esa sentina.

Así pues, regresamos a un lugar que habíamos divisado de camino a Khulna: un depósito de almacenamiento abandonado, dentro de un recinto amurallado de más de una hectárea, propiedad del Gobierno y empleado en su momento como almacén de materiales de construcción de carreteras. Allí, en un patio cubierto de hierba, entre los cobertizos y los depósitos, se erguían un puñado de unos grandes árboles llamados *karoi*, de los que pendían cuatro o cinco mil murciélagos. Evidentemente, era un sitio especialmente propicio para dormir, porque los árboles eran muy grandes, el recinto amurallado los protegía del barullo del pueblo y de los niños con sus tirachinas, y cada atardecer podían soltarse de sus ramas, alzar el vuelo, dar vueltas majestuosamente sobre el río Rupsha (otro brazo del Ganges deltaico) y alejarse aleteando para alimentarse de noche en torno a los pueblos de los alrededores de Khulna. De acuerdo, decidió Epstein, este es el lugar.

En un día, tras reunirse con las autoridades locales, Arif y él habían obtenido permiso para que fuéramos a merodear por ese viejo almacén en medio de la noche. «Eso es por lo que me gusta trabajar en Bangladés —dijo Epstein—. Una simple solicitud, una gente razonable y una acción inmediata. Vaya usted a otros ciertos países asiáticos con expectativas similares y comprobará la diferencia.»

Antes de poder comenzar la captura de murciélagos, sin embargo, teníamos que hacer algunos trabajos preliminares durante el día. Subimos por una larga y tambaleante escalera de bambú hasta la azotea de un almacén abandonado, justo al lado de los karoi, y desde ahí continuaron trepando Gofur y Pitu. Se encaramaron a uno de los árboles, diestros cual marineros subiendo al puesto del vigía, y amarraron un mástil de bambú de manera que sobresaliera verticalmente por encima de una de las ramas más altas. Sobre ese mástil había una sencilla polea casera. Hicieron lo mismo en otro árbol, cerca del lado opuesto del almacén, y, una vez que acabaron de trepar y aparejar, ya podían subir y bajar una enorme red de niebla entre los dos árboles.

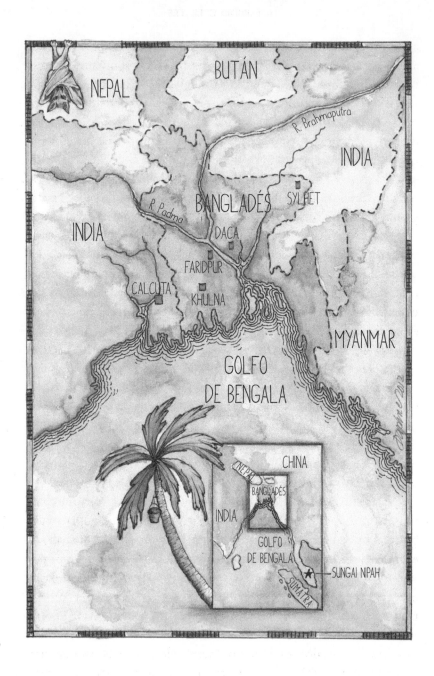

Ni que decir tiene que su intromisión en un árbol dormidero alteró a los murciélagos. Centenares de animales se agitaron, se despertaron, alzaron el vuelo y dieron vueltas sobre el río, luego regresaron y después volvieron a salir, cual restos flotantes a la deriva en un gran remolino de aire. Parecían grandes como gansos contra el cielo diurno, planeando fácilmente en las corrientes térmicas o aleteando a ritmo lento. Cuando pasaban por encima de nosotros, volando bajo, resultaban visibles sus rasgos: el pelo castaño rojizo de sus cuerpos, las grandes alas de color ocre oscuro casi traslúcidas, sus hocicos puntiagudos. Aunque no les gustaba que los despertasen, no daban ninguna muestra de pánico. Eran magníficos. Yo ya había visto murciélagos de la fruta en Asia con anterioridad, pero nunca tantos en movimiento tan cerca. Debía de estar mirando boquiabierto como un tonto, porque Epstein me aconsejó con delicadeza: «Mantenga la boca cerrada cuando mire hacia arriba». Me recordó que esparcían el virus Nipah en su orina.

En el hotel, programamos nuestros despertadores para las doce y media de la noche y nos levantamos a esa hora para el auténtico trabajo. Mientras nos dirigíamos hacia el almacén atravesando la durmiente Khulna, Epstein nos dio lo que llamó las instrucciones de seguridad. Gafas y guantes de cuero de soldador para los manipuladores de murciélagos, dijo. Guantes médicos por debajo. No os quitéis el sombrero ni os remanguéis. Al coger un murciélago tan grande, tenéis que agarrarlo firmemente por detrás de la cabeza, con los dedos bajo su mandíbula para que no puedan morderos. Evitad que os muerdan. Evitad que os arañen. Si un murciélago os engancha el brazo con una garra, levantad esa mano por encima de la cabeza; el animal tenderá instintivamente a subir y debéis evitar que trepe por vuestra cara. Pitu y Gofur desenredarán de la red los murciélagos capturados y los pondrán en vuestras manos. Coged la cabeza con una mano y agarrad sus extremidades con la otra, sujetando cada uno de sus fuertes y pequeños tobillos y muñecas en los huecos entre vuestros dedos: uno, dos, tres, cuatro. Justo cuatro ranuras para apretar. Confiad en Pitu y Gofur; ellos os ayudarán. Esa es la manera de controlar un zorro volador para que nadie salga herido. Echad cada murciélago en su funda, que Arif mantendrá abierta; luego anudadla, colgadla de una rama y volved a por otro murciélago. Si os arañan u os muerden, lo tratamos como una exposición, posiblemente al Nipah, posiblemente también a la rabia. Lavamos la herida durante cinco minutos con jabón y luego la empapamos con cloruro de benzalconio, un potente antiviral. Inmediatamente después de eso, inyectamos una vacuna antirrábica de refuerzo. ¿Estás vacunado contra la rabia, David? (Sí.) ¿Cuándo te pusieron tu última dosis de refuerzo?, ¿cómo andan tus títulos de anticuerpos? (Mmm, no lo sé.) En cuanto a la exposición al Nipah, no importa porque no hay vacuna, tratamiento ni cura. (¡Qué alivio!) ¿Os he dicho ya que no os muerdan? Nuestros primeros principios son: uno, seguridad para nosotros; dos, seguridad para los murciélagos. Debemos cuidar bien a los murciélagos, recalcó Epstein. (Por encima de todo, es veterinario y conservacionista.) ¿Alguna pregunta?

La mayor parte de estas instrucciones, menos mal, iban dirigidas a Jim Desmond, no a mí. Arif, Pitu y Gofur eran profesionales experimentados; no necesitaban otra sesión informativa. Desmond era el verdadero aprendiz y yo era un mero observador. No tenía intención de dejar que nadie me pasase un murciélago que gotease Nipah si podía evitarlo de forma razonable.

Justo fuera del muro del recinto, en otro edificio vacío, Epstein había instalado su laboratorio de campo. A primera hora, él y su gente habían preparado allí su equipo para las tareas posteriores: anestesiar a los murciélagos capturados, tomar muestras de sangre y de orina de cada animal, centrifugar los tubos de sangre para obtener la parte alícuota de suero, y congelar todas las muestras en un tanque de transporte de nitrógeno líquido. Esta habitación tenía suelo de hormigón, ventanas enrejadas, una mesa de madera ahora cubierta con plástico y un baño esterilizador de pies en la puerta, a través del cual pasaríamos con nuestras botas de goma. Epstein nos repartió a todos máscaras respiratorias, gafas de seguridad y guantes médicos (no de látex ni de goma, sino del material más novedoso, el nitrilo) y nos preparamos. Desmond y él se pusieron unos monos viejos. Arif tenía un bonito traje de protección Tyvek de una sola pieza, como un reluciente pijama blanco. Agénciate otra cosa cuando puedas, le dijo Epstein amablemente; recuerda que estos murciélagos son visuales, no ecolocalizadores, y pueden verte. Desmond se probó su respirador y, al cabo de un instante, Epstein le preguntó:

—¿Puedes respirar?

—Sí.

—Bien. No está permitido desmayarse. Esa es la regla número cinco.

Traté de recordar las otras cuatro.

—Con los virus nuevos y emergentes, lo esencial es la prevención —comentó Epstein con entusiasmo justo antes de colocarse su máscara—. Una vez que ya tienes el virus, no puedes hacer gran cosa.

Me pasó una toallita en un sobre, como las toallitas húmedas con alcohol que te dan en los aviones para refrescarte la cara, salvo que, en vez de alcohol, esta contenía cloruro de benzalconio. ¡Oh, gracias! Eran las 2.40 de la madrugada, la hora de subir a la azotea.

—Bien —dijo—, ¿estamos preparados?

75

No había luna. Caminamos en la oscuridad como los cazafantasmas y nos turnamos para subir la larga escalera de bambú. El tejado del almacén era un poco fantasmagórico, una extensión de tela asfáltica con unos cuantos parches y grietas, viejo y descuidado, sin garantías de que pudiera soportar el peso de una persona. Al llevar gafas de seguridad que se empañaban rápidamente con el vapor que se filtraba por mi respirador, apenas podía ver por dónde andaba. Peor aún, apenas podía ver dónde terminaba el edificio y comenzaba el espacio abierto. Prácticamente solo veía a Arif, que se movía en su traje Tyvek, pálido y diáfano como Casper. Vale, a él no le atraparemos. Pero no te distraigas y mira dónde pisas. Me percaté de que la regla número seis era: no caerse del tejado.

Todos los murciélagos habían partido para su alimentación nocturna. Permaneceríamos allí al acecho para atraparlos cuando regresaran, en algún momento antes del amanecer. Gofur y Pitu ya habían instalado la red, una pared de malla delicada invisible en la oscuridad por encima de nosotros, grande como la pantalla de una película de autocine. Nos agachamos para esperar. Empezó a hacer frío. Era la primera vez en mi limitada experiencia en Bangladés que había tenido ocasión de sentir frío. Me tumbé boca arriba sobre la tela asfáltica, abrigándome lo mejor que pude con una chaqueta ligera, y me quedé dormido. El primer murciélago chocó con la red a las 4.22.

Encendimos nuestras linternas frontales y nos levantamos de un salto. Gofur bajó la red con sus poleas mientras Epstein y Pitu avanzaban hacia el animal y yo me tambaleaba tras ellos, seguro y cegado detrás de mis gafas de seguridad. Pitu desenredó el murciélago y Epstein lo cogió, empleando justamente la técnica que había descrito: sujetándole con firmeza la cabeza, agarrándole las patas y los brazos entre los huecos de los dedos (pim, pam, pum) y luego introduciéndolo en su bolsa. Cerrar el cuello de la bolsa y atarlo firmemente con un cordel. Los murciélagos capturados, al igual que las serpientes capturadas, evidentemente se relajan más si los confinas en una tela suave. Volver a subir la red y repetir. Estaba impresionado por la competencia del equipo de Epstein.

Entre el primer murciélago y la luz del día, antes incluso de que sonara la llamada a la oración desde las mezquitas locales, embolsaron cinco más. Seis murciélagos para ser una noche de trabajo estaba por debajo de la media de Epstein —le gustaba llegar a la decena—, pero era un buen comienzo para ser un lugar nuevo. Los ajustes en la colocación de la red y en la altura de los mástiles mejorarían el rendimiento en los próximos días. Por ahora era suficiente. Con la luz del alba, bajamos la escalera y nos dirigimos a la habitación del laboratorio. Una vez allí, todos teníamos un papel asignado. El mío era no meterme en medio y, de vez en cuando, ayudar en un hisopado.

Tres horas más tarde, una vez extraídas las muestras de sangre, tomadas las muestras de hisopados y metidos los tubos en el tanque congelador, era hora de soltar a los murciélagos. Cada uno de ellos recibió primero una bebida de zumo de fruta para ayudarle a reponer los fluidos corporales perdidos en la extracción de sangre. Luego regresamos todos al patio cubierto de hierba, bajo los karoi, donde se había congregado una pequeña multitud de hombres, mujeres y niños del vecindario. (Los muros del viejo recinto eran permeables a los lugareños cuando se cocía algo interesante.) Epstein, que se había vuelto a poner sus guantes de soldador, liberó de sus bolsas uno a uno a los cinco primeros murciélagos, sujetando en alto cada animal para evitar que se le subiera a la cara, soltándole las patas y las alas, y luego relajando suavemente la presión a medida que los aleteos empezaban a hallar agarre en el aire, mientras todos observábamos cómo el animal se elevaba poco a poco, daba vueltas lánguidamente y emprendía el vuelo. Por fin, tras una o dos vueltas al recinto, unos minutos de aturdido alivio, encontraba su camino de regreso al dormidero comunal, más triste pero más sabio y sin grandes daños.

Antes de liberar al último murciélago, Epstein dio una breve charla a los vecinos congregados, traducida por Arif, felicitándoles por su buena suerte como pueblo por albergar tantos murciélagos maravillosos, que son útiles para los árboles frutales y otras plantas, y asegurándoles que él y sus colegas se habían esmerado en no dañar a los animales al estudiar su salud. Acto seguido liberó al último murciélago. Este ascendió por el aire, desde el nivel de la rodilla, y se marchó volando.

Más tarde, Epstein me dijo: «Cualquiera de esos seis murciélagos podía haber estado infectado. Eso es lo que parece. Su aspecto es totalmente saludable. No hay manera de distinguir el virus Nipah. Por eso tomamos todas esas precauciones». Volvió a meter sus botas en el baño esterilizador de pies cuando salíamos del laboratorio y se lavó en la bomba de agua del pueblo. Una niña le llevó jabón.

76

«La clave es la conectividad —me explicó Epstein la tarde siguiente durante una tranquila conversación—. La clave está en comprender cómo estamos interconectados los animales y las personas.» Habíamos regresado al hotel, nos habíamos duchado y habíamos comido, tras otra noche entera de capturas, otros quince murciélagos muestreados y liberados. No puedes observar un nuevo germen o un nuevo huésped reservorio, dijo, como si existieran en el vacío. Es una cuestión de contacto con los humanos, de interacción, de oportunidad. «Ahí radica el riesgo de contagio.»

Durante la media hora siguiente, usó repetidamente la palabra «oportunidad». Martilleaba una y otra vez. «Muchos de estos virus, muchos de estos patógenos que saltan de la vida silvestre a los animales domésticos o a las personas, existen desde hace mucho tiempo en los animales salvajes», dijo. No causan necesariamente enfermedades. Han coevolucionado con sus huéspedes naturales a lo largo de millones de años. Han llegado a alguna clase de arreglo, replicándose de manera lenta pero constante, pasando discretamente por la población huésped, disfrutando de una seguridad a largo plazo, y renunciando al éxito a corto plazo en forma de replicación máxima dentro de cada individuo huésped. La estrategia funciona. Ahora bien, cuando los humanos perturbamos ese arreglo —cuando invadimos las poblaciones huéspedes cazándolas para conseguir carne, arrastrándolas o expulsándolas de sus ecosistemas, alterando o destruyendo esos ecosistemas—, nuestra acción incrementa el nivel de riesgo. «Aumenta la oportunidad de que esos patógenos salten de su huésped natural a un nuevo huésped», dijo. El nuevo huésped podría ser cualquier animal (el caballo en Australia, la civeta de las palmeras en China), pero con frecuencia somos los humanos, debido a nuestra presencia tan invasiva y abundante. Ofrecemos una gran riqueza de oportunidades.

«A veces no ocurre nada», dijo Epstein. Se da un salto, pero el microbio sigue siendo benigno en su nuevo huésped, como si estuviese en el antiguo. (¿El virus espumoso del simio?) En otros casos, el resultado es una enfermedad muy grave para un número limitado de personas, tras lo cual el patógeno llega a un punto muerto. (El Hendra, el ébola.) Y, en otros casos, el patógeno logra un éxito enorme y de gran alcance en su nuevo huésped. Se adapta lo suficientemente bien como para establecerse; y, al adaptarse, crece más aún su idoneidad. Evoluciona, florece, persiste. La historia del VIH es la historia de un virus saltador que podría haber llegado a un punto muerto, pero que nunca lo hizo.

Sí, el VIH es un ejemplo vívido, convine. Pero ¿existe alguna razón particular por la que otros virus ARN no deberían tener ese mismo potencial? ¿El Nipah, por ejemplo?

«No, ninguna razón. Absolutamente ninguna —dijo Epstein—. A mi juicio, lo que determina si un patógeno llega a tener éxito en un nuevo huésped es, en gran medida, la probabilidad.» Con sus altos índices de mutación y de replicación, los virus ARN son muy adaptables, me recordó, y cada contagio entre especies ofrece una nueva oportunidad para adaptarse y afianzarse. Probablemente jamás sepamos con cuánta frecuencia sucede esto, cuántos virus animales contagian a las personas de manera inadvertida. Muchos de esos virus no provocan ninguna enfermedad, o bien causan una nueva enfermedad que, en ciertas partes del mundo con una asistencia sanitaria marginal, se confunde con una enfermedad ya existente. «La clave está —dijo— en que cuantas más oportunidades tengan los virus de saltar de un huésped a otro, más oportunidades tendrán de mutar cuando se encuentren con nuevos sistemas inmunes.» Sus mutaciones son aleatorias pero frecuentes, pues combinan los nucleótidos en una miríada de nuevas formas. «Y, tarde o temprano, uno de esos virus tendrá la combinación apropiada para adaptarse a su nuevo huésped.»

Este asunto de la oportunidad es una idea crucial, más sutil de lo que podría parecer. La había escuchado en boca de otros epidemiólogos. Es crucial porque capta la aleatoriedad de toda la situación, sin la cual podríamos fantasear con los fenómenos de las enfermedades emergentes, y engañarnos pensando que estos nuevos virus atacan a los humanos con alguna clase de intencionalidad. (Un ejemplo de esas fantasías son las habladurías sobre «la venganza de la selva».[6] Se trata ciertamente de una hermosa metáfora, pero no deberíamos tomárnosla demasiado en serio.) Epstein se estaba refiriendo, de una manera sutil, a las dos dimensiones distintas pero interconectadas de la transferencia zoonótica: la ecología y la evolución. La perturbación de los hábitats, la caza de animales salvajes, la exposición de los humanos a virus desconocidos que acechan en los huéspedes animales: eso es la ecología. Esas situaciones se dan entre los humanos y otras clases de organismos y se observan en el momento. Las tasas de replicación y mutación de un virus ARN, el éxito diferencial para las diferentes cepas del virus, la adaptación del virus a un nuevo huésped: eso es la evolución. Esta tiene lugar dentro de una población de un organismo, ya que la población responde a su entorno a lo largo del tiempo. Una de las cosas más importantes que hay que recordar sobre la evolución —y sobre su mecanismo primordial, la selección natural, descrita por Darwin y sus sucesores— es que esta carece de propósitos. Tan solo tiene resultados. Creer lo contrario supone incurrir en una falacia teleológica que posee mucho atractivo emocional («la venganza de la selva»), pero que resulta engañosa. Ahí es donde quería llegar Jon Epstein. No imaginemos que estos virus tienen una estrategia deliberada, dijo. No les atribuyamos una responsabilidad malévola contra los humanos. «Es todo una cuestión de oportunidad.» No vienen a por nosotros. De una u otra manera, nosotros vamos hacia ellos.

Pero ¿qué sucede con los murciélagos?, le pregunté. ¿Por qué tantos de estos virus zoonóticos, o lo que parecen ser tantos, saltan a los humanos desde el orden de los quirópteros dentro de los mamíferos? ¿O se trata acaso de una pregunta equivocada?

«Es la pregunta adecuada —me respondió—. Pero no creo que exista todavía una buena respuesta para ella».

77

Puede que no exista una respuesta satisfactoria, pero se han hecho esfuerzos para hallarla. He formulado la misma pregunta —¿por qué los murciélagos?— a expertos en enfermedades emergentes del mundo entero. Uno de ellos era Charles H. Calisher, un eminente virólogo recientemente jubilado como profesor de microbiología de la Universidad Estatal de Colorado.

Calisher salió de la Facultad de Medicina de Georgetown con un doctorado en Microbiología en 1964. Se forjó su reputación practicando la virología en la clásica mesa de laboratorio, lo cual implicaba cultivar virus vivos, transferirlos experimentalmente a ratones y a cultivos celulares, examinarlos en micrografías electrónicas y decidir dónde ubicarlos en el árbol genealógico viral. La clase de trabajo que había realizado Karl Johnson con el virus Machupo, y que se remontaba antes que Johnson a Frank Fenner y Macfarlane Burnet, e incluso a otros investigadores precedentes. La carrera de Calisher incluía un largo periodo en los CDC, así como una trayectoria académica durante la cual se había centrado en los virus transmitidos por artrópodos (también conocidos como arbovirus, como el virus del Nilo

Occidental, el dengue y el virus de La Crosse, todos ellos portados por mosquitos) y en los transmitidos por roedores (señaladamente los hantavirus). Como científico que había estudiado los virus en sus vectores y en sus reservorios durante más de cuatro décadas, pero sin prestar especial atención a los quirópteros, también acabó preguntándose por qué tantas de esas enfermedades nuevas habían emergido de los murciélagos.

Charlie Calisher es un hombre más bien pequeño con un brillo peligroso en los ojos, célebre en la profesión por sus profundos conocimientos, su humor cáustico, su desdén por la pomposidad, sus modales bruscos y (si logras atravesar esas capas) su gran y afable corazón. Insistió en invitarme a almorzar en su restaurante vietnamita favorito de Fort Collins, antes de empezar a conversar en serio. Llevaba un jersey de pescador, unos pantalones chinos y unas botas de montaña. Después del almuerzo, seguí su camioneta roja de regreso al complejo de laboratorios de la Universidad Estatal de California, donde todavía tenía algunos proyectos en marcha. Sacó un matraz de lados planos de una incubadora, lo colocó bajo un microscopio, enfocó y dijo: «Mire aquí, es el virus de La Crosse». Vi células de mono en un medio de cultivo del color de un refresco de cereza, atacadas por algo tan minúsculo que solo podía apreciarse por el daño que causaba. Personas del mundo entero (médicos y veterinarios) le enviaban muestras de tejidos, me explicó Calisher, pidiéndole que cultivara un virus a partir de ellas y lo identificase. De acuerdo. Llevaba toda su vida dedicándose a esa clase de tareas, especialmente en lo concerniente a los hantavirus en los roedores. Y entonces llegó esa pequeña excursión al interior de los murciélagos.

Nos trasladamos a su despacho, ahora prácticamente vacío al acercarse poco a poco a su jubilación, exceptuando un escritorio, dos sillas, un ordenador y unas cuantas cajas. Se inclinó hacia atrás en su silla, apoyó la botas sobre el escritorio y comenzó a hablar de los arbovirus, los CDC, los hantavirus en los roedores, el virus de La Crosse, los mosquitos y un simpático grupo llamado Club de Virología de las Montañas Rocosas. Saltaba de un tema a otro, pero, sabedor de mi interés, regresó a una relevante conversación que mantuvo con una colega unos seis años atrás, poco después de que se revelara la noticia de que el SARS, el nuevo coronavirus asesino, había sido rastreado hasta un murciélago chino. La colega en cuestión era Kathryn V. Holmes, una experta en coronavirus y en su estructura molecular, del Centro de Ciencias de la Salud de la Universidad de Colorado, cerca de Denver, siguiendo la carretera desde Fort Collins. Charlie me contó la historia con su vívido estilo, aderezada con diálogos:

—Deberíamos escribir un artículo de revisión sobre los murciélagos y sus virus —le dijo a Kay Holmes—. Ese coronavirus del murciélago es realmente interesante.

Ella parecía intrigada, pero un tanto indecisa:

—¿Y qué incluiríamos?

—Bueno, pues esto, lo otro y lo de más allá —respondió Charlie vagamente. Todavía estaba dando forma a la idea—. Tal vez la inmunología.

—¿Y qué sabemos nosotros sobre inmunología?

—Yo no sé una mierda sobre inmunología. Preguntémosle a Tony.

Tony Schountz, otro amigo de la profesión, es un inmunólogo de la Universidad de Colorado del Norte en Greeley, que lleva a cabo investigaciones sobre las respuestas a los hantavirus en los humanos y en los ratones. Por aquel entonces, Schountz, al igual que Calisher, jamás había estudiado a los quirópteros. Pero es un tipo joven y fornido, un antiguo atleta, que había jugado como cácher en el equipo de béisbol de la universidad.

—Tony, ¿qué sabes sobre los murciélagos?

Schountz pensó que Charlie se refería a los bates de béisbol Louisville Sluggers.*

—Están hechos de madera de fresno.

—¡Tony, me refiero a los murciélagos! — exclamó mientras hacía un gesto de batir las alas, para dejar claro que no estaba hablando del célebre jugador Joe DiMaggio.

—¡Ah! ¡Buf, pues nada!

—¿Has leído algo sobre la inmunología de los murciélagos?

---

* Debido a la polisemia del sustantivo inglés *bat*, que significa tanto «murciélago» como «bate». (*N. de los T.*)

—No.

—¿Has visto algún artículo sobre la inmunología de los murciélagos?

—No.

Tampoco Charlie. Nada más allá de hallar anticuerpos que confirmaban la infección. Nadie parecía haberse planteado la cuestión más profunda de cómo respondían los sistemas inmunes de los quirópteros.

—Así que le dije a Kay: «Vamos a escribir un artículo de revisión» —me contó Charlie—. Y Tony me contestó: «¿Estás loco? ¡No sabemos nada!».

—Bueno, ella no sabe nada, tú no sabes nada y yo no sé nada. Esto es estupendo. No tenemos ningún prejuicio.

—¿Prejuicios? —dijo Schountz—. ¡No tenemos ninguna información!

—Yo le respondí: «Tony, eso no debería detenernos».

Así funciona la ciencia. Pero Calisher y sus dos amigos no pretendían hacer alarde de su ignorancia. «Si nosotros no sabemos nada de este campo o de aquel otro —propuso— encontraremos a alguien que sí que sepa.» Reclutaron a James E. Childs, un epidemiólogo y experto en rabia de la Facultad de Medicina de Yale (y un viejo amigo de Charlie de los tiempos de los CDC), y a Hume Field, que por aquel entonces aparecía por todas partes. Ese equipo de cinco miembros, con su mosaico de conocimientos especializados y su sublime falta de prejuicios, escribió entonces un artículo extenso y de largo alcance. Varios editores de revistas manifestaron su interés, pero querían que recortaran el manuscrito; Charlie se negó. Finalmente se publicó íntegro en una revista más amplia, bajo el título «Bats: Important Reservoir Hosts of Emerging Viruses». Se trataba de una revisión, como había previsto Charlie, lo cual significaba que los cinco autores no pretendían presentar ninguna investigación original; simplemente resumían las que se habían llevado a cabo hasta entonces, reunían resultados dispares (incluidos datos inéditos aportados por otros) y trataban de destacar ciertos patrones más amplios. Aquella labor resultaría ser un servicio muy oportuno. El artículo ofrecía un rico compendio de datos e ideas y, allí donde escaseaban los datos, preguntas directivas. Otros epidemiólogos repararon en ese trabajo. «De repente —me contó Charlie—, el teléfono no paraba de sonar.» Atendieron centenares de solicitudes de separatas, tal vez millares, y enviaron su artículo «Bats: Important Reservoir Hosts of Emerging Viruses» a colegas del mundo entero en formato PDF. En aquel universo profesional, todos querían saber acerca de esos nuevos virus y de sus escondrijos en los quirópteros. Sí, ¿qué pasaba con los murciélagos?

El artículo planteaba un puñado de aspectos destacados, el primero de los cuales ponía el resto en perspectiva: los murciélagos aparecen en muchísimas formas. El orden *Chiroptera* (los animales de la «mano-ala») comprende 1.116 especies, que representan el 25 por ciento de todas las especies reconocidas de mamíferos. Dicho de otro modo, una de cada cuatro especies de mamíferos es un murciélago. Semejante diversidad podría sugerir que los murciélagos no albergan más que su porcentaje de virus; puede suceder, en cambio, que su carga viral sea proporcional a su porcentaje en toda la diversidad de mamíferos, y, por tanto, tan solo parezca sorprendentemente grande. Quizá su proporción de virus por murciélago no sea superior a las proporciones de otros mamíferos.

Por otra parte, tal vez sí que sea más elevada. Calisher y compañía exploraron algunas de las razones por las que esto podría ser cierto.

Amén de su diversidad, los murciélagos son muy abundantes y muy sociales. Muchas especies se posan para dormir en enormes agregaciones que pueden incluir millones de individuos muy próximos entre sí. Son asimismo un linaje muy antiguo, que ha tardado unos cincuenta millones de años en evolucionar hasta alcanzar aproximadamente su forma actual. Su antigüedad posibilita una larga historia de asociaciones entre virus y murciélagos, y esas asociaciones íntimas pueden haber contribuido a la diversidad viral. Cuando un linaje de murciélagos se dividía en dos especies nuevas, sus virus pasajeros podrían haberse dividido con ellas, creando más clases de virus así como más tipos de murciélagos. Y la abundancia de murciélagos, cuando se reúnen para dormir o para hibernar, puede ayudar a los virus a persistir en esas poblaciones, pese a la inmunidad adquirida en muchos individuos más viejos. ¿Recuerda el concepto de tamaño crítico de la comunidad? ¿Recuerda el sarampión, que circula endémicamente en las ciudades de quinientos mil habitantes o más? Probablemente los murciélagos cumplan con el estándar del tamaño crítico de la comunidad más sistemáticamente que la mayoría de los demás mamíferos. Sus comunidades son con frecuencia enormes y habitualmente grandes, por lo que ofrecen un suministro constante de recién nacidos susceptibles de infectarse y mantener la presencia viral.

Ese escenario supone un virus que infecta a cada murciélago solo brevemente, dejando a los individuos recuperados con una inmunidad de por vida, como sucede con el sarampión en los humanos. Un escenario alternativo implica un virus capaz de causar una infección crónica y persistente, que dure meses o incluso años dentro de un único murciélago. Si la infección puede persistir, entonces el largo promedio de vida de un murciélago se vuelve ventajoso para el virus. Algunos de los murciélagos insectívoros más pequeños viven de veinte a veinticinco años. Semejante longevidad, si el murciélago se infecta y propaga el virus, incrementa enormemente la suma de oportunidades a lo largo del tiempo de transmitir el virus a otros murciélagos. En el lenguaje de los matemáticos: R_0 aumenta con el promedio de vida de un murciélago persistentemente infectado. Y, como usted sabe, una R_0 mayor es siempre buena para el patógeno.

La intimidad social también ayuda, y a muchas especies de murciélagos parece encantarles el hacinamiento, al menos cuando hibernan o duermen. Los murciélagos mexicanos de cola libre de las cavernas de Carlsbad, por ejemplo, se acurrucan a razón de unos trescientos individuos por unos novecientos centímetros cuadrados. Ni siquiera los ratones de laboratorio en una jaula sobrecargada tolerarían tal concentración. Si un virus puede transmitirse por contacto directo, por los fluidos corporales o por gotitas diminutas rociadas por el aire, el hacinamiento aumenta las probabilidades. Bajo condiciones como las de Carlsbad, observaba el grupo de Calisher, se ha descubierto que incluso la rabia llega a transmitirse por el aire.

Hablando de transmisión aérea, no es irrelevante el hecho de que los murciélagos vuelen. Cada ejemplar de murciélago de la fruta puede recorrer docenas de kilómetros cada noche buscando alimento, y cientos de miles en una estación al trasladarse de unos dormideros a otros. Algunos murciélagos insectívoros migran hasta mil trescientos kilómetros entre sus dormideros de verano y de invierno. Los roedores no hacen semejantes viajes, ni tampoco muchos mamíferos más grandes. Además, los murciélagos se desplazan en tres dimensiones por el paisaje, no solo en dos; vuelan alto, bajan en picado, vuelan entremedio, habitando un volumen mucho mayor de espacio que la mayoría de los animales. La amplitud y la profundidad de su mera presencia son grandes. ¿Aumenta eso la probabilidad de que ellos, o los virus que portan, entren en contacto con los humanos? Tal vez.

Luego está el sistema inmune de los murciélagos. El grupo de Calisher solo pudo tratar de paso aunque juiciosamente ese tema, incluso con Tony Schountz como coautor, porque ninguno sabía gran cosa al respecto. Básicamente formularon preguntas. ¿Es posible que las frías temperaturas soportadas por los murciélagos hibernantes supriman sus respuestas inmunes, permitiendo que los virus persistan en la sangre de los murciélagos? ¿Es posible que los anticuerpos, que neutralizarían un virus, no duren tanto en los murciélagos como en otros mamíferos? ¿Qué ocurre con la antigüedad del linaje de los murciélagos? ¿Divergió ese linaje del de otros mamíferos antes de que su sistema inmune hubiera sido afinado por la evolución, alcanzando el nivel de efectividad visto en los roedores y los primates? ¿Tienen los murciélagos un «punto de ajuste» diferente para sus respuestas inmunes, que permite al virus replicarse libremente siempre y cuando no cause ningún daño al animal?[7]

Según el grupo de Calisher, para responder esas preguntas serían precisos nuevos datos derivados de nuevas investigaciones. Y esos trabajos no podrían realizarse únicamente con los elegantes instrumentos y métodos de la genética molecular, comparando las largas secuencias de bases de nucleótidos por medio de programas informáticos. Escribían:

> El énfasis, a veces el énfasis completo, en la caracterización de las secuencias de nucleótidos, más que en la caracterización del virus, nos ha conducido a la postre a esta lamentable situación, que no nos permite disponer de virus reales con los que trabajar.[8]

El artículo era un esfuerzo colaborativo, pero esa oración suena a Charlie Calisher. Lo que quiere decir es: «Mirad, tíos, tenemos que cultivar esos bichos a la vieja usanza, tenemos que examinarlos en carne y hueso si queremos entender cómo actúan». Y, si no lo hacemos, añadía el artículo «estaremos esperando simplemente a que se produzca el próximo brote catastrófico de algún virus zoonótico».[9]

78

Charlie Calisher y sus coautores, además de mencionar algunos principios generales, analizaron con detalle un puñado de virus relacionados con los murciélagos: el Nipah, el Hendra, la rabia y sus parientes próximos (los lisavirus), el SARS-CoV y otro par de ellos. Mencionaron el ébola y el Marburgo, si bien omitiendo cuidadosamente estos dos de la lista de virus para los que se ha demostrado que los murciélagos sirven de reservorios. «Los huéspedes reservorio naturales de estos virus no han sido identificados todavía», dijeron a propósito del Marburgo y del ébola, acertadamente hasta la fecha de publicación.[10] Su artículo apareció en el 2006. Para entonces ya se habían detectado fragmentos de ARN del ébola en algunos murciélagos y se habían hallado anticuerpos contra él en otros murciélagos. Pero eso no constituía una prueba suficiente. Nadie había aislado todavía ningún filovirus vivo en un murciélago, y el fracaso en los esfuerzos realizados al respecto había dejado el ébola y el Marburgo bien ocultos.

Entonces, en el 2007, reapareció el virus de Marburgo, en esta ocasión en los mineros de Uganda. Fue un brote pequeño, que afectó solamente a cuatro hombres, uno de los cuales murió, pero sirvió de oportunidad para aprender algo nuevo acerca del virus, gracias en parte a un equipo multinacional que respondió con rapidez. Las cuatro víctimas trabajaban en un lugar llamado cueva Kitaka, no lejos del parque nacional de la Reina Isabel, en la esquina sudoccidental de Uganda. Extraían galena, que es mineral de plomo, más un poco de oro. La palabra «mina» atrajo la atención de algunos científicos del Departamento Especial para Patógenos Especiales de los CDC de Atlanta, pues estos ya tenían motivos para sospechar que el reservorio del

Marburgo, cualquiera que fuese, podía estar asociado con entornos del estilo de las cuevas. Varios de los brotes anteriores del Marburgo incluían a pacientes en cuyas historias clínicas figuraban visitas a, o trabajo en, cuevas o minas. Por consiguiente, cuando el equipo de respuesta llegó a la cueva Kitaka, en agosto del 2007, iban preparados para meterse bajo tierra.

Aquel grupo incluía a científicos de los CDC, del Instituto Nacional de Enfermedades Transmisibles de Sudáfrica (NICD, por sus siglas en inglés) y de la OMS de Ginebra. Los CDC enviaron a Pierre Rollin y a Jonathan Towner, a quienes yo ya conocía, así como a Brian Amman y a Serena Carroll. Bob Swanepoel y Alam Kemp del NICD volaron desde Johannesburgo; Pierre Formenty llegó desde la OMS. Todos ellos poseían una amplia experiencia con el ébola y el Marburgo, obtenida de las diversas respuestas a los brotes, las investigaciones de laboratorio y los estudios de campo. Amman era un mastozoólogo con una especial afinidad por los murciélagos. Durante una conversación en los CDC, me describió la experiencia de la visita a la cueva Kitaka.

La cueva servía de dormidero para unos cien mil ejemplares del murciélago egipcio de la fruta (*Rousettus aegyptiacus*), un principal sospechoso como reservorio del Marburgo. Los miembros del equipo, pertrechados con trajes Tyvek, botas de goma, gafas protectoras, respiradores, guantes y cascos, fueron guiados hasta el pozo por los mineros, que, como de costumbre, vestían solo pantalones cortos, camisetas y sandalias. El suelo estaba cubierto de excrementos. Los mineros daban palmadas para dispersar a su paso a los murciélagos que colgaban a baja altura. Los murciélagos salían despavoridos. Eran animales de un tamaño considerable, cada uno de ellos con una envergadura de sesenta centímetros, no tan grandes ni corpulentos como los zorros voladores de Asia, pero sobrecogedores pese a todo, especialmente cuando te pasan silbando miles de ellos en un túnel estrecho. Antes de darse cuenta, Amman había sido golpeado en la cara por un murciélago y tenía un corte sobre una ceja. Towner también recibió algún golpe, dijo Amman. Los murciélagos de la fruta tienen uñas largas y afiladas en los pulgares. Más tarde, debido al corte, Amman recibió una vacuna para la posexposición a la rabia, aunque el Marburgo era una preocupación más inmediata. «Sí —pensó—, ese podía ser un lugar realmente bueno para la transmisión.»

La cueva tenía varios pozos, me explicó Amman. El principal tenía unos dos metros y medio de altura. Debido a toda la actividad minera en la zona, muchos de los murciélagos habían optado por trasladarse a otro dormidero «y se habían mudado al pozo de la cobra». Era un pozo más pequeño, en una bifurcación, que...

Le interrumpí:

—¿«Cobra» porque había cobras?

—Sí, había una cobra de bosque negra —respondió.

O tal vez un par de ellas. Era un buen hábitat oscuro para las serpientes, con agua y muchos murciélagos para comer. En cualquier caso, los mineros guiaron a Amman y a Towner hasta dentro de la cueva, pasando otro estrecho pozo que conducía a un lugar llamado el Agujero, un hoyo de unos tres metros de profundidad al que se accedía descendiendo por un poste y de cuyo suelo se extraía gran parte del mineral. Los dos estadounidenses estaban buscando el Agujero pero, siguiendo a sus guías, lo pasaron inadvertidamente y continuaron avanzando unos doscientos metros por el pozo principal hasta una cámara que contenía una masa de agua tibia y marrón. Entonces los lugareños se retiraron, dejando que Towner y Amman explorasen un poco por su cuenta. Bajaron hasta la orilla del lago marrón y descubrieron que la cámara se ramificaba en tres pozos, cada uno de los cuales parecía bloqueado por agua estancada. Al fijar la mirada en esos pozos, pudieron ver muchos más murciélagos. La humedad era alta y la temperatura tal vez diez o quince grados más elevada que en el exterior. Sus gafas se empañaban. Sus respiradores se empapaban y no dejaban pasar mucho oxígeno. Jadeaban y sudaban. Embutidos en sus trajes Tyvek, se sentían como si llevaran puesta una bolsa de basura y, a esas alturas, se estaban volviendo «un poco majaretas», recordaba Amman. Un pozo a la orilla del lago parecía curvarse dando la vuelta, para conectar posiblemente con el pozo de la cobra. Ignoraban qué profundidad podía tener el agua y el espacio aéreo sobre ella era limitado. ¿Debían seguir avanzando? Decidieron no hacerlo, pues el potencial beneficio no compensaba el aumento del riesgo. Formenty, su colega de la OMS, acabó encontrándoles allí abajo y les dijo: «¡Eh, chicos, el Agujero está por ahí detrás!». Salieron a rastras y desanduvieron su camino, «pero para entonces ya estábamos agotados —dijo Amman—. Teníamos que salir a refrescarnos». Aquella fue solamente su primera excursión subterránea en Kitaka. Harían varias más.

Otro día, el equipo exploró una cámara remota y lúgubre a la que llamaban la Jaula. Era allí donde uno de los cuatro mineros infectados había estado trabajando justo antes de enfermar. En aquella ocasión, Amman, Formenty y Alam Kemp, del NICD, llegaron hasta los recovecos remotos de la cueva. La propia Jaula solo resultaba accesible arrastrándose a través de un boquete en la parte inferior de un muro, como si tuviesen que deslizarse bajo la puerta de un garaje que no se ha cerrado del todo. Brian Amman es un hombre corpulento; mide más de uno noventa y pesa cien kilos, y apenas cabía por aquel boquete; su casco quedó atascado y tuvo que quitárselo para pasar. «Entramos en esa especie de habitación ciega —me contó— y lo primero que vemos son centenares de esos murciélagos muertos.»

Eran murciélagos egipcios de la fruta, los animales en los que estaban interesados, en diversas fases de momificación y putrefacción. Aquellos montones de murciélagos muertos y delicuescentes parecían una mala señal, que invalidaba potencialmente la hipótesis de que los murciélagos egipcios de la fruta pudieran ser un huésped reservorio del Marburgo. Si esos murciélagos habían muerto en masa a causa del virus, entonces no podían ser también su reservorio. Por otra parte, podían haber sucumbido a los esfuerzos previos de los lugareños para exterminarlos con fuego y humo. La causa de su muerte era indeterminable a falta de otras evidencias, y ese era en parte el motivo de que el equipo estuviera allí. Si esos murciélagos hubieran muerto de Marburgo, la sospecha se desplazaría a otro lugar; a otro murciélago, ¿o quizá a un roedor, una garrapata o una araña? Esos otros sospechosos podrían tener que ser investigados. Las garrapatas, por ejemplo. Las había a montones en las grietas próximas a los dormideros de murciélagos, a la espera de una oportunidad de beber sangre. Entretanto, cuando Amman y Kemp estuvieron en la Jaula, se percataron de que no todos los murciélagos que allí había estaban muertos. En aquel lugar se arremolinaban murciélagos vivos y que daban vueltas alrededor de sus cabezas.

Los dos hombres se pusieron manos a la obra y comenzaron la recogida. Metieron murciélagos muertos en bolsas. Atraparon unos cuantos vivos y también los embolsaron. Luego, arrastrándose de nuevo sobre el vientre, salieron apretujándose por el boquete inferior. «Aquello era realmente enervante —me contó Amman—. Probablemente no volvería a hacerlo.» Un pequeño accidente, decía, una roca grande rueda hasta tapar el camino y ya está. Estás atrapado.

Un momento, a ver si me aclaro. Estás en una cueva en Uganda, rodeado del virus de Marburgo, del virus de la rabia y de cobras de bosque negras, caminando por un lodo de murciélagos muertos, siendo golpeado en la cara por algunos vivos como Tippi Hedren en *Los pájaros* de Hitchcock, y los muros están plagados de garrapatas sedientas, y apenas puedes respirar, y apenas puedes ver, y...¿tienes tiempo para sentir claustrofobia?

—Uganda no es famosa por sus equipos de rescate minero —me contestó.

Al terminar ese viaje de exploración, los científicos habían recogido alrededor de ochocientos murciélagos para su disección y muestreo, la mitad de los cuales pertenecían al *Rousettus aegyptiacus*. El equipo de los CDC, incluidos Towner y Amman, regresó a la cueva Kitaka siete meses después, en abril del 2008, para atrapar y muestrear doscientos ejemplares más de *R. aegyptiacus*, con el fin de ver si persistía el Marburgo en la población. En tal caso, eso sugeriría firmemente que esa especie era en efecto un reservorio. Durante la segunda excursión, también marcaron y liberaron a más de un millar de murciélagos, con la esperanza de que, al volver a capturarlos más adelante, podrían deducir el tamaño global de la población. Conocer esta cifra, así como la de la prevalencia de la infección en sus murciélagos muestreados, indicaría cuántos murciélagos infectados podrían estar refugiándose en Kitaka en un momento dado. Towner y Amman utilizaron collares de cuentas (que parecían menos incómodos para los murciélagos que el método habitual de marcado con anillas en las patas), cada uno de ellos codificado con un número. Ambos científicos recibieron críticas por este estudio de marcado y recaptura; los colegas escépticos alegaron que era un esfuerzo desperdiciado, habida cuenta del enorme tamaño de la población de murciélagos y las probabilidades en contra de la recaptura. Pero, en palabras de Amman, «nos mantuvimos firmes», y acabaron liberando 1.329 murciélagos marcados.

Menos especulativas y controvertidas fueron las muestras de sangre y de tejidos de los murciélagos disecados. Estas fueron enviadas a Atlanta, donde Towner participó en las tareas de laboratorio para hallar rastros del virus de Marburgo. Un año más tarde apareció publicado un artículo, firmado por Towner, Amman, Rollin y sus colegas de la OMS y del NICD, que anunciaba algunos resultados importantes. Todo el arrastre por la cueva, el muestreo de los murciélagos y el trabajo de laboratorio habían generado un avance espectacular en la comprensión de los filovirus, que incluían tanto el Marburgo como el ébola. El equipo no solo había detectado anticuerpos contra el Marburgo (en trece de los aproximadamente seiscientos murciélagos de la fruta muestreados) y fragmentos de ARN del Marburgo (en treinta y uno de los murciélagos), sino que habían logrado asimismo algo más difícil y fascinante. Los anticuerpos y los fragmentos de ARN, aunque significativos, eran el mismo tipo de pruebas secundarias que habían vinculado provisionalmente el virus del Ébola con los murciélagos. Este equipo había ido un paso más allá: había encontrado virus vivos.

Trabajando en uno de los laboratorios BSL-4 de los CDC, Towner y sus colaboradores habían aislado virus de Marburgo viables y replicantes en cinco murciélagos diferentes. Además, las cinco cepas de virus eran genéticamente diversas, lo cual sugería una larga historia de presencia y evolución viral en los murciélagos egipcios de la fruta. Esos datos, sumados al ARN fragmentario, constituían pruebas sólidas de que el murciélago egipcio de la fruta es un reservorio —si no el reservorio— del virus de Marburgo. Sobre la base del trabajo de aislamiento, está definitivamente presente en los murciélagos. Sobre la base de los fragmentos de ARN, parece infectar aproximadamente al 5 por ciento de la población de murciélagos en un momento dado. Combinando ambas cifras con la población total estimada de cien mil murciélagos en Kitaka, el equipo podía decir que en torno a cinco mil murciélagos infectados por el Marburgo salían volando de la cueva cada noche.

Un pensamiento interesante: cinco mil murciélagos infectados sobrevolando el lugar. ¿Adónde se dirigían? ¿Hasta qué árboles frutales llegaban? ¿Sobre qué ganado y qué pequeños jardines se cagaban en su camino? El consejo de Jon Epstein habría sido oportuno: «Mantén la boca cerrada cuando mires hacia arriba». Y la agregación de Kitaka, añadían Towner y sus coautores, «es solamente una de las muchas poblaciones que viven en cuevas a lo largo y ancho de África».[11]

¿Adónde más podía estar viajando el virus de Marburgo en las alas de aquellos murciélagos? Una respuesta a esa pregunta llegó en el verano del 2008.

79

Astrid Joosten era una holandesa de cuarenta y un años que, en junio del 2008, fue a Uganda con su marido en unas vacaciones de aventura. No era su primer viaje de ese estilo, pero resultaría más trascendental que los demás.

En su hogar, en Brabante Septentrional (casualmente la misma región que estaba siendo duramente golpeada por entonces por la fiebre Q), Joosten trabajaba como analista de negocios para una compañía eléctrica. Pero a ella y a su marido, un director financiero, les gustaba hacer escapadas anuales desde los Países Bajos para experimentar los paisajes y las culturas de otros países, especialmente de África. En el 2002 habían volado a Johannesburgo y, al bajar del avión, sintieron amor a primera vista. En posteriores viajes visitaron Mozambique, Zambia y Mali. El viaje del 2008, contratado a través de una agencia de viajes de aventura, les permitiría ver los gorilas de montaña en las tierras altas sudoccidentales del país, así como otros animales salvajes y culturas. Viajaron hacia el sur hasta el Bosque Impenetrable de Bwindi, donde habitan los gorilas ugandeses. Uno de los días, los organizadores ofrecieron una excursión opcional a un lugar llamado bosque de Maramagambo, cuya atracción principal era un sitio peculiar que todo el mundo conocía como cueva de la Pitón. Allí vivían las pitones africanas de roca, lánguidas y satisfechas, grandes y gordas con su dieta de murciélagos.

El marido de Joosten, más tarde su viudo, era un hombre de tez blanca llamado Jaap Taal, un tipo tranquilo con la cabeza rapada y gafas redondeadas y oscuras. La mayoría de los viajeros restantes no encontraron apetecible aquella oferta, me contó Jaap Taal mientras tomábamos café en una cafetería del sudoeste de Montana. No importa, por el momento, por qué se presentó allí. La cueva de la Pitón había sido una visita adicional, me explicó, y su precio no estaba incluido en su paquete de Uganda. «Pero Astrid y yo siempre decíamos: tal vez vengas aquí una sola vez en tu vida y tienes que aprovecharla al máximo.» Fueron hasta el bosque de Maramagambo y luego caminaron en torno a un kilómetro y medio, ascendiendo gradualmente, hasta un pequeño estanque. Cerca, medio escondida por el musgo y otra vegetación, cual ojo de cocodrilo que apenas asoma en la superficie, había una oscura y baja abertura. Joosten y Taal, con su guía y otro cliente, descendieron a la cueva.

El suelo estaba en malas condiciones: pedregoso, irregular y resbaladizo por los excrementos de murciélago. El olor también era malo: afrutado y agrio. Imagínese una lóbrega taberna, cerrada y vacía, con cerveza por el suelo a las tres de la madrugada. La cueva parecía haber sido tallada por un riachuelo, o al menos haber canalizado sus aguas, y parte de la roca de encima se había derrumbado, dejando un suelo de peñascos y escombros, un paisaje lunar, cubierto de excrementos como si fuera una espesa capa de helado de vainilla. El techo estaba lleno de millares de murciélagos de gran tamaño, que gorjeaban ante la presencia de intrusos humanos, cambiaban de posición, algunos soltándose para volar y luego acomodándose de nuevo. Astrid y Jaap mantenía agachada la cabeza y miraban dónde pisaban intentando no resbalar, preparados para apoyar una mano si fuese menester. «Creo que fue así como se infectó Astrid —me dijo—. Creo que apoyó la mano en una roca que tenía excrementos de murciélago, que estaban infectados. Y así pasó a tenerlo en la mano.» Tal vez se tocase la cara una hora después o se llevara a la boca un caramelo o algo por el estilo, «y supongo que fue así como contrajo la infección».

La cueva de la Pitón, en el bosque de Maramagambo, está a apenas cincuenta kilómetros al oeste de la cueva Kitaka. También alberga murciélagos egipcios de la fruta. Cincuenta kilómetros no son una gran distancia y los ejemplares de la agregación de Kitaka son perfectamente capaces de encontrar el camino para anidar en Pitón, como demostraría más tarde el estudio de marcado y recaptura realizado por el equipo de los CDC.

Nadie había advertido a Joosten y Taal de los peligros potenciales de una cueva de murciélagos africana. No sabían nada del virus de Marburgo (aunque habían oído hablar del ébola). Solo permanecieron en la cueva durante unos diez minutos. Vieron una serpiente pitón, grande y aletargada. Luego se marcharon y continuaron sus vacaciones por Uganda. Visitaron a los gorilas de montaña, hicieron un viaje en barco y volaron de regreso a Amsterdam. Trece días después de la visita a la cueva, de vuelta en Brabante Septentrional, Astrid Joosten cayó enferma.

Al principio no parecía nada peor que una gripe. Luego su temperatura no cesaba de subir. Al cabo de unos días comenzó a sufrir insuficiencia orgánica. Sus médicos, al conocer su historial, que incluía una estancia reciente en África, sospecharon del virus de Lassa o quizá del de Marburgo. «¿Marburgo? —dijo Jaap—, ¿y eso qué es?» El hermano de Astrid lo consultó en Wikipedia y le explicó: el virus de Marburgo; mata, puede ser algo grave. Los médicos la trasladaron a un hospital de Leiden, donde podría recibir mejores cuidados y ser aislada de los demás pacientes. Allí desarrolló un sarpullido y conjuntivitis; tuvo una hemorragia. Le provocaron un coma inducido, una medida impuesta por la necesidad de administrarle dosis más agresivas de medicamentos antivirales. Antes de que perdiese el conocimiento, aunque no mucho antes, Jaap regresó a la sala de aislamiento, besó a su mujer y le dijo: «Bueno, nos vemos dentro de unos días». Las muestras de sangre, enviadas a un laboratorio de Hamburgo, confirmaron el diagnóstico: Marburgo. Empeoró. A medida que sus órganos dejaban de funcionar, le iba faltando oxígeno en el cerebro, sufrió un edema cerebral y, poco después, Astrid Joosten fue declarada clínicamente muerta. «La mantuvieron con vida durante unas cuantas horas hasta que llegó la familia —me contó Jaap—. Luego la desconectaron y murió en cuestión de minutos.»

Los médicos, horrorizados por su temeridad al besarla para despedirse, habían preparado una sala de aislamiento para el propio Jaap, pero este jamás llegó a necesitarla. «Ignoran muchas cosas sobre el

Marburgo y esas otras infecciones víricas», me dijo. Luego, todavía un viajero audaz, se fue de excursión por la nieve por el parque nacional de Yellowstone.

80

La noticia de la muerte de Astrid Joosten llegó lejos. Era la primera persona conocida que se había marchado de África con una infección activa por filovirus y había muerto. La estudiante de posgrado suiza de Costa de Marfil, en 1994, se había recuperado. ¿Alguna otra persona, aparte de esas dos, había pasado por un aeropuerto internacional y había salido del continente con el virus del Ébola o de Marburgo incubándose en su cuerpo? Nadie de quien tuvieran noticia los expertos. El caso de Joosten demostraba que el Marburgo podía viajar en un humano, aunque ciertamente no lo hacía tan bien como el SARS, la gripe o el VIH-1. A ocho mil kilómetros de distancia, en Colorado, otra mujer escuchó la noticia con un escalofrío de reconocimiento. Ella también había visitado la cueva de la Pitón.

Michelle Barnes es una mujer vigorosa que no andará lejos de los cincuenta, con ojos azules y cabello castaño, una de siete hermanos de una familia católica irlandesa de Iowa. Es una ávida escaladora además de ciclista, campista y excursionista, que trabajó en el pasado para la organización Outward Bound y ahora actúa como ejecutiva interina (interviniendo cuando la necesitan durante los periodos de transición) y solucionadora de problemas para organizaciones sin ánimo de lucro. El día que la conocí, en una oficina del centro de Boulder, llevaba un jersey rojo y una bufanda, y tenía un aspecto saludable y profesional. El color castaño, me dijo alegremente, era de bote. Se aproxima al color original, me dijo, pero el original ha desaparecido. A principios del 2008 empezó a caérsele el pelo; el resto se encaneció, «prácticamente de la noche a la mañana». Ese fue uno de los efectos menores de una enfermedad misteriosa que casi la había matado, en enero de aquel año, justo después de su regreso de Uganda.

Su historia era paralela a la que Jaap Taal me había contado sobre Astrid, con varias diferencias fundamentales, la principal de las cuales era que Michelle Barnes seguía viva. Otra era que su caso mostraba lo difícil que podía ser conseguir un diagnóstico correcto. Michelle y su marido, Rick Taylor, que dirige una empresa constructora, estaban fascinados con África, al igual que Jaap y Astrid. Ellos también habían viajado allí con anterioridad, habitualmente a lugares remotos y por su cuenta. En aquella ocasión, ellos también querían ver los gorilas de montaña. Así pues, efectuaron la reserva con una agencia de viajes de aventura, ya que esas empresas controlan los permisos para visitar a los gorilas. Su itinerario los llevó hacia el sur, atravesando las atracciones paisajísticas del oeste de Uganda, una vez más al igual que harían más tarde Jaap y Astrid, reservando como punto culminante hacia el final del viaje los grandes simios de Bwindi. Hicieron una parada intermedia en el parque nacional de la Reina Isabel, por la orilla oriental del lago Eduardo. Era aquel un ecosistema más seco y más llano, y ofrecía la clásica sabana de África oriental llena de leones, elefantes y otros grandes mamíferos, que confluyen en las charcas al amanecer y al atardecer. El mediodía en el Reina Isabel, abrasador y brillante, tiende a ser un momento poco propicio para ver animales salvajes. Por tanto, uno de aquellos días, con unas cinco horas que matar, el guía anunció que irían a ver una cueva. Cambio de escenario, de leones y elefantes a pitones y murciélagos.

Barnes y su grupo caminaron el mismo kilómetro y medio por el bosque de Maramagambo y entraron en la misma cueva, atravesando un suelo irregular de grandes rocas embadurnadas de excrementos que dificultaban el equilibrio. Recordaba que las paredes estaban plagadas de grandes arañas peludas. El techo era bajo y los murciélagos perchados colgaban hacia abajo entre sesenta y noventa centímetros por encima de la cabeza de una persona. Algunos murciélagos entraban y salían volando, chillando a su paso. Había un horrible hedor amoniacal. Tenías que trepar por esas rocas resbaladizas. Como escaladora, me comentó Barnes, ella tiende a ser muy consciente de dónde apoya las manos. No, no tocó los excrementos. No, no fue golpeada por ningún murciélago. Se adentraron unos cuantos metros y se descubrieron en una especie de entresuelo, con vistas sobre un nivel inferior, con murciélagos justo encima y dos pitones debajo. Algunos de los otros turistas salieron enseguida. Rick y ella se quedaron merodeando, tratando de absorber la escena. «¿Cuándo íbamos a volver a ver serpientes pitón y murciélagos en una cueva? —me dijo, para añadir cáusticamente en retrospectiva—: Puedo asegurarle que nunca jamás.»

Al cabo de veinte minutos, ya habían visto suficiente. Y eso fue todo: ningún percance, nada dramático. «Definitivamente no toqué ningún murciélago ni, que yo sepa, nada de excrementos.» Desanduvieron el camino hasta su vehículo, donde el guía les ofreció un almuerzo campestre. Antes de comer, Barnes usó un desinfectante para las manos que llevaba consigo para esas ocasiones. A última hora de la tarde estaban de regreso en el parque de la Reina Isabel, a tiempo para una puesta de sol observando las formas más convencionalmente atractivas de vida salvaje africana. Era la noche de Navidad del 2007.

Llegaron a casa el día de Año Nuevo. Michelle volvió a marcharse rápidamente para hacer una visita posvacacional a sus padres en Iowa. Así pues, el 4 de enero se encontraba ya en Sioux City cuando se despertó sintiéndose como si alguien le hubiera clavado una aguja en el cráneo. Le dolía todo, tenía fiebre y un terrible y punzante dolor de cabeza. Sospechando que pudiera tratarse de una picadura de algún insecto, les pidió a sus padres que inspeccionasen su cuero cabelludo. «Por supuesto no había nada. Y más tarde, conforme avanzaba el día, empecé a desarrollar un sarpullido por el vientre.» La erupción se extendió. Además de los dolores y las molestias, el agotamiento y el sarpullido, comenzó a sentirse confundida. «En las cuarenta y ocho horas siguientes, fui cayendo en picado a toda velocidad.» Todavía estaba tomando la profilaxis contra la malaria por el viaje, y a eso le añadió ahora ciprofloxacina e ibuprofeno. No sintió ningún alivio, pero aguantó hasta el final la visita, voló de regreso a Colorado y se detuvo en un servicio de urgencias cercano a su casa en Golden, donde no ven muchos casos de virus de Marburgo. El médico le extrajo sangre para analizar, le dio analgésicos y la mandó a casa. La muestra de sangre se perdió.

Tras esa consulta no concluyente, más otras dos con su médico habitual en los dos días siguientes, Michelle Barnes acudió a un hospital de las afueras de Denver. Estaba deshidratada; su recuento de leucocitos era imperceptible; sus riñones y su hígado estaban dejando de funcionar. Una vez ingresada, se enfrentó a un desfile de médicos y a una letanía de preguntas. Una de las primeras fue: ¿qué ha estado haciendo usted los últimos cuatro días? La mayoría de las personas buscan ayuda antes de que se produzca la disfunción multiorgánica. He estado aguantando, respondió Barnes. Sus hermanas, que vivían lejos, una de las cuales era médica en Alaska, acudieron al hospital, lo cual resultó gratificante para Michelle, pero también alarmante. Era evidente que les habían dado a entender que podía empeorar. Su hermana médica, Melissa, jugó un papel clave a la hora de exigir a los médicos de Michelle que les informasen y tomasen medidas. Fue entonces cuando se incorporó al equipo un especialista en enfermedades infecciosas, el doctor Norman K. Fujita. Este se encargó de que le hiciesen a Michelle las pruebas de la leptospirosis, la malaria, la esquistosomiasis y otras infecciones que podían contraerse en África, como el ébola y el Marburgo. Todas ellas dieron negativas, incluida la prueba del Marburgo.

Nadie sabía lo que tenía, pero podían observar su debilitamiento. Los médicos del hospital intentaban estabilizarla con hidratación, antibióticos y oxígeno, trataban de mitigar su sufrimiento con medicamentos para el dolor, con la esperanza de que su cuerpo superase ese violento ataque, fuese lo que fuese, y lograra curarse. La crisis debió de llegar la noche del 10 o el 11 de enero, a juzgar por los difusos recuerdos de Michelle, cuando otra de sus hermanas se sentó con ella toda la noche y mostró signos de grave preocupación porque Michelle estaba a punto de morir. Una cosa curiosa de aquella noche, recuerda Barnes, era que la habían instalado en una sala de pediatría. Ya no había espacio en la uci. «Así pues, por el motivo que fuera, me trasladaron a pediatría. Lo sé porque alguien se acercó y me dio un osito de peluche.» A diferencia de Astrid Joosten en Leiden, a diferencia de Kelly Warfield en USAMRIID, a Michelle Barnes jamás la ingresaron en una unidad de aislamiento. A veces sus cuidadores llevaban máscaras por precaución, pero a menudo no las llevaban. Paulatinamente su cuerpo fue recobrando fuerzas y sus órganos (todos excepto su vesícula biliar, que había sido extirpada quirúrgicamente) comenzaron a recuperarse. Puede que el osito de peluche le hubiese ayudado más que los antibióticos.

Al cabo de doce días salió del hospital, todavía débil y anémica, aún sin un diagnóstico. En marzo la vio Norman Fujita para una revisión y volvieron a analizar su suero para hacerle la prueba del Marburgo. Volvió a dar negativo. Transcurrieron otros tres meses y Michelle, ahora con el pelo gris, sin su energía de antes, con dolor abdominal, incapaz de concentrarse, recibió un correo electrónico de un amigo —un periodista a quien Rick y ella habían conocido durante su viaje a Uganda—, que acababa de ver una noticia que pensaba que Michelle debía conocer. En los Países Bajos, una mujer había muerto de Marburgo después de unas vacaciones en Uganda, durante las cuales había visitado una cueva llena de murciélagos.

Barnes pasó las veinticuatro horas siguientes buscando en internet todos los artículos sobre el caso que fue capaz de encontrar. Casualmente había vivido tres años en los Países Bajos en los años noventa, por lo que pudo leer los reportajes en neerlandés además de en inglés. A primera hora de la mañana del lunes siguiente llamó a la puerta del doctor Fujita. «Se trata de una urgencia, necesito hablar con usted.» Fujita la invitó a entrar y escuchó las nuevas informaciones. Más allá de su actitud cortés, sentía que el médico debía de estar poniendo los ojos en blanco y pensando: «Genial, otra persona que se autodiagnostica por internet». Pero accedió a hacerle por tercera vez la prueba del Marburgo. La muestra fue enviada a los CDC, al igual que las anteriores, y volvió a dar negativo; pero en esa ocasión un técnico de laboratorio, que estaba al tanto de que la paciente había visitado una cueva habitada por murciélagos infectados por el virus de Marburgo, volvió a comprobar la tercera muestra, y luego también la primera, empleando una prueba más sensible y específica. ¡Bingo!

Al recibir los nuevos resultados, Fujita telefoneó a Barnes para darle una enhorabuena nada halagadora: «Ahora es usted una doctora *honoris causa* en enfermedades infecciosas. Se ha autodiagnosticado y el test del Marburgo ha dado positivo».

81

Las noticias sobre el caso de Joosten tuvieron también una gran repercusión en los CDC. Poco después, en agosto del 2008, enviaron otro equipo a Uganda, que en esta ocasión incluía al microbiólogo veterinario Tom Ksiazek, un veterano de las respuestas sobre el terreno contra los brotes zoonóticos, junto con Towner y Amman. Bob Swanepoel y Alan Kemp volvieron a ser reclutados desde Sudáfrica. «Recibimos la llamada: "Id a investigar"», me contó Amman. Su misión consistía esta vez en muestrear murciélagos en la cueva de la Pitón, donde se había infectado aquella mujer holandesa, anónima en el tráfico epidemiológico. Su muerte y su historia clínica implicaban un cambio en el alcance potencial de la situación. El hecho de que los ugandeses locales estuvieran muriendo de Marburgo era un problema de suficiente gravedad para enviar a toda prisa un equipo de respuesta desde Atlanta y Johannesburgo. Pero, si también había turistas implicados, entrando y saliendo de un precioso repositorio de virus de Marburgo infestado de serpientes pitón, con sandalias y botas de montaña, despreocupados y desprotegidos, y tomando después sus vuelos de regreso a otros continentes, el lugar no solo constituía un peligro para los mineros ugandeses y sus familias. Era también una amenaza internacional.

El equipo se reunió en Entebbe y tomó rumbo al sudoeste. Recorrieron el mismo camino que siguieran Joosten, Barnes y sus maridos respectivos, hasta la misma abertura en medio de la vegetación del bosque. Luego, a diferencia de aquellos, se pusieron sus monos Tyvek, sus botas de goma, sus respiradores y sus gafas protectoras. Esta vez, con las cobras en mente, añadieron zahones protectores contra serpientes. Entraron en la cueva. El techo estaba lleno de murciélagos y el suelo estaba cubierto de excrementos. De hecho, la lluvia de heces parecía caer de forma tan continua, me contó Amman, que, si dejaras algo en el suelo, quedaría cubierto en cuestión de días. Las pitones eran indolentes y tímidas, como tienden a ser las serpientes bien alimentadas. Una de ellas, según los cálculos de Amman, tendría unos seis metros de longitud. Las cobras negras de bosque (sí, también las había allí) permanecían en los más profundos recovecos, alejadas del tráfico intenso. Towner estaba mirando fijamente una pitón cuando Amman advirtió algo reluciente en el suelo.

A primera vista parecía una vértebra blanqueada que yacía sobre el engrudo excrementicio. Amman cogió aquel objeto.

No era una vértebra. Era una sarta de cuentas de aluminio con un número pegado. Más concretamente, se trataba de uno de los collares de cuentas que Towner y él habían colocado a los murciélagos capturados en la cueva Kitaka, la otra cueva del Marburgo, tres meses antes y a apenas cincuenta kilómetros de distancia. La etiqueta con el código revelaba un simple hecho: ahí estaba el collar K–31, del trigésimo primer animal que habían liberado. «Y, por supuesto, me volví loco —me contó Amman—. Solté un "¡bravo!" y me puse a saltar. Jon y yo estábamos realmente entusiasmados.» El loco alborozo de Amman no era de hecho sino la cuerda y vertiginosa emoción que siente un científico cuando dos datos conseguidos con esfuerzo encajan y producen una epifanía. Towner entendió y compartió el regocijo. Imagínese a dos tipos en una oscura estancia de piedra, con sus linternas frontales, chocando los cinco con sus guantes de nitrilo.

La recuperación del collar en la cueva de la Pitón justificaba de un plumazo su estudio de marcado y recaptura. «Confirmaba mis sospechas de que esos murciélagos se desplazaban», me explicó Amman; y no solo se movían por el bosque, sino también de un dormidero a otro. El desplazamiento de los murciélagos individuales (como el K–31) entre dormideros distantes entre sí (como Kitaka y Pitón) implicaba circunstancias en las que el virus de Marburgo podía acabar propagándose por toda África, de un campamento de murciélagos a otro. Sugería oportunidades para infectar o reinfectar a las poblaciones de murciélagos en secuencia, como una sarta de luces navideñas intermitentes. Invalidaba la reconfortante suposición de que ese virus estaba estrictamente localizado. Y hacía hincapié en la pregunta complementaria: ¿por qué los brotes de la enfermedad por virus de Marburgo no se producen con más frecuencia?

El Marburgo es solo uno de los casos a los que puede aplicarse esa pregunta. ¿Por qué no hay más Hendra? ¿Por qué no hay más Nipah? ¿Por qué no hay más ébola? ¿Por qué no hay más SARS? Si los murciélagos son tan abundantes, tan diversos y tan móviles, y si los virus zoonóticos son tan comunes en ellos, ¿por qué esos virus no saltan a los humanos ni arraigan más a menudo en nosotros? ¿Nos protege acaso algún paraguas místico o es más bien la suerte del tonto?

82

La dinámica ecológica del propio virus puede explicar en parte por qué estas enfermedades no se precipitan sobre nosotros constantemente. Sí, los virus tienen en efecto dinámicas ecológicas, al igual que los seres más inequívocamente vivos. Lo que quiero decir es que se hallan interconectados con otros organismos a la escala de los paisajes, no solo a la de los huéspedes y las células individuales. Un virus tiene una distribución geográfica. Un virus puede extinguirse. La abundancia, la supervivencia y el espectro del virus dependen de otros organismos y de lo que estos hagan. En eso consiste la ecología viral. En el caso del Hendra, por poner otro ejemplo, la cambiante ecología del virus puede explicar en parte su emergencia como una causa de enfermedad humana.

Esta línea de pensamiento ha sido explorada por una científica australiana llamada Raina Plowright. Formada primeramente como veterinaria, Plowright trabajó con animales domésticos y fauna salvaje en Nueva Gales del Sur y en el extranjero (Gran Bretaña, África y la Antártida), antes de ir a parar a la Universidad de California en Davis, para hacer un máster de Epidemiología y después un doctorado sobre la ecología de las enfermedades infecciosas. Pertenece a esa nueva estirpe de epidemiólogos con formación multidisciplinar a los que me he referido con anterioridad, los ecólogos veterinarios que reconocen la íntima conexión entre la salud humana, la salud de la fauna silvestre, la salud del ganado y los hábitats que todos compartimos. Para su trabajo de campo doctoral, Plowright regresó a Australia con el fin de investigar la dinámica del virus Hendra en uno de sus huéspedes reservorio: el pequeño zorro volador rojo. Realizó algunas de sus capturas y muestreos en el Territorio del Norte, al sur de Darwin, en los bosques de eucaliptos y melaleucas, y por el parque nacional Litchfield. Fue allí donde hablé con ella, durante una mañana ociosa del 2006, mientras el ciclón Larry arrasaba el norte de Australia, empapando la tierra y elevando el nivel de los ríos y los arroyos. Teníamos algo de tiempo para matar antes de que ella volviese a salir para intentar atrapar murciélagos entre las inundaciones monzónicas.

Una de las cosas interesantes del Hendra, me explicó Plowright, es que se trata de uno de los cuatro nuevos virus que aparecieron aproximadamente en la misma época que ese grupo único de murciélagos, los pterópidos. Poco después de que el virus Hendra hiciera su debut al norte de Brisbane en 1994, apareció el lisavirus del murciélago australiano en otros dos lugares de la costa de Queensland en 1996; luego el virus Menangle, que surgió cerca de Sidney en 1997; y después el virus Nipah, en Malasia, en septiembre de 1998. «Y es que no existen precedentes de la aparición de cuatro virus en un género de huésped en un breve periodo de tiempo —dijo—. Así pues, creemos que se ha obrado alguna transformación en la ecología de la especie *Pteropus*, que podría haber precipitado la aparición de la enfermedad.» Hume Field había ayudado a identificar esos factores coadyuvantes en el caso del virus Nipah en las granjas de cerdos de Malasia. Ahora, ocho años más tarde, con Field en su comité de asesores de tesis, Plowright estaba buscando factores similares en el asunto del Hendra. Le constaba que los cambios en el hábitat habían afectado al tamaño de la población, a los patrones de distribución y a las conductas migratorias de los huéspedes reservorio del Hendra; no solo del pequeño zorro volador rojo, sino también de sus congéneres, el zorro volador negro, el de cabeza gris y el zorro volador de anteojos. Su tarea consistía en investigar cómo habían afectado a su vez esos cambios a la distribución, la prevalencia y la probabilidad de contagio entre especies del virus.

El proyecto de Plowright, como muchos de los trabajos actuales sobre ecología, implicaba una combinación de recopilación de datos sobre el terreno y modelización matemática por ordenador. El marco conceptual básico, me explicó, «fue desarrollado en la década de 1920 por dos tipos, Kermack y McKendrick». Se refería al modelo SIR (susceptible, infectado, recuperado) que se ha descrito con anterioridad. Después de aludir a la herencia intelectual, comenzó a hablar de individuos susceptibles, individuos infectados e individuos recuperados en una determinada población de murciélagos. Si la población está aislada y no es suficientemente grande, el virus se propagará por ella, infectando a los susceptibles y dejándolos recuperados (e inmunes a la reinfección), hasta que prácticamente no queden individuos susceptibles. Entonces se extinguirá, como se extingue el sarampión en una aldea humana aislada. El virus acabará por regresar, traído de nuevo a esa población por un murciélago infectado díscolo. Esto representa el mismo patrón de luces navideñas intermitentes que se invocó a propósito del Marburgo. Los ecólogos lo denominan «metapoblación»: una población de poblaciones. El virus evita la extinción infectando a una población tras otra de murciélagos relativamente aislados. Se extingue aquí, llega e infecta allá; puede que no esté permanentemente presente en ninguna población, pero siempre está en algún lugar. Las luces se apagan y se encienden lánguidamente.

Imaginemos ahora una de esas poblaciones de murciélagos dentro de la metapoblación. Ha progresado siguiendo la secuencia SIR: todos los individuos se han infectado, todos se han recuperado y el virus ha desaparecido. Pero no se ha marchado para siempre. Con el paso de los años, a medida que el nacimiento de nuevos murciélagos y la muerte de los viejos vuelven a incrementar la proporción de susceptibles, la población recobra su vulnerabilidad colectiva ante el virus. Un mayor aislamiento implica más tiempo transcurrido hasta el retorno del virus; a más tiempo transcurrido, más recién nacidos susceptibles de infectarse; y más susceptibles implica un potencial más rico para la infección explosiva. «Por tanto, cuando introduces de nuevo el virus —me explicó Plowright, describiendo el papel divino del modelizador—, obtienes un brote mucho mayor.» Aquí es donde deja de servir la metáfora de las luces navideñas, porque una luz resplandece súbitamente como una supernova entre las estrellas ordinarias.

Huelga decir que Plowright estaba trabajando con números, no con analogías. Pero sus números reflejaban aproximadamente este escenario. La relevancia de estos modelos para los hechos sobre el terreno estriba en que las poblaciones australianas de zorros voladores han quedado más aisladas de hecho en las últimas décadas. «La costa este de Australia era antes un gran bosque ininterrumpido —me contó—, de modo que había poblaciones de murciélagos dispersas bastante uniformemente a lo largo de la costa.» En los viejos tiempos, sus dormideros eran relativamente móviles. Sus recursos alimenticios, sobre todo néctar y fruta, eran diversos, variables estacionalmente y esparcidos irregularmente por el bosque. Cada grupo de murciélagos, compuesto tal vez por unos cuantos centenares o millares de individuos, solían salir volando de noche para hallar un sitio donde alimentarse, regresar de día y migrar asimismo de manera estacional para aproximarse a las concentraciones de alimento. Con todas esas idas y venidas, algunos ejemplares se trasladarían de un grupo a otro, llevando consigo el virus Hendra si resultaban estar infectados. Existía una continua mezcla y reinfección de los grupos más bien pequeños. Tal parece haber sido la situación (para el pequeño zorro volador rojo, para los demás zorros voladores y para el virus Hendra) desde tiempos inmemoriales. Luego cambiaron las cosas.

La alteración del hábitat era una antigua tradición en Australia, en la forma de las quemas efectuadas por los aborígenes; pero, en las últimas décadas, el despeje de tierras ha llegado a ser una tendencia más drástica y mecanizada, con resultados menos reversibles, especialmente en Queensland. Se han talado o despejado con excavadoras vastas áreas de bosque para dejar paso a las explotaciones ganaderas y al crecimiento urbano incontrolado. La gente ha plantado huertos, ha creado parques urbanos, ha ajardinado sus patios con árboles en flor y ha creado otros incentivos no intencionados en medio de las ciudades y los barrios residenciales. «Así pues, los murciélagos han decidido que, como su hábitat natural está desapareciendo, como el clima se está volviendo más variable y sus fuentes de alimento son cada vez menos diversas, les resulta más fácil vivir en un área urbana.» En la actualidad se reúnen en agregaciones mayores, desplazándose distancias más cortas para alimentarse, viviendo en mayor proximidad a los seres humanos (y a los caballos que estos crían). Zorros voladores en Sidney, zorros voladores en Melbourne, zorros voladores en Cairns. Zorros voladores en las higueras de la bahía de Moreton que dan sombra a un prado en el lado norte de Brisbane.

Advertí adónde quería llegar Plowright e intenté formular la última parte en mi mente. ¿Entonces esas grandes agregaciones —integradas por murciélagos que son más sedentarios, más urbanos, y que no necesitan recorrer largas distancias en busca de alimentos silvestres— tienden a reinfectarse unas a otras con menos frecuencia? ¿Y en el ínterin acumulan más individuos susceptibles de infectarse? ¿Entonces, cuando por fin llega el virus, la propagación de las nuevas infecciones es más súbita e intensa? ¿El virus es más prevalente y abundante?

—Exacto, eso es —dijo.

—¿Y entonces existe una gran probabilidad de contagiar a otra especie?

Yo deseaba saltar hacia esa fácil epifanía, pero Plowright, que todavía tenía que atrapar muchos murciélagos, recopilar muchos datos y explorar muchos parámetros de los modelos, me contuvo. Cinco años después de nuestra conversación, con la tesis doctoral terminada y siendo ella misma una voz respetada sobre el Hendra, presentaría sus trabajos y sus ideas en la prestigiosa revista *Proceedings of the Royal Society*. Pero, por el momento, entre las lluvias y las crecidas del Territorio del Norte, hablaba de forma provisional.

—Es una simple teoría —dijo.

83

Las teorías requieren pruebas, como bien sabía Raina Plowright. La ciencia procede mediante la observación, la suposición y la comprobación. Otra de estas suposiciones corresponde a los ebolavirus. Si ha prestado usted mucha atención, habrá advertido que solo unas cuantas páginas atrás se agrupó el virus del Ébola, junto con el Hendra, el Nipah y algunos otros, entre los virus para los que los murciélagos sirven como reservorios. He de aclarar que se trata de una inclusión provisional. Es una hipótesis a la espera de evaluación a la luz de las nuevas pruebas. Hasta el momento de redactar estas páginas, nadie ha aislado ningún ebolavirus vivo en un murciélago, y el aislamiento de los virus sigue siendo el patrón oro para identificar un reservorio. Eso puede suceder pronto; se están haciendo intentos. Entretanto, la hipótesis del ébola en los murciélagos parece más fuerte desde que el equipo de Jonathan Towner consiguió aislar el virus de Marburgo, tan estrechamente relacionado, también en murciélagos. Y se ha visto reforzada, al menos un poco más, por otros datos incorporados al expediente sobre el ebolavirus en torno a la misma época. Esta información llegó en la forma de una historia acerca de una niña pequeña.

Eric Leroy, el virólogo formado en París y afincado en la ciudad de Franceville, en Gabón, que llevaba más de una década persiguiendo al ébola, dirigió el equipo que reconstruyó la historia de la niña. Sus nuevas pruebas no provenían de la virología molecular, sino del trabajo detectivesco epidemiológico a la antigua usanza: entrevistas a los supervivientes, rastreo de contactos e identificación de patrones. El contexto fue un brote del virus del Ébola que se produjo en un pueblo llamado Luebo y sus alrededores, a orillas del río Lulua, en una provincia del sur de la República Democrática del Congo. Entre finales de mayo y noviembre del 2007, más de doscientas sesenta personas enfermaron de lo que parecía ser o (en ciertos casos confirmados) era definitivamente el virus del Ébola. La mayoría de ellas murieron. La letalidad fue del 70 por ciento. Leroy y sus colegas llegaron en octubre, como parte del equipo internacional de respuesta de la OMS en cooperación con el Ministerio de Sanidad de la República Democrática del Congo. El estudio de Leroy se centraba en la red de transmisiones, todas las cuales parecían conducir hasta una mujer de cincuenta y cinco años. En su informe, llegó a ser conocida como paciente A. No era necesariamente el primer humano infectado, sino tan solo el primero identificado. Esa mujer, mayor para los estándares de los pueblos del Congo, murió tras sufrir fiebre alta, vómitos, diarrea y hemorragias. Once de sus contactos más cercanos, principalmente familiares, que habían ayudado a cuidarla, también enfermaron y murieron. El brote se propagó más allá de allí.

Leroy y su grupo se preguntaban cómo se habría infectado la propia mujer. En el pueblo nadie mostró síntomas antes que ella. Así pues, los investigadores ampliaron su búsqueda a las aldeas circundantes, que eran numerosas, tanto a lo largo del río como en el bosque cercano. Con sus entrevistas y su trabajo de campo, descubrieron que los pueblos estaban interconectados mediante senderos, y que los lunes el tráfico intenso conducía a un pueblo particular, Mombo Mounene 2, la sede de un gran mercado semanal. Asimismo, tuvieron noticia de la existencia de una agregación anual de murciélagos migratorios.

Los murciélagos llegaban por lo general en abril y mayo, haciendo escala en medio de un viaje más largo y encontrando dormideros y árboles frutales silvestres en dos islas del río. En un año medio, podía haber miles o decenas de miles de animales, a juzgar por lo escuchado por el grupo de Leroy. En el 2007 la migración fue especialmente numerosa. Desde sus dormideros en las islas, los murciélagos se extendían por la zona. A veces se alimentaban en una plantación de aceite de palma a lo largo de la ribera norte del río; la plantación era un vestigio de la época colonial, actualmente abandonada y desatendida, pero en abril continuaba ofreciendo frutos de la palma en los árboles que quedaban. Muchos o la mayoría de los animales eran murciélagos de la fruta cabeza de martillo (*Hypsignathus monstrosus*) y murciélagos de la fruta con charreteras de Franquet (*Epomops franqueti*), dos de los tres en los que Leroy había encontrado anteriormente anticuerpos del ébola. Mientras dormían, los murciélagos colgaban apiñados de las ramas de los árboles. Los lugareños, sedientos de proteínas o de un poco de dinero extra, los cazaban con escopetas. Los murciélagos cabeza de martillo, grandes y carnosos, eran especialmente apreciados. Un solo disparo de escopeta podía abatir varias docenas de murciélagos. Muchos de esos animales acababan, recién muertos, crudos y sangrientos, en el mercado semanal de Mombo Mounene 2, desde el que los compradores se los llevaban a casa para cenar.

Un hombre que caminaba habitualmente desde su aldea hasta el mercado, y a menudo compraba murciélagos, parecía haber sufrido un caso leve de ébola. Los investigadores acabaron etiquetándole como paciente C. Él no era un cazador de murciélagos, sino un consumidor minorista. Recordaba que, a finales de mayo o principios de junio, había tenido algunos síntomas menores, principalmente fiebre y dolor de cabeza. Se recuperó, pero la historia no acabó ahí. «El paciente C era el padre de una niña de cuatro años (paciente B) —relatarían más tarde Leroy y su equipo—, que cayó enferma de repente el 12 de junio y murió el 16 de junio del 2007, tras padecer vómitos, diarrea y fiebre alta.»[12] La pequeña no tuvo hemorragias y nunca le hicieron la prueba del ébola, pero ese es el diagnóstico más plausible.

¿Cómo lo había contraído? Posiblemente habría comido de un murciélago de la fruta que portaba el virus. ¿Qué probabilidades de contagio tienen los comedores de murciélagos? Es difícil de saber e incluso de conjeturar. Si el murciélago cabeza de martillo resulta ser un reservorio del ébola, ¿cuál es la prevalencia del virus en una determinada población? Tampoco lo sabemos. Towner halló un 5 por ciento de prevalencia del Marburgo en los murciélagos egipcios de la fruta, lo cual significaba que un animal de cada veinte podía estar infectado. Suponiendo una prevalencia aproximadamente similar en el murciélago cabeza de martillo, la familia de la niña había tenido mala suerte, además de hambre. Podrían haberse comido otros diecinueve murciélagos sin haber estado expuestos. Por otra parte, si habían compartido un murciélago para comer, ¿por qué no enfermaron la madre y los demás miembros de la familia de la niña? Posiblemente su padre, infectado o embadurnado tras comprar murciélagos en el mercado, habría llevado consigo a la niña por el sendero de regreso a su aldea, una práctica común con los hijos pequeños por esos lugares. Al parecer, el padre, el paciente C, no habría transmitido el virus a nadie más.

Pero su hija sí que lo había transmitido. Su cuerpo muerto fue lavado para el entierro, conforme a las tradiciones locales, por una íntima amiga de la familia. Esa amiga era la mujer de cincuenta y cinco años que se convirtió en la paciente A.

«Por consiguiente, la transmisión del virus pudo haberse producido cuando la paciente A preparó el cadáver para la ceremonia fúnebre —escribió el grupo de Leroy—. Al ser entrevistadas, las otras dos preparadoras, la madre y la abuela de la niña, declararon que no habían tenido contacto directo con el cadáver y que no habían desarrollado ningún signo clínico de la infección en las cuatro semanas siguientes.»[13] Al parecer, su papel en el lavado funerario había sido de observadoras. No habían tocado el cuerpo muerto de su hija y nieta. Pero la paciente A sí que lo había tocado, desempeñando fielmente el servicio de una amiga íntima de la familia, tras lo cual había regresado a su vida, o a lo que le quedaba de ella. Había retomado sus interacciones sociales y otras 183 personas habían contraído el ébola y habían muerto.

Leroy y su equipo reconstruyeron esa historia y acto seguido, deseosos de extraer conclusiones, se hicieron varias preguntas. ¿Por qué había infectado el padre a su hija pero a nadie más? Quizá porque este había tenido un caso leve, con un bajo nivel del virus en su cuerpo y escasa filtración. Pero, si su caso era leve, ¿por qué el de su hija había sido tan grave y la había matado en cuatro días? Tal vez porque, siendo una niña pequeña con intensos vómitos y diarrea, había muerto de deshidratación no tratada. ¿Por qué había habido un solo episodio de contagio de murciélago a humano? ¿Por qué el paciente C había sido el único caso directamente vinculado al reservorio? Bueno, tal vez no hubiera sido el único. Era solamente el único que había salido a la luz. «De hecho, es sumamente probable que otras varias personas hubiesen sido infectadas por los murciélagos —escribió el grupo de Leroy—, pero no concurrieran las circunstancias requeridas para la transmisión subsiguiente de humano a humano.»[14] Estaban aludiendo a las infecciones sin salida. Una persona cae enferma, sufre en solitario o con el socorro cuidadosamente distanciado de sus precavidos familiares o amigos (que le dejan la comida y el agua en la puerta de una cabaña) y muere. Es enterrada sin ceremonias. Eric Leroy no sabía cuántas personas desafortunadas de la zona de Luebo podían haber comido o tocado un murciélago, haberse infectado con el ébola, haber sucumbido a él y haber sido enterradas en un hoyo sin haber infectado a nadie más. En medio de la terrible confusión del brote, en aquellos pueblos remotos, el número de esos casos sin salida podría haber sido considerable.

Eso había llevado al equipo de Leroy a plantearse la pregunta crucial. Si las circunstancias requeridas para la transmisión entre humanos no se habían cumplido, ¿cuáles eran esas circunstancias? ¿Por qué no había adquirido dimensiones realmente grandes el brote de Luebo? ¿Por qué la yesca no había hecho arder los leños? Al fin y al cabo, todo había comenzado en mayo y la OMS no había llegado allí hasta octubre.

84

El quid de la cuestión es la transmisión de humano a humano. Esa capacidad es lo que distingue una enfermedad rara, terrible, localizada, intermitente y misteriosa (como el ébola) de una pandemia global. ¿Recuerda la simple ecuación propuesta por Roy Anderson y Robert May para la dinámica del desarrollo de una epidemia?

$$R_0 = \beta N / (\alpha + b + v)$$

En esta fórmula, ß representa la tasa de transmisión. (ß es la letra beta, en caso de que no sea usted matemático ni griego.) Aquí es un multiplicador que hace de numerador de la fracción, una posición fuerte. Lo que esto significa es que, cuando ß varía mucho, R_0 varía mucho. Y, como bien recordará usted, R_0 es la medida de si un brote despegará.

En ciertos patógenos zoonóticos, la transmisibilidad eficaz entre humanos parece ser inherente desde el inicio, una suerte de adaptabilidad previa para propagarse por la población humana, pese a una larga historia de residencia en algún otro huésped. El SARS-CoV la tenía, desde los primeros días de su aparición entre el 2002 y el 2003 en la provincia de Cantón y Hong Kong. El SARS-CoV sigue teniéndola, independientemente de dónde o por qué pueda estar escondido desde entonces. El virus Hendra no la posee. El Hendra logra una transmisión fluida en los caballos, pero no en los humanos. Por supuesto, un patógeno también puede adquirir esa capacidad mediante mutación y adaptación en los huéspedes humanos. ¿Ha advertido usted el persistente rumor de baja intensidad acerca de la gripe aviar, la cepa conocida como H5N1, entre los epidemiólogos a lo largo de los últimos quince años? Ese rumor responde al hecho de que la gripe aviar les preocupa profundamente, pese a no haber causado muchas víctimas humanas. La gripe porcina va y viene periódicamente en la población humana (como vino y se fue durante el 2009), provocando unas veces una mala pandemia y otras veces (como en el 2009) no tan mala como se esperaba; pero la gripe aviar reside en una categoría diferente de posibilidad amenazadora. Si preocupa a los científicos expertos en gripe es porque estos saben que la H5N1 es (1) extremadamente virulenta en las personas, con una alta letalidad aunque con un número relativamente bajo de casos, y (2) pobremente transmisible hasta ahora de humano a humano. Es muy probable que nos mate si nos atrapa, pero es muy improbable que la contraigamos, excepto si matamos pollos infectados. La mayoría de nosotros no matamos nuestros propios pollos, y las autoridades sanitarias del mundo entero han estado trabajando duro para garantizar que los pollos que manipulemos (muertos, deshuesados, envueltos en plástico o como fuere) no estén infectados. Pero si el H5N1 muta o se recombina de la manera adecuada, si se adapta para la transmisión de humano a humano, entonces el H5N1 puede llegar a ser la más grande y más rápida enfermedad mortal desde 1918.

¿Cómo adquiere un patógeno una adaptación semejante? El proceso de variación genética (por mutación o por otros medios) es aleatorio. Un juego de dados. Pero la abundancia de oportunidades contribuye a elevar la probabilidad de que un virus consiga el resultado deseado en la partida, es decir, de que logre por azar un cambio muy adaptativo. Cuantas más veces lance los dados, más oportunidades tendrá de ganar. He aquí de nuevo la palabra reiterada por Jon Epstein: oportunidad.

De regreso en Daca tras mis noches de captura de murciélagos con Epstein, volví al ICDDR,B para continuar con mis conversaciones, pues quería saber más cosas sobre la capacidad de transmisión entre humanos en el Nipah. Hablé con un puñado de participantes en el programa de Luby sobre enfermedades infecciosas. Uno de ellos era una epidemióloga estadounidense llamada Emily Gurley, que había pasado varios años de su juventud como hija de un diplomático en Bangladés y luego había regresado siendo ya adulta para trabajar en el ámbito de la salud pública. Gurley tiene treinta y tantos años, pelo castaño rizado, pecas pálidas y ojos azules que se agrandan cuando comenta detalles importantes acerca de sus investigaciones sobre las enfermedades. Había ayudado a investigar el brote del distrito de Faridpur en el 2004, el de los treinta y seis casos identificados, veintisiete pacientes de los cuales habían fallecido. El aspecto más sobresaliente del episodio de Faridpur era que muchas de aquellas personas se habían infectado evidentemente por el contacto con una única persona, un superpropagador, como una araña en el centro de una red de transmisiones.

Aquel hombre era un líder religioso, el jefe venerado de una secta islámica heterodoxa, un grupo informal sin nombre conocido, con un pequeño número de fervientes seguidores en un pueblo llamado Guholaxmipur y sus alrededores. A diferencia de los musulmanes ortodoxos, los miembros de la secta se negaban a rezar cinco veces al día o a ayunar durante el ramadán, y en ocasiones pasaban la noche entera, hombres y mujeres juntos, rezando, fumando cigarrillos (o hierba más fuerte) y cantando. Sus prácticas extáticas ofendían a los creyentes piadosos del lugar, de suerte que, cuando el líder murió de una enfermedad breve y misteriosa, y después su familia y sus seguidores empezaron a morir también, los vecinos atribuyeron las muertes a una *asmani bala*, una maldición desde las alturas.

De acuerdo, esa era una de las posibles explicaciones. La epidemiología ofrecería otra.

Cuando llegó el grupo de Gurley, el líder religioso ya había muerto y había sido enterrado, su tumba se había convertido en un santuario y el brote estaba en marcha. Ella y algunos de sus colegas se desplazaron hasta allí desde Daca a principios de abril, en respuesta a una llamada urgente aunque tardía del cirujano civil de Faridpur, quien les alertó de que estaba muriendo gente y la causa parecía ser el Nipah. (El cirujano debía de saber más o menos cómo era el Nipah por el brote en el distrito vecino de Rajbari solo cuatro meses antes.) Gurley me contó que la llegada de su coche a Guholaxmipur «fue muy dramática. Coincidimos con un cortejo fúnebre que salía del pueblo, con el cuerpo envuelto en un sudario blanco. Aquello no presagiaba nada bueno». La gente empezó a sacar de sus casas a sus parientes comatosos, implorando ayuda a los visitantes. «Había muchas personas enfermas en ese pueblo.» Los médicos organizaron el traslado de diecisiete pacientes a un hospital distrital en la ciudad de Faridpur, donde les instalaron juntos en un pequeño edificio independiente, separado del principal, un pabellón de aislamiento improvisado. Ese «pabellón» era una única sala grande. Gurley y sus colegas comenzaron a tomar muestras y a recopilar historiales. Algunas de las personas mostraban síntomas respiratorios graves. «Había un hombre —recordaba Gurley— que estaba sentado hablando con nosotros; no paraba de toser, pero nos relató toda la historia de su enfermedad. A la mañana siguiente había muerto.»

—¿Llevaban ustedes mascarillas?

—Sí, las llevábamos.

Tenían mascarillas N95, sencillas y relativamente baratas, pero eficaces contra las pequeñas partículas, un equipamiento estándar en ese clase de situaciones. Si hubieran sabido lo que se avecinaba, podrían haber optado por algo mejor, pero lo que más lamentaba Gurley era simplemente no haber llevado consigo más mascarillas N95, las suficientes para el personal sanitario local y para ellos mismos. Y entonces, como era temporada de tormentas, una fuerte borrasca atravesó la localidad y se interrumpió el suministro eléctrico. Se apagaron las luces y el personal cerró todas las ventanas, «lo cual no era lo más aconsejable», dijo Gurley riendo con gravedad. A la mañana siguiente no solo había muerto el hombre que tosía, sino también otros dos pacientes de aquella sala abarrotada y sin ventilación.

Gurley recopiló datos de entrevistas y, al comenzar a trazar la curva epidémica, se percató de que «todos los ingresados en ese pabellón del hospital habían tenido un contacto muy estrecho con otra persona —una en particular—, que había muerto de esa enfermedad un par de semanas antes». Se refería al líder religioso. Ese patrón era muy diferente del de los brotes precedentes del Nipah, en los que la mayoría de los pacientes parecían haberse infectado directamente de alguna fuente ambiental (¿ganado enfermo?, ¿copas de árboles? La hipótesis de la savia de palma no se había planteado todavía), no por contagio humano, y cuyos síntomas habían sido principalmente neurológicos, no respiratorios. Durante algún tiempo, el grupo de Gurley dudó incluso de que el Nipah fuese la causa en el brote de Faridpur. Pero entonces las muestras enviadas a Atlanta dieron positivo para el Nipah y, en ese momento, los CDC enviaron un pequeño equipo de especialistas para que trabajasen con Gurley y sus colegas.

Las investigaciones en Faridpur acabaron brindando una nueva comprensión del Nipah, una enfermedad en la que la transmisión persona a persona podía ser harto más importante de lo que se suponía. De los treinta y seis casos, veintidós estaban relacionados con el líder religioso. Esas personas se habían congregado muy cerca de él durante su enfermedad final. Presumiblemente se habían infectado por el virus volatilizado, o por el tacto, o por la saliva o por alguna otra clase de transferencia directa. La mayoría de los catorce casos restantes parecían reflejar asimismo la transmisión de persona a persona. Un conductor de bicitaxi de una aldea cercana, que trabajaba de manera estacional como recolector de savia de palmera datilera, cayó enfermo y fue cuidado por su madre, su hijo, su tía y una vecina; todos ellos enfermaron también. La tía del conductor de bicitaxi recibió cuidados de un pariente político, un hombre de Guholaxmipur, que fue a visitarla al hospital; ese pariente político era el líder religioso. Uno de los seguidores de la secta, que estaba infectado y estaba empeorando, fue llevado a un hospital por otro conductor de bicitaxi; ese conductor cayó enfermo unos diez días después y murió... y así sucesivamente.

El Nipah se estaba propagando horizontalmente por la comunidad como un rumor, no solo desde el cielo como una maldición divina o un pegote de caca de murciélago. Y su aparente ubicuidad fue confirmada por otro hallazgo del equipo de respuesta combinada. Esa información era especialmente espeluznante. Los investigadores tomaron muestras de la pared de una sala de hospital en la que había sido tratado uno de los pacientes cinco semanas antes, así como del sucio bastidor de una cama en la que había estado acostado dicho paciente. Ninguna de esas superficies se había limpiado entretanto; la lejía y la mano de obra escaseaban. Algunas de las muestras, tanto de la pared como del bastidor de la cama, dieron positivo para el ARN del Nipah. Dicho en otros términos: cinco semanas después, todavía quedaban (al menos) fragmentos del virus Nipah expelidos por el paciente, que seguían decorando invisiblemente aquella sala. Para un sanitario, esas secreciones representan contaminación. Para el virus, una oportunidad.

Hablé asimismo con Rasheda Khan, una antropóloga médica que trabajaba en el mismo pasillo que Emily Gurley. Khan es una bangladesí de ojos oscuros, de trato severo y profesional. Su trabajo consistía en investigar los factores culturales y sociales que influyen sobre un brote como el de Faridpur. Había estado allí, en Faridpur, entrevistando a los vecinos en su lengua nativa, el bengalí, para recabar testimonios sobre comportamientos y actitudes, así como para averiguar quién y cuándo había enfermado. Me habló de la *asmani bala* («una maldición infligida por Alá», según su traducción, algo más directa que otras que yo había escuchado) y de cómo esa fatídica idea podía haber disuadido a algunas de las víctimas de buscar asistencia hospitalaria. Me ayudó a comprender la clase de intimidades interpersonales, características de su país, que podían resultar relevantes para la transmisión de la enfermedad. «En Bangladés —me explicó— el contacto físico es muy común. Nos abrazamos, nos damos la mano todo el tiempo.» Incluso por la calle, me dijo, se ve a los hombres caminar juntos de la mano. Ese contacto físico se intensificaba incluso, en virtud del sentimiento de preocupación, si la persona estaba enferma, y más todavía si esta era una figura venerada, como el líder de la secta de Guholaxmipur. Aquel hombre era amado por sus seguidores, quienes le veían casi como a un dios. Mientras yacía en su lecho de muerte, la gente acudía para ser favorecida con un último contacto o para susurrarle bendiciones al oído, o para lavar su cuerpo con una esponja, o para ofrecerle un sorbo de agua, de leche o de zumo.

—Esa es una de las costumbres locales —me explicó Khan—, que consiste en llevar agua a la boca del moribundo. —Muchas personas acudían hasta su cama, se inclinaban, le ofrecían agua, me contó—. Él no cesaba de toser. Y la niebla estaba por todas partes sobre sus...

Creo que iba a decir «caras», pero la interrumpí como un tonto.

—¿La niebla?

—Sí, la saliva —me respondió Khan—. Su tos. Así que su saliva estaba... nos contaron que estaba tosiendo y su tos, su saliva, sobre el cuerpo, en las manos...

Elidiendo esos pensamientos, me dejó completar los huecos, y a continuación mencionó que lavarse las manos, a diferencia de cogerse de la mano, no es una práctica común en Bangladés. Puede que los desdichados seguidores y familiares hubieran salido de sus audiencias finales recubiertos de la baba de aquel hombre santo, y luego se hubieran frotado los ojos, hubieran cogido comida con las manos o hubieran contraído el virus de cualquier otro modo. Con eso, no hace falta savia de palmera datilera.

85

En el transcurso de tres días, visité varias veces el ICDDR,B, que ocupa un complejo de edificios tras un alto muro en el barrio de Mohakhali en Daca. Además de las charlas con Khan y Gurley, hablé con algunos administradores de alto nivel y con algunos jóvenes y brillantes investigadores, que me brindaron una amplia gama de perspectivas e ideas sobre el virus Nipah. Pero el momento que más me afectó ocurrió cuando el taxi en el que había atravesado el tráfico enloquecido de Daca se detuvo en la entrada equivocada del recinto, y me quedé lo suficientemente desorientado como para confundirme de puerta. Aquel no era el elegante edificio que albergaba el programa de enfermedades infecciosas de Steve Luby. Era el auténtico Hospital del Cólera.

Un solícito bangladesí, que se percató de que parecía perdido, me preguntó adónde me dirigía y me indicó el camino, sugiriéndome que cruzase simplemente el hospital. Un vigilante me abrió la puerta que tenía al lado y me saludó. Nadie me pidió que me identificase. Me descubrí colándome en un pabellón abierto bordeado de docenas de camas. Unas cuantas de esas camas estaban vacías, no tenían sábanas y mostraban un colchón de vinilo rojo o verde con un agujero para la cuña en el medio: frías, prácticas y listas para el siguiente caso. Muchas otras camas estaban ocupadas por los cuerpos huesudos y delgados de los sufridores pacientes, personas afligidas de piel marrón, solas o consoladas silenciosamente por sus familiares. Ahí estaba yo, un hombre blanco con un maletín, dentro de aquel hangar de almas que aguardaban con impaciencia la atención de un médico. Una mujer atrajo mi atención, luego le susurró algo a su hijo, agarrado a su lado en la cama, y me señaló. Fuera, en la calle, un gesto así sugeriría simple curiosidad, o acaso un preludio para pedir limosna, pero aquí indicaba sin duda esperanza; esperanza profunda, esperanza de salvación, pero vana. Aparté la mirada y seguí mi camino, perfectamente consciente de que, para mi desgracia, carecía de las destrezas, los conocimientos, la formación y los medicamentos que podrían resultar útiles para aquella mujer y su hijo. Seguí recorriendo pasillos, atravesando puertas y recibiendo saludos de los vigilantes, hasta que encontré por fin el camino para mi próxima entrevista.

El Hospital del Cólera fue fundado en 1962, como anexo clínico de un anterior Laboratorio de Investigación sobre el Cólera, ambos integrados finalmente en el ICDDR,B. El hospital dispensa cada año tratamiento gratuito a más de cien mil pacientes, no solo para el cólera, sino también para la disentería y otras enfermedades diarreicas.

La mayoría de sus pacientes son niños menores de seis años. El 80 por ciento de esos niños llegan al hospital desnutridos. No sabría decir cuántos sobreviven. Ni siquiera sabría decir cuántos casos de cólera suceden anualmente cuando la temporada de inundaciones en Bangladés lleva aguas infectadas a los pueblos y los suburbios, porque la mayoría de los casos no se notifican y no existe ningún cómputo nacional sistemático. Una conjetura fundada: un millón. Lo que puedo decir es que Bangladés, maravilloso en tantos sentidos, cautivador y fascinante a la par que espeluznante para el visitante rico, es un país especialmente difícil para los ciudadanos pobres, tanto rurales como urbanos, ya que les resulta difícil mantenerse sanos. Miles de personas, jóvenes y ancianas, mueren de cólera y otras enfermedades diarreicas, así como de neumonía, tuberculosis y sarampión. Obsérvese que ninguna de esas dolencias es misteriosa ni de reciente aparición. Juntas empequeñecen el impacto de la encefalitis por virus Nipah, al menos hasta el momento.

¿Por qué son importantes las enfermedades zoonóticas? Durante mis seis años dedicados a este asunto, no han sido pocas las veces que me han hecho esa pregunta y que yo mismo se la he formulado a otros. (Un colega, un respetado historiador a quien conocí en un congreso, me sugirió que me olvidase del ébola y escribiera un libro sobre el asma, una enfermedad que padecen veintidós millones de estadounidenses, incluido él mismo.) En vista de las tasas globales de morbilidad y mortalidad causadas por las enfermedades infecciosas a la antigua usanza —tales como el cólera, la fiebre tifoidea, la tuberculosis, la diarrea por rotavirus o la malaria (exceptuando el *Plasmodium knowlesi*), por no mencionar las enfermedades crónicas tales como el cáncer y las cardiopatías—, ¿por qué desviar la atención hacia estas infecciones exclusivas, estas anomalías, transmitidas por los murciélagos, los monos o quién sabe qué otras especies, para cobrarse unas cuantas docenas o unos cuantos centenares de personas de cuando en cuando? ¿Por qué? ¿No es acaso una equivocación centrar nuestra preocupación en unas pocas enfermedades científicamente intrigantes, algunas de ellas nuevas, pero de un impacto más o menos reducido, mientras las viejas y aburridas enfermedades continúan castigando a la humanidad? Después de mi rodeo por el Hospital del Cólera, después de quedarme paralizado por la mirada expectante de aquella madre, me descubrí haciéndome esa misma pregunta: ¿por qué obsesionarnos con las zoonosis? En el balance mayor de las miserias, ¿qué puede llevarnos a pensar que estas deberían tomarse tan en serio?

Es una pregunta razonable, y existen buenas respuestas. Algunas de ellas son intrincadas y especulativas. Unas son subjetivas. Otras son objetivas y terminantes. La más rotunda es esta: el sida.

VIII

El chimpancé y el río

86

Existen muchos comienzos para lo que creemos saber sobre la pandemia del sida, y la mayor parte ni siquiera abordan el tema de su origen a través de un único contagio zoonótico.

Por ejemplo: en otoño de 1980, un joven inmunólogo llamado Michael Gottlieb, profesor auxiliar en el centro médico de la Universidad de California, comenzó a reparar en un extraño patrón infeccioso entre ciertos pacientes masculinos. Estos pacientes, finalmente cinco, eran todos ellos homosexuales activos y padecían una neumonía causada por un hongo, por lo general inofensivo, conocido como *Pneumocystis carinii*. (Hoy día, tras un cambio de nombre, se conoce como *Pneumocystis jirovecii*.) Es un organismo ubicuo; lo encontramos flotando por todas partes. El sistema inmune de los pacientes tendría que haber sido capaz de depurarlo. Pero salta a la vista que el suyo no funcionaba correctamente, y el hongo invadió sus pulmones. Además, los hombres presentaban también otro tipo de infección fúngica: candidiasis oral; esto es, la boca llena de una levadura viscosa, la *Candida*, que se observa más a menudo en niños recién nacidos, en diabéticos y en personas inmunodeprimidas que en adultos sanos. Los análisis de sangre que se practicaron a varios de estos pacientes mostraban una disminución radical de determinados linfocitos (glóbulos blancos), cruciales para la regulación de las respuestas inmunitarias. En particular, eran los linfocitos timo-dependientes (linfocitos-T, por abreviar) los que mostraban cifras «extremadamente bajas».[1] Pese a que Gottlieb advirtió algunos otros síntomas, destacaban estos tres: neumonía por *Pneumocystis,* candidiasis oral y carencia de linfocitos-T. A mediados de mayo de 1981, uno de sus colegas y él redactaron un breve artículo en el que recogían sus observaciones. No especularon en torno a las causas. Tan solo les parecía que aquel patrón representaba una tendencia turbadora y preocupante, y sentían que debían publicar algo al respecto rápidamente. Un editor de la *New England Journal of Medicine* se mostró interesado, pero se demoraría al menos tres meses la publicación.

De modo que Gottlieb recurrió al eficiente boletín de los CDC: *Morbidity and Mortality Weekly Report.* El texto, muy conciso, menos de dos páginas, apareció en el *MMWR* del 5 de junio de 1981 titulado escuetamente: «*Pneumocystis* Pneumonia—Los Angeles». Fue la primera alerta sanitaria que se publicó sobre un síndrome que carecía todavía de nombre.

La segunda llegó un mes más tarde, de nuevo a través del boletín de los CDC. Mientras que Gottlieb observaba la neumonía por *Pneumocystis* y la candidiasis, un dermatólogo neoyorquino llamado Alvin E. Friedman-Kien había detectado una tendencia paralela que implicaba una enfermedad distinta: el sarcoma de Kaposi, una forma de cáncer muy inusual —y no demasiado agresiva, por lo general— conocida principalmente como una afección propia de hombres mediterráneos de mediana edad; la clase de tipos que uno esperaría encontrar en una cafetería de Atenas, tomando café y jugando al dominó. Este cáncer se manifestaba con frecuencia en forma de nódulos de color púrpura en la piel. En menos de tres años, Friedman-Kien y su red de colegas habían visto veintiséis casos de sarcoma de Kaposi en hombres homosexuales jóvenes. Algunos de estos pacientes tenían también neumonía por *Pneumocystis.* Ocho habían muerto. Hum. El *Morbidity and Mortality Weekly Report* publicó el comunicado de Friedman-Kien el 3 julio de 1981.

El sarcoma de Kaposi tenía también un puesto destacado en un conjunto de observaciones clínicas recogidas en Miami por la misma época. Los síntomas en este grupo de pacientes eran similares; el perfil cultural, distinto. El grupo de enfermos, veinte en total, y hospitalizados entre comienzos de 1980 y junio de 1982, eran todos inmigrantes haitianos. La mayoría había llegado a Estados Unidos hacía poco. Según sus propios testimonios en el curso de las entrevistas médicas, eran todos heterosexuales, sin antecedentes de actividad homosexual. Pero el conjunto de dolencias recordaba al que habían observado Gottlieb entre hombres gais de Los Ángeles y Friedman-Kien entre hombres gais de Nueva York: neumonía por *Pneumocystis,* candidiasis en la garganta, otras infecciones inusuales, irregularidades en el recuento de linfocitos y sarcoma de Kaposi agresivo. Diez de estos haitianos fallecieron. El equipo de médicos que publicó estas observaciones percibía un «síndrome» que presentaba «un parecido sorprendente con el síndrome de inmunodeficiencia descrito recientemente entre homosexuales estadounidenses».[2] Esta primera conexión con heterosexuales haitianos se vería más adelante como una pista falsa y quedaría relegada en los debates sobre el sida. Era difícil de confirmar en base a los datos de las entrevistas, y más difícil aún de interpretar. Llamar la atención sobre ella pasó incluso a verse como políticamente incorrecto. Pero más adelante las investigaciones en el campo de la genética molecular revelarían su auténtica trascendencia.

Otro de los considerados puntos de partida es Gaëtan Dugas, ese joven asistente de vuelo de origen canadiense que se convertiría en el famoso «paciente cero». Seguramente habrá oído hablar de él, por poco que haya oído sobre la aparición del sida. A Dugas lo presentaron como el hombre que «sacó el virus de África y lo introdujo en la comunidad gay occidental».[3] No lo era. Pero sí desempeñó, al parecer, un papel desmesurado y de una imprudencia censurable como transmisor a lo largo de los setenta y principios de los ochenta. Por su trabajo de asistente de vuelo, por el que disfrutaba de viajes personales prácticamente gratuitos, volaba a menudo entre las principales ciudades de Norteamérica, sumándose al ocio sibarita allá donde aterrizara, anotándose conquistas, entregado a la buena vida de un hombre gay sexualmente voraz en la edad dorada de las saunas. Era guapo, rubio, vanidoso pero encantador, incluso «bellísimo» a ojos de algunos.[4] Según Randy Shilts, autor de *En el filo de la duda* (que incluye una investigación heroica y también una buena dosis de presuntuosa reinvención), el propio Dugas reconocía haber tenido, los primeros diez años de homosexualidad activa, al menos 2.500 parejas sexuales. Dugas pagó un alto precio por su apetito y su audacia. Desarrolló sarcoma de Kaposi, tuvo que someterse a quimioterapia para tratarlo, padeció neumonía por *Pneumocystis* y otras infecciones relacionadas con el sida, y murió a causa de un fallo renal a los treinta y un años. En los pocos años que transcurrieron entre el diagnóstico del sarcoma de Kaposi y la invalidez final, Gaëtan Dugas no frenó. Pero parece que se torció, en su solitaria desesperación, del hedonismo hacia a la malicia. Después de tener relaciones sexuales con algún nuevo conocido en la sauna Eighth-and-Howard de San Francisco, encendía las luces —eso contaba Randy Shilts—, mostraba sus lesiones y anunciaba: «Tengo cáncer gay. Voy a morir, y tú también».[5]

El mismo mes de la muerte de Dugas, en marzo de 1984, un equipo de epidemiólogos de los CDC publicó un estudio fundamental sobre el papel del contacto sexual a la hora de vincular los casos de lo que por entonces se había bautizado como sida. El mundo contaba ya con una etiqueta, pero no con una explicación. «Aunque se desconoce la causa del sida —afirmaba el equipo de los CDC, cuyo autor principal era David M. Auerbach—, puede que venga causado por un agente infeccioso transmisible de una persona a otra de un modo análogo a la infección de la hepatitis B.»[6] La hepatitis B es un virus que se transmite a través de la sangre. Se contagia principalmente por medio del contacto sexual, el consumo de drogas intravenosas con agujas compartidas o la transfusión de productos sanguíneos contaminados con el virus. Parecía servir de patrón para comprender lo que de otro modo seguía siendo una convergencia desconcertante de síntomas: «La existencia de un clúster de casos de sida vinculados por contactos homosexuales concuerda con la hipótesis de un agente infeccioso», añadía el grupo de los CDC. No una sustancia química tóxica, ni un accidente genético, sino alguna clase de germen, eso es lo que querían decir.

Auerbach y sus colegas reunieron información de diecinueve casos de sida en el sur de California, y entrevistaron a cada uno de los pacientes o, si habían fallecido, a sus contactos cercanos. Hablaron además con otros veintiún pacientes en Nueva York y otras ciudades estadounidenses, y a partir de esos cuarenta historiales crearon un gráfico con cuarenta esferas interconectadas, a la manera de un juego de construcción con varillas, que mostraba quién había tenido contacto sexual con quién. La identidad de los pacientes se indicaba con un código según ubicación y número, por ejemplo «SF 1», «LA 6» o «NY 19». En el centro de la red, conectado de manera directa con ocho de las esferas y de manera indirecta con todas las demás, había una etiquetada como «0». Pese a que los investigadores no lo nombraban, ese paciente era Gaëtan Dugas. Randy Shilts transformó más adelante ese, hasta cierto punto insulso, «paciente 0», como aparecía mencionado en el artículo, en el «paciente cero», más resonante, de su libro.[7] Pero lo que oculta ese «cero», lo que ignora ese «0», lo que no recoge la posición central de esa esfera inscrita en el gráfico, es que Gaëtan Dugas no concibió por sí solo el virus del sida. Todo viene de alguna parte, y tuvo que pillarlo de alguien. El propio Dugas se contagió de alguna otra persona, cabe suponer que en el curso de un encuentro sexual, y no en África, ni en Haití, sino más cerca de casa. Y eso fue posible porque, como muestran ahora las evidencias, el VIH-1 había llegado ya a Norteamérica cuando Gaëtan Dugas era todavía un adolescente virginal.

Y había llegado también a Europa, aunque en ese continente no había prosperado mucho aún. Una doctora danesa llamada Grethe Rask, que había estado trabajando en África, abandonó en 1977 lo que se conocía entonces como Zaire y regresó a Copenhague para tratarse de una dolencia que llevaba varios años minándole la salud. El tiempo que estuvo en Zaire, Rask había dirigido primero un pequeño hospital situado en una remota ciudad del norte, y luego había ejercido como cirujana jefe en un gran centro de la Cruz Roja en la capital, Kinsasa. En algún momento, seguramente en alguna cirugía que se llevaría a cabo sin contar con material de protección adecuado (como guantes de látex) se contagió de algo para lo que nadie en aquel momento disponía de descripción o de nombre. Se sentía enferma y cansada. Desgastada por una diarrea persistente, perdió peso. Se le inflamaron los ganglios linfáticos y continuaron inflamados. Le confesó a un amigo: «Será mejor que vuelva a casa a morir».[8] De vuelta en Dinamarca, los análisis revelaron una carencia de linfocitos-T. Tenía tantas dificultades para respirar que dependía de una botella de oxígeno. Se debatía con infecciones de estafilococos. Tenía la boca cubierta de *Candida*. Para cuando murió, el 12 diciembre 1977, Grethe Rask tenía los pulmones obstruidos por el *Pneumocystis jirovecii*, y eso fue, parece ser, lo que acabó con su vida.

No debería haber sido así, de acuerdo con los conocimientos médicos habituales. La neumonía por *Pneumocystis* no acostumbraba a ser una enfermedad mortal. Tenía que haber una explicación más amplia, y la había. Nueve años después, una muestra de suero sanguíneo de Rask dio positivo en el test de VIH-1.

Todas estas personas desafortunadas —Grethe Rask, Gaëtan Dugas, los cinco hombres del informe de Gottlieb desde Los Ángeles, los pacientes de sarcoma de Kaposi de los que tuvo conocimiento Friedman-Kien, los haitianos de Miami, el clúster de treinta y nueve pacientes (aparte de Dugas) identificados en el estudio de David Auerbach— se contaron entre los primeros casos reconocidos de lo que se ha identificado retrospectivamente como sida. Pero no fueron sus primeras víctimas. Ni muchísimo menos. Más bien representan puntos intermedios en el curso de la pandemia, y señalizan la fase en la que un fenómeno, lento, casi imperceptible, alcanzó de pronto un *crescendo*. Una vez más, en los términos escuetos de los matemáticos especializados en enfermedades, cuya labor es tan importante para la historia del sida: el R_0 para el virus en cuestión había superado el 1,0, con cierto margen, y la epidemia estaba en marcha. Pero el auténtico origen del sida estaba en otra parte, y tuvieron que transcurrir varias décadas y varios puñados de científicos trabajando para descubrirlo.

87

En los primeros años tras su detección, la nueva enfermedad fue una forma cambiante que llevó varios nombres y acrónimos distintos. Uno fue GRID, por las siglas en inglés de inmunodeficiencia gay. El nombre demostró ser demasiado restrictivo a medida que empezaron a aparecer pacientes heterosexuales: adictos que compartían agujas, hemofílicos y otros heterosexuales desafortunados. Algunos médicos preferían ACIDS, por las siglas en inglés de síndrome de inmunodeficiencia comunitaria adquirida. Ese «comunitaria» pretendía señalar que la gente adquiría el síndrome ahí fuera, y no en los hospitales. Otra formulación más precisa, aunque también más aparatosa, que obtuvo brevemente el favor del *Morbidity and Mortality Weekly Report* de los CDC, fue «sarcoma de Kaposi e infecciones oportunistas en sujetos previamente sanos», pero no tenía muy buena abreviatura. A KSOIPHP le faltaba gancho. En septiembre de 1982, el *MMWR* optó por el término síndrome de inmunodeficiencia adquirida (SIDA), y el resto del mundo lo siguió.

Ponerle nombre al síndrome era el menos importante de los retos aquellos primeros días. Más urgente era identificar la causa. Acabo de aludir a «el virus en cuestión», pero recordemos: cuando los informes de Gottlieb y Friedman-Kien empezaron a llamar la atención, nadie sabía qué clase de patógeno generaba esa combinación de síntomas desconcertantes y letales; ni siquiera si se trataba de un único patógeno. La idea del virus surgió como una teoría plausible.

Uno de los científicos que la planteó fue Luc Montagnier, por entonces un biólogo molecular poco conocido que trabajaba en el Instituto Pasteur de París. Las investigaciones de Montagnier se habían centrado principalmente en los virus causantes de cáncer, y en particular en un grupo conocido como retrovirus, algunos de los cuales desencadenaban tumores en aves y mamíferos. Los retrovirus son bestias diabólicas, más taimados y persistentes incluso que los virus habituales. Toman su nombre de la capacidad de proceder de manera inversa a lo esperable en lo que respecta a la forma en que una criatura convierte sus genes en proteínas funcionales. En lugar de usar el ARN como plantilla para traducir el ADN en proteínas, el retrovirus transforma su ARN en ADN dentro de la célula huésped. A continuación, el ADN viral se introduce en el núcleo de la célula y se integra en su genoma, con lo que garantiza la replicación del virus cada vez que la célula huésped se reproduzca. Luc Montagnier había estudiado estos procesos en animales —pollos, ratones, primates—, y se preguntaba si sería posible hallarlos también en tumores humanos. Otra posibilidad inquietante en torno a los retrovirus era que esa nueva enfermedad que estaba empezando a surgir en Estados Unidos y Europa, el sida, estuviera causada por uno de ellos.

No había todavía la más mínima prueba sólida de que un virus fuese el origen del sida, pero había tres tipos de evidencias que apuntaban en esa dirección, y Montagnier las recuerda en sus memorias: un libro titulado *Virus*. En primer lugar, la incidencia del sida entre homosexuales vinculados por interacciones sexuales sugería que se trataba de una enfermedad contagiosa. En segundo lugar, la incidencia entre consumidores de drogas intravenosas apuntaba a un agente contagioso hemático. Y, en tercer lugar, los casos entre hemofílicos implicaban un agente hemático que eludía la detección en productos sanguíneos procesados como los factores de coagulación. De modo que: tenía dimensiones infinitesimales, era contagioso y se transmitía a través de la sangre. «El sida no podía venir causado por una bacteria, un hongo o un protozoo convencional —decía Montagnier—, dado que ese tipo de gérmenes quedan atrapados en los filtros que atraviesan los productos sanguíneos necesarios para la supervivencia de los hemofílicos. Eso nos dejaba con un único organismo más pequeño: el agente responsable del sida solo podía ser, por tanto, un virus».[9]

Otra evidencia apuntaba a que podría tratarse de un retrovirus. Este era un terreno desconocido, pero también lo era el sida. El único retrovirus humano del que se tenía noticia en 1981 era algo llamado virus del linfoma de linfocitos T humano (HTLV, por sus siglas en inglés), que había sido descubierto poco antes de la mano de un investigador inteligente, extrovertido, extremadamente respetado y extremadamente ambicioso llamado Robert Gallo, cuyo Laboratorio de Biología Tumoral formaba parte del Instituto Nacional del Cáncer, en Bethesda, Maryland.

El HTLV, como su nombre indica, ataca los linfocitos T y puede volverlos cancerígenos. Los linfocitos T son uno de los tres grupos principales de linfocitos del sistema inmune. (Tiempo después, el acrónimo HTLV pasó a designar al virus linfotrópico humano de linfocitos T, que es algo más preciso.) Un retrovirus relacionado, el virus del linfoma felino, causa inmunodeficiencia en los gatos. De manera que surgió la sospecha entre los investigadores de virus oncogénicos de que el agente del sida, que destruía el sistema inmune humano atacando sus linfocitos (en particular, una subcategoría de linfocitos T conocida como linfocitos T cooperadores), podía ser también un retrovirus. El equipo de Montagnier se dispuso a encontrarlo.

Lo mismo hizo el laboratorio de Gallo. Y no fueron los únicos: los científicos de otros laboratorios de todo el mundo pensaron que encontrar la causa del sida era la empresa más novedosa, la más urgente y la más potencialmente gratificante en el campo de la investigación médica. A finales de la primavera de 1983, tres equipos que trabajaban de manera independiente habían aislado un candidato vírico, y en el número de la revista *Science* del 20 mayo, dos de estos equipos publicaron sus resultados. El grupo de Montagnier en París, que había explorado las células pertenecientes a un hombre homosexual de treinta y tres años que venía sufriendo de linfadenopatía (la inflamación de los ganglios linfáticos), había descubierto un retrovirus nuevo al que llamaron LAV (virus linfadenopático). El grupo de Gallo dio también con un virus nuevo, uno que Gallo tomó por un pariente cercano de los virus del linfoma de linfocitos T humano (para entonces había aparecido un segundo, el HTLV-II, y el primero había pasado a ser el HTLV-I), que habían descubierto los suyos y él. A este bicho más reciente lo bautizó como HTLV-III, encajándolo así, como si fuera suyo, en su zoológico particular. El LAV francés y los HTLV de Gallo tenían al menos un aspecto en común: eran en efecto retrovirus. Pero dentro de esa familia encontramos una diversidad rica e importante. Un editorial publicado en el mismo número de *Science* anunciaba los artículos de Gallo y Montagnier bajo un titular que daba lugar al equívoco: «Virus del linfoma de linfocitos T humano vinculada al sida», a pesar de que el LAV de Montagnier no era ese tipo de virus. Ups, error de identificación. Montagnier lo sabía bien, pero su artículo para *Science* parecía difuminar la distinción, y el editorial lo ocultó por completo.

Por otra parte, tampoco el HTLV-III de Gallo era un HTLV, una vez se lo pudo examinar al detalle y clasificar correctamente. Resultó ser algo casi idéntico al LAV de Montagnier, del que este mismo le había entregado a Gallo una muestra congelada. Había hecho la entrega en persona durante una visita a Bethesda, y transportó la muestra en hielo seco.

La confusión quedó servida desde el primer momento: confusión acerca de qué se había descubierto exactamente, quién lo había descubierto y cuándo. Esta confusión, regada con celo competitivo, abonada con acusaciones y negaciones, reinaría durante décadas. Se interpusieron demandas. Se disputaron los derechos derivados de la patente de una analítica sanguínea del sida creada a partir de los virus cultivados en el laboratorio de Gallo, pero que provenían a su vez de la muestra aislada original de Montagnier. (La contaminación de un experimento a otro, o de una tanda de muestras a otra, es un problema habitual cuando se trabaja con virus en el laboratorio.) No fue un pequeño rifirrafe. Fue una buena pelea, en la que la mezquindad tuvo un papel nada desdeñable. Lo que estaba en juego en último término, además del dinero, del ego y del orgullo nacional, no era solo avanzar o demorarse en la investigación hacia una cura o una vacuna contra el sida, sino también el Premio Nobel de Medicina, que acabó recayendo en Luc Montagnier y su colaboradora jefe, Françoise Barré-Sinoussi.

Entretanto, el tercer equipo de investigadores, encabezado discretamente por un hombre llamado Jay A. Levy en su laboratorio de la Escuela de Medicina de la Universidad de California, en San Francisco, encontró también un virus candidato en 1983, pero no publicó nada al respecto hasta más de un año después. En el verano de 1984, señalaba Levy, el sida había afectado ya a «más de cuatro mil personas en el mundo; en San Francisco, se han registrado más de seiscientos casos».[10] Estas cifras parecían alarmantes en aquel momento, pese a que en retrospectiva, y en comparación con los treinta millones de muertes que causaría, resultan dolorosamente bajas. El hallazgo de Levy era también un retrovirus. Su equipo lo detectó en veintidós pacientes de sida, y consiguió más de media docena de muestras aisladas. Dado que el germen era un retrovirus asociado con el sida, Levy lo llamó ARV.* Tenía la correcta sospecha de que su ARV y el LAV de Montagnier no eran más que variantes del mismo virus en evolución. Eran muy similares, pero no demasiado similares. «Nuestros datos no reflejan que se haya producido una contaminación de nuestros cultivos con LAV —señalaba—, dado que nuestro laboratorio no recibió en ningún mo-

---

* Del inglés *AIDS-associated retrovirus*. (*N. de los T.*)

mento la muestra aislada original francesa.»[11] Por inofensiva que parezca la afirmación, era una pulla solapada dirigida a Robert Gallo.

Los detalles de esta historia, el descubrimiento triple casi simultáneo y lo que vino a continuación son complejos, reñidos, sórdidos y técnicos: como una ratatouille de biología molecular y ambiciones personales dejada al sol para fermentar. Se alejan con mucho del tema de las enfermedades zoonóticas. Para lo que nos interesa aquí, el dato esencial es que a principios de los ochenta se descubrió un virus en tres lugares distintos y bajo tres denominaciones distintas, un virus que se fue identificando fundadamente como agente causal del sida. Un distinguido comité de retrovirólogos resolvió en 1986 el problema de la denominación: decretaron que aquello se llamaría VIH.

88

La fase siguiente comenzó, muy apropiadamente, de la mano de un veterinario: Max Essex, que estudiaba los retrovirus en los monos y los gatos.

El doctor Myron (Max) Essex, doctor en Medicina veterinaria, no es un veterinario de mascotas cualquiera. (Aunque por otra parte, este libro está lleno de veterinarios extraordinarios que son científicos entusiastas al tiempo que atentos médicos.) Essex es profesor del departamento de Biología del Cáncer en la Escuela de Salud Pública de Harvard. Estaba trabajando en el virus de la leucemia felina (FeLV), entre otras cosas, y los virus oncogénicos constituían el marco de sus intereses. Dado que había visto los efectos devastadores del FeLV en el sistema inmune de los gatos, ya en 1982 albergaba sospechas, junto con Gallo y Montagnier, de que aquel nuevo síndrome de inmunodeficiencia humana podría venir causado por un retrovirus.

Entonces, algo extraño llegó a su conocimiento, de la mano de una estudiante de doctorado llamada Phyllis Kanki. Era veterinaria como él, pero estaba realizando su tesis en la Escuela de Salud Pública. Kanki había crecido en Chicago; había pasado los veranos de su adolescencia colaborando en el zoo, y luego estudió biología y química de camino a la medicina veterinaria y la patología comparada.

El verano de 1980, embarcada todavía en sus estudios de doctorado, trabajo en el Centro Regional de Investigaciones Primatológicas de Nueva Inglaterra, que dependía de Harvard pero se encontraba en Southborough, Massachusetts. Allí observó un problema extraño entre los macacos asiáticos del centro: algunos estaban muriendo a causa de una misteriosa disfunción inmunitaria. Los recuentos de linfocitos T cooperadores eran bajísimos. La diarrea los consumía, o sucumbían a infecciones oportunistas, de *Pneumocystis jirovecii,* entre ellas. Se parecía demasiado al sida. Kanki se lo hizo saber más adelante a Essex, su tutor de tesis, y junto con varios colegas de Southborough, empezaron a buscar lo que estaba matando a esos monos. Guiándose por sus conocimientos del FeLV y otros factores, se preguntaban si podía tratarse de una infección retrovírica.

Tras analizar muestras de sangre de los macacos, en efecto hallaron un nuevo retrovirus, y vieron que estaba estrechamente vinculado al virus del sida. Como esto fue en 1985, emplearon la denominación, ligeramente engañosa, de Gallo (HTLV-III) para referirse a ese virus que pronto sería rebautizado como VIH. El virus de sus monos también cambiaría pronto de nombre, y pasaría a conocerse, por analogía, como el virus de inmunodeficiencia en simios: VIS (por sus siglas en ingles). El equipo publicó un par de artículos en *Science,* que andaba ávida de avances en torno al sida. Su descubrimiento, afirmaban, podía arrojar luz sobre la patología de la enfermedad, puede que incluso dar un espaldarazo al desarrollo de la vacuna, al proporcionar un modelo animal para las investigaciones. Tan solo una frase al final de uno de los artículos, un comentario discreto pero pertinente que habían dejado caer como por añadidura, señalaba que el VIS quizá diese alguna pista sobre el origen del VIH.

Y la dio. Phyllis Kanki llevó a cabo el análisis de las muestras tomadas de los macacos, y luego se encomendó a la tarea de averiguar si ese mismo virus podría existir en la naturaleza. Kanki y Essex buscaron y analizaron muestras de sangre de macacos asiáticos capturados en su medio natural. No encontraron ni rastro de VIS. Luego analizaron otros tipos de mono asiático salvaje. De nuevo, nada de VIS. Eso los llevó a suponer que los macacos de Southborough se habían contagiado de VIS en cautividad por exposición a animales de otras especies. Era una conjetura razonable, dado que el centro para primates había tenido en cierto momento un espacio de juego compartido en el vestíbulo en el que se permitía a veces que las crías de mono asiáticas y africanas se mezclasen. Pero ¿qué clase de mono africano sería el reservorio? ¿De dónde había salido aquel virus exactamente? ¿Y de qué manera podría relacionarse con la aparición del VIH?

«En 1985, las tasas más altas de VIH se registraron en Estados Unidos y Europa —explicarían Essex y Kanki más tarde—, pero llegaban de África central informes preocupantes que indicaban altos índices de contagio de VIH y de casos de sida, al menos en algunos centros urbanos.»[12] El foco de la sospecha se estaba desplazando: ni Asia, ni Europa, ni Estados Unidos, sino África podía ser tal vez el origen. África central, además, albergaba una fauna variadísima de primates no humanos. De modo que el equipo de Harvard consiguió muestras de sangre de algunos simios africanos capturados en su medio natural, incluidos chimpancés, babuinos y monos verdes africanos. Ninguno de los chimpancés ni de los babuinos mostraba indicio alguno de infección de VIS, pero algunos de los monos verdes sí. Fue una epifanía. Más de veinticinco ejemplares portaban anticuerpos del VIS, y Kanki logró aislar muestras vivas del virus en siete de los casos. Ese hallazgo fue también directo a *Science*, y la investigación prosiguió. Kanki y Essex terminaron por examinar a miles de monos verdes africanos, capturados en diversas regiones del África subsahariana o en cautividad en centros de investigación de todo el mundo. Según la población, dieron positivo en el test del VIS entre un 30 y un 70 por ciento de los animales.

Pero los monos no estaban enfermos. No parecían sufrir inmunodeficiencia. A diferencia de los macacos asiáticos, los monos verdes africanos «debían de haber desarrollado mecanismos que impedían a un patógeno potencialmente letal causar la enfermedad», afirmaban Essex y Kanki.[13] También era posible que el virus hubiese cambiado: «En efecto, algunas cepas de VIS podrían haber evolucionado para coexistir con sus monos huéspedes». Los monos habrían desarrollado una mayor resistencia, y el virus habría desarrollado una menor virulencia: esta clase de adaptación mutua sugeriría que el VIS llevaba mucho tiempo con ellos.

El nuevo virus, el VIS hallado en los monos verdes africanos, se convirtió en el pariente conocido más cercano del VIH. Pero tampoco era tan cercano: a nivel de código genético había muchas diferencias entre ambos. El parecido, de acuerdo con Essex y Kanki, «no era tan importante como para respaldar la probabilidad de que el VIS fuese un precursor inmediato del VIH en las personas».[14] Lo más seguro era que ambos virus representasen dos ramitas vecinas que surgían de una única rama filogenética, separadas por un larguísimo tiempo evolutivo y, posiblemente, algunas formas intermedias existentes. ¿Dónde podían estar esos primos que faltaban? «Tal vez, pensamos, podríamos encontrar ese virus —una clase intermedia entre el VIS y el VIH— en los seres humanos.» De modo que decidieron buscar en África occidental.

Con ayuda de un equipo internacional de colaboradores, Kanki y Essex recogieron muestras de sangre de Senegal y otros lugares. Todas ellas llegaban con una etiqueta codificada para analizarlas a ciegas, de modo que ni siquiera la propia Kanki conocía el país de origen, ni si provenían de humanos o de monos. Analizó las muestras por medio de test tanto de VIS como de VIH. Al margen de un posible traspié debido a una contaminación en el laboratorio, su equipo encontró lo que esperaban encontrar: un virus intermedio entre el VIH y el VIS. Una vez descodificadas las etiquetas, Kanki descubrió que los resultados positivos correspondían a prostitutas senegalesas. Visto en retrospectiva, tenía lógica. Las prostitutas tienen un alto riesgo de contraer cualquier virus de transmisión sexual, incluido uno nuevo que ha dado recientemente el salto a los humanos. Además, la densidad de la población rural humana en Senegal, donde los monos verdes africanos son una especie nativa, hace que las interacciones mono-humano (incursiones en las cosechas por parte de los monos, caza por parte de los humanos) sean relativamente frecuentes.

Por otra parte, ese nuevo germen de las prostitutas senegalesas no estaba a medio camino entre el VIH y el VIS, sino que se parecía más a las cepas de VIS de los monos verdes africanos que a la versión de VIH de Montagnier-Gallo. Era un hecho significativo pero desconcertante. ¿Había entonces dos tipos distintos de VIH?

Luc Montagnier reaparece ahora en la historia. Tras las disputas con Gallo por el primer descubrimiento del VIH, esta vez, se sumó a Essex y a Kanki con una actitud más amigable. Empleando las herramientas de análisis proporcionadas por el equipo de Harvard, Montagnier y sus colegas examinaron las muestras de sangre de un hombre de veintinueve años originario de Guinea-Bisáu, un país diminuto, antigua colonia portuguesa, que lindaba con la frontera sur de Senegal. Este hombre mostraba síntomas de sida (diarrea, pérdida de peso, inflamación de los ganglios linfáticos), pero había dado negativo en el test de VIH. Estaba hospitalizado en Portugal, y la muestra de sangre se la entregó en mano a Montagnier un biólogo portugués de visita en el país. En el laboratorio de Montagnier, el suero sanguíneo del hombre volvió a dar negativo en el test de anticuerpos de VIH, pero a partir de un cultivo de glóbulos blancos el equipo de investigadores aisló un nuevo retrovirus humano que parecía muy similar al que habían descubierto Essex y Kanki. En otro paciente, hospitalizado en París pero natural de Cabo Verde, una nación isleña frente a la costa oeste de Senegal, el equipo francés detectó más virus del mismo tipo. Montagnier llamó a aquel nuevo virus LAV-2, aunque finalmente, cuando todas las partes se acogieron a la etiqueta VIH, pasaría a conocerse como VIH-2, y el virus original, como VIH-1.

Puede que los derroteros del descubrimiento resulten sinuosos, que haya un sinfín de etiquetas, y que cueste distinguir a los actores sin una chuleta: pero todos esos detalles no son irrelevantes. La diferencia entre el VIH-2 y el VIH-1 es la diferencia entre una enfermedad grave pero localizada propia de África occidental y una pandemia global.

89

A finales de los ochenta, mientras Kanki, Essex y otros científicos seguían estudiando el VIH-2, se levantó una oleada de incertidumbre en torno a su procedencia. Algunos ponían en duda la teoría de que estuviese estrechamente vinculado con un retrovirus que infectaba a los monos africanos (y que hubiera derivado de este en tiempos recientes). Una idea alternativa era que ese retrovirus había estado presente en el linaje humano desde sus orígenes, o incluso antes. Posiblemente lo llevábamos ya con nosotros —como un pasajero surcando los lentos cauces de la evolución— cuando nos escindimos de nuestros primos, los primates. Pero esa alternativa dejaba un misterio por resolver: si el virus era un antiguo parásito entre los humanos, que había pasado desapercibido durante milenios, ¿por qué de pronto se había vuelto tan patogénico?

Un contagio reciente entre especies parecía más probable. Aun así, los detractores de esta hipótesis recibieron un empujón en 1988, cuando un grupo de investigadores japoneses secuenciaron el genoma completo del VIS extraído de un mono verde africano. El animal provenía de Kenia, y la secuencia de nucleótidos de su retrovirus presentaba diferencias significativas respecto de la secuencia del VIH-1, y también, más o menos en la misma medida, de la secuencia del VIH-2. Así pues, el virus del mono verde no parecía guardar más relación con uno de los virus humanos que con el otro, y esto contradecía la idea de que el VIH-2 había emergido en los últimos tiempos de un mono verde africano. Un comentario publicado en la revista *Nature*, acompañando el artículo japonés, celebraba el hallazgo con un dogmático titular: «El virus humano del sida no procede del mono».[15] Pero era un titular engañoso al borde de la falsedad. ¿No procede del mono? Bueno, no estén tan seguros. Resultó que lo único que pasaba era que los investigadores se estaban fijando en la especie equivocada de mono.

La confusión provino de dos fuentes. Para empezar, la etiqueta «mono verde africano» es algo imprecisa. Engloba un amplio espectro de especies, que se conocen a veces también como monos de la sabana, y que ocupan sectores geográficos adyacentes que se extienden por todo el África subsahariana: desde Senegal, en el oeste, hasta Etiopía en el este, y hacia el sur, internándose en Sudáfrica. En un determinado momento, todas ellas se consideraron una «superespecie» bajo el nombre de *Cercopithecus aethiops*. Pero hoy en día, una vez calibradas con más precisión sus diferencias, están clasificadas en seis especies dentro del género *Chlorocebus*. El mono verde africano del que había extraído las muestras el equipo japonés, por ser de origen keniata, debía de pertenecer a la especie *Chlorocebus pygerythrus*.[16] Sin embargo, la especie nativa de Senegal es la *Chlorocebus sabaeus*. Ahora que ya conoce esos dos nombres ya puede olvidarlos. La diferencia entre un mono verde africano y el otro no es lo que explica la divergencia genética entre el VIS y el VIH-2.

Cuando se rastreó el origen del VIH-2, el camino condujo hasta otro mono completamente distinto: el mangabey gris. No es ninguna de las seis especies de *Chlorocebus,* ni por asomo: pertenece a un género distinto.

El mangabey gris (*Cercocebus atys*) es una criatura de pelo grisáceo con cara y manos oscuras, cejas blancas y unas ostentosas patillas también blancas; ni mucho menos tan bonito como tantos monos del continente africano, pero llamativo a su manera, como un viejo deshollinador con unos pulcrísimos hábitos de higiene barberil. Vive en la costa de África occidental, de Senegal a Ghana, y prefiere los pantanos y palmerales, donde se alimenta de fruta, frutos secos, hojas, brotes y raíces —es un vegetariano ecléctico—, y pasa gran parte del tiempo en tierra, desplazándose a cuatro patas a la búsqueda de algún bocadito que haya caído al suelo. A veces se atreve a salir de los humedales para hacer alguna incursión en granjas y arrozales. Es difícil capturarlo en los bosques pantanosos, pero fuera de estos, sus hábitos terrestres a la hora de buscar alimento y su gusto por las cosechas lo hacen fácil de cazar. Los lugareños lo tratan como una alimaña molesta pero comestible y, a veces, si no andan demasiado hambrientos, adoptan como mascota alguna cría huérfana.

Lo que llamó la atención de los investigadores del sida sobre el mangabey gris fueron la pura coincidencia y un experimento sobre la lepra. Un ejemplo de aquella antigua máxima científica según la cual uno termina por encontrar más de lo que andaba buscando.

En septiembre de 1979, los científicos de un centro de investigación primatológica de New Iberia, Luisiana, al sur de Lafayette, habían detectado una infección similar a la lepra en uno de los monos que tenían en cautividad. Les pareció extraño, porque la lepra es una enfermedad humana causada por una bacteria (*Mycobacterium leprae*) y no se tiene constancia de que sea transmisible de las personas a otros primates. Pero allí estaba aquel mono leproso. El animal en cuestión, un mangabey gris hembra, de unos cinco años de edad, había llegado importado de África occidental. Los investigadores la habían llamado Louise. Al margen de esa dolencia cutánea, Louise estaba sana, y no se la había sometido todavía, según su historial, a ninguna infección experimental. La estaban usando en un estudio sobre la dieta y el colesterol. El centro de New Iberia no trabajaba con infecciones de lepra, de manera que una vez se diagnosticó su enfermedad se la trasladó a otro lugar en el que sí, también en Luisiana: el Centro Regional de Investigaciones Primatológicas de Delta, al norte del lago Pontchartrain. Los investigadores de Delta se alegraron de recibirla por una razón muy práctica: si Louise había contraído la lepra de forma natural, entonces (en contra de las suposiciones previas), tal vez la enfermedad fuese transmisible a poblaciones de mangabey gris. Y si eso era cierto, entonces el mangabey gris podía resultar valioso como modelo experimental para los estudios sobre la lepra humana.

Así pues, el equipo de Delta inyectó material infeccioso procedente de Louise a otro mangabey gris. Este era un macho. A diferencia de Louise, carece de nombre en el historial científico, se lo recuerda solo por un código: A022. Se convirtió en el primero de una serie de monos infectados experimentalmente que resultaron ser portadores de algo más que lepra. Los científicos de Delta no tenían ni idea, no en aquel primer momento, de que A022 era VIS-positivo.

La lepra de Louise prendió con facilidad en A022, lo cual llama la atención, dado que las tentativas anteriores de contagiar a monos con lepra humana habían fracasado. ¿Acaso esta cepa de *Mycobacterium leprae* era una variante especialmente adaptada a los monos? Y en ese caso, ¿lograría contagiar también a los macacos rhesus? Eso sería muy útil para los fines experimentales, porque los macacos rhesus eran mucho más baratos y fáciles de conseguir, en la cadena de suministro de las investigaciones médicas, que los mangabeys grises. De modo que el equipo de Delta inoculó a cuatro macacos rhesus un potingue infeccioso extraído de A022. Los cuatro desarrollaron la lepra. Pero para tres de ellos, ese resultó ser el menor de sus problemas: los tres desafortunados desarrollaron también sida simio; padecieron diarrea crónica y pérdida de peso, se consumieron y murieron.

Al analizarlos en busca de virus, los investigadores dieron con el VIS. ¿Cómo terminaron siendo VIS-positivos aquellos tres macacos? Evidentemente, por la inoculación de lepra procedente del mangabey gris A022. ¿Era un ejemplar único? No. Los test realizados a otros mangabeys grises en Delta reveló que el virus era «endémico» entre ellos.[17] Otros investigadores llegaron pronto a la misma conclusión no solo entre los mangabeys grises cautivos, sino también entre los que vivían en libertad. Sin embargo, los mangabeys grises (nativos de África), a diferencia de los macacos rhesus (nativos de Asia) no mostraban síntomas de sida simio. Estaban contagiados pero sanos, lo que sugería que el virus tenía una historia muy larga en su especie. El mismo virus enfermaba a los macacos, cabe suponer que se debía a que era nuevo para ellos.

La lista de virus de inmunodeficiencia simia se iba haciendo más larga y compleja. Había ahora tres variantes conocidas: la de los monos verdes africanos, la de los macacos rhesus (que debían de haber adquirido en cautividad) y la de los mangabeys grises. Como se hacía necesaria una forma de identificarlos y diferenciarlos, alguien dio con el recurso de añadir al acrónimo breves subíndices. El virus de inmunodeficiencia simia encontrado en los mangabeys grises se convirtió en el VIS_{sm} (por las siglas en inglés de mangabey gris). Los otros dos pasaron a llamarse VIS_{agm} (por las siglas en inglés de mono verde africano) y VIS_{mac} (para los macacos asiáticos). Esta pequeña convención puede parecer esotérica, por no mencionar que hace daño a los ojos, pero resultará esencial e iluminadora cuando aborde la funesta relevancia de una variante que se conocería como VIS_{cpz}.

Baste señalar por el momento el resultado del experimento con la lepra en Luisiana. Una científica del equipo de Delta, Michael Anne Murphey-Corb, colaboró con biólogos moleculares de otras instituciones para escrutar los genomas de los virus VIS de los mangabeys grises y los macacos rhesus y crear un árbol genealógico provisional. Su trabajo, que se publicó en 1989 con Vanessa M. Hirsch como autora principal, reveló que el VIS_{sm} estaba estrechamente vinculado al VIH-2. Y también al VIS_{mac}. «Estos resultados sugieren que el VIS_{sm} ha contagiado a macacos en cautividad y a humanos en África occidental —decía el artículo, que localizaba el origen en los mangabeys grises—, y evolucionó hacia el VIS_{mac} y el VIH-2, respectivamente.»[18] De hecho, esas tres cepas eran muy parecidas, lo que apuntaba a una escisión bastante reciente de un ancestro común.

«Una interpretación plausible de estos datos —añadían Hirsch y sus coautores, exponiendo el asunto sin rodeos— es que en los últimos treinta o cuarenta años el VIS procedente del mangabey gris de África occidental (o especies estrechamente emparentadas) contagió con éxito a un humano y evolucionó hacia el VIH-2.» Era oficial: el VIH-2 era una zoonosis.

90

Pero ¿qué pasaba con el VIH-1? ¿De dónde había salido ese tremendo asesino? Llevó algo más de tiempo resolver ese gran misterio. La suposición lógica era que el VIH-1 debía de tener también un origen zoonótico. Pero ¿qué animal servía de reservorio? ¿Cuándo, dónde y cómo se había producido el contagio entre especies? ¿Y por qué las consecuencias habían sido tanto más espantosas?

El VIH-2 es al mismo tiempo menos transmisible y menos virulento que el VIH-1. Las bases moleculares de esas nefastas diferencias siguen siendo un secreto encerrado en los genomas, pero las ramificaciones ecológicas y médicas son claras y evidentes. El VIH-2 se limita mayormente a países de África occidental, como Senegal y Guinea-Bisáu (la Guinea portuguesa, en la época colonial), y a otras regiones conectadas por vínculos sociales y económicos dentro del antiguo Imperio portugués, incluido Portugal mismo y el sudoeste de India. Las personas contagiadas con el VIH-2 tienden a portar niveles inferiores del virus en su sangre, a contagiar a un número inferior de sus contactos sexuales y a padecer formas no tan graves o inmediatas de inmunodeficiencia. Muchos de ellos no desarrollan en absoluto el sida. Y las madres portadoras de VIH-2 tienen menos probabilidades de transmitírselo a sus descendientes. El virus es perjudicial, pero ni mucho menos tanto como podría ser. El VIH-1 sirve de comparación, pues es este el que afecta a decenas de millones de personas en todo el mundo. El VIH-1 es el azote pandémico. Para comprender cómo le había sobrevenido a la humanidad la catástrofe del sida, los científicos tenían que rastrear los orígenes del VIH-1.

Esto nos lleva a la ciudad de Franceville, en el sudeste de Gabón, y a su Centro Internacional de Investigaciones Médicas (CIRMF, por sus siglas en francés), el mismo instituto de investigación en el que desarrollaría más adelante Eric Leroy sus estudios sobre el ébola. A finales de los ochenta, una joven belga llamada Martine Peeters, recién licenciada en Medicina tropical, trabajó allí como asistente de investigación durante aproximadamente un año, antes de embarcarse en los estudios de doctorado. En las instalaciones del CIRMF había un complejo de primates en cautividad, entre los que se contaban treinta y seis chimpancés, y a Peeters, junto con varios compañeros, le encomendaron la tarea de hacerles el test de anticuerpos del VIH-1 y el VIH-2. Casi todos los chimpancés dieron negativo; todos salvo dos. Ambas excepciones eran hembras muy jóvenes, capturadas recientemente en estado salvaje. Estas crías, como otros primates huérfanos, se venden como mascotas después de matar y comerse a sus madres. Uno de estos animales, una chimpancé de dos años con heridas de bala, había llegado al CIRMF para ser atendida. Murió a causa de las heridas, pero antes se le pudo extraer una muestra de sangre. La otra era un bebé, puede que de unos seis meses, que sí sobrevivió. El suero sanguíneo de ambas arrojó una respuesta contundente en el test de VIH-1, y no tanto en el de VIH-2. Aquello era llamativo pero algo ambiguo. El testeo de anticuerpos es un indicador indirecto de la infección; práctico y rápido, pero impreciso. La precisión se obtiene detectando los fragmentos del ARN viral, o mejor aún, aislando el virus —capturándolo en toda su plenitud y cultivándolo—, para llevar a cabo una identificación segura. Martine Peeters y sus colegas lograron aislar un virus en la sangre del chimpancé bebé. Veinte años después, cuando la llamé a su despacho en una institución del sur de Francia, Peeters rememoró vívidamente cómo se fue revelando aquel virus en una serie de test moleculares.

—Fue una gran sorpresa —me dijo—, porque se parecía muchísimo al VIH-1.

—¿Había indicios previos?

—Sí. En aquella época sabíamos ya que lo más seguro era que el VIH-2 proviniera de primates de África occidental —explicó, refiriéndose a los estudios sobre el mangabey gris—. Pero no se había detectado todavía en primates ningún virus parecido al VIH-1. Y hasta el día de hoy, sigue siendo el único virus parecido al VIH-1.

En 1989, su equipo había publicado un artículo dando a conocer el nuevo virus y bautizándolo como VIS$_{cpz}$. No alardeaban de haber encontrado el reservorio del VIH-1. La conclusión que sacaban de sus datos era más modesta: «Se ha propuesto antes que los retrovirus que causan el sida humano se originaron en monos africanos. Sin embargo, este estudio, así como otros estudios previos sobre el VIS, no respaldan esta hipótesis». Entre líneas: los chimpancés, y no los monos, podían ser la fuente de aquel germen pandémico.

Cuando la conocí, Martine Peeters era la directora de investigaciones en el Instituto de Investigación para el Desarrollo de Montpellier, una antigua y hermosa ciudad cerca de la costa mediterránea. Era una mujer menuda y rubia; llevaba un jersey negro y un collar plateado; hablaba de un modo conciso y sensato. ¿Qué clase de respuesta obtuvo aquel descubrimiento?, le pregunté.

—Lo del VIH-2, la gente lo aceptó sin problemas. —Aceptó, quería decir Peeters, la idea de un origen simio—. Pero lo del VIH-1 a la gente le costó más.

—¿A qué se debía esa resistencia?

—No lo sé. Tal vez porqué éramos científicos jóvenes.

El artículo de 1989 no atrajo mucha atención, lo que resulta curioso en retrospectiva, dada la novedad y la gravedad de lo que implicaba. En 1992, Peeters publicó otro en el que describía un tercer caso de VIS$_{cpz}$, en esta ocasión en un chimpancé en cautividad que había llegado a Bruselas desde Zaire. Los tres resultados positivos de VIS se habían dado en chimpancés nacidos en libertad y más tarde capturados (y no criados en cautividad), pero eso dejaba un hueco en la cadena de pruebas. ¿Qué pasaba con los chimpancés que seguían en la selva?

Con las herramientas de biología molecular de las que se disponía a principios de los noventa, la investigación de chimpancés en libertad era complicada (e inaceptable para la mayoría de investigadores), porque los test de diagnóstico requerían muestras de sangre. Pero la falta de evidencias procedentes de poblaciones en libertad contribuía a su vez al escepticismo en la comunidad de investigadores del sida acerca del vínculo entre el VIH-1 y los chimpancés. A fin de cuentas, si los macacos asiáticos se habían contagiado con el VIH-2 en sus jaulas por el contacto con monos africanos, ¿no serían también aquellos chimpancés VIS-positivos un simple indicio de infecciones de animales en cautividad? Otro motivo para el escepticismo era el hecho de que, a finales de los noventa, se había analizado a aproximadamente un millar de chimpancés en cautividad, pero aparte de los tres ejemplares de Peeters, ni uno solo había mostrado traza alguna de VIS_{cpz}. Esos dos factores —la ausencia de pruebas procedentes de poblaciones en libertad y la excepcionalidad extrema del VIS entre los chimpancés en cautividad— dejaban abierta la posibilidad de que tanto el VIH-1 como el VIS_{cpz} derivaran directamente de un ancestro viral común propio de otro primate. En otras palabras, podía ser que aquellos tres únicos chimpancés se hubiesen contagiado de un mono todavía por identificar, y que ese mismo mono no identificado les hubiese transmitido el VIH-1 a los humanos. Con esa posibilidad en el aire, el origen del VIH-1 siguió siendo incierto gran parte de aquella década.

Entretanto, los investigadores siguieron estudiando no solo el origen del VIH, sino también su diversidad en humanos, y descubrieron tres linajes principales del VIH-1. El término «grupos» pasaría a ser el preferido. Cada uno de estos grupos estaba formado por un clúster de cepas genéticamente diferenciado del resto. Esto es: existía variación dentro de cada grupo, dado que el VIH está en constante evolución, pero las diferencias entre grupos eran mucho mayores. Esta organización conllevaba algunas implicaciones ocultas que los científicos fueron comprendiendo solo gradualmente, y que todavía no han sido integradas en la comprensión popular del sida. Volveré sobre ellas enseguida, pero contemplemos primero el patrón en sí.

El grupo M era el más extendido y malicioso. La letra M aludía a *main* (principal), porque ese grupo estaba detrás de la mayoría de infecciones de VIH en el mundo. Sin el grupo M del VIH-1 no habría ninguna pandemia global, ni millones de muertes. El grupo O fue el segundo en definirse, y la inicial correspondía a *outlier* (marginal), porque englobaba solo a un pequeño número de cepas aisladas, la mayoría localizable en lo que parecía un área secundaria en relación con los focos de la pandemia: Gabón, Guinea Ecuatorial y Camerún, todas al oeste de África central. Cuando se descubrió el tercer grupo, en 1998, pareció lógico etiquetarlo como grupo N. Cabe suponer que para indicar que no pertenecía a ninguno de los dos grupos anteriores (*non-M/non-O*), pero también para continuar con la secuencia alfabética. (Años después, un cuarto grupo se identificaría y etiquetaría con la letra P.) El grupo N era extremadamente inusual; solo se había detectado en dos personas camerunesas. La excepcionalidad de los grupos N y O otorgó al grupo M una relevancia radical, pues estaba por todas partes. ¿Por qué ese linaje en concreto del virus, y no los otros dos (o tres), se había propagado de un modo tan amplio y letal por todo el planeta?

Las investigaciones en paralelo sobre VIH-2, menos virulento, descubrieron también grupos diferenciados, en mayor número incluso. Para etiquetarlos se usaron las letras del comienzo del alfabeto, y en el año 2000 se conocían ya siete grupos: A, B, C, D, E, F y G. (Un octavo grupo, aparecido más tarde, se convirtió en el H.) De nuevo, la mayoría eran extremadamente inusuales; estaban representados, de hecho, por una muestra viral tomada de una única persona. Los grupos A y B, por su parte, no eran inusuales: eran responsables de la mayoría de casos de VIH-2. El grupo A era más común que el grupo B, en particular en Guinea-Bisáu y en Europa. El grupo B se localizaba sobre todo en los países del extremo este de África occidental, como Ghana y Costa de Marfil. Los grupos del C al H, aunque desdeñables en cifras totales, eran significativos a la hora de mostrar el grado de diversidad.

Con el comienzo del nuevo siglo, los investigadores del sida consideraron esta lista de linajes virales: siete grupos de VIH-2 y tres grupos de VIH-1. Los siete grupos de VIH-2, pese a estar diferenciados, se parecían todos ellos al VIS$_{sm}$, el virus endémico del mangabey gris. (Y lo mismo ocurría con el último en añadirse, el grupo H.) En cuanto a los tres tipos de VIH-1, todos se parecían al VIS$_{cpz}$, el virus de los chimpancés. (El cuarto de los grupos que se acabaría añadiendo, el grupo P, se parece más al de los gorilas.) Ahora viene la parte que, si penetra en su cerebro, debería generarle un escalofrío: los científicos creen que cada uno de estos doce grupos (ocho de VIH-2, cuatro de VIH-1) representan un caso independiente de contagio entre especies. Doce contagios entre especies distintas.

En otras palabras, el VIH no ha entrado solo una vez en la humanidad. Ha entrado al menos una docena de veces: una docena que sepamos, y seguramente muchas más a lo largo de la historia. No era, por tanto, un suceso altamente improbable. No era un infortunio irrepetible y absolutamente improbable que golpeaba a la humanidad con efectos devastadores, como un cometa errático cruzando la infinitud del espacio hasta estrellarse con el planeta Tierra y provocando la extinción de los dinosaurios. No. La llegada del VIH al torrente sanguíneo de los humanos era, por el contrario, parte de una pequeña tendencia. Y, debido a la naturaleza de nuestras interacciones con los primates africanos, parece que se produce bastante a menudo.

91

Todo ello suscita unas cuantas preguntas importantes. Si estos saltos del VIS a la especie humana se han producido al menos doce veces, ¿por qué solo han dado lugar a una pandemia del sida? ¿Y por qué esta se produjo cuando se produjo? ¿Por qué no décadas o siglos antes? Estas preguntas se entrecruzan con otras tres, más concretas, menos especulativas, a las que ya hemos aludido: ¿cuándo, dónde y cómo empezó la pandemia del sida?

Detengámonos primero en el cuándo. Sabemos por las pruebas de Michael Gottlieb que a finales de 1980 el VIH había alcanzado ya a los hombres homosexuales de California. Sabemos por el caso de Grethe Rask que rondaba por Zaire en 1977. Sabemos que Gaëtan Dugas no fue en realidad el paciente cero. Pero si todas esas personas y lugares no marcan el verdadero punto de partida en el tiempo, ¿entonces qué lo hace? ¿Cuándo se introdujo esa cepa funesta, el VIH-1 del grupo M, en la población humana?

Dos rastros nos llevan hasta 1959.

En septiembre de ese año, un joven trabajador de una imprenta de Manchester, en Inglaterra, murió de lo que parecía ser un fallo del sistema inmune. Como había pasado un par de años enrolado en la Royal Navy antes de regresar a su ciudad natal y a su empleo, al infortunado lo bautizaron como «el marinero de Manchester». Su salud fue decayendo tras esa temporada en la Marina, durante la que sirvió principalmente —pero no todo el tiempo— en Inglaterra. Al menos en una ocasión, navegó hasta Gibraltar. De vuelta en Manchester, en noviembre de 1957, se fue consumiendo, y empezó a padecer algunos de los síntomas que más tarde se asociarían con el sida, como pérdida de peso, fiebres, tos persistente e infecciones oportunistas, entre ellas de *Pneumocystis jirovecii*, pero el doctor que realizó la autopsia no pudo determinar la causa subyacente de la muerte. Sin embargo, sí tomó pequeñas muestras de riñón, médula ósea, bazo y diversos tejidos —conservadas en parafina, que era el método rutinario para muestras patológicas— e informó del caso en una revista médica. Treinta y un años más tarde, en la era del sida, un virólogo de la Universidad de Manchester analizó algunas de esas muestras y creyó encontrar pruebas de que el marinero se había contagiado de VIH-1. Si estaba en lo cierto, el marinero de Manchester pasaría a ser el primer caso de sida jamás documentado en la bibliografía médica.

Pero un momento. Cuando un par de científicos neoyorquinos analizaron de nuevo las muestras varios años después, descubrieron que el positivo en VIH obtenido previamente debía de ser un error de laboratorio. La médula ósea daba ahora negativo. La muestra del riñón sí dio positivo, pero de un modo que hizo saltar la alarma de la duda: el VIH-1 evoluciona con rapidez, y la secuencia genética del virus presente en aquella muestra parecía demasiado moderna. Tenía más visos de ser una variante moderna que la que podría haber existido en 1959. Todo ello apuntaba a que el positivo se debía a la contaminación con alguna cepa reciente del virus. Conclusión: el marinero de Manchester tal vez hubiese muerto de un fallo del sistema inmune, pero el VIH no había sido la causa. Su caso es un mero ejemplo de lo complicado de llevar a cabo un diagnóstico retrospectivo del sida, incluso contando con lo que parece ser una buena muestra.

Poco tiempo después de que quedara refutada esa pista falsa de Manchester, surgió otra en Nueva York. Nos encontramos en 1998. Un equipo de investigadores de la Universidad Rockefeller, entre los que se encontraba Tuofu Zhu, obtuvieron una muestra de archivo procedente de África del mismo año que las muestras del marinero, 1959. Esta vez no eran tejidos, sino un tubito de plasma sanguíneo extraído de un hombre bantú en la antigua Léopoldville, capital del Congo Belga (hoy en día Kinsasa, capital de la República Democrática del Congo), que llevaba décadas almacenado en una cámara frigorífica. No se indicaba ni su nombre ni la causa de la muerte. Se había analizado en un estudio anterior, en 1986, junto con otras 1.212 muestras de plasma —algunas de archivo, otras nuevas— procedentes de diversos lugares de África. La de este hombre fue la única que arrojó un resultado inequívocamente positivo en el test de VIH. Tuofu Zhu y algunos colegas siguieron ahondando; se pusieron a trabajar con lo poco que quedaba de la muestra original y recurrieron a la RCP para amplificar fragmentos del genoma viral. A continuación, secuenciaron estos fragmentos para componer un retrato genético del virus del hombre bantú. En su artículo, publicado en febrero de 1998, llamaron a esta secuencia ZR59, en referencia a Zaire (como se conocía históricamente el país) y el año 1959. Los análisis comparativos mostraron que el ZR59 era bastante similar tanto al subtipo B como al subtipo D (sutiles subdivisiones dentro del grupo M del VIH-1); quedaba, de hecho, a medio camino entre uno y otro, lo que sugería un estrecho vínculo con su ancestro común. En otras palabras, el ZR59 era un atisbo al pasado, una forma verdaderamente antigua del VIH-1, y no una contaminación reciente. El ZR59 demostraba que el VIH-1 estaba presente en la población de Léopoldville —fermentando, evolucionando, diversificándose— en 1959. Y demostró en realidad algo más. Los análisis posteriores del ZR59 y otras secuencias que llevó a cabo Bette Korber en el Laboratorio Nacional de Los Álamos permitieron calcular que el grupo M del VIH-1 debía de haberse introducido en la población humana en torno a 1931.

Durante diez años, desde la publicación del artículo de Zhu en 1998 hasta el 2008, aquel fue un hito solitario. El ZR59 era la única versión conocida del VIH-1 procedente de una muestra anterior a 1976. Pero entonces alguien encontró otra. Esta pasó a conocerse como DRC60, y seguramente a estas alturas ya es capaz de descifrar la etiqueta usted mismo: venía de la República Democrática del Congo (mismo país, nombre actual) y se había tomado en 1960.

El DRC60 era un espécimen procedente de una biopsia, un fragmento de ganglio linfático extraído de una mujer viva. Como en las muestras de riñón y de bazo del marinero de Manchester, se habían conservado en una pequeña pastilla de parafina. De este modo, no había necesidad de conservarla en frío, y mucho menos congelarla. Era tan inerte como una mariposa muerta, y menos frágil. Se la podía almacenar en un estante polvoriento y olvidarse de ella, como había ocurrido. Después de más de cuarenta años, surgió de un armario de especímenes de la Universidad de Kinsasa y aportó un nuevo fogonazo de comprensión a los investigadores del sida.

92

La Universidad de Kinsasa se asienta en lo alto de una colina a las afueras de la ciudad, a una hora de distancia en taxi a través de calles agrietadas cubiertas de niebla tóxica; el tráfico enmarañado de furgonetas, autobuses y carretillas; un desfile de puestos callejeros de coronas funerarias, quioscos de recarga de móviles, mercados de fruta y de carne, ferreterías al aire libre, talleres de reparación de neumáticos y vendedores de cemento; pilas de arena y grava y basura; la imponente decrepitud de una metrópolis poscolonial moldeada por ochenta años de oportunismo belga, treinta años de gobierno dictatorial y atroz desvalijamiento, y luego diez años de guerra, pero una ciudad llena de diez millones de personas que luchan: algunas matones peligrosos (como en todas las ciudades) y la mayoría, afables, optimistas y amistosas. El campus de la universidad, allí en su colina, que llaman sin ceremonias «la montaña», ofrece un contraste relativamente verde e idílico frente a la ciudad que se extiende a sus pies. Los estudiantes se encaminan hacia allí desde la parada de un autobús abarrotado para aprender y evadirse. El profesor Jean-Marie M. Kabongo es el jefe de Patología del departamento de Patología Anatómica de la universidad. Es un hombre menudo y elegante con un enorme y canoso bigote ruso y patillas frondosas: una poderosa estampa atenuada por sus modales amables. Cuando lo visité en su despacho, en la segunda planta de un edificio con vistas a una explanada de hierba a la sombra de las acacias, alegó un conocimiento incompleto del DRC60 y del paciente del que se extrajo la muestra. Un caso antiguo, a fin de cuentas; de mucho antes de que él llegara. Sí, una mujer, creía recordar. Le fallaba la memoria, pero podía echar un vistazo al historial. Empezó a tomar notas mientras le hacía preguntas, y me propuso que volviese en un par de días, cuando podría responderme mejor. Pero entonces le pregunté por la sala en la que había estado almacenada la muestra del DRC60, y se le iluminó la cara: «Ah, por supuesto, eso sí que se lo puedo enseñar».

Cogió una llave. La introdujo en la cerradura de una puerta azul. Abrió y me cedió el paso a un laboratorio grande y soleado con paredes de baldosas blancas y dos mesas largas y bajas en el centro. En una de ellas descansaba un dietario de aspecto antiguo, con las páginas combadas, que parecía sacado de una cancillería de los tiempos de Dickens. En el alféizar de la ventana más alejada había una hilera de vasos de precipitación cuyo contenido formaba una escalera de color: vaso a vaso, de un amarillo orín a un vodka cristalino. El líquido más amarillo de todos, me explicó el profesor Kabongo, era metanol. El más transparente, xileno. «Los usamos para preparar las muestras de tejido», me dijo. La función de esos disolventes orgánicos es la de extraer el agua: es imprescindible desecar los tejidos para su conservación a largo plazo. El metanol se había oscurecido después de procesar muchas muestras.

Me mostró una pequeña cesta de plástico naranja que cerraba mediante una tapa con bisagras, más o menos del mismo tamaño y forma que una caja de cerillas. Esto es un «casete», me informó el profesor Kabongo. Extraes un fragmento de tejido de un ganglio linfático o de algún otro órgano y lo metes dentro del casete. Luego lo sumerges todo en el vaso de metanol, y a continuación en el resto de soluciones intermedias por orden, hasta llegar al xileno. El metanol extrae el agua, y el xileno extrae el metanol, y así la muestra queda lista para su conservación en parafina. Y este instrumento, añadió el profesor Kabongo, señalando una máquina voluminosa en una de las mesas, es el dispensador de parafina. Sacas la muestra lixiviada de tejido del casete y, por ese grifo, sale un chorro de parafina líquida y templada. Se enfría envolviendo la muestra como una pastilla de mantequilla. Entonces retiras el casete y etiquetas la base con un código individual: por ejemplo, A90 o B71. Y ya tienes tu espécimen de archivo. La «A» significa que procede de una autopsia. La «B» indica una biopsia. De modo que el fragmento de ganglio linfático parafinado en el que se detectó el DRC60 tendría que haber llevado la etiqueta B-algo. Los códigos de cada espécimen se registran en el dietario, y luego las muestras se almacenan.

Se almacenan. ¿Se almacenan dónde?, pregunté.

En la otra punta del laboratorio había otra estancia, separada con una cortina azul. El profesor Kabongo retiró la cortina y entré tras él en un almacén de especímenes, estrecho y alargado, flanqueado de estantes y vitrinas de punta a punta. Aquellos estantes y vitrinas contenían miles de bloques polvorientos de parafina y de antiguos portaobjetos. Los bloques de parafina estaban colocados en filas y cajas, algunas con fecha y otras no. Parecía ser un caos organizado. Un taburete de madera aguardaba el uso de cualquier alma curiosa e inquieta que deseara rebuscar entre las muestras. Y aunque yo no tenía pensado buscar, mi visita había alcanzado de pronto su punto álgido. ¿Aquí? «Sí, justo aquí», dijo el profesor. Aquí es donde estuvo guardado durante décadas el DRC60. Y podría haber añadido, con orgullo lugareño: antes de convertirse en la piedra Rosetta del estudio del sida.

93

Desde aquel almacén oculto tras la cortina azul, esa muestra y centenares más habían emprendido una ruta circular, a Bélgica y luego a Estados Unidos, hasta terminar en el laboratorio de un joven biólogo de la Universidad de Arizona. Michael Worobey es canadiense, natural de la Columbia británica, y su especialidad es la filogenética molecular. Tras terminar la licenciatura se marchó a Oxford con una beca Rhodes, lo que por lo general se traduce en dos años de trabajo académico moderadamente intenso, así como montones de té, jerez, tenis hierba y refinada anglofilia antes de que el «becario» vuelva a la escuela de posgrado o emprenda una carrera profesional. Pero Worobey le sacó a Oxford todo el partido, se quedó allí, realizó un doctorado y luego una beca de posdoctorado en biología evolutiva a nivel molecular. De ahí regresó a Estados Unidos en el 2003, donde aceptó un puesto de profesor asistente en Arizona y se montó un laboratorio BSL-3 en el que estudiar los genomas de virus peligrosos. Varios años después, fue él quien halló indicios de VIH en la muestra congoleña de una biopsia que databa de 1960.

Worobey amplificó fragmentos del genoma viral, los encajó y los identificó como una versión temprana del VIH-1. Llamó a aquella secuencia DRC60. Tras compararla con la ZR59, la otra cepa antigua conocida, llegó a una conclusión espectacular: que el virus del sida llevaba presente en los humanos muchas más décadas de lo que nadie había pensado. Era posible que la pandemia hubiese comenzado con un contagio entre especies nada menos que en 1908.

Para apreciar el descubrimiento de Worobey en toda su dimensión y entender cómo explotó en mitad de todas las ideas previas hace falta algo de contexto. Ese contexto incluye una caldeada disputa acerca de cómo entró el VIH-1 en la población humana. La postura imperante a principios de los noventa, basada en lo que se había descubierto sobre el VIH-2 y el mangabey gris, entre otros factores, era que el VIH-1 provenía también de un primate africano, y que debía de haberse transmitido a los humanos en dos ocasiones distintas (el grupo M y el O, respectivamente, que eran los que se conocían entonces) mediante el sacrificio de animales salvajes. Esta hipótesis se conoció como la teoría del cazador. En ambos casos, un hombre o una mujer habrían despedazado el cadáver de un primate VIS-positivo y se habrían expuesto al virus a través de alguna herida abierta, puede que un corte en la mano, un rasguño en el brazo: cualquier zona en carne viva que se manchara con la sangre del animal. Una herida en la espalda habría bastado al cargar con el animal muerto para llevarlo a casa. O una herida en la boca, si se consumía la carne cruda. No hacía falta más que un contacto sangre con sangre. La hipótesis del cazador era especulativa pero plausible. Era muy parca, sin grandes complicaciones y sin entrar en improbabilidades. Encajaba con los hechos conocidos, pese a que estos eran fragmentarios. Pero entonces, en 1992, surgió una teoría opuesta.

Esta otra era heterodoxa y muy controvertida: afirmaba que el VIH se había transmitido a los humanos por medio de una vacuna contra la polio que estaba contaminada y que se probó en un millón de africanos desavisados. La vacuna en sí, según esta teoría, habría servido sin querer de sistema de reparto del sida. Y alguien habría cometido una pifia monumental. Alguien era culpable. La *hibris* científica se habría impuesto a la cautela con resultados catastróficos. Y lo más terrorífico de la teoría de la vacuna de la polio era que también parecía plausible.

Los virus son sutiles, como hemos visto. Se cuelan donde no deben. Las contaminaciones en laboratorio ocurren. Hasta se ha dado alguna vez la contaminación viral o bacteriana de una vacuna en fase de producción. En 1861, un grupo de niños italianos vacunados contra la viruela, con material directo de «pústula vacunal», cayeron enfermos de sífilis.[19] Otra vacuna contra la viruela administrada a niños de Camden, New Jersey, a principios del siglo XX, estaba contaminada al parecer con el bacilo del tétanos, lo que resultó en la muerte de nueve de los niños vacunados. Más o menos por la misma época, una remesa de antitoxina diftérica preparada en San Luis empleando sueros sanguíneos de un caballo resultó que contenía también tétanos, y causó la muerte de otros siete niños. Los productores comenzaron entonces a filtrar las vacunas, una prevención eficaz frente a contaminaciones bacterianas; pero los virus atraviesan los filtros. A veces se añadía formaldehído para inactivar un virus particular, y eso servía, supuestamente, para matar también virus indeseados, pero la suposición no siempre era correcta. Aún a mediados del siglo XX, algunas de las primeras remesas de la vacuna contra la polio de Salk salieron contaminadas con un virus conocido como SV40, endémico en los macacos rhesus. El SV40 en las vacunas convirtió en un tema candente varios años después, cuando surgieron sospechas de que el virus provoca cáncer.

Pero que una vacuna se contaminara con VIH-1, y que tuviera consecuencias mucho más importantes, es otro tema. Lo que sí es indiscutible es que la vacuna en cuestión se administró a personas africanas. Entre 1957 y 1960 una investigadora estadounidense de origen polaco llamada Hilary Koprowski —una competidora menos conocida en la carrera por conseguir una vacuna en la que estaban inmersos Salk y Sabin— dispuso que su vacuna candidata se administrara de manera general en determinadas zonas del este del Congo

Belga y posesiones coloniales adyacentes; regiones de lo que acabaría siendo la República Democrática del Congo, Ruanda y Burundi. Koprowski visitó en persona Stanleyville en 1957 y estableció contacto con las personas que más tarde supervisarían las pruebas. Niños y adultos hacían fila confiados en lugares como el valle del Ruzizi, al norte del lago Tanganica, para recibir dosis orales de vacuna líquida administrada con una cucharilla o con una pipeta chorreante. Chas, listo. ¡El siguiente! Las cifras no se conocen con seguridad. Según una fuente, se vacunó aproximadamente a 75.000 niños solo en Léopoldville. La teoría heterodoxa añadía otros dos argumentos: primero, que la vacuna de Koprowski se había producido cultivando el virus en células renales de chimpancé (y no de mono, la técnica habitual); y segundo, que al menos algunas remesas de la vacuna se produjeron con riñones de chimpancé extraídos de animales infectados con el VIS_{cpz}.

El resultado de aquella vacunación fallida, sostienen algunos, fue la infección yatrogénica (una enfermedad producto de un tratamiento médico) de un número desconocido de nativos de África central con lo que más tarde se llamaría VIH-1. Según esta idea, conocida de forma abreviada como la teoría de la VPO (vacuna polio oral), una sola investigadora temeraria habría sembrado de sida el continente y el mundo entero.

La teoría de la VPO se hizo famosa en 1992, cuando un periodista independiente llamado Tom Curtis la presentó en un extenso artículo para la *Rolling Stone*, y ha seguido circulando desde entonces. El artículo de Curtis se publicó con el titular: «El origen del sida: una alarmante teoría intenta responder a la pregunta "¿fue un accidente natural o un accidente humano?"». Otros investigadores habían sugerido la idea antes, de manera más solapada, y uno de ellos había puesto a Tom Curtis sobre la pista. Cuando Curtis empezó a investigar esta posibilidad, algunos científicos eminentes le respondieron desechándola a la defensiva, lo que solo sirvió para indicar que tal vez sí que merecía la pena planteársela. Curtis se llevó incluso un brusco comentario por parte del director de investigaciones del Programa Global contra el Sida de la OMS, el doctor David Heymann: «El origen del virus del sida carece de importancia para la ciencia hoy en día»,[20] y citando a otro experto, William Haseltine de Harvard, añadió: «Es una distracción, no aporta nada, confunde al público y lleva terriblemente a equívoco en lo que respecta a encontrar una solución para el problema».[21] Tras la publicación del artículo, los abogados de Hilary Koprowski, presentaron una demanda contra Curtis y la *Rolling Stone* por difamación, y la revista emitió una «aclaración» en la que reconocía que la teoría de la VPO y el papel de Koprowski en ella eran solo hipótesis sin sustento. Pero mientras se pasaba página en la *Rolling Stone*, un periodista inglés llamado Edward Hooper convirtió la teoría de la VPO en una obsesión personal y en una cruzada investigadora, y le dio así una segunda vida.

Hooper dedicó años a investigar el tema con una tenacidad formidable (aunque no siempre con ojo crítico), y en 1999 presentó sus argumentos en un libro de mil páginas titulado: *The River: A Journey to the Source of HIV and AIDS*. Ese río de Hooper era metafórico: el flujo de la historia, la corriente de causa y efecto, de un ínfimo comienzo a un océano de consecuencias. En el prólogo del libro, aludía a la búsqueda por parte de los exploradores victorianos de las fuentes del Nilo. ¿Nace en las cataratas Ripon, al norte del lago Victoria, o existe otra fuente más recóndita corriente arriba? «La polémica en torno a las fuentes del Nilo —decía Hooper— resuena curiosamente en otra polémica un siglo y medio más tarde, el larguísimo debate sobre los orígenes del sida.»[22] Los exploradores victorianos iban errados sobre el Nilo, y según Hooper, también los expertos modernos iban errados respecto al punto de partida de la pandemia del sida.

El libro de Hooper era colosal y aportaba una cantidad abrumadora de detalles, aparentemente razonables; una lectura farragosa y al mismo tiempo fascinante en sus afirmaciones, que logró llevar la teoría de la VPO a la atención de un público mayor. Algunos investigadores del sida (incluidos Phyllis Kanki y Max Essex) hacía mucho que sabían que la contaminación vacunal, con VIS procedente de células de mono, era como mínimo una posibilidad teórica; incluso habían llevado labores analíticas en ciertas líneas de producción de vacunas, pero no habían encontrado evidencia alguna de esta clase de problema. Hooper, siguiendo el ejemplo de Tom Curtis, elevó el tono desde la preocupación hasta la acusación. Su vasto río de información y su buque de argumentos no demostraban la tesis esencial:

que la vacuna de Koprowski se había producido a partir de células de chimpancé contaminadas con el VIH. Su trabajo, no obstante, sí planteaba la posibilidad de que la vacuna pudiera haberse producido a partir de células de chimpancé que tal vez estuviesen contaminadas. La cuestión de la posibilidad dio paso entonces a la de los hechos. ¿Qué había pasado realmente? ¿Había pruebas? A instancias de un eminente biólogo evolucionista llamado William Hamilton, que consideraba la teoría de la VPO digna de investigación, la Royal Society acordó una reunión especial en septiembre del 2000 para debatir el tema en un contexto más amplio. William Hamilton era una figura veterana, querida y respetada, cuyos trabajos sobre teoría evolutiva habían servido de base a la *Sociobiología* de Edward O. Wilson y a *El gen egoísta* de Richard Dawkins. Él empujó a la Royal Society a darle a la teoría de la VPO un juicio justo. Edward Hooper, pese a que no era un científico, fue invitado a hablar. Y también asistió Hilary Koprowski, así como todo un plantel de investigadores del sida. Para cuando se realizó el encuentro, sin embargo, William Hamilton había muerto.

Falleció repentinamente en marzo del 2002 a causa de una hemorragia intestinal, tras contraer la malaria durante un viaje de investigación a la República Democrática del Congo. En su ausencia, sus colegas de la Royal Society debatieron un amplio abanico de cuestiones en relación con los orígenes del VIH y el sida. La teoría de la VPO era solo un tema entre tantos, pese a que, implícitamente, marcaba la agenda de todo el encuentro. Los datos que aportaban la biología molecular y la epidemiología, ¿tendían a respaldar, o refutar, el argumento de la contaminación vacunal? De lo que se seguía: ¿cuándo había entrado por primera vez el VIH-1 en la población humana? Si los primeros contagios se habían dado antes de 1957, no podían ser consecuencia de las pruebas de Koprowski con la VPO. Las muestras VIH-positivas de archivo podían ser decisivas.

Fue este contexto el que hizo salir la DRC60 de Kinsasa. Tras el encuentro de la Royal Society, uno de los participantes, un médico belga llamado Dirk Teuwen, recopiló algunas referencias de antiguos trabajos de patología en el Congo que había visto en los archivos de los laboratorios médicos coloniales. Teuwen concibió la idea —y la compartió con algunos de los asistentes— de que el VIH-1 tal vez pudiera detectarse en algunos de los tejidos conservados en aquellos antiguos bloques de parafina. Su idea topó con el escepticismo: los demás dudaban de que pudiese haber sobrevivido la más mínima traza útil de virus después de tantos años; años de calor tropical, almacenaje rudimentario, desorden administrativo y revolución. Pero Teuwen era obstinado. Encontró un aliado, un veterano bacteriólogo congoleño llamado Jean-Jacques Muyembe, quien con permiso del Ministerio de Sanidad comenzó a investigar. Muyembe subió a la Universidad de Kinsasa, revolvió entero el almacén de la cortina azul, metió 813 especímenes conservados en parafina en una maleta normal y corriente y la llevó consigo en su siguiente visita profesional a Bélgica. Allí, le entregó el tesoro a Dirk Teuwen. Y este, en virtud de un acuerdo previo de estudio colaborativo, le mandó las muestras a Michael Worobey, en Tucson.

Y aquí convergen ambas líneas narrativas. Worobey, como estudiante de doctorado, conoció tanto a Bill Hamilton en Oxford como a algunos de los biólogos especializados en enfermedades de Bélgica. Llevado por su propio interés en los orígenes del VIH, Worobey acompañó a Hamilton a la República Democrática del Congo en aquel último viaje de campo fatal. Llegaron en enero del 2000, en mitad del caos que siguió a la guerra civil que había reemplazado al presidente Mobutu Sese Seko por el presidente Laurent Kabila. Hamilton quería recolectar muestras de heces y orina de chimpancés en libertad; muestras que, esperaba, ayudarían a confirmar o refutar la teoría de la VPO. Worobey, por su parte, no daba mucho crédito a esa hipótesis, pero quería más datos que le sirvieran para trazar el origen y la evolución del VIH. En la República Democrática del Congo la situación era una locura, más de lo habitual, porque los dos ejércitos rebeldes que se oponían a Kabila controlaban todavía gran parte de la mitad oriental del país. Hamilton y Worobey volaron hasta Kisangani (antigua Stanleyville), una capital regional junto al tramo superior del río Congo, la misma ciudad en la que Koprowski había emprendido su proyecto de vacunación. Ahora estaba ocupada por fuerzas respaldadas por Ruanda a un lado del río y por fuerzas respaldadas por Uganda al otro. Las líneas aéreas comerciales estaban paradas a causa de la guerra, de modo que los dos biólogos compartieron un pequeño avión privado con un traficante de diamantes. En Kisangani le presentaron sus respetos al comandante que contaba con el apoyo de Ruanda, y que controlaba la mayor parte de la ciudad, y tan pronto como pudieron se internaron en el bosque, donde, aunque rodeados de leopardos y serpientes, estarían más seguros. Dedicaron un mes a recoger muestras de heces y orina de chimpancés en libertad con la ayuda de guías locales, y cuando regresaron, Hamilton ya estaba enfermo.

Ni Worobey ni él sabían cuán enfermo, pero cogieron el primer avión de salida que pudieron, que los dejó en Ruanda. De ahí, fueron a Entebbe, en Uganda, donde a Hamilton le confirmaron el diagnóstico de malaria por *P. falciparum* y le dieron tratamiento. Continuaron el viaje hacia Nairobi, y de ahí al aeropuerto de Heathrow, Londres. Para entonces, Hamilton parecía haber superado la peor parte de la enfermedad, se encontraba mucho mejor. Habían conseguido completar su misión y la vida les sonreía. Un biólogo de campo estadounidense me explicó una vez cómo se sentía en esos momentos: «En eso consiste el juego: en volver a casa con los datos». Las investigaciones de este hombre implicaban también peligros: naufragios, hambre, ahogamientos, mordeduras de serpiente..., pero no malaria ni AK-47. «Si arriesgas demasiado, no vuelves a casa —decía—. Pero si no arriesgas lo suficiente, te quedas sin datos.» Hamilton y Worobey consiguieron los datos, y consiguieron llegar a casa, pero entonces descubrieron que la nevera que transportaba sus valiosos especímenes de chimpancé se había perdido en algún punto entre Nairobi y Londres.

Visité a Michael Worobey en Tucson, donde me contó lo sucedido. «Iba todo bien, salvo que facturamos seis bultos, incluida la nevera con las muestras, y cinco de ellas salieron por la cinta transportadora y la de las muestras desapareció.» Su amigo Hamilton se sintió de nuevo enfermo la mañana siguiente y acudió al hospital. Allí tuvo una hemorragia catastrófica, tal vez debido a los fármacos antiinflamatorios que había estado tomando contra la fiebre de la malaria. Worobey lo telefoneó, y la hermana de Hamilton le dio la noticia: «Quién eres tú y qué haces llamando. Bill está al borde de la muerte». Entretanto, Worobey había andado liado con llamadas de larga distancia a un encargado de equipajes de Nairobi, que le aseguró que la nevera había aparecido y que llegaría en el siguiente vuelo. Pero lo que llegó fue la nevera de otra persona, llena de bocadillos. «Aquello fue una dosis extra de drama mientras Bill se moría en el hospital», me contó Worobey. La nevera correcta llegó dos días más tarde, pero Hamilton no estaba en disposición de celebrarlo. Lo sometieron a diversas operaciones y transfusiones, y al fin, tras semanas de lucha, falleció.

Las muestras fecales de los chimpancés congoleños, por las que Hamilton había dado la vida, no arrojaron ningún positivo en VIS. Un par de muestras de orina dieron resultados justo en el límite en el test de anticuerpos. Los resultados, pues, no eran lo bastante claros o contundentes como para dedicarles un artículo. Los datos buenos están donde uno los encuentra, no siempre donde uno busca. Varios años después, cuando las muestras de patología humana de Kinsasa llegaron a Tucson —aquellas 813 pastillitas de tejido en parafina, los que llevó Jean-Jacques Muyembe a Bélgica en una maleta—, Michael Worobey estaba preparado. En ellas detectó la DRC60, y aquello reveló una historia inesperada.

94

Analizar trocitos de órganos antiguos conservados en parafina para encontrar ARN viral no es fácil, ni siquiera para un experto. Aquellas pastillas, contaba Worobey, resultaron contener «algunos de los peores tejidos con los que hacer biología molecular». El problema no era que hubiesen pasado cuarenta y tres años a temperatura ambiente en un almacén polvoriento ecuatorial. El problema eran las sustancias químicas que se emplearon en la preparación de los tejidos: el equivalente de 1960 de aquellos vasos de precipitación con metanol y xileno que me había enseñado el profesor Kabongo. En aquellos tiempos, los patólogos preferían algo llamado solución de Bouin: una potente mezcla que contenía sobre todo formol y ácido pícrico. Iba bien para conservar las células de los tejidos, como una gelatina con frutas, y permitía cortar las muestras en secciones finas y examinarlas en el microscopio, pero en las largas moléculas de vida era un infierno. Suele romper el ADN y el ARN en fragmentos diminutos, me explicó Worobey, y se forman nuevos enlaces químicos, lo que deja «una especie de desbarajuste enorme, en lugar de ese bonito collar de cuentas con el que se puede hacer biología molecular». Como el proceso era tan laborioso, solo analizó 27 de las 813 muestras de tejido de Kinsasa. Entre ellas, descubrió una que contenía fragmentos de ARN que apuntaban inequívocamente al VIH-1. Worobey perseveró; desenmarañó aquel embrollo y encajó los fragmentos hasta dar con la secuencia de bases nucleotídicas que bautizó como DRC60.

Hasta ahí el trabajo de arremangarse. El trabajo de oficina, a cargo en gran medida de un ordenador, implicó comparar base a base la DRC60 y la ZR59. Y también comparaciones más amplias que permitieron situar ambas secuencias en un árbol genealógico formado por las secuencias conocidas del grupo M del VIH-1. El objetivo de esas comparaciones era ver cuánta divergencia evolutiva se había dado. ¿Cómo de diferenciadas estaban estas cepas de virus? La divergencia evolutiva se va acumulando por medio de mutaciones al nivel de las bases (hay otras maneras, pero no son relevantes ahora), y en virus ARN como el VIH, como se ha explicado, el ritmo de mutación es bastante rápido en términos relativos. Igualmente importante es que se conoce también el ritmo promedio de mutación del VIH-1, o como mínimo, se puede estimar mediante el estudio de cepas diversas. Este ritmo de mutación se considera el «reloj molecular» del virus. Cada virus tiene un ritmo propio, y por tanto es su propio reloj el que regula el tictac de los cambios. Así pues, la cantidad de diferencias entre dos cepas virales puede indicar cuánto tiempo ha transcurrido desde que divergieron de un ancestro común. El grado de diferenciación dividido entre la velocidad del reloj nos da el tiempo transcurrido. Así es como los biólogos moleculares calculan un parámetro importante que denominan TACMR: tiempo hasta el ancestro común más reciente.

¿Me sigue hasta aquí? Lo está haciendo muy bien. Coja aire. Ahora esos atisbos de comprensión nos impulsarán a través de un profundo abismo de arcanos moleculares hasta alcanzar una epifanía científica. Allá vamos.

Michael Worobey descubrió que la DRC60 y la ZR59, procedentes de muestras tomadas en Kinsasa casi el mismo año, eran muy distintas. Ambas caían dentro del rango de lo que era sin lugar a dudas grupo M del VIH-1; ni una ni otra se podían confundir con el grupo N o con el grupo O, y tampoco con el virus del chimpancé, el VIS_{cpz}. Pero dentro del grupo M habían divergido muchísimo. ¿Cuánto? Bueno, una sección del genoma difería en un 12 por ciento de una versión a otra. ¿Y cuán grande era esa diferencia, medida en unidades de tiempo? Unos cincuenta años, calculó Worobey. Más concretamente, situó al ancestro común más reciente de la DRC60 y la ZR59 en el año 1908, con cierto margen de error.

Entonces, ¿el contagio entre especies se había producido en 1908? Eso era mucho antes de lo que sospechaba nadie, y era por tanto la clase de descubrimiento que va directo a una revista eminente como *Nature*. En el artículo, que se publicó en el 2008, un siglo después de los hechos, y con una lista de coautores que incluía a Jean-Jacques Muyembe, Jean-Marie Kabongo, y Dirk Teuwen, Worobey explicaba:

> Nuestros cálculos de los tiempos de divergencia, con una escala de tiempo evolutivo que abarca varias décadas, junto con la distancia genética considerable que existe entre la DRC60 y la ZR59, indican que estos virus evolucionaron a partir de un ancestro común que circulaba entre la población africana muy a comienzos del siglo xx.[23]

A mí me dijo: «No era un virus nuevo en humanos».

El trabajo de Worobey refutaba frontalmente la hipótesis de la VPO. Si el VIH-1 existía en humanos ya en 1908, entonces era obvio que los ensayos con vacunas iniciados en 1958 no podían haber sido la forma de contagio. Arrojar luz sobre ese punto era importante, pero la contribución de Worobey no se quedó ahí. Situar en el tiempo aquel contagio entre especies crucial suponía un gran paso hacia la comprensión de cómo podía haberse originado y difundido la pandemia del sida.

Situar el contagio entre especies en el espacio era igualmente importante, y lo consiguió un laboratorio distinto. Beatrice Hahn es algo mayor que Worobey, y llevaba mucho tiempo investigando los orígenes del sida cuando este descubrió la DRC60.

Nacida en Alemania, Hahn se licenció en Medicina en Múnich, y más tarde, en 1982, se trasladó a Estados Unidos, donde trabajó durante tres años en el laboratorio de Robert Gallo, estudiando los retrovirus como investigador posdoctoral. De ahí pasó a la Universidad de Alabama en Birmingham, donde llegó a ser profesora de Medicina y Microbiología y codirectora de un centro dedicado a la investigación del sida, con un grupo de brillantes alumnos de doctorado y posdoctorado trabajando bajo su tutela. (Permaneció en Alabama de 1985 al 2011, periodo en el que se engloba la mayor parte del trabajo que describimos aquí, y luego se incorporó a la Escuela de Medicina Perelman de la Universidad de Pennsylvania, en Filadelfia.) El propósito general de los diversos proyectos de Hahn, y el objetivo que comparte con Worobey, es el de comprender la historia evolutiva del VIH-1, de sus parientes y precursores. El nombre que mejor se ajusta a este tipo de investigaciones es el que mencionó Worobey cuando le pedí que describiese su campo: filogenética molecular. Un filogenetista molecular examina las secuencias nucleotídicas del ADN o el ARN de diferentes organismos, comparando y contrastando, por el mismo motivo que un paleontólogo examina fragmentos de huesos fosilizados procedentes de saurios gigantes extintos: para averiguar la estructura de los linajes y trazar la historia de los antepasados evolutivos. Pero Beatrice Hahn, como médico, tenía un objetivo adicional: descubrir cómo actúan los genes del VIH-1 para causar la enfermedad con vistas a mejorar el tratamiento, la prevención y quizá incluso hallar una cura.

En los últimos veinte años, han salido del laboratorio de Hahn algunos artículos muy interesantes, muchos de ellos publicados con un investigador junior como autor principal y Hahn ocupando la posición de mentora, en segundo lugar. Así fue en 1999, cuando Feng Gao publicó un estudio filogenético del VIS$_{cpz}$ y de su relación con el VIH-1. En aquel momento, solo se conocían tres cepas del VIS$_{cpz}$, todas ellas de chimpancés en cautividad; el artículo de Gao aportó una cuarta. El trabajo apareció en la revista *Nature*, destacado mediante un comentario que lo presentaba como: «La evidencia más convincente hasta la fecha de que el VIH-1 se transmitió a los humanos del chimpancé, *Pan troglodytes*».[24] En realidad, Gao y sus colegas hicieron algo más que situar el origen del VIH-1 en el chimpancé: sus análisis de las cepas virales lo vinculaban a individuos de una subespecie concreta conocida como chimpancé central (*Pan troglodytes troglodytes*), cuyo VIS había producido el contagio entre especies para convertirse en el grupo M del VIH-1. Este chimpancé solo vive al oeste de África central, al norte del río Congo y al oeste del Ubangui. De modo que, a la práctica, el estudio de Gao identificaba tanto el reservorio como la zona geográfica en la que habría surgido el sida. Era un descubrimiento colosal, tal como reflejaba el titular del comentario de *Nature:* «Del *Pan* a la pandemia». En aquel momento, Feng Gao era un estudiante posdoctoral en el laboratorio de Hahn.

Pero dado que Gao había basado sus comparaciones genéticas (igual que Martine Peeters antes) en virus extraídos de chimpancés en cautividad, persistiría al menos unos años una pizca de incertidumbre en torno al contagio entre chimpancés salvajes. Y entonces, en el 2002, Mario L. Santiago anunció en *Science,* al frente de una lista de coautores, su descubrimiento del VIS$_{cpz}$ en la naturaleza. Santiago era también alumno de doctorado de Beatrice Hahn.

El aspecto más destacado del trabajo de Santiago, por el que obtuvo su más que merecido doctorado, fue que en el proceso de detectar el VIS en un único chimpancé en libertad (solo uno, de los cincuenta y ocho analizados), inventó los métodos con los que llevar a cabo esos análisis. Los métodos eran «no invasivos», lo que significa que no es necesario capturar un chimpancé y extraerle sangre. Lo único que tiene que hacer el investigador es seguir a los animales por el bosque, colocarse debajo cuando orinen (o, mejor aún, mandar a algún ayudante de campo a recibir esa lluvia amarilla), recoger muestras y luego analizarlas en busca de anticuerpos. Resulta que la orina puede ser casi tan reveladora como la sangre.

«Aquello fue un gran avance —me contó Hahn, charlando en su

laboratorio de Birmingham——. No estábamos seguros de que fuese a funcionar.» Pero Santiago se arriesgó, inventó las técnicas, y consiguió los resultados. La primera muestra de orina VIS-positiva procedente de un chimpancé en libertad surgió de la comunidad más famosa de chimpancés del mundo: la del Parque Nacional de Gombe, en Tanzania, donde Jane Goodall llevó a cabo su histórico trabajo de campo, iniciado en 1960. Aquella muestra no encajaba tanto con el VIH-1 como la de Feng Gao, y provenía de un individuo de una subespecie distinta, el chimpancé oriental (*Pan troglodytes schweinfurthii*), pero seguía siendo VIS$_{cpz}$.

La ventaja de tomar muestras en Gombe, me explicó Hahn, era que aquellos chimpancés no huían. Eran verdaderamente salvajes, pero después de cuarenta años de estudio por parte de Goodall y sus sucesores, estaban muy acostumbrados a la presencia humana. En cualquier otra parte, el método de análisis de orina no era práctico: «Porque, en fin, los chimpancés que no están acostumbrados no se acercan tanto como para poder hacerse con su orina». Se podían recoger sus excrementos del suelo del bosque, claro, pero las muestras fecales no servían de nada si no se preservaban de alguna manera: las heces frescas contienen una abundancia de proteasas, enzimas digestivas, que destruirían los restos de presencia viral mucho antes de llegar al laboratorio. Estas son las limitaciones con las que trabaja un biólogo molecular que quiere estudiar animales salvajes: la disponibilidad relativa de sangre, mierda y pis, y demás parámetros asociados.

Otro de los jóvenes genios de Hahn, Brandon F. Keele, pronto resolvió el problema del deterioro de las muestras fecales. Lo consiguió trasteando con un estabilizador líquido llamado RNAlater, un producto comercial fabricado por una empresa de Austin, Texas, que servía para preservar los ácidos nucleicos en muestras de tejido. Lo bueno del RNAlater es que su nombre es literalmente descriptivo: permite recuperar el ARN (RNA, por sus siglas en inglés) de una muestra... después (*later*). Si funcionaba con el ARN de los tejidos, pensó Keele, tal vez funcionara también con los anticuerpos presentes en las heces. Y en efecto, lo hizo, una vez sus colegas y él resolvieron las dificultades químicas de liberar los anticuerpos de la solución estabilizadora. Esta técnica amplió enormemente el radio de trabajo con chimpancés en libertad. Los ayudantes de campo podían recoger cientos de muestras fecales y depositar cada una en un tubo de RNAlater, y más tarde esas muestras —almacenadas sin refrigeración y transportadas a un laboratorio lejano— desvelarían sus secretos. «Si encontramos los anticuerpos, sabemos que los chimpancés están contagiados —me explicó Hahn—. Y entonces podemos concentrarnos en los que sabemos que están infectados e intentar obtener los virus.» El análisis de anticuerpos es fácil y rápido. Realizar una amplificación con RCP y el resto de pasos requeridos para determinar la presencia de fragmentos de ARN viral es mucho más laborioso. Los nuevos métodos permitieron a Hahn y a su equipo examinar primero a un gran número de especímenes y trabajar después de un modo más concentrado en unos cuantos escogidos. Podían separar la caca de la paja.

Y también podían ampliar sus estudios de campo más allá de Gombe y enfocar de nuevo sus esfuerzos en el chimpancé central, el animal cuyo VIS_{cpz} más se parecía al VIH-1. En colaboración con Martine Peeters, desde Montpellier, y con algunos contactos en África, recogieron 446 muestras de excrementos de chimpancé en diversas zonas forestales del sur y el sudeste de Camerún, tras lo cual Brandon Keele dirigió los análisis en laboratorio. Las pruebas de ADN mostraron que casi todas las muestras pertenecían a chimpancés centrales (pese a que unas veinticinco provenían de chimpancés de una subespecie distinta, *P. t. vellerosus*, que habita justo al norte de un río principal). Keele se puso a buscar entonces muestras del virus. Estas arrojaron dos resultados sorprendentes.

96

Para que me contara estas sorpresas, visité a Brandon Keele, que para entonces había terminado ya su posdoctorado con Hahn y había pasado a ocupar un puesto de investigador en una sede del Instituto Nacional del Cáncer en Frederick, Maryland. Allí, como responsable de una unidad dedicada a la evolución viral, seguía estudiando el sida y la filogenética viral. Su despacho y su laboratorio estaban en las instalaciones de Fort Detrick, en el mismo recinto del USAMRIID donde Kelly Warfield había estado trabajando con el ébola y, tras el accidente, había pasado tres semanas en la «cárcel». Esta vez, dado que llegué sin acompañante, los soldados de la caseta de guardia revisaron los bajos de mi coche de alquiler en busca de una bomba antes de dejarme pasar. Keele, que me esperaba a la puerta de su edificio para indicarme el camino, llevaba una camisa azul, vaqueros, el pelo oscuro peinado hacia atrás con espuma y barba de dos días. Es un hombre alto, extremadamente cortés, criado y educado en Utah. Nos sentamos en su pequeño despacho y observamos un mapa de Camerún.

La primera sorpresa que surgió de las muestras fecales fue la alta prevalencia de VIS_{cpz} en algunas comunidades de chimpancés cameruneses. Dos de las que arrojaron resultados más altos, me explicó Keele, procedían de la localización de Mambele (cerca de un cruce de caminos con ese nombre) y de la de Lobeke (dentro de un parque nacional). Mientras que el resto de muestras indicaban que la infección por VIS era poco habitual, las procedentes del sudeste de Camerún mostraban tasas de prevalencia de hasta un 35 por ciento. Pero incluso ahí, la prevalencia no era uniforme: «Podemos tomar muestras de cientos de chimpancés en un lugar y no encontrar nada». Pero basta con desplazarse un poco al este, cruzar cierto río, tomar muestras de nuevo, y la prevalencia se dispara. Nadie se lo esperaba. Las tasas eran especialmente altas en el extremo sudeste del país, donde dos ríos convergen formando una frontera nacional en forma de cuña. Esta división de Camerún, que parece clavarse en la República del Congo, su vecino por el sudeste, era un foco de VIS_{cpz}.

La segunda sorpresa llegó cuando se extrajeron los fragmentos virales de las muestras, se amplificaron, se secuenciaron y se introdujeron las secuencias genéticas en un programa que compararía estas cepas nuevas con todas las cepas conocidas de VIS y de VIH. El programa expresaba la comparativa en un árbol genealógico según los parámetros que la filogenética percibe como más probables. Keele recordaba examinar los resultados de un chimpancé concreto, un individuo con el código LB7, cuyas heces se habían recogido en Lobeke. «Estábamos sencillamente perplejos —me confesó—. Es decir, tenía diez personas en torno a mi ordenador, todas esperando a ver qué pinta tenía aquella secuencia.» Y a lo que recordaba era al virus del sida.

Cuando su ordenador despachó este último árbol, el aislado VIS$_{cpz}$ de la muestra LB7 aparecía como una ramita en mitad de la misma rama que contenía todas las cepas humanas conocidas del grupo M del VIH-1. (En jerga científica, caía en el mismo clado.) Era, hasta la fecha, «lo más parecido» a una coincidencia que se había encontrado nunca en un chimpancé salvaje. «Y luego encontramos más, ¿sabe? Cuanto más escarbábamos, más encontrábamos.» El resto de aciertos llegaron de esa misma zona: el sudeste de Camerún. Una epifanía histórica, escalofriante, que hizo las delicias de Keele y sus colegas. «Hay que vivirlo, que diría Beatrice. Es una sensación demasiado buena.» Su alegría duró más o menos diez segundos, y después todo el mundo pasó a estar ávido de más muestras y más resultados. «Las celebraciones son siempre provisionales —me dijo Keele—, hasta que escribes el artículo y te llega la carta de aceptación de los editores de *Science* felicitándote.»

Keele y el equipo empezaron a secuenciar genomas enteros (y no solo fragmentos) a partir de cuatro muestras, todas ellas recogidas en la misma zona, y volvieron a someter esas secuencias a análisis genéticos. Una vez más, hallaron que el nuevo VIS$_{cpz}$ era sorprendentemente parecido al VIH grupo M. La similitud era tan acusada que descartaba casi por completo toda posibilidad de que cualquier otra variante, aún por descubrir, pudiera estar más cerca. El laboratorio de Hahn había localizado el origen geográfico de la pandemia.

97

Hasta aquí en cuanto al dónde y al cuándo. El sida surgió del contagio de un chimpancé a un humano, en el sudeste de Camerún, no más tarde de 1908 (con cierto margen de error) y desde ahí se fue expandiendo lenta pero inexorablemente. Eso nos lleva a nuestra tercera pregunta: ¿cómo?

El artículo de Keele apareció en *Science* el 28 julio del 2006 bajo el título «Chimpancés reservorios de VIH-1 pandémico y no pandémico». Brandon Keele aparecía como primer autor, seguido de la lista habitual de coautores, incluidos Mario Santiago, Martine Peeters, varios colaboradores cameruneses, y de nuevo en último lugar, Beatrice Hahn. Los datos eran fascinantes; las conclusiones, sensatas; el lenguaje, conciso y cuidadoso. Hacia el final del texto, sin embargo, los autores daban rienda suelta a sus suposiciones:

> Mostramos aquí que la cepa de VIS_{cpzPtt} que dio lugar al grupo M del VIH-1 pertenecía a un linaje viral que pervive hoy día en los simios *P. t. troglodytes* del sudeste de Camerún. Este virus debió de transmitirse en el ámbito local. De ahí parece que se abrió camino a través del río Sangha (u otros afluentes) al sur del río Congo hasta llegar a Kinsasa, desde donde se propagó seguramente la pandemia del grupo M.[25]

Pero la expresión «transmitirse en el ámbito local» era poco clara. ¿Con qué mecanismos, en qué circunstancias? ¿Cómo sucedieron y progresaron esos hechos cruciales?

La propia Hahn, junto con tres coautores, había abordado la cuestión en el año 2000, cuando propuso por primera vez la idea de que el sida fuese una zoonosis: «En los humanos, la exposición directa a la sangre y las secreciones animales como resultado de la caza, el sacrificio y otras actividades (como el consumo de carne cruda contaminada) proporciona una explicación plausible para la transmisión».[26] Se refería a la hipótesis del cazador. Más recientemente, volvió de nuevo sobre el tema: «La ruta más probable de la transmisión chimpancé-humano sería por medio de la exposición a sangre y fluidos corporales infectados durante el despiece de carne de caza».[27] Un hombre mata un chimpancé, lo despelleja, lo trocea, y en el proceso su sangre entra en contacto con la del animal a través de un corte en la mano. El VIS_{cpz} cruza la frontera entre especies, del chimpancé al humano, y al asentarse en su nuevo huésped se convierte en el VIH-1. Es imposible conocer los detalles del suceso, pero es plausible, y encaja con los hechos establecidos. Alguna variante de esta hipótesis del cazador, en un bosque del sudeste de Camerún en torno a 1908, explicaría no solo los datos de Keele, sino también la línea cronológica de Michael Worobey. ¿Y luego qué? Tenemos un hombre contagiado en el sudeste de Camerún.

—Si el contagio entre especies tuvo lugar allí —le pregunté a Hahn—, ¿cómo es que la epidemia comenzó en Kinsasa?

—Bueno, en esa región hay muchos ríos que bajan hacia Kinsasa. Y la conjetura, la hipótesis, es que así fue como viajó el virus: en las personas, no en los simios. No fueron los simios los que se subieron a una canoa para visitar Kinsasa. Lo más seguro es que fueran las personas las que llevaron el virus hacia el sur.

Desde luego, reconocía, había una mínima posibilidad de que alguien hubiese llevado hasta allí un chimpancé vivo, cautivo, infectado, desde la frontera de Camerún: «Pero creo que es altamente improbable». Lo más plausible era que el virus hubiese viajado a través de las personas.

Los contactos sexuales en las aldeas mantuvieron viva la cadena de contagio, si bien bajo mínimos, de acuerdo con este argumento especulativo, de manera que la enfermedad no estalló en un brote llamativo; no durante mucho tiempo. Cuando alguien fallecía de inmunodeficiencia, su muerte debía de pasar desapercibida entre otros muchos motivos de mortalidad. La vida era dura, era peligrosa, la esperanza de vida era corta incluso al margen de esta nueva enfermedad, y muchas de aquellas primeras personas VIH-positivas tal vez sucumbiesen a otras causas antes de que sus sistemas inmunes fallaran. No había ninguna epidemia, pero la cadena de contagio no se rompía. El R_0 se mantuvo por encima de 1,0. El virus viajó, al parecer, del mismo modo que la gente en aquel entonces: principalmente por el río. Salió del sudeste de Camerún siguiendo la cabecera del río Sangha, pasó luego del Sangha al Congo, y del Congo a Brazzaville y Léopoldville, las dos ciudades coloniales situadas a sendos lados de lo que se conocía todavía por entonces como Stanley Pool. «Una vez se introdujo en la población urbana —me explicó Hahn—, tuvo la oportunidad de propagarse.»

Pero siguió avanzando lentamente, como una locomotora saliendo apenas de la estación. En Léopoldville había en 1908 menos de diez mil personas, y Brazzaville era aún más pequeña. Las costumbres sexuales y la fluidez de las interacciones serían distintas a las que imperaban en la espesura de la jungla, pero no tanto, todavía, como lo serían después. El R_0 del virus debió de seguir fluctuando en torno al 1,0. Con el paso del tiempo, fue llegando más gente a las ciudades, atraída por la perspectiva de un trabajo asalariado o de vender sus productos. Las costumbres y las oportunidades cambiaron. Llegaron hombres, y también mujeres, aunque menos, y entre ellas, no pocas se incorporaron al comercio sexual.

En 1914, vivían en Brazzaville cerca de seis mil personas y era, en palabras de un misionario sueco, «un destino espinoso», en el que «cientos de mujeres llegadas del Alto Congo son prostitutas profesionales».[28] La población masculina incluía funcionarios franceses, soldados, comerciantes y obreros, y seguramente excedía por un margen considerable a la población femenina, debido a las políticas coloniales, que disuadían a los hombres casados que viajaban a África por trabajo de llevar consigo a sus familias. Ese desequilibrio de género acentuó la demanda de comercio sexual. Pero la forma de comprar favores en aquella época era distinta, en general, de lo que podría sugerir el término «prostituta»: una rutina miserable de encuentros rápidos con una larga serie de desconocidos. Se trataba más bien de mujeres solteras, conocidas como *ndumbas* en lingala y como *femmes libres* en francés; «mujeres libres», en contraposición a las esposas y a las hijas, que proveían a sus clientes con un catálogo de servicios que iba de la conversación al sexo, pasando por lavarles la ropa o cocinar para ellos. Una de estas *ndumbas* podía tener dos o tres amigos que la visitaban de manera regular y garantizaban su solvencia. Otra variante era la *ménagère*, un «ama de llaves» que vivía con un funcionario blanco colonial y hacía algo más que cuidar de la casa. Se trataba de acuerdos comerciales, sí, pero tras ellos no había la clase de promiscuidad prodigiosamente interconectada que podría haber hecho que un virus de transmisión sexual se propagara de manera profusa.

Entre tanto, en la otra orilla del lago, en Léopoldville, la disparidad de géneros era aún más acusada. La ciudad era básicamente un campo de trabajo controlado por administradores belgas, nada hospitalario con las familias, en la que la ratio hombre-mujer en 1910 era de 10 a 1. Los viajes por la campiña y las entradas en la ciudad estaban restringidos, en particular para las mujeres adultas, pero algunas se las apañaban para conseguir documentación falsa o esquivar a la policía. Si eras una chica inquieta e imaginativa en una de esas aldeas, mal alimentada y mal tratada, ser una *ndumba* en Léopoldville podía parecer tentador. Pero ni siquiera ahí, con diez hombres salidos por cada mujer, el comercio sexual se daba en burdeles o en la calle. Las mujeres libres tenían sus amigos especiales, sus clientes, puede que varios a la vez, pero no había una permutación mareante de múltiples contactos sexuales, no todavía. Un experto se refería a esto como «prostitución de bajo riesgo», en lo que respecta a las probabilidades de transmisión del VIH.[29]

Léopoldville acogía también un mercado bullicioso de pescado ahumado. Se comerciaba con marfil, caucho y esclavos para la exportación, y los beneficios iban principalmente a concesiones blancas, bien entrada la época colonial. Aunque entre Stanley Pool y la desembocadura del río se extendían un profundo cañón y una serie de cataratas intimidantes que aislaban ambas ciudades del Atlántico, el ferrocarril portuario construido en 1898 rompió el aislamiento, y trajo consigo más productos y comercio, lo que supuso su vez más gente, y en 1920, Léopoldville reemplazó a otra ciudad río abajo como capital del Congo Belga. En 1940, su población rozaba ya las 49.000 personas. Y entonces su curva demográfica se disparó. Entre 1940 y la independencia del país, que llegó en 1960, la ciudad casi multiplicó por diez sus habitantes, hasta las 400.000 personas. Léopoldville se convirtió en Kinsasa, una metrópolis africana del siglo xx donde la vida era muy distinta de la que transcurría en una aldea camerunesa. El incremento de la población, junto con los cambios concomitantes en las relaciones sociales, pueden ayudar en gran medida a explicar por qué el VIH se disparó «de repente». En 1959, el portador de la ZR59 estaba contagiado, y un año después, en la misma ciudad, lo estaba también el portador de la DRC60. Para entonces el virus había proliferado hasta tal extremo, al tiempo que mutaba y se diversificaba, que la DRC60 y la ZR59 representaban cepas bastante distintas. El R_0 debía de superar con mucho el 1,0, y la nueva enfermedad se extendió: primero entre las dos ciudades y, con el tiempo, más allá. «Ya sabe —me dijo Hahn—, el virus estaba en el lugar apropiado, en el momento adecuado.»

Cuando leí la presentación de Keele de los datos y los análisis de los chimpancés, a principios del 2007, se me descolgó la mandíbula como un acordeón. Aquellos tipos habían localizado, si no el paciente cero, la zona cero. Y cuando miré el mapa —la figura 1 del artículo de Keele, que mostraba la cuña de los ríos cameruneses y su entorno— vi lugares que conocía. Una aldea en la que había dormido una vez. Un río que había ascendido en piragua a motor. Resultó que, siete años antes, en mis viajes con Mike Fay por la cuenca del Congo, además de cruzar el país del ébola, habíamos pasado también muy cerca de la cuna del sida. Después de hablar con Beatrice Hahn, creí que sería iluminador volver allí.

98

Al amanecer, partimos del este desde Duala en un todoterreno Toyota destartalado pero robusto, adelantándonos al tráfico, nuestro equipaje apilado bajo lonas en la caja del vehículo. Moïse Tchuialeu era mi conductor; Neville Mbah, mi enlace camerunés, y Max Mviri, de la República del Congo, venía con nosotros para ocuparse de todo cuando entráramos de nuevo en su país después de aquella vuelta loca que yo había planeado. Max y yo habíamos llegado en avión desde Brazzaville la noche antes. Formábamos un cuarteto genial, ansiosos por terminar con los preparativos, cruzando por delante de las tiendas cerradas y las vallas publicitarias camino del margen este de la ciudad, donde el tráfico se condensaba en una bruma azul de efluvios de diésel y los mercados de las afueras estaban ya abiertos al público, vendiendo de todo, desde piñas hasta recargas de móvil. La autopista N3 nos llevaría directos a Yaundé, la capital de Camerún, y de ahí seguiríamos por otra carretera de dos carriles.

Durante una parada en Yaundé, a eso del mediodía, me encontré con un hombre llamado Ofir Drori, cabecilla de un atípico grupo activista llamado LAGA (por las siglas en inglés de la Organización del Último Gran Simio), que ayuda a las agencias gubernamentales de África central a hacer cumplir sus leyes de protección de la fauna. Quería ver a Drori porque sabía que la LAGA estaba especialmente implicada en el problema de la caza de simios por su carne. Descubrí que era un expatriado israelí, esbelto, con ojos vivos y oscuros y una perilla desigual. Llevaba una camisa negra, vaqueros negros, una goma del pelo negra, y un pendiente: parecía un músico de rock o, por lo menos, un camarero moderno de Nueva York. Pero era un tipo serio. Había llegado a África buscando aventuras a los dieciocho años, me contó, y se había involucrado en la lucha por los derechos humanos en Nigeria. Luego se había trasladado a Camerún, había hecho algo de periodismo de gorila (¿o era de guerrilla?) y se había convertido en un apasionado activista contra la caza y la pesca furtivas. Fundó la LAGA, me dijo, porque las medidas para el cumplimiento de las leyes contra los cazadores furtivos en Camerún habían sido terribles, inexistentes, durante años. El grupo ahora proporciona apoyo técnico a las investigaciones, las redadas y las detenciones. La caza de subsistencia de duiqueros y otras especies abundantes no protegidas es legal en Camerún, pero los simios, los elefantes, los leones y algún otro animal están protegidos por la ley; y esta se hace cumplir cada vez más. Por fin se está deteniendo a los infractores, y algunos hasta van a la cárcel por traficar con carne de simio y otros productos de contrabando procedentes de animales salvajes. Drori me dio un boletín de la LAGA en el que se explicaban los esfuerzos por atajar la caza furtiva de chimpancés y gorilas, y me advirtió que no me creyese el mito de que la caza de simios es un problema porque los lugareños pasan hambre. La realidad, me dijo, es que los lugareños comen duiqueros o ratas o ardillas o monos —si es que comen carne alguna vez—, mientras que los productos caros, las *delicatessen* prohibidas, los trozos de chimpancé, los bocados de carne de elefante, los filetes de hipopótamo, son absorbidos por la demanda de las clases pudientes de las ciudades, donde los elevados precios justifican el riesgo de la caza furtiva y el transporte ilegal. «Lo que da dinero son las especies protegidas —me dijo—. Lo que es difícil de encontrar.» Recordaba a la era de los sabores silvestres, el *ye wei*, en China meridional.

El boletín de Drori mencionaba una redada en un almacén clandestino, en una estación de tren, que despachaba al menos a tres traficantes distintos; en el almacén había seis frigoríficos, y entre el material requisado se incluía una mano de chimpancé. Otra operación, contra un traficante que transportaba en el coche cincuenta kilos de marihuana y un joven chimpancé con una herida de bala, hacía pensar en un comercio diversificado y al por mayor. Y si la carne de chimpancé viaja en dirección al dinero, cabe suponer que sus virus lo hagan también. «Si está pensando en infecciones —dijo, adivinando mis pensamientos—, no piense solo en las aldeas.» Cualquier chimpancé que mataran en el extremo sudeste del país, incluido un ejemplar VIS-positivo, podía terminar fácilmente en Yaundé, vendido para su consumo en algún callejón o servido en algún discretísimo restaurante.

Dejamos la ciudad a primera hora de la tarde, de nuevo rumbo al este, avanzando en dirección contraria a un torrente de camiones madereros que pasaban sin descanso por el carril opuesto, cada uno cargado hasta arriba con apenas cinco o seis troncos gigantescos. Ahí, en algún lugar de aquel rincón casi despoblado del país, estaban dejando pelados bosques primigenios. Cerca de la puesta de sol, llegamos a una comuna llamada Abong-Mbang y paramos en el mejor hotel del lugar, lo que significaba que tenía agua corriente y una bombilla. Por la mañana temprano, ya a una hora de Abong-Mbang, se termina el asfalto, pero no los camiones madereros, que seguían viniendo hacia nosotros, ahora por un carril de arcilla rojiza. La temperatura fue escalando hasta un calor de mediodía ecuatorial, y cada vez que nos cruzábamos con un pequeño chaparrón, se levantaba un vapor rojo sobre la carretera. El paisaje por los alrededores era tan seco que aquel humo rojo y polvoriento se alzaba en ráfagas al paso de los vehículos y envolvía los árboles que bordeaban la carretera como una escarcha sangrienta. Topamos con un control de policía y tuvimos que soportar el rutinario, si bien enojoso, intento de sablazo, que Neville manejó con aplomo: hizo un par de llamadas a contactos influyentes, se negó a pagar el soborno previsto, y recuperó aun así nuestros pasaportes en tan solo una hora. Este tipo sabe, pensé. La carretera se siguió estrechando, hasta quedar convertida en una franja rojo arsénico apenas más ancha que un camión maderero, por lo que cada vez que nos cruzábamos con uno encogíamos los hombros, y el bosque se espesó a un lado y otro. A eso del mediodía, cruzamos el río Kadëï, lento y de un marrón verdoso, serpenteando hacia el sudeste, un recordatorio de que nos encontrábamos ahora en la cabecera de la cuenca del Congo. Las aldeas por las que pasamos se fueron volviendo más pequeñas, y su aspecto más humilde y más pobre, con pocos huertos, poco ganado, prácticamente nada a la venta, salvo plátanos, mangos y algún cuenco de blancos pedacitos de yuca abandonados en un puesto desatendido. Ocasionalmente, una cabra o una gallina salían huyendo a nuestro paso. Además de los camiones madereros, ahora nos cruzábamos con remolques cargados con madera serrada, y recordé haber oído que algunos de esos camiones llevaban cargamentos ocultos de carne de caza con rumbo a los mercados negros de Yaundé y Duala. (Un fotógrafo y activista llamado Karl Ammann documentó esta estrategia con una foto, tomada en un cruce de caminos aquí en el Camerún oriental, en la que se veía cómo un conductor descargaba brazos y piernas de chimpancé del compartimento del motor de un camión maderero. La foto se incluyó en un libro de Dale Peterson titulado *Eating Apes*, en el cual Peterson estimaba que la población humana de la cuenca del Congo consume anualmente alrededor de cinco millones de toneladas de carne de caza. Buena parte de esa carne salvaje —aunque nadie sabe cuánta— sale de la jungla como cargamento de contrabando en camiones madereros.) Hoy, aparte de los camiones, en este tramo de arcilla roja casi no había tráfico. A última hora de la tarde llegamos a Yokadouma, un pueblo de varios miles de habitantes. El nombre significa «elefante caído», presumiblemente para señalar el lugar de una cacería memorable.

Encontramos una oficina local del Fondo Mundial para la Naturaleza y, en su interior, dos formales empleados cameruneses llamados Zacharie Dongmo y Hanson Njiforti. Zacharie me enseñó un mapa digital que representaba la distribución de nidos de chimpancé en el extremo sudoriental del país, que incluye tres parques nacionales: Boumba Bek, Nki y Lobeke. Un nido de chimpancé no es más que una pequeña plataforma hecha de ramas entrecruzadas, a menudo en la horcadura de un árbol pequeño, que proporciona al simio la estabilidad suficiente para poder dormir cómodo. Cada individuo se fabrica uno cada noche, aunque una madre puede compartir el suyo con su cría. Hacer un recuento de los nidos, que permanecen intactos durante semanas tras haber sido usados una sola noche, es la manera que tienen los biólogos de estimar las poblaciones de chimpancés. El patrón en el mapa de Zacharie era evidente: alta densidad de nidos (y por tanto de chimpancés) dentro de los parques, baja densidad fuera de ellos, y una densidad nula en todas las zonas adyacentes a las carreteras que llevaban a Yokadouma. La actividad maderera y la caza eran los motivos que lo explicaban. Esas actividades madereras llevaban carreteras, trabajadores y armas de fuego hasta las profundidades de la jungla; con la consecuencia de que de ella salían animales salvajes muertos. Zacharie y Hanson lo explicaban como una forma de comercio informal y *ad hoc*: «La mayor parte del comercio ilegal se hace hombre a hombre —dijo Hanson—. Quedas con un cazador furtivo y te dice:"Tengo carne"». Pero es también de mujer a hombre, añade: buena parte del comercio lo llevan a cabo las «revendedoras», mujeres que van de aldea en aldea como vendedoras ambulantes, ofreciendo públicamente ropas, especias u otros artículos básicos y, de manera encubierta, carne de caza. Le compran la carne directamente al cazador, a quien le pagan normalmente en balas o cartuchos, y se la venden a quien pueden. El comercio es relativamente fluido; muchas de ellas tienen teléfonos móviles. Y emplean toda clase de trucos, según nos cuenta Hanson, para mover la mercancía: como, por ejemplo, meterla en un cargamento de vainas de cacao, uno de los cultivos de producción comercial en la región. La policía y los guardas forestales reciben soplos, y pueden detener un camión y registrarlo, pero al hacerlo corren un riesgo: si paran a un camionero y le exigen que descargue su mercancía, y resulta que no hay nada ilegal, «el tipo te puede denunciar; la información tiene que ser muy buena», explica Hanson. Por eso la red de contactos de Ofir Drori ha resultado ser tan útil.

La mayoría de los furtivos, añade Zacharie, son kakaos, una tribu del norte con mucha querencia por la carne de caza. Muchos de ellos han acabado en el sur, atraídos por oportunidades maritales o por actividades económicas en la selva. La tribu local de los baka, por su parte, tiene escrúpulos tradicionales contra el consumo de carne de simio, al considerarlos demasiado próximos a los humanos. De hecho, Zacharie estima que probablemente se coma menos carne de simio en el sur que en otras regiones del país, más allá del consumo ritual de ciertos trozos de simio en el marco de determinada ceremonia de iniciación de los chicos adolescentes. Ese comentario de pasada de Zacharie fue la primera vez que oí hablar de un ritual bekwel conocido como *beka*.

Pasamos dos noches y un día en Yokadouma, tiempo suficiente para poder recorrer las calles sin asfaltar, admirar la estatua de cemento de un elefante que adornaba la rotonda central de la ciudad, fotografiar un lastimero pangolín a punto de ser sacrificado por su carne, y conocer a un tipo que me contó más cosas sobre la *beka*. Este hombre, cuyo nombre no revelaré, escribió un breve informe sobre la cuestión, que su organización se negó a publicar. Me dio una copia. Me explicó que los bekwel, en el sudeste, usan carne de chimpancé y de gorila en su ceremonia de *beka*. En particular, los brazos del animal. Como consecuencia de ello, me dijo, «cada vez hay menos chimpancés». Hasta el punto de que ahora es habitual que se utilicen brazos de gorila como sucedáneo.

Su informe describía cómo era la típica ceremonia *beka* de iniciación, con sus sacrificios de ovejas y gallinas, el cuello de una tortuga (porque su forma recuerda a la de un pene), y la presencia de «jóvenes vírgenes» durante un prolongado preludio que culmina a las cuatro de la madrugada. El chico que se está iniciando va vestido con hojas, y consume drogas para mantenerse despierto. Los tambores repican durante toda la noche, hasta que, antes del amanecer, lo llevan a una zona especial del bosque, donde se lo obliga a enfrentarse a dos chimpancés. Parte de lo que sigue parece ser una representación simbólica, pero otra parte es de carne y hueso. Según le explicó a mi fuente un jefe bekwel: «Suena un gong, una voz lanza una llamada desde el bosque, y dos chimpancés responden. El primero en aparecer es el macho, que toca la cabeza del chico. Unos minutos después aparece la hembra, y el joven tiene que matarla». Al alba, el chico se baña, y permanece despierto, inquieto y expectante, hasta que vuelve a anochecer, momento en el cual se presenta ante él la persona que lo circuncidará, cuchillo casero en mano. «Mi herida tardó cuarenta y cinco días en sanar», cuenta un joven ya iniciado. Había dejado de ser un niño; ya era un hombre. El informe inédito añadía:

> Hasta hace poco tiempo, los bekwel usaban chimpancés para este ritual. Afirman que se podían utilizar dos chimpancés para la circuncisión de hasta treinta y seis personas. Les amputan los brazos. Esta parte del animal se la comen ancianos de la aldea. Sin embargo, en

los últimos tiempos, debido a la escasez de chimpancés, los bekwel están usando gorilas.[30]

Poco tiempo antes, las autoridades se habían incautado de ocho brazos de gorila que un cazador furtivo abandonó en una bolsa cuando huía de los guardas forestales. Los brazos iban a utilizarse poco tiempo después en una *beká*. «No podemos realizar este importante rito tradicional sin estos animales», se lamentaba el jefe bekwel.

No es ningún acto de condescendencia hacia la cultura bekwel señalar que matar chimpancés para usar sus brazos, como parte de un ritual ancestral y sangriento, podría ser una manera estupenda de contraer el VIS$_{cpc}$. Pero, claro, en un contexto tan austero y duro como el del sudeste de Camerún en 1908, es posible que la *beka* fuese algo superfluo. Bien podría ser que el hambre bastase para explicar el contagio entre especies original.

99

Cincuenta kilómetros más al sur, en un cruce de caminos conocido como la encrucijada de Mambelé, cuya rotonda principal estaba señalada con tres neumáticos de camión apilados como monedas, cenamos a la luz de una lámpara de queroseno en una pequeña cantina donde comimos pescado ahumado (al menos espero que fuera pescado ahumado) en salsa de cacahuetes, acompañado de cerveza Muntzig caliente. Este era el sitio donde Karl Ammann había visto brazos de chimpancé ocultos bajo el capó de un camión maderero. También era uno de los lugares que aparecía en el artículo científico de Brandon Keele que rastreaba el origen del VIH-1 hasta los chimpancés. En las muestras fecales de chimpancés de los alrededores se había detectado una elevada prevalencia del virus en su forma más fatídica. En algún lugar próximo estaba la zona cero de la pandemia del sida.

Tras la cena, mis acompañantes y yo salimos al exterior a admirar el firmamento. Aunque era sábado por la noche, las luces de la encrucijada de Mambelé no eran gran cosa, y a pesar de su tenue resplandor podíamos ver no solo el Carro, el Cinturón de Orión y la Cruz del

Sur, sino incluso la Vía Láctea, que se extendía sobre nuestras cabezas como una enorme mancha de purpurina. Cuando se puede ver la propia galaxia desde el centro de la ciudad, sabes que estás en medio de la nada.

Dos días después, en un modesto edificio cercano que servía de sede al parque nacional de Lobeke, me entrevisté con el *conservateur* del parque, su director, un atractivo hombre calvo llamado Albery Munga, que vestía camisa de flores y pantalones también de flores (que no combinaban bien). Antes de dignarse a reaccionar a mi presencia, permaneció impasible sentado a su mesa durante varios minutos, removiendo papeles, y durante otro rato más reaccionó fríamente a mis preguntas sobre los chimpancés. La oficina tenía puesto al máximo el aire acondicionado; todo en ella era frío. Pero al cabo de media hora empezó el deshielo, Munga se relajó y comenzó a compartir algunos de los datos que tenía, junto con sus inquietudes. Me dijo que la población de grandes simios en el parque (chimpancés y gorilas juntos) había disminuido de manera abrupta desde el 2002: de alrededor de 6.300 animales habían pasado a unos 2.700. Los cazadores furtivos eran el problema. Nos contó que entraban en el parque desde su extremo oriental, el río Sangha, que marcaba también la frontera sudoriental de Camerún. Más allá del Sangha estaba la República Centroafricana, y, algo más al sur, la República del Congo; dos países que han sufrido sublevaciones y guerras durante las últimas dos décadas. Estos conflictos políticos llenaron la región de armas de guerra (en particular, de rifles Kalashnikov), lo que hizo extraordinariamente más difícil proteger a los animales. Bandas de furtivos armados hasta los dientes cruzan el río, abaten elefantes y cualquier otro animal que vean, cortan a machetazos el marfil y la carne de los elefantes, trocean las cabezas y los miembros de los simios, se llevan enteras a las criaturas de menor tamaño y huyen por el río. O bien transportan su botín en barco río abajo. «En el Sangha hay un tráfico enorme de carne de caza —me cuenta Munga—, con destino a Ouesso.» La ciudad de Ouesso, un puerto fluvial con unos 28.000 habitantes, justo al otro lado de la frontera con el Congo, es un importante núcleo comercial en la cuenca alta del Sangha. No era casualidad que fuese también mi destino.

Al salir de la oficina de Munga, me detuve en el pasillo a contemplar un cartel con espeluznantes ilustraciones y una advertencia en francés: *La diarrhea rouge tue!*, «La diarrea roja mata». En un primer momento, pensé que se refería al ébola, pero no. En letra algo más pequeña podía leerse: *Grands Singes et VIH/SIDA*, «Grandes primates y el VIH o el sida». Las viñetas, de aspecto infantil pero muy serias, ilustraban una dura parábola sobre el vínculo que existía entre la carne de los simios y la diarrea roja. Me quedé mirándolo un buen rato, hasta que caí en la cuenta de qué era lo que me extrañaba: en el resto del mundo, los materiales educativos sobre el sida exhortan: «¡Practica sexo seguro! ¡Usa condón! ¡No reutilices las agujas!»; aquí el mensaje era: «¡No comas mono!».

Seguimos adelante por un camino de tierra bordeado por muros de vegetación, adentrándonos aún más en la cuña sudoriental de Camerún. En esta región, la frontera sur del país la marca el río Ngoko, un afluente que corre hacia el este hasta desembocar en el Sangha. El Ngoko, según la tradición local, es uno de los ríos más profundos de África; pero, si eso es así, debe de haber un pliegue escarpado en la roca del fondo, porque apenas tiene unos ochenta metros de ancho. Llegamos al río en torno al mediodía, a la altura de un pueblo llamado Moloundou, un lugar dejado de la mano de Dios que se extiende por varias colinas pequeñas que se elevan sobre el río. Desde cualquier promontorio en Moloundou se divisaba claramente la República del Congo en la otra orilla; estaba lo suficientemente cerca como para que, con la calma del anochecer, pudiéramos oír las motosierras de los madereros ilegales trabajando en la oscuridad. Según me contaron, estos leñadores furtivos abatían los árboles directamente sobre el agua y los ataban entre sí para formar balsas, que llevaban flotando hasta Ouesso, donde el dueño de un aserradero pagaba en efectivo, sin importarle de dónde venía la madera. De nuevo Ouesso: la guarida de forajidos. A ese lado de la frontera no había presencia estatal, ni leyes, ni empresas madereras que defendieran sus intereses; al menos, eso era lo que se decía a este lado. Habíamos llegado a la región fronteriza, que seguía siendo un poco salvaje y caótica.

A primera hora de la mañana, fuimos hasta el mercado y vimos a los vendedores colocando sus mercancías cuidadosamente en filas y montones: cacahuetes y semillas de calabaza locales, frutos de la palma roja, ajos y cebollas, yuca, plátanos, caracoles gigantes y pescado ahumado, y codillos. Me alejé discretamente de los mostradores de carne, y dejé que Neville y Max investigasen lo que se ofrecía. Sobre todo había duiqueros ahumados; ni rastro de que se vendiese carne de simio a la vista de todos; incluso el pangolín estaba fuera de temporada, según le dijo a Neville un vendedor. No me sorprendió. Algo tan valioso como un cuerpo de chimpancé cambiaría de manos en privado, probablemente tras haber llegado antes a un acuerdo; no se vendería en un mercado público.

Pasado Moloundou, río abajo, el último emplazamiento camerunés en el río Ngoko es Kika, una ciudad maderera con un gran aserradero que da trabajo y alojamiento a cientos de hombres y sus familias, así como una pista de aterrizaje de tierra para uso de su élite empresarial. No había carretera que llevase hasta allí bordeando el río (¿por qué habría de haberla? El río es una carretera), así que tuvimos que volver a adentrarnos en el interior para llegar hasta allí. Cuando alcanzamos Kika, lo primero que hicimos fue presentarnos en la comisaría de policía, una pequeña cabaña junto al río que también servía de puesto de inmigración, donde un agente llamado Ekeme Justin se desperezó, se enfundó una camiseta amarilla y cumplimentó el trámite necesario tanto para Max como para mí: estampar en nuestros pasaportes un sello de *sortie de Cameroon*. Aquí era donde abandonábamos el país. En cuanto le pagamos por su trabajo de estampado, el agente Justin se convirtió en nuestro anfitrión y nuestro mejor amigo, y nos ofreció espacio para acampar junto al puesto de policía y ayuda para encontrar un barco. Acompañó a Neville, nuestro polifacético enlace, hasta el centro de la ciudad, y para cuando anocheció ya habían conseguido acordar el alquiler de la piragua de madera de nueve metros, con motor fueraborda, que nos llevaría a Max y a mí hasta Ouesso.

Me levanté a las cinco de la mañana del día siguiente y recogí mi tienda, deseoso de completar este gran rodeo y regresar a Congo. Tuvimos que esperar a que amainara un aguacero matinal. Por fin llegó nuestro barquero, un lánguido joven vestido con chándal verde y chanclas llamado Sylvain, que montó su motor fueraborda y achicó el agua de la piragua. Subimos el equipaje, cubrimos nuestro equipo

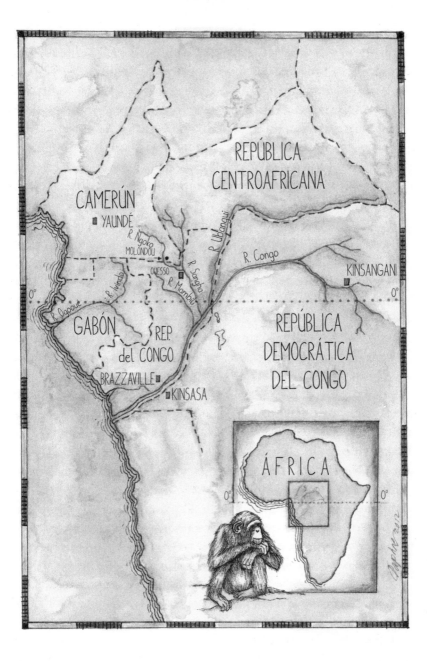

con una lona para protegerlo de la persistente llovizna, y, tras despedirnos de nuestros fieles Neville y Moïse y del agente Justin, salimos al agua, aprovechando una fuerte corriente, y enfilamos río abajo. Para mí, por supuesto, este viaje giraba en torno a la hipótesis del cazador. Quería ver la ruta que el VIH-1 había seguido desde su origen e imaginar cómo habría sido ese recorrido.

100

Otorguémosle la importancia que merece: no es cualquier cazador herido, sino el Cazador Herido, con mayúsculas. Suponiendo que vivió en torno a la primera década del siglo XX, probablemente capturó a su chimpancé con un lazo fabricado con una liana, o con algún otro tipo de trampa, y después lo mató con una lanza. Puede que fuese un baka, que vivía por su cuenta en la jungla junto con su familia extendida, o que actuaba como una especie de siervo bajo la «protección» del jefe de un poblado bantú. Aunque es probable que no lo fuera, si es cierto lo que he oído contar sobre los escrúpulos de los baka hacia la carne de simio. Es más probable que fuera bantú, posiblemente de los mpiemu o los kako, o alguno de los otros grupos étnicos que habitaban en la cuenca del alto río Sangha. O quizá fuera un bakwele, dedicado a la práctica de la *beka*. No hay forma de determinar su identidad, ni siquiera su etnia, pero este remoto rincón del sudeste de lo que era entonces la colonia alemana de Kamerun ofrecía multitud de candidatos. Imagino al hombre entusiasmado y un poco aterrado cuando encontró un chimpancé atrapado en su lazo. Había demostrado ser un buen cazador, un proveedor, un competente miembro de su pequeña comunidad; y todavía no se había herido.

El chimpancé, sujeto por un pie o una mano, estaría igualmente aterrorizado mientras el hombre se acercaba, pero —fuerte y peligroso como era— también estaría enfadado. Puede que el hombre lo matase sin herirse; si fue así, tuvo suerte. O puede que mantuvieran una sucia pelea; quizá incluso recibió una paliza por parte del chimpancé, o una fuerte mordedura. Pero se impuso. A continuación, descuartizó a su presa, probablemente en ese mismo lugar (desechó las entrañas, pero no los órganos como el corazón o el hígado, que eran muy apreciados). En algún momento a lo largo del proceso, quizá mientras se afanaba en partir el esternón del chimpancé, o para descoyuntar un brazo, el hombre se hirió.

Imagino cómo se abrió un corte largo y repentino a lo largo del dorso de la mano izquierda, que llegaba hasta la membrana muscular entre el pulgar y el dedo índice y dejaba al descubierto la carne rosada y viva, casi antes de que pudiese ver el daño o sentirlo, de lo afilado que era su machete. Enseguida, la herida empezó a sangrar. En cuestión de segundos, también a doler. El Cazador Herido siguió trabajando. Se había cortado otras veces, y la molestia apenas empañaba su ilusión por la recompensa. Su sangre manaba y se mezclaba con la del chimpancé; la del simio fluía hacia él y se mezclaba con la suya, hasta el punto de que ya no podía distinguir cuál era cuál. Estaba embadurnado de vísceras hasta los codos. Se limpió la mano, la sangré volvió a entrar en su herida, y se limpió de nuevo. No tenía manera de saber —ni un lenguaje, unas palabras o ideas mediante las que concebir— que este animal daba positivo en VIS. El concepto no existía en 1908.

La sangre del chimpancé entró en su torrente sanguíneo. En una cantidad considerable. El virus, al ver que su sangre no era un entorno muy distinto de la del chimpancé, se asentó allí. «Vale, aquí puedo vivir.» Hizo lo que hacen los retrovirus: penetró en las células, convirtió su genoma de ARN en ADN de doble filamento, y penetró aún más, ahora en el núcleo de las células, y se introdujo como ADN en el genoma de esas células huésped. Sus objetivos primordiales eran los linfocitos T del sistema inmune. En el interior del Cazador Herido, cierto receptor de proteínas (CD4) en la pared de dichas células no era muy distinto del receptor equivalente (otro CD4) en los linfocitos T del chimpancé despedazado. El virus se afianzó, entró en las células humanas y se instaló en ellas. Una vez integrado en el genoma celular, nada iba a sacarlo de allí. Había pasado a formar parte del programa. Podía multiplicarse de dos maneras: mediante reproducción celular (cada vez que un linfocito T infectado se autorreplicaba, se copiaba también el genoma retroviral) o bien activando su pequeño subgenoma para generar nuevos virus, que a continuación salían flotando del linfocito T dispuestos a atacar a otras células. El Cazador Herido ya estaba infectado, aunque, salvo por el tajo en la mano, se encontraba perfectamente.

Olvidémonos de Gaëtan Dugas. Este fue el paciente cero.

Puede que llevase triunfal el cadáver del chimpancé, o partes del mismo, de vuelta a su aldea, como años después hicieron los chavales de Mayibout 2 con un cadáver infestado de ébola. Quizá, si el hombre era baka, entregó toda la carne a su señor bantú. Ni siquiera quería comérselo. Si él mismo era bantú, su familia y amigos se darían un banquete. O puede que el chimpancé fuese un botín inesperado del cual podía permitirse extraer un beneficio especial. Si la temporada había sido generosa, y había matado varios duiqueros, había recolectado frutas silvestres y tubérculos para comer y había tenido una buena cosecha de yuca, de manera que su familia no pasase hambre, quizá acarrease su chimpancé hasta un mercado, como el de Moloundou, y lo vendiese a cambio de dinero o de algún objeto, como un machete mejor. En ese caso, la carne se habría vendido en pedazos y muchas personas habrían comido algún trozo, ya fuese asada, ahumada o seca. Pero, debido a la manera en que el virus consigue normalmente transmitirse (por vía sanguínea o sexual) y cómo no lo hace (a través del aparato digestivo), es muy posible que ninguna de esas personas recibiese una dosis infecciosa del virus, a menos que la carne cruda entrase en contacto con una herida abierta en la mano o una llaga en la boca. Una persona podría tragar gran cantidad de partículas de VIH-1, pero, si esos virus fueran recibidos por los ácidos gástricos, y no por la sangre, es probable que no lograsen establecerse y reproducirse. Supongamos que quince consumidores diferentes se repartieron la carne del chimpancé y que ninguno de ellos se contagió. Todos negativos por VIH, afortunados ellos. Supongamos que solo el Cazador Herido se infectó directamente del chimpancé.

Pasó el tiempo. El virus aguardó mientras se reproducía en su interior. La infecciosidad del Cazador aumentó durante los seis primeros meses, mientras una multitud de virus florecía en su sangre; a continuación, la viremia se redujo moderadamente, a medida que su cuerpo organizaba una primera respuesta inmune, mientras aún estaba en condiciones de hacerlo, y durante un periodo de tiempo se mantuvo constante. Él no notaba ningún efecto. Transmitió el virus a su mujer, y más adelante también a una de las otras cuatro mujeres con las que mantenía relaciones sexuales. No sufrió inmunodeficiencia. De momento. Era un tipo robusto y activo que seguía cazando en la jungla. Tuvo un hijo. Bebía vino de palma y se reía con sus amigos. Y entonces, pongamos que un año más tarde, murió de forma violenta en el transcurso de una cacería de elefantes, una actividad aún más peligrosa que despedazar chimpancés. Eran un grupo de siete cazadores, todos armados con lanzas, y el elefante herido lo eligió a él. Le atravesó el vientre con un colmillo, y por un momento lo dejó clavado al suelo. Después se podía ver en la tierra el agujero hecho por el colmillo, como si allí se hubiese clavado y sacado una estaca sanguinolenta. Ninguno de los hombres que se lo llevaron ni de las mujeres que lo prepararon para su entierro tenía una herida abierta, por lo que se libraron de infectarse. Su hijo nació siendo negativo por VIH.

La viuda del Cazador Herido encontró un nuevo hombre, que estaba circuncidado, libre de llagas genitales, y tuvo suerte: no se infectó. Otra de las mujeres infectadas por el Cazador Herido tuvo varias parejas. Infectó a una de ellas, un jefe local, que a su vez tenía dos mujeres y acceso ocasional a las chicas jóvenes del poblado; infectó a ambas esposas y a una de las chicas. Las dos mujeres le fueron fieles (por exigencia de las circunstancias, no por elección propia), y no infectaron a nadie. Tiempo después, la chica infectada encontró marido. Y así sucesivamente. Creo que se entiende. Aunque la transmisión del virus se da de manera menos eficiente de hembra a varón, y tampoco se produce de manera particularmente eficiente de varón a hembra, sí ocurre con la eficiencia suficiente. Al cabo de varios años, un puñado de personas había adquirido el virus. Y, con el tiempo, unas cuantas más, aunque no muchas. La vida social estaba constreñida por el reducido tamaño de la población, la ausencia de oportunidades y, en cierta medida, por las costumbres. El virus sobrevivió con un R_0 ligeramente superior a 1,0. Como consecuencia de las interacciones entre vecinos, se transmitió a un segundo poblado, y después a un tercero, pero no proliferó con rapidez en ninguno de ellos. Nadie detectó una oleada de muertes inexplicables. Se mantuvo el rescoldo como una infección endémica de escasa prevalencia entre la población de la pequeña cuña de tierra entre el río Ngoko y el alto Sangha, donde la vida ya era de por sí dura y breve. La gente moría joven por toda clase de infortunios y dolencias. Si un muchacho, positivo por VIH, moría en una pelea, nadie iba a saber nada sobre su estado sanguíneo, más allá de que su sangre había sido derramada. Igualmente, si una muchacha, positiva por VIH, moría de viruela durante un brote local, no dejaba tras de sí ninguna historia inusual.

En algunos casos, en esos primeros años, una persona infectada podía llegar a vivir lo suficiente como para sufrir el fallo del sistema inmune. En esa situación, había muchos gérmenes, en la jungla o en el poblado, prestos a acabar con ella. Lo cual tampoco habría sido tan llamativo. La gente moría de malaria. Moría de tuberculosis. Moría de neumonía. Moría de una fiebre sin nombre. Era algo de lo más habitual. Algunas de estas personas podrían haberse recuperado si sus sistemas inmunes hubiesen estado en condiciones, pero nadie se percataba de la llegada de una nueva enfermedad. O, si alguien lo hacía, no ha quedado constancia de ello. Esta cosa siguió siendo invisible.

Entretanto, puede que el propio virus se adaptase, al menos ligeramente, a su nuevo huésped. Así funciona la selección natural. Debido a un incremento marginal en su capacidad de reproducirse dentro de las células humanas, que da lugar a niveles de viremia más elevados, podría haber aumentado también la eficacia de su transmisión. Llegado a ese momento, se trataba ya de lo que llamaríamos VIH-1 del grupo M. Un patógeno que infectaba a los humanos y que era raro, peculiar y estaba confinado al sudeste de Camerún. Puede que transcurriese una década. El germen sobrevivió. Es prácticamente seguro que con anterioridad se habían producido contagios del VIS$_{cpc}$ a humanos (se habían matado infinidad de chimpancés, e infinidad de cazadores habían resultado heridos) que habían dado lugar a cadenas de infección, pero dichas cadenas habían estado localizadas y habían sido cortas. El rescoldo del brote siempre terminaba por enfriarse. Esta vez no fue así. Antes de que la llama se extinguiese, apareció en escena otra persona —también hipotética, pero que encaja con los datos—, a la que llamaré el Viajero.

El Viajero no era un cazador. En todo caso, no era un cazador experto y especializado. Tenía otras habilidades. Yo me lo imagino como un pescador. No vivía en un claro del bosque como el de

Mambelé, sino en un poblado pesquero a la orilla del río Ngoko. Lo imagino como un chico de río desde niño: habituado a manejarse en el agua, entre barcas. Tenía una canoa, una buena canoa larga y robusta, construida con sus propias manos a partir de un tronco de caoba, y pasaba los días a bordo. Era un hombre joven sin mujer ni hijos, y con cierto espíritu de aventura. Se había distanciado de su comunidad natal a muy corta edad, y se había vuelto solitario, porque su padre había muerto y el poblado le volvió la espalda a su madre, de quien se sospechaba, basándose en un giro de mala suerte y en cierto resentimiento hacia ella, que ejercía la brujería. Lo cual le causó una profunda herida emocional: despreciaba a los habitantes de la aldea —¡los aborrecía!—, así que siguió su propio camino. Estar solo encajaba con su personalidad. No era un bekwel practicante. No estaba circuncidado.

El Viajero comía pescado. De hecho, prácticamente solo comía pescado y plátanos, y alguna que otra vez algo de yuca, que no cultivaba ni procesaba él mismo, pero que conseguía con facilidad a cambio de pescado. Le gustaba el sabor y le encantaba la idea del pescado, que nunca se agotaba. Sabía dónde encontrarlos y cómo atraparlos; conocía sus diversos tipos y nombres. Bebía agua del río. Con eso le bastaba. No fabricaba vino de palma ni lo compraba. Era autosuficiente e independiente dentro de su pequeño mundo.

Surtía de pescado a su madre y a los dos hijos más jóvenes de esta. Me lo imagino como un hijo fiel, aunque distanciado de sus vecinos. Su madre seguía viviendo a las afueras del antiguo poblado. El pescado que le sobraba lo ponía a secar en unas bandejas o, durante la estación de lluvias, lo ahumaba al fuego en su solitario campamento junto al río. Ocasionalmente, hacía trayectos considerables, en los que remaba durante kilómetros contracorriente o se dejaba arrastrar río abajo, para vender su cargamento de pescado en uno de los poblados con mercado. Así era como había saboreado el poder que daba manejar dinero. La moneda más común eran las barras de latón, o las conchas de cauris, y alguna que otra vez había llegado incluso a ver marcos alemanes. Compró unos anzuelos de acero y una bobina de hilo manufacturado traído nada menos que desde Marsella. El hilo fue decepcionante; los anzuelos, excelentes. En una ocasión, había descendido por el río hasta la confluencia con el Sangha, otro río mucho más grande y caudaloso, que doblaba en anchura al Ngoko, y se había dejado llevar por la corriente durante un día entero; una experiencia vertiginosa y aterradora. En la orilla derecha había visto un pueblo, que identificó como Ouesso, un lugar grande y célebre; dio un buen rodeo para evitarlo, manteniéndose en mitad del río hasta dejarlo atrás. Al final del día hizo una parada y durmió en la orilla; al día siguiente dio media vuelta: ya se había puesto suficientemente a prueba. A base de remar, asirse de la orilla (salvo cuando pasó de nuevo por Ouesso) y remontar remolinos, consiguió tras cuatro días de impaciente esfuerzo deshacer todo el trecho que había descendido. El Viajero lo consiguió, y respiró aliviado al retornar a su propio mundo, el pequeño río Ngoko, y desembarcó por fin en su campamento henchido de renovada confianza en sí mismo. Esto pudo haber ocurrido en la estación seca de 1916, por poner una fecha.

En otra ocasión, remó río arriba hasta llegar a Nbala, un pueblo fluvial varios kilómetros por encima de Moloundou. Fue durante su vuelta de ese viaje cuando supongo que hizo parada en Moloundou y allí, en su barca, fondeada en una resguardada caleta justo pasado el pueblo, se acostó con una mujer.

No era su primera experiencia, pero fue distinto que con las chicas de su poblado. Ella también comerciaba en el río, era revendedora, varios años mayor que él y considerablemente más experimentada. Recorría arriba y abajo los ríos Ngoko y Sangha, ganándose la vida con su ingenio, sus mercancías y, a veces, su cuerpo. El Viajero no supo su nombre. Nunca lo oyó. Era sociable y coqueta, casi guapa. A él que fuera guapa le importaba bien poco. Llevaba un vestido estampado de calicó de color claro, manufacturado, no hecho de la rafia local. Él debió de gustarle, o al menos le gustó cómo se portó, porque regresó a su barca a oscuras la noche siguiente y volvieron a acostarse, tres veces. Parecía sana; se reía con alegría y era fuerte. Esa noche sintió que era afortunado: por haberla conocido, por haberla impresionado, por haber conseguido gratis aquello por lo que otros hombres pagaban. Pero no era afortunado. Tenía una pequeña herida abierta en el pene, apenas poco más que rasguño, donde se le había enganchado una zarza cuando salía del agua tras un baño en el río. Nadie puede saber, ni siquiera en este escenario imaginado, si lo determinante para que fuese susceptible de infectarse fue el hecho de que no estuviese circuncidado, la pequeña herida hecha por la zarza, o ninguna de las dos cosas. Le dio a la mujer un poco de pescado ahumado. Ella le dio el virus.

No fue un acto de maldad o irresponsabilidad por su parte. A pesar de tener las axilas inflamadas y doloridas, ignoraba por completo que ella misma fuese portadora.

101

Atravesar una jungla tropical viajando a lo largo de un río es algo inusitadamente relajante e hipnótico. Vemos cómo se deslizan muros de follaje y, a menos que la vía de agua sea lo suficientemente estrecha como para que las moscas tse-tse se percaten de nuestro paso y vuelen hacia nosotros desde las orillas, no sufriremos ninguna de las incomodidades. Dado que las riberas del río son las afueras de sendas junglas y ello permite que la luz del sol llegue con toda su intensidad, algo que la frondosa cubierta vegetal impide en otras partes, la vegetación es allí particularmente enmarañada y feraz: árboles envueltos en lianas, sotobosque impenetrable, tan grueso como el antiguo telón de terciopelo del teatro Shubert. Lo que crea la ilusión de que la jungla en sí, su interior, podría ser tan densa como una esponja. Pero quien viaja por el río es completamente ajeno a esa densidad, porque tiene el camino despejado en el medio de la corriente. Si uno ha caminado por la selva, algo que es pesado aun sin necesidad de que esta sea densa como una esponja, moverse por el río, libre de cualquier obstáculo, es una sensación muy parecida a la de volar.

Tras salir de Kika, durante un trecho bordeamos la orilla congoleña, aprovechando una fuerte corriente. Sylvain sabía por dónde convenía ir. Su ayudante, un baka llamado Jolo, pilotaba el motor fueraborda bajo la supervisión de Sylvain, que le hacía indicaciones desde la proa. La piragua era larga y lo suficientemente estable como para que Max y yo pudiésemos sentarnos en las bordas. Enseguida pasamos frente a un pequeño puesto de policía en la orilla derecha, el homólogo congoleño del puesto camerunés en Kika, y por suerte nadie nos hizo señales para que nos detuviésemos. Cada puesto de control en Congo es una ocasión para que te sellen el pasaporte y te exijan un pequeño soborno, por lo que hay que evitarlos siempre que se pueda. A continuación, fuimos dejando atrás lentamente unas cuantas aldeas, muy espaciadas, cada una de las cuales era apenas un cúmulo de chozas de adobe alzadas sobre un promontorio para evitar las inundaciones de la estación de lluvias. Las casas tenían tejados de paja y estaban rodeadas de plataneros, una o dos palmeras, y niños vestidos con harapos y pantalones cortos. Los pequeños nos miraban embelesados mientras pasábamos. «¿Cuántas horas faltan para llegar a nuestro destino?», le pregunté a Sylvain. Depende, me contestó. Normalmente, se detendría en varias aldeas a lo largo del recorrido para comerciar y para que subiesen o bajasen pasajeros, lo que prolongaría el viaje lo suficiente como para llegar a Ouesso de noche, y evitar así que la policía de inmigración lo avistase. Al poco tiempo de darme esa explicación, Sylvain detuvo el barco y nos hizo descender en una aldea en la orilla del Congo, donde entregó una gran lona de plástico y de la que zarpamos con un pasajero más.

Era yo quien había contratado el viaje, pero no me importó. Era una joven que llevaba dos bolsas, un paraguas, un bolso y una cazuela con el almuerzo. Llevaba puesto un vestido naranja y verde, y un pañuelo en la cabeza. Aunque no me lo hubieran dicho, habría adivinado que era una revendedora. Se llamaba Vivian. Vivía en Ouesso y nos agradecería mucho que la llevásemos a su casa. Era vivaz y regordeta, y lo suficientemente segura de sí misma como para viajar por el río sola, vendiendo arroz, pasta, aceite de cocina y otros productos básicos. Sylvain se ofreció llevarla porque era su hermana, algo que se podía interpretar en sentido literal o no. Puede que fuera su novia o su prima. Aparte de esto, no llegué a saber mucho de Vivian, salvo que su nicho todavía existe —el trabajo de revendedoras ofrece a las mujeres de espíritu independiente una forma de autonomía que no es habitual en la vida en las aldeas, o incluso en las ciudades— y que el río aún funciona como facilitador de la fluidez económica y social. La muchacha parecía sobre todo una encantadora reminiscencia y, aunque esto no sea justo con ella, me hizo pensar en las mujeres con las que el Viajero se habría cruzado casi cien años antes. Era una potencial intermediaria.

Cuando volvió la lluvia, Sylvain, Vivian, Max y yo nos agazapamos bajo nuestra lona, con la cabeza gacha pero asomándonos para ver lo que pasaba fuera, mientras el baka Jolo nos conducía impasible. Pasamos a un solitario pescador en su canoa, que recogía una red. Dejamos atrás otra aldea desde la que los chavales nos siguieron con la mirada. La lluvia amainó de nuevo y la brisa de tormenta se calmó, dejando el río tan plano y marrón como un café con leche frío. Los manglares se desplegaban desde ambas orillas como pulpos sobones. Vi unas cuantas garcetas, pero ningún martín pescador. A media tarde, avistamos la confluencia con el Sangha. A lo largo de la orilla izquierda, el terreno se fue reduciendo gradualmente, cada vez más bajo y estrecho hasta hundirse bajo el agua. El río Sangha nos agarró y nos zarandeó, y yo me volví para ver cómo ese pedazo del sudeste de Camerún se alejaba en la distancia hasta desaparecer.

Una brisa a contracorriente elevó ligeramente la temperatura. Pasamos junto a una gran isla cubierta de árboles. Y a un hombre de pie sobre su cayuco, remando cuidadosamente. Entonces, en la distancia, a través de la neblina, atisbé unos edificios blancos. Edificios blancos quería decir ladrillos y paredes encaladas, y presencia gubernamental en algo de mayor tamaño que una aldea: Ouesso.

Media hora después atracábamos en el muelle de Ouesso, con su rampa y su espigón de cemento, donde nos esperaba un agente de la policía de inmigración y se arremolinaba un enjambre de porteadores ávidos de propinas. Cuando pusimos pie en tierra, volvimos a entrar en la República del Congo. Completamos los trámites de inmigración en francés y Max habló con los porteadores en lingala. Sylvain, Jolo y Vivian desaparecieron. Max era un tipo más tímido y menos enérgico que Neville, pero también concienzudo y formal; ahora él sería mi enlace. Hizo algunas averiguaciones en el muelle y enseguida volvió con buenas noticias: el gran barco, la barcaza de carga y de pasajeros conocida como *le bateau*, saldría al día siguiente hacia Brazzaville, a muchos kilómetros y días de distancia río abajo. Yo quería que estuviésemos a bordo.

Max y yo encontramos un hotel, y por la mañana nos acercamos al mercado de Ouesso, situado en torno a en un edificio bajo de ladrillo rojo con forma de pagoda a unas pocas manzanas del río. La pagoda era espaciosa, elegante y antigua, con el suelo de cemento y un vestíbulo circular bajo un tejado de tres capas de metal corrugado que databa al menos de la época colonial. El mercado se había desparramado más allá de los límites del edificio, convertido en un laberinto de puestos de madera y mostradores separados por estrechos pasillos, que ocupaba buena parte de una manzana de la ciudad. La actividad era frenética.

Un estudio sobre el tráfico de carne de animales salvajes en Ouesso y sus alrededores que llevaron a cabo a mediados de los años noventa dos investigadores extranjeros y un asistente congoleño había llegado a la conclusión de que, cada semana, pasaban por este mercado en torno a 5.700 kilos de carne salvaje. Esta cifra solo incluía mamíferos, no pescado o cocodrilos. Los duiqueros representaban la mayor parte, seguidos de los primates, aunque la mayor parte de la carne de primate era de mono, no de simio. Durante los cuatro meses que duró el estudio, se cazaron y se vendieron allí dieciocho gorilas y cuatro chimpancés. Los cadáveres llegaban en camión y en canoa. Ouesso, que era la mayor ciudad del norte del Congo, y donde no había ganado bovino, estaba extrayendo grandes bestias de la selva en muchos kilómetros a la redonda.

Max y yo husmeamos por los pasillos del mercado, sorteando los charcos en el barro, esquivando los techos bajos de metal y echando un vistazo a las mercancías, como lo habíamos hecho en Moloundou. Como esto era Ouesso, el género era mucho más abundante y diverso: trozos de tela de colores, bolsas de deporte, ropa de cama, lámparas de queroseno, muñecas Barbie africanas, extensiones de pelo, DVD, linternas, paraguas, termos, manteca de cacahuete a granel, montones de fufu en polvo, cubos de setas, gambas secas, frutas silvestres del bosque, buñuelos recién fritos, pastillas de caldo, sal a cucharadas, pastillas de jabón, medicinas, cubos de judías, piñas, imperdibles y patatas. En un mostrador, una mujer troceaba un barbo vivo a machetazos. Enfrente, otra mujer ofrecía unos cuantos monos muertos. La vendedora de monos era una mujer gruesa de mediana edad, con el pelo en trenzas cosidas, que llevaba un delantal marrón de carnicero sobre su vestido de cachemira. Simpática y directa, soltó orgullosa un mono ahumado sobre el mostrador para enseñármelo, y le puso un precio. El mono tenía un rostro diminuto y contraído y los ojos cerrados; sus labios secos dibujaban una sonrisa cadavérica. La mujer le rajó el vientre y lo extendió; tenía aproximadamente el tamaño y la forma de un tapacubos. «Six mille francs», dijo. Junto al primer mono, soltó otro, por si el primero no me había convencido. *Six mille* por ese también. Hablaba en CFA, la débil moneda centroafricana. Sus seis mil francos equivalían a trece dólares, y eran negociables, pero no me interesé. También tenía un puerco espín ahumado, cinco duiqueros y otro simio —este último llevaba tan poco tiempo muerto que su pelaje aún brillaba—, que identifiqué como un cercopiteco de nariz blanca. «Ese es un producto de primera calidad —dijo Max—. Se venderá rápido.» Cerca de allí, se ofrecían pedazos de carne ahumada de un potamoquero rojo a tres mil francos el kilo. En Congo, todos estos animales podían cazarse de forma legal (aunque no usando trampas) y venderse públicamente. No había ni rastro de simios. Si uno busca carne de chimpancé o de gorila en Ouesso, la puede conseguir, de eso no cabe duda, pero tendrá que hacer tratos discretos.

Nuestro viaje río abajo en el *bateau* sufrió complicaciones y retrasos, por lo que, cuatro días después, Max y yo estábamos de vuelta en Ouesso. Volvimos al mercado, atravesamos de nuevo la pagoda y recorrimos los estrechos pasillos entre los puestos y los mostradores llenos de barbos, monos y duiqueros, ahumados y frescos. Esta vez vi una carretilla llena de pequeños cocodrilos, y cómo despedazaban a machetazos un cocodrilo sobre una tabla. Me di cuenta de que, guiándose por ese sonido —el continuo clonc, clonc de los machetes—, uno podía localizar la sección de carnicería desde cualquier rincón del laberinto que era el mercado. Después volvimos a pasar junto a la señora del delantal marrón, que me reconoció: «Has vuelto —dijo en francés— ¿Por qué no compras algo?». Esta vez sacó un pequeño duiquero, más como un desafío que como un ofrecimiento: «¿Vas a comprar algo o eres un mirón?». Prefiero el pollo, dije torpemente. O el pescado ahumado. Sin inmutarse ante este pusilánime hombre blanco, sonrió y se encogió de hombros. Entonces, como quien no quiere la cosa, añadí: «Pero si tuvieras chimpancé...». Me ignoró.

«O elefante», añadió Max. La mujer rio con la mirada vacía y se volvió hacia sus verdaderos clientes.

102

La idea de Ouesso y su mercado actuó como incentivo fundamental para que el Viajero se pusiera en marcha, tal como yo lo imagino. Allí, en Ouesso, es donde se gestó la parte «salvaje» de su salvaje viaje. No había tenido intención ir más allá. Un viaje hasta Ouesso y de vuelta (su intención había sido volver, aunque la vida lo había llevado por otro camino) ya habría sido lo bastante ambicioso y arriesgado. Pero incluso antes de la idea de Ouesso, estaba la vertiginosa casualidad de los colmillos. Si Ouesso era lo que tiraba de él, fueron los colmillos los que lo empujaron.

Él nunca había ido a buscar marfil; vino a él por accidente. Un día se encontraba río arriba del Ngoko, tirando su red en la desembocadura de un pequeño afluente que venía del lado del Congo. Era la temporada seca; específicamente, cerca del final de la larga temporada seca, a principios de marzo. El río estaba bajo y fluía con lentitud, y eso le hizo pensar que el flujo fresco del afluente podía atraer a los peces. Resultó que no demasiado. La pesca compensaba escasamente su esfuerzo. Así que, a media tarde, decidió ir hacia el interior, siguiendo el pequeño afluente contracorriente hacia el bosque, en busca de charcas en las que peces pequeños hubiesen quedado atrapados y fuesen vulnerables. Remontó con esfuerzo casi ochocientos metros a lo largo de las fangosas orillas, a través de espinosos arbustos, sobre retorcidas raíces, y encontró pocos charcos y ningún pez. Era frustrante, pero no sorprendente. Se detuvo a recuperarse, sumergió las manos en el agua para beber y frunció el ceño, mientras decidía si continuar o no. Fue entonces cuando se percató de un gran montículo gris en el río, a unos cuarenta metros. Para usted o para mí, aquello habría parecido una roca de granito. Pero no hay rocas de granito en el norte del Congo o en el sudeste de Camerún, y el Viajero nunca había visto ninguna. Supo inmediatamente lo que era: un elefante. Su corazón empezó a palpitar y su primera reacción instintiva fue la de salir corriendo.

Pero no lo hizo: se quedó mirando. Las piernas no le respondían. Se quedó quieto, sin saber con seguridad el porqué. Percibía terror en la escena, pero el terror no era suyo. Y entonces se dio cuenta de qué era lo que andaba mal: el elefante estaba tumbado, y no en una posición que sugiriese que dormía. Tenía la cara hundida en el barro, la trompa torcida a un lado, la cadera girada. El Viajero se acercó con cuidado. Observó los agujeros de un tono entre rojo y violeta en los costados y en el vientre. De uno de esos agujeros sobresalía una lanza baka. Vio de qué horrenda forma la bestia había sucumbido, cayendo sobre el hombro izquierdo, la pata de delante de aquel lado doblada en un ángulo siniestro. Supo que estaba muerto antes de acercarse a menos de diez metros.

Un macho de un tamaño considerable, de mediana edad, con buen marfil. Abandonado a su suerte en el arroyo, para morir y pudrirse. Rápidamente, el Viajero hizo unas cuantas deducciones. Era probable que el elefante hubiese sido abatido por una partida de caza baka; pero no lo habían matado, sino solo herido mortalmente. Había salido corriendo, escapado, y para ello, quizá, habría matado a uno o dos de los cazadores baka que lo rodeaban. Los otros debieron de perder las ganas de perseguirlo. Quizá aquello había ocurrido en el lado norte del río. Quizá el elefante, herido y desesperado, lo había cruzado nadando. Pero si los baka seguían el camino, llegaban hasta aquí y volvían a aparecer, eso no sería bueno para él. Si encontraban al Viajero con su costoso trofeo, era posible que también lo llenaran de agujeros de lanza. Así que se puso a trabajar con rapidez. La emprendió contra el rostro del elefante con su machete, troceando carne y cartílago, abriendo las feas fauces que ya no parecían las de un elefante sino una cosa distinta, algo reventado y esperpéntico, y al cabo de media hora había soltado ambos colmillos. Se dejaron liberar con ruidos de desgarro, como cualquier diente arrancado de su mandíbula.

Quitó los restos de tejido de los colmillos, los frotó con el arenoso barro y los aclaró en el arroyo. En sus manos, cada colmillo parecía gigantesco. Generoso. Pesaba, quizá, unos quince kilos. El Viajero nunca había experimentado tal cantidad de riqueza. Solo podía manejarlos de uno en uno. Los examinó individualmente, pasando la mano por la suave curva blanca hasta la punta. Luego los levantó los dos y los llevó trastabillando hasta la canoa, agachándose y esquivando la vegetación, y los soltó en el pantoque, junto con los escasos peces que había logrado pescar. Soltó la cuerda que amarraba el bote, se metió en la corriente, puso proa río abajo. Pasado un recodo, empezó a tranquilizarse; su corazón volvió a palpitar con normalidad.

¿Qué era lo que acababa de suceder? Se había tropezado con una fortuna y la había robado, eso era lo que acababa de suceder. O más bien, la había reclamado para sí. Y ahora, ¿qué?

De vuelta al lugar donde había acampado, el Viajero escondió deprisa los colmillos entre hojas y ramas, en una cavidad junto a un árbol caído. En mitad de la primera noche se despertó, consciente de repente de que aquel escondite no era adecuado, sintiéndose estúpido, y esperó impaciente a que se disipara la oscuridad. A la luz del día se levantó, apagó las brasas de su fuego de campo —el lugar donde acostumbraba a encenderlo, ya hacía años— y cavó un hoyo en aquel mismo lugar, rompiendo la capa de tierra cocida con el machete, levantando las capas de arcilla de debajo. Excavó poco más de un metro. Le dio la forma de una oquedad profunda y estrecha. Envolvió los dos colmillos con hojas de *ngoungou* para protegerlos y los colocó en el fondo de la zanja. Luego la rellenó, igualando el terreno con cuidado, esparció las cenizas donde habían estado antes, volvió a colocar los troncos chamuscados y encendió un nuevo fuego. Ahora, su tesoro estaba seguro durante un tiempo, quizá. Y él podía pensar qué hacer.

No había respuestas fáciles. Había oportunidad y había riesgo. Él no era cazador de elefantes, y eso lo sabía cualquiera que lo conociese. Nadie sospechaba que pudiese hacerse con unos colmillos. Si los llevaba a Moloundou, los agentes de los concesionarios franceses, ávidos de marfil y utilizando todo tipo de coacciones y amenazas para hacerse con él, se limitarían a confiscarlos. Era incluso posible que lo castigasen. Otros tratarían de robarlos, o de comerciar con ellos estafándole su valor. Pensó en todas las posibilidades. No era un hombre astuto, pero era tenaz y testarudo.

Pasaron seis meses. El Viajero siguió viviendo como antes: pescando en el río, secando pescado en su campamento, pasando los días en soledad, haciendo ocasionales paradas en Ngbala o Moloundou para intercambiar mercancías. Había un hombre en Moloundou, un comerciante, no un bantú ni un agente del concesionario, sino un forastero medio portugués con conexiones, notablemente despierto, conocido porque trataba con discreción con carne de elefante y marfil. Un día, durante una transacción de pescado, sal y fufu, el Viajero le preguntó a este mercader por el precio de los colmillos. ¡No era más que una pregunta! El comerciante lo miró furtivamente y mencionó una cifra. El número parecía alto, aunque no demasiado, y la decepción pasó por el rostro del Viajero; pero no dijo nada más.

Dos noches más tarde, el Viajero regresó a su campamento río arriba y lo encontró destrozado. El mercader medio portugués había hablado con alguien, y ese alguien había ido directamente a robarle.

La choza había sido destruida. Sus escasas posesiones —la segunda red, algunos cacharros de hojalata, un cuchillo, una camisa, la estera de rafia, y el resto— estaban desparramadas por todas partes. Habían abierto la pequeña caja de hojalata donde guardaba los anzuelos y el tabaco y habían vaciado el contenido. El pescado seco estaba tirado por el suelo y pisoteado con intención. Había señales de que habían cavado aquí y allá; junto al tronco caído, en el suelo de la choza y en un par de otros lugares. Una búsqueda inconexa, como con petulancia. El fuego de campo del Viajero había sido esparcido, y habían pateado los troncos y las cenizas. Se quedó sin aliento al verlo. Pero la tierra debajo de las cenizas no la habían tocado. No habían encontrado lo que buscaban.

Así que volvió su atención hacia Ouesso. Esperó a que pasara la noche en su campamento destruido, junto a un fuego débil, con el machete en la mano. Al amanecer desenterró los colmillos y, sin desenvolverlos ni limpiarlos, sin pararse a saborear su precioso peso, los puso en la canoa. Cubrió los colmillos con pescado seco, que tenía en abundancia, y pescado ahumado, del que solo tenía un poco, y luego cubrió el pescado con más hojas de *ngoungou*, haciendo pulcros paquetes, como si lo estuviera llevando al mercado. Las hojas de *ngoungou* servían como envoltorio, pero su valor era mínimo; no eran más que un patético producto del que cualquier campesino podía disponer y, por tanto, era verosímil que él las tuviera. Encima colocó su estera. Empujó la piragua, remó un poco y se dejó llevar río abajo en el Ngoko, alejándose de Moloundou. Remó sin parar durante horas, alcanzó el Sangha, giró en esa dirección río abajo y continuó directo hacia Ouesso.

Unos ochocientos metros más allá de la ciudad, encontró un remolino y llevó el bote hacia el bosque. No había un embarcadero, ni un camino, ni un campamento, ni señal alguna de presencia humana, lo cual estaba bien. Al día siguiente ocultó la canoa con ramas frondosas y se abrió camino por el bosque hacia el noroeste, hasta llegar a las afueras de Ouesso. Siguió a otras personas, directo hacia el mercado. Nunca había visto una concentración humana tan grande y, entre la multitud, su corazón empezó a palpitar, como le había pasado al descubrir al elefante muerto. Pero nadie le hizo nada; nadie le miró siquiera dos veces, a pesar de que su ropa estaba hecha harapos y llevaba un machete. Vio a otros hombres con ropas sucias, y un par de ellos también llevaban machetes. Empezó a tranquilizarse.

El mercado, alojado en un inmenso edificio redondo con techo de metal, era maravilloso. Se podía comprar carne, se podía comprar pescado, se podían comprar vistosas prendas de vestir y mandioca seca y hortalizas y redes de pesca y cosas que él no había visto jamás. El Viajero no tenía dinero de ninguna clase, ni francos, ni barras de latón, pero deambulaba por entre las mercancías como si fuese a querer algo. Admiraba los duiqueros y los monos. Cogió una mano de gorila mientras la vendedora lo vigilaba atentamente, y la volvió a dejar. Las personas hablaban lingala. Intercambió unas cuantas palabras con un hombre que vendía pescado. El Viajero fue más precavido de lo que lo había sido en Moloundou. «Si tengo pescado ahumado por vender, ¿me lo compras?», preguntó. El Viajero observó a otro hombre que estaba por allí, detrás de un tablero de madera con grandes pedazos de carne de elefante, humeante y gris. Un hombre que vendía carne de elefante quizá también comerciase en marfil. El Viajero memorizó el rostro de ese hombre pero no habló con él. Lo haría mañana.

Salió de la ciudad y se internó en la selva, satisfecho de su sensata aproximación preliminar y, al salir del sotobosque a su escondite en la orilla del río, vio horrorizado cómo alguien había apartado las ramas y estaba inclinado sobre su bote. Horrorizado y enfurecido: con él mismo, por su propia estupidez; con el mundo y, sobre todo, con el hombre que codiciaba sus colmillos. El Viajero alzó el machete, corrió hacia él y golpeó al intruso antes de que este tuviese siquiera tiempo de volverse, partiéndole en dos el cráneo como un coco seco, con un ruido repugnante y funesto. El hombre cayó al suelo. Allá donde se había abierto su cabeza, el cerebro aparecía rosado, y la sangre fluía alrededor de los tejidos, hasta que dejó de fluir.

Era apenas media tarde del primer día del Viajero en Ouesso, y había matado a una persona. ¿Qué clase de lugar infernal era aquel?

Su siguiente sorpresa vino cuando le dio la vuelta al hombre. No era el rostro de un hombre, sino el de un muchacho. Piel suave, mejillas infantiles, mandíbula alargada, apenas con la edad suficiente para la iniciación. Al Viajero lo había engañado la altura. Había matado a un chico joven y desgarbado que había osado echar un vistazo en su canoa. Un chico de la ciudad, con parientes que lo echarían de menos. Aquello no era bueno.

El Viajero se puso en pie un momento, exhausto y acongojado, evaluando su situación. Y entonces se empezó a mover con rapidez. Arrastró el cuerpo del chico hacia el río. Chapoteando en los bajíos, tropezando, se apartó de la orilla lo suficiente para llegar a la corriente, soltó el cuerpo y lo observó mientras se alejaba. El cuerpo flotaba bajo en el agua, pero flotaba. De vuelta en la orilla, revolvió en la canoa y comprobó si los colmillos seguían allí, y sí, allí estaban. Agarró cada uno por la punta, para asegurarse: uno, dos. Apartó el envoltorio de hojas y los contempló. Sí, marfil, dos colmillos. Arrastró la canoa hacia el agua, se subió y empezó a remar río abajo. Al cabo de cincuenta metros pasó a la altura del cuerpo del chico y lo superó. No volvió la vista hacia Ouesso.

Ahora estaba lanzado, sin ataduras, y no era posible volver. Durante tres semanas descendió por el río. O quizá fueran cuatro; no llevaba la cuenta de los días. Tenía la canoa, los colmillos, el machete, la caña de pescar y anzuelos, y poco más. Su objetivo inmediato era seguir vivo, día a día. El propósito que le daba fuerzas para continuar era recuperar su vida con el marfil. Volvió a pescar, arrastrando el sedal tras la barca, apenas parando salvo por la noche. Comía lo que pescaba, y guardaba el pescado seco y ahumado para emergencias. Cada mañana, cuando el sol salía, se ponía en marcha, río abajo. Pasó junto a otra ciudad, la evitó a lo largo de la orilla contraria, remando durante un trecho, el río discurriendo tranquilo por terrenos pantanosos. La dirección general era hacia el sur. A lo largo del camino tuvo diversos percances e incidentes, y algunas veces le fue de muy poco. Quizá pueda imaginar estas situaciones, como yo las imagino. Hubo aquel encuentro con los hombres de la balsa de troncos, navegando a la deriva río abajo, a los que vendió pescado y que le advirtieron de los bobangi, un enérgico pueblo que controlaba el comercio y el tránsito de personas en la desembocadura del Sangha. No sabía qué quería decir «la desembocadura del Sangha»; él imaginaba que ese río discurría sin final. Estuvo también la emboscada del cocodrilo, otro momento terrible, pero aquella mañana había tenido suerte. Era un animal repugnante, no muy grande, menos de dos metros, y lo bastante presuntuoso y estúpido como para atacar a un humano; y se había podido vengar de él. Tardó en comerse la carne de la barriga y la cola del cocodrilo hasta seis días. Nunca había comido pollo, así que a él le supo a pescado. Puso la cabeza cortada del cocodrilo sobre una columna de hormigas guerreras que, en una tarde, la dejaron limpia de carne. Ahora llevaba el cráneo blanqueado por el sol, sonriente y lleno de dientes, como un tótem, encima del resto de la carga que transportaba en la canoa. Llegó a la desembocadura del Sangha y trató de eludir a los bobangi, navegando por el centro del río de noche y descansando de día. Pero no podía quedarse con sus tesoros en todo momento. Una vez dejó el bote sin vigilancia, solo un rato, para recoger frutos de un árbol mobei, y al volver se encontró frente a frente con un solitario hombre bobangi al que vio, como había visto al Chico Alto, cometiendo un ultraje: mirando en su canoa. A diferencia del Chico Alto, este hombre le oyó y se dio la vuelta.

El hombre tenía el cabello gris en las sienes, y el ojo izquierdo de un color azul lechoso; el derecho era normal. Era viejo, pero no lo bastante como para no ser peligroso: su cuerpo aún tenía aspecto de fuerza. Tenía un pequeño cuchillo de hierro, pero no llevaba machete, y también un pequeño zurrón de piel colgado del cuello con una cuerda. Parecía un mago, o un hechicero. Había desenvuelto el marfil del Viajero. El Viajero sabía que había muchos otros bobangi en el río, algunos quizá lo bastante cerca como para oírlos. El Viajero se sintió atrapado. Recordó el ruido espeluznante de su machete en la cabeza del Chico Alto. Muy rápidamente, se decidió por un pacto desesperado. Se dirigió al hombre del ojo azul en lingala, aunque no estaba seguro de que un bobangi pudiese entenderlo.

—Te doy un colmillo —dijo el Viajero.

Ningún signo de respuesta.

—Te doy un colmillo— repitió, hablando muy claramente—. Y tú se lo das a tu jefe. O... no.

Esperó, dejando que el hombre del ojo azul se lo pensase.

—Un colmillo —dijo. Sostuvo un dedo en alto—. O luchamos y te mato por los dos.

El tiempo pareció pasar con lentitud. El Viajero empezó a pensar que habría sido mejor simplemente abrirle la cabeza al hombre, o al menos intentarlo, fueran cuales fuesen las consecuencias. Entonces el hombre del ojo azul se volvió a mirar la canoa del Viajero. Rebuscó, apartó las hojas y levantó uno de los colmillos. Lo acarició, comprobando la suave y fresca superficie, y pareció satisfecho. El Viajero le observó, y deseó que se fuese de una vez. «De acuerdo. Llévatelo. Vete.» Pero entonces, el hombre volvió a agacharse. Cogió un pescado ahumado, uno solo. Volvió a mirar al Viajero con una expresión desafiante, descarada. Le tembló el ojo, ¿o quizá fuera un guiño? Cogió el colmillo y el pescado y se marchó.

Aquella noche, el Viajero atravesó el territorio bobangi, pasando sigilosamente cerca de su gran poblado junto a la boca del Sangha, donde este río desembocaba en otro, inimaginablemente enorme: el Congo. Cuando la luz del día reveló la extensión de sus enredados canales, sus islas y sus potentes corrientes, el Viajero se quedó atónito. Era como un cúmulo de ríos, no solo uno. Remó con más fuerza que nunca, pero también más cuidadosamente, aprendiendo a estar alerta de los remolinos que podían hacer voltear una canoa y arrastrarla al fondo. Mantuvo la distancia con las otras canoas. Cuando veía hombres en una balsa, remaba para acercarse hasta que pudiesen oírlo, les ofrecía pescado, les pedía información. Una vez se cruzó con un barco de vapor, como una gran casa avanzando río arriba, con una máquina en el interior retumbando estúpidamente, pasajeros y fardos de carga en la cubierta. Era un panorama extraño. Pero el Viajero ya había visto otras cosas extrañas: el cerebro destrozado de un chico, el mercado de Ouesso, un ladrón bobangi con un ojo azul; y, a esas alturas, ya casi se había habituado al asombro. Vio que el barquero era un hombre blanco. El Viajero se pegó a la orilla contraria.

El río seguía avanzando hacia el sur. Entró en el territorio de los tio, un pueblo más tratable que los bobangi, dispuestos a comerciar pero no ansiosos por monopolizar, según lo que había oído el Viajero. Quizá los tio fuesen más humildes porque el río era ahora inmenso. Nadie podía imaginarse poseyendo un río como aquel. Ni siquiera toda una tribu. Aquí, el Viajero vio docenas de otros botes. Muchas canoas, otros varios barcos de vapor, personas dando voces y comerciando de barco a barco. El laberinto de canales y el tráfico, además de la distancia creciente a Ouesso, daban una sensación de confusión, anonimidad y seguridad que permitían al Viajero navegar a la luz del día. En aquellas aguas formidables, eso era bueno. Vendía pescado fresco a los barqueros tio y lo cambiaba por mandioca. Charlaba. «Sí, vengo de río arriba, de muy lejos.» Pero no decía a qué río se refería. Tampoco mencionaba el marfil. Recopilaba información sin revelar casi nada. Estaba cansado.

Ahora tenía un objetivo intermedio, entre el fin cotidiano de la supervivencia y el sueño de la merecida recompensa por sus tribulaciones. Tenía un destino: un lugar llamado Brazzaville. Era una gran ciudad, río abajo, a unos días de distancia. Estaba en la orilla derecha, junto a una gran laguna. Le habían dicho que, cuando la viese, la reconocería. En la orilla derecha, al otro lado de la laguna, había otra gran ciudad, pero esa era propiedad de los belgas. «¿Quiénes eran los belgas?», se preguntaba. «¿Una tribu como los bobangi?» Peor. Sí, había oído que Brazzaville era un buen lugar para comerciar con pescado o con lo que fuese.

Y el Viajero llegó. Tras un último recodo, llegó a una gran laguna donde el río parecía ser tan ancho como largo, dejó una gran isla a su izquierda, como le habían aconsejado, y vio blancos edificios en la orilla derecha, algunos de ellos el doble de altos que una casa, aún más altos que el mercado circular de Ouesso. Remó hacia los edificios blancos, se acercó hasta cierta distancia y dejó que el bote derivase, observando, hasta haber pasado los muelles, las grandes piraguas y el ajetreo de los trabajadores, y atracó la canoa en un lugar más tranquilo. Algunos niños se lo quedaron mirando, pero nadie más notó su presencia. Las personas estaban ocupadas, y nadie prestó atención a un joven y fuerte bakwele tomando tierra, vestido con harapos y llevando un cráneo de cocodrilo, un bonito colmillo y una carga de pescado podrido.

Salió de la barca y se quedó de pie, solo. Nadie lo saludó.

Nadie sabía lo que había hecho. Nadie lo comparó con los exploradores Lewis y Clark. Nadie lo aclamó como el Marco Polo de la cuenca superior del Congo. Nadie sabía que él era Huck Finn y Jim, John Wesley Powell en el Colorado, Teddy Roosevelt en el río de la Duda, Frank Borman orbitando la Luna en el Apolo 8 y el doctor Richard Kimble huyendo. Nadie sabía nada.

El Viajero entró caminando en la ciudad y vendió su colmillo la primera tarde. Recibió a cambio ciento veinte barras de latón, que era un buen precio, pensó, aunque también un poco decepcionante e insatisfactorio. Por el cráneo de cocodrilo, el mercader de marfil, que se sentía generoso, le dio otras diez barras de latón. Compró vino de palma, se emborrachó, la experiencia no le gustó y no volvió a hacerlo. El resto de dinero lo ahorró, o más bien lo puso aparte, y lo gastó lentamente y de diversas formas hasta agotarlo. Había llegado.

Halló alojamiento en Poto-Poto, un barrio al este del centro de la ciudad, lleno de otras personas que venían de río arriba, y encontró trabajo en los muelles. Hizo amistades. Se asentó. La vida urbana le sentaba bien. Se convirtió en una especie de figura vistosa y seductora, con su estilo de hombre del río, con historias que contar. Nadie lo veía como el paria hijo de una hechicera. Nadie imaginaba que hubiera sido un joven hosco y solitario. Nadie sabía su verdadero nombre, porque se había inventado otro. Y lo otro que nadie, ni siquiera él mismo, sabía es que había traído un nuevo elemento, una nueva circunstancia, a Brazzaville. Un virus, en la sangre. Más específicamente, había traído el grupo M del VIH-1.

Siete, ocho y nueve años más tarde, cerca del final de su vida, el Viajero contaría algunas de sus historias a sus amigos y conocidos, y a algunas de las mujeres con las que había tenido relaciones, fugaces o prolongadas: sobre el Elefante Muerto, el Mercader medio portugués,

el Chico Alto, el Cocodrilo, y el Bobangi con el ojo azul. En sus na-
rraciones, el Chico Alto se convertía en adulto, y el Cocodrilo era
muy grande, un leviatán. Nadie dudaba de su palabra. Sabían que
había venido de río arriba, y que el viaje debía de haber sido peligroso. El cráneo de cocodrilo no estaba allí para contradecirlo. Durante
estos años se acostó con trece mujeres, todas las cuales eran libres
hasta cierto punto. Una de ellas, una joven tio que había llegado hacía
poco a Brazzaville de río arriba, y a la que él le gustaba más que su
libertad, se convirtió en su esposa. Al final, la infectó con el virus.
También infectó a otra mujer, bastante más profesional, que vivía en
una pequeña casa en el barrio de Bacongo, al oeste de la ciudad, donde él la visitaba de vez en cuando, cuando su mujer estaba embarazada. Las otras once mujeres solo tuvieron fugaces contactos sexuales
con él y fueron más afortunadas: siguieron siendo VIH-negativas. El
R_0 personal de la vida del Viajero era, por tanto, exactamente 2,0. Les
caía bien a las personas, y lo sintieron cuando enfermó.

La novia bacongo era una mujer guapa y vivaracha, y ambiciona-
ba horizontes más amplios, así que cruzó el lago hacia Léopoldville,
donde tuvo una carrera profesional exitosa, aunque no muy larga.

103

Si el virus llegó a Léopoldville aproximadamente en 1920, eso aún
deja un espacio de cuatro décadas hasta el momento del ZR59 y el
DRC60, la primeras secuencias de VIH del archivo. ¿Qué sucedió
durante ese intervalo? No lo sabemos, pero las pruebas disponibles
nos permiten esbozar burdamente las posibilidades.

El virus merodeaba en la ciudad. Se replicaba dentro de las personas. Pasaba de una a otra por contacto sexual, y también posiblemente por la reutilización de agujas y jeringas para el tratamiento de
enfermedades conocidas como la tripanosomiasis (más adelante hablamos de esa posibilidad). Sea cual fuere su medio de transmisión,
supuestamente el VIH causaba inmunodeficiencia, y con el tiempo
la muerte, en la mayoría de infectados, si no todos, con la excepción
de los que se morían antes por otras causas. Pero aún no se impuso de

una forma lo bastante visible como para ser reconocido como un fenómeno nuevo y definido.

Es también posible que proliferase lentamente en Brazzaville, al otro lado del lago, ayudado por el cambio en las costumbres sexuales y por los programas de inyecciones terapéuticas. Puede que persistiese en poblados del sudeste de Camerún, o en otras partes de la cuenca superior del Sangha.

Y fuera donde fuese, pero sin duda en Léopoldville, continuaba mutando. La amplia divergencia entre ZR59 y DRC60 lo indica. Seguía con su evolución.

El estudio de la historia evolutiva del VIH-1 es algo más que un ejercicio inútil. La cuestión es comprender cómo una cepa del virus (el grupo M) se convirtió en algo tan mortal y extendido entre los humanos. Ese conocimiento, a su vez, puede llevarnos a tomar mejores medidas para controlar la desolación que provoca el sida, quizá mediante una vacuna, pero más probablemente mediante la mejora de los tratamientos. Es por eso que científicos como Beatrice Hahn, Michael Worobey y sus colegas exploran la filogenética molecular del VIH-1, el VIH-2 y los diversos virus VIS. Uno de los problemas que se deben abordar es si el virus se volvió virulento antes o después de su contagio entre especies a partir de los chimpancés. Para expresarlo en un lenguaje más sencillo: ¿puede el VIS$_{cpz}$ matar a los chimpancés, o no es más que un pasajero inocuo? La respuesta a esta pregunta podría revelar datos importantes sobre cómo responde el cuerpo humano al VIH-1.

Durante un tiempo, tras el descubrimiento del VIS$_{cpz}$, la tendencia predominante era decir que era inocuo en chimpancés, una antigua infección que podría haber causado síntomas hace tiempo, pero que ya no los causaba. Esta impresión se veía reforzada por el hecho de que, en los primeros años de investigación sobre el sida, más de un centenar de chimpancés cautivos fueron infectados experimentalmente con el VIH-1, y ninguno de ellos mostró un fallo del sistema inmune. Cuando un único chimpancé de laboratorio sí adquirió el sida (diez años después de su infección experimental con tres cepas diferentes de VIH-1), el caso fue lo bastante notable como para merecer un artículo de seis páginas en el *Journal of Virology*. Los investigadores decían de forma implícita que aquello era una buena noticia, que ofrecía finalmente la esperanza de que los chimpancés representasen un modelo experimental relevante (es decir, un sujeto de prueba lo bastante análogo) para el estudio del sida en humanos. Hubo incluso un informe, basado en el análisis genético de animales cautivos en los Países Bajos, que sugería que los chimpancés habían sobrevivido a su propia pandemia similar al sida hacía más de dos millones de años.[31] Según esta línea de pensamiento, habían salido de aquella experiencia con adaptaciones genéticas que los hacían resistentes a los efectos del virus. Lo siguen portando pero, al parecer, no se ponen enfermos. Esa misma idea se fundamentaba en los chimpancés cautivos. En cuanto a los chimpancés VIS-positivos en estado salvaje, nadie sabía si sufrían inmunodeficiencia. Era una cuestión difícil de investigar.

Estas suposiciones y conjeturas entraban en contradicción con la información disponible sobre otras variantes del virus en otros primates. El VIS tiene mucha diversidad y está distribuido por una zona muy amplia; se encuentra como infección natural en miembros de más de cuarenta especies diferentes de mono y simio africanos (pero sí parece ser exclusiva de ese continente. Aunque algunos primates asiáticos han adquirido el virus en cautividad, no ha aparecido en monos salvajes, ni en Asia ni en Sudamérica). La mayor parte de esos simios africanos portadores del VIS son monos, no primates. Cada tipo de mono alberga su propio tipo de VIS, como el VIS_{gsn} en el cercopiteco de nariz blanca, el VIS_{ver} en el vervet, VIS_{rcm} en el mangabey gris, etcétera. Según las pruebas actualmente disponibles, ninguno de esos VIS parece causar inmunodeficiencia en su huésped natural. Un parentesco evolutivo próximo entre dos tipos de simio, como el cercopiteco de L'Hoest y el cercopiteco de Gabón, ambos clasificados en el género *Cercopithecus*, se corresponde a veces con una gran similitud entre sus VIS respectivos. Esas profundas alineaciones taxonómicas, además de la ausencia de enfermedad detectable, llevaron a los investigadores a sospechar que los monos africanos hace mucho tiempo que portan sus infecciones por VIS; probablemente, millones de años. Esa extensión de tiempo justificaría la divergencia entre los virus y la adaptación mutua entre cada tipo de virus y su huésped.

La misma doble hipótesis se aplicaba también a los chimpancés:

que su virus, VIS$_{cpz}$, es (1) una infección antigua que (2) ahora no provoca daño. Pero, en el caso de los chimpancés, esa hipótesis no era muy sólida. Entonces hicieron acto de presencia nuevas pruebas y análisis relativos a ellos, y ambas suposiciones resultaron estar equivocadas.

La primera premisa, que VIS$_{cpz}$ ha estado merodeando entre los chimpancés durante mucho tiempo, empezó a parecer dudosa en el 2003, cuando otro equipo de investigadores (dirigido por Paul Sharp y Elizabeth Bailes, de la Universidad de Nottingham, y de nuevo con Beatrice Hahn y Martine Peeters) observó que el VIS$_{cpz}$ parece ser un virus híbrido. El grupo de Nottingham llegó a esa conclusión comparando el genoma de esta cepa con los de los VIS de diversos monos. Hallaron que una porción importante del genoma del virus del chimpancé se corresponde muy bien con una sección de VIS$_{rcm}$. Otra porción importante se corresponde con una sección de VIS$_{gsn}$. En lenguaje sencillo: el virus del chimpancé contiene material genético de los virus del mangabey gris y del cercopiteco de nariz blanca. ¿Cómo pudo suceder? Por recombinación, es decir, por mezcla genética. Un chimpancé infectado con los virus de ambos monos debió de actuar de caldero donde los dos virus intercambiaron genes. ¿Y cuándo sucedió? Posiblemente haga solo centenares de años, no miles ni decenas de miles.

¿Cómo se infectó un solo chimpancé con virus de dos monos? Supuestamente ocurrió mediante predación, o mediante las circunstancias combinadas de predación (que trajo uno de los virus) y transmisión sexual (que trajo el segundo), seguidas por una reorganización aleatoria de genes entre un virus y el otro durante la replicación viral. Los chimpancés son omnívoros, y ocasionalmente les encanta comer carne. Matan monos, los despedazan, se pelean por los trozos o los comparten, y luego se comen la carne, roja y cruda. No pasa con frecuencia, solo cuando se presenta la oportunidad y tienen ganas. Esos sangrientos festines implican a veces contacto de sangre con sangre. Los chimpancés, incluso sin utilizar machetes, sufren heridas en las manos y en la boca. Carne sanguinolenta y una herida abierta significa exposición. Lo que el grupo de Nottingham sugería era otra versión, con chimpancés, de la hipótesis del Cazador Herido; salvo que, en este caso, el cazador herido era el chimpancé.

Así pues, la existencia misma del VIS_{cpz} es relativamente reciente. No guarda ninguna antigua relación con los chimpancés. Y en la actualidad, a raíz de un estudio publicado en el 2009, la segunda parte de la doble hipótesis también se ha puesto en entredicho. El virus no es inocuo para su huésped chimpancé. Las evidencias de los chimpancés de Gombe —la población estudiada por Jane Goodall, conocida y querida en el mundo entero— sugieren que el VIS_{cpz} provoca el sida en los simios.

Ya he mencionado que el primer chimpancé salvaje que dio positivo en VIS vivía en Gombe. Lo que no he dicho, pero añado ahora, es que la infección por VIS de los chimpancés de Gombe está estrechamente correlacionada con los problemas de salud y con la muerte temprana. Una vez más, fueron Beatrice Hahn y su grupo quienes lo descubrieron.

Una vez hallado el VIS_{cpz} en los chimpancés en cautiverio, Hahn quería buscarlo en estado salvaje. Pero ni ella ni su equipo de jóvenes biólogos moleculares tenían mucha idea de cómo muestrear chimpancés en la selva africana. ¿Qué hacer? ¿Lanzarles dardos? ¿Dormir al simio con ketamina, extraerle sangre, despertarlo y hacer que siguiera su camino? (Eso es lo que Billy Karesh había estado equipado para hacer con los gorilas durante nuestros ocho días de vigilancia en Moba Bai, en la República del Congo. Pero los protocolos para las poblaciones de chimpancés bien estudiadas y habituadas a la presencia humana son muy diferentes.) ¡No, cielos!, exclamaban los primatólogos de campo, horrorizados ante la perspectiva de semejante violación invasiva de sus sensibles y confiados sujetos. Se trataba de un ámbito nuevo para Hahn, con una nueva serie de problemas y métodos, a los que se adaptó con rapidez. En un encuentro científico en el que se reunieron primatólogos y virólogos, conoció a Richard Wrangham, de Harvard, sumamente respetado por sus trabajos sobre la ecología del comportamiento y la evolución de los simios. Wrangham lleva muchos años estudiando a los chimpancés en el parque nacional de Kibale, en el oeste de Uganda; antes de eso, hace cuatro décadas, realizó el trabajo de campo para su tesis doctoral en Gombe.

Respondió con entusiasmo a la idea de Hahn de hacer el cribado en chimpancés salvajes, y esta recuerda que fue Wrangham en última instancia quien «convenció a Jane de que se podía trabajar con nosotros». Pero, antes de comenzar esa tarea en Gombe, examinaron los chimpancés de Kibale, el lugar de investigación del propio Wrangham. Contaron para ello con la colaboración crucial de un estudiante de posgrado de Wrangham llamado Martin Muller, quien, en 1998, había recogido muestras de orina para un estudio sobre testosterona, agresión y estrés. Mario Santiago, del laboratorio de Hahn, preparó los instrumentos necesarios para detectar los anticuerpos del VIS$_{cpz}$ en unos cuantos mililitros de pis, y Martin Muller proporcionó algunas muestras congeladas que había recogido en Kibale. Para in- formarme sobre esta parte de la historia, fui a Albuquerque para hablar con Muller, actualmente profesor asociado de Antropología en la Universidad de Nuevo México.

Las muestras de Kibale también dieron negativo para el VIS. «Estábamos un tanto decepcionados —recordaba Muller—. El motivo era que, por entonces, la creencia convencional era que ese virus no causaba ningún impacto negativo en los chimpancés.» Mientras tanto, sin embargo, él estaba obteniendo interesantes resultados en el estudio hormonal y quería ampliar sus datos. Wrangham y él coincidían en que podría resultar instructivo muestrear otras cuantas poblaciones de chimpancés a efectos de comparación. Eso condujo a Muller hasta Gombe, en agosto del 2000, con sus botes para la recogida de orina y todo el voluminoso equipo necesario para mantener congeladas las muestras. Permaneció allí solamente un par de semanas, formando a los asistentes de campo tanzanos para que continuasen la recogida, y se llevó consigo unas pocas muestras. De regreso en Estados Unidos, escribió un correo electrónico a Hahn preguntándole si querría seis tubos de orina de Gombe congelada, a lo que ella respondió: «¡Sí, sí, sí!». Se las envió con etiquetas codificadas, el procedimiento habitual, por lo que Hahn no tenía forma de saber a quién pertenecía cada una. Dos de las seis dieron positivo para los anticuerpos del VIS. Al descifrar el código, Muller le informó de que ambas muestras procedían de un chimpancé llamado Gimble, un macho de veintitrés años.

Gimble era un miembro muy conocido de una de las famosas familias de Gombe; su madre había sido Melissa, una exitosa matriarca, y uno de sus hermanos era Goblin, que llegó a ser el macho alfa de la comunidad y vivió hasta los cuarenta años. La vida y la carrera de Gimble serían diferentes y más breves.

Poco después de recibir los resultados sobre Gimble, Beatrice Hahn escribió un largo correo electrónico a Jane Goodall, explicándole el contexto y las implicaciones. La propia Goodall se había formado como etóloga (se había doctorado por Cambridge), no como bióloga molecular, y el campo del análisis de anticuerpos mediante inmunoblot le resultaba tan ajeno como el muestro de campo lo había sido para Hahn. Los trabajos de Goodall sobre los chimpancés dieron comienzo en julio de 1960, en lo que a la sazón era la Reserva de Caza de Gombe Stream, en la costa este del lago Tanganica, y más tarde se convertiría en el parque nacional de Gombe. En 1965 creó el Centro de Investigación de Gombe Stream, ubicado en un pequeño edificio de hormigón próximo al lago, y prosiguió su estudio de los chimpancés en el montañoso bosque durante otros veintiún años. En 1986, Goodall publicó una imponente obra científica, *The Chimpanzees of Gombe* y luego puso fin a su propia carrera como científica de campo porque, horrorizada por el trato dispensado a los chimpancés en los laboratorios médicos y en otras situaciones de cautiverio por todo el mundo, se sintió obligada a convertirse en una activista. El estudio de los chimpancés de Gombe siguió adelante en su ausencia, gracias a los asistentes de campo tanzanos bien capacitados y a las generaciones posteriores de científicos, que añadieron décadas de datos y valiosa continuidad a lo que Goodall había comenzado. Permaneció en estrecho contacto con Gombe y con sus chimpancés, tanto personalmente como a través de los programas de su Instituto Jane Goodall, pero ya no estaba presente con frecuencia en el viejo campamento de investigación, exceptuando los interludios robados para el descanso y la revitalización. En lugar de ello, recorría el mundo, alrededor de trescientos días al año, dando conferencias, ejerciendo presión, reuniéndose con profesionales de los medios de comunicación y con escolares, difundiendo su inspirador mensaje. Hahn comprendía la intensidad de la actitud protectora de Goodall hacia los chimpancés en general y hacia los de Gombe en particular, y de su recelo hacia todo aquello que pudiera ponerlos en peligro de explotación, especialmente en el nombre de la ciencia médica. Al final del largo correo electrónico, Hahn escribió:

> Permítame concluir diciendo que el descubrimiento del VIS_{cpz} en la comunidad de Gombe es el SUEÑO HECHO REALIDAD de un virólogo. Dada la riqueza de los datos conductuales y observacionales que usted y sus colegas han recopilado durante décadas, ese es el escenario IDEAL para estudiar la historia natural, los patrones de transmisión y la patogenicidad (o la falta de esta) de la infección natural por el VIS_{cpz} en los chimpancés salvajes. Además, todo esto puede hacerse enteramente de manera no invasiva. Y existen en efecto oportunidades de financiación para un estudio tan singular. Por consiguiente, el sueño hecho realidad del virólogo no tiene por qué ser la pesadilla del primatólogo, aunque estoy segura de que tardaré algún tiempo en convencerla de ello.

Finalmente acabaría convenciendo a Goodall, pero no antes de que su trabajo revelase otro descubrimiento espeluznante.

En un párrafo anterior de su correo electrónico, Hahn había escrito: «Con respecto a los chimpancés, probablemente pueda afirmarse con seguridad que la infección por el VIS NO hará que desarrollen inmunodeficiencia o el sida». Sobre este particular se demostraría que estaba equivocada.

105

Jane Goodall me describió sus propias preocupaciones cuando coincidí con ella durante una de sus escalas. Ya nos conocíamos de aventuras anteriores —entre chimpancés en el Congo, entre hurones de pies negros en Dakota del Sur, tomando un whisky puro de malta escocés en Montana—, pero en aquella ocasión tuvimos la oportunidad de sentarnos tranquilamente en un hotel de Arlington, Virginia, durante una tormenta de nieve paralizante, y hablar de Gombe. El quincuagésimo aniversario de su estudio sobre los chimpancés estaba próximo, y *National Geographic* me había encargado que escribiese sobre él. Después de charlar sobre sus influencias infantiles, su sueño de llegar a ser naturalista en África, su mentor Louis Leakey, sus primeros días en el campo, y sus tiempos de estudiante de doctorado en Cambridge, ella misma mencionó la genética y la virología. En ese momento derivé la conversación hacia el VIS.

«Yo estaba realmente preocupada por las investigaciones de Beatrice Hahn —me confesó por propia iniciativa—. Muchos de nosotros estábamos verdaderamente nerviosos por el resultado de lo que podría suceder si encontrase el VIH/SIDA». Había conocido a Hahn, había hablado con ella y le había tranquilizado constatar su profunda preocupación por el bienestar de los chimpancés. «Pero aun así. Siento todavía esta inquietud porque, aun cuando ella esté preocupada, una vez que se conozcan esos resultados, como ya sucede, otras personas podrán usarlos de diferentes maneras.» ¿Por ejemplo? Le pregunté qué clase de peligros tenía en mente. «Que eso supusiera el comienzo de un nuevo aluvión de investigaciones sobre chimpancés en cautividad en los laboratorios médicos.» Temía que la noticia de los chimpancés con sida sonara como una oportunidad prometedora para aprender más cosas acerca del sida en los humanos, sin que importasen los chimpancés.

¿Y qué pasaba con el propio impacto del virus en Gombe? Ambos sabíamos que Hahn había descubierto algo semejante al sida y que a esas alturas ya había muerto Gimble. ¿Y la posibilidad de que otros miembros de la comunidad de Gombe murieran de un fallo del sistema inmune? «Sí, exactamente —dijo Jane—. Esa es una idea aterradora.»

Por aterradora que fuese, sin embargo, ella se percató desde el comienzo de sus conversaciones con Hahn de que un hallazgo semejante podía interpretarse de dos maneras. Por una parte, decía Jane, había un posible consuelo. Si la gente oía que los chimpancés salvajes portaban un virus causante del sida, podrían dejar de cazarlos, matarlos y comérselos. «Porque tendrán miedo. Esa era una de las posibilidades. La otra era que, en fin, la gente dijese: "Todos esos animales son realmente peligrosos para nosotros, así que es mejor matarlos a todos". Ambos efectos eran posibles.» Jane es una mujer perspicaz. Posee el aura de una santa secular, pero en realidad es muy humana, con los pies en la tierra, inteligente y con capacidad de ambivalencia. Tal como han rodado las cosas hasta el momento, comentó, no se ha producido ninguna de estas consecuencias extremas.

Comentamos brevemente la metodología de muestreo no invasivo de Hahn: la orina podía contener anticuerpos y las heces podían contener ARN viral. Jane reconocía que esa parte era tranquilizadora, al no tener que dormir a los chimpancés ni pincharles con agujas. «No necesitan sangre —me explicó—. Les basta con un poco de caca.» Es asombroso lo que puede hacerse con un poco de caca, admití.

Así pues, Goodall había dado su consentimiento para el estudio de Hahn, y el trabajo avanzaba. A finales de noviembre del 2000, el laboratorio de Hahn en Alabama recibió el primer lote de material, que incluía tres muestras fecales del pobre Gimble. Se encargó del análisis Mario Santiago, el estudiante de posgrado de Hahn, y las tres muestras de Gimble volvieron a dar positivas. Acto seguido, Santiago amplificó y secuenció un fragmento de ARN viral, confirmando que el virus de Gimble era en efecto el VIS_{cpz}. Parecía tratarse de una nueva cepa, lo suficientemente distinta de otras cepas conocidas como para poder ser única en África oriental. Esto resultaba significativo por varias razones. Sí, los chimpancés de Gombe estaban infectados. No, esos animales no podían ser el origen de la pandemia humana. Las variantes del VIS descubiertas por Martine Peeters en África occidental (aquello era anterior a los hallazgos de Hahn en Camerún) coincidían más con el grupo M del VIH-1 que el virus de Gombe.

A mediados de diciembre, salió del ordenador de Hahn otro correo electrónico dirigido a Richard Wrangham, Jane Goodall, Martin Muller y otros científicos. Bajo el asunto «POR FIN BUENAS NOTICIAS», Hahn describía los hallazgos de Gimble y la posición de su cepa en el árbol genealógico del VIS. A continuación, con su afición característica por la exuberancia de las mayúsculas, escribió: «¡ES UN ÉXITO EXTRAORDINARIO!».

No se trataba más que del comienzo. Los estudios continuaron durante nueve años. En los trabajos sobre el terreno en Gombe se recogieron muestras fecales de 94 chimpancés, cada uno de ellos identificados con un nombre y, en la mayoría de los casos, hasta por el carácter y la historia familiar. La gente de Beatrice Hahn hizo los análisis, concluyendo que 17 de los 94 chimpancés eran VIS-positivos. Con el transcurso del tiempo, algunos de los chimpancés fallecieron; otros desaparecieron en la selva y se dieron por presuntamente muertos al ver que no volvían a aparecer. Para las criaturas salvajes, incluidos los chimpancés, la muerte es muchas veces un asunto privado, en particular cuando viene en distintas y dolorosas fases. Tienden a aislarse del grupo social, si lo hay, y a retirarse en soledad. La última vez que Gimble se dejó ver ante los encargados de hacer los seguimientos fue el 23 de enero del 2007. Su cadáver nunca se encontró.

De regreso en Birmingham, hubo otros cambios de diferente naturaleza, a medida que los estudiantes y posdoctorandos fueron pasando por el laboratorio de Hahn; Mario Santiago se fue, dispuesto a dar el siguiente paso en su carrera, y llegó Brandon Keele. Siguieron llegando muestras de Gombe, en lotes puntuales, que se analizaban con lentitud y esmero. Una gran parte la tarea recaía en Keele, aunque, incluso a él mismo le parecía poco prioritario. Sin embargo, cuando fui a verlo a Fort Detrick, él mismo me contó el momento epifánico, hacia el final de su etapa posdoctoral, que hizo que pasara a ser de la máxima prioridad.

«Lo que yo quería era acabar con esto y despacharlo de una vez. Me preguntaba: "¿Qué es lo que pasa con estos chimpancés?".» Era consciente de que el número de positivos en VIS de Gombe había ido incrementando a medida que se iban analizando las muestras, y de que había pruebas de que la transmisión vertical (de madre a hijos) y la de tipo sexual estaban detrás de nuevas infecciones. Pensaba que el resultado del estudio podría ser un artículo interesante y poco espectacular sobre el modo en que un virus inocuo podía propagarse entre toda una población. «Así que comenzamos a recopilar datos», me explicó, es decir, que se propusieron entrar en la dimensión de las observaciones del comportamiento sobre el terreno. Para ello, se puso en contacto con el centro de investigaciones del Instituto Jane Goodall de Minnesota, para obtener su colaboración. Se encontró con que, a medida que preguntaba por un individuo tras otro, las respuestas que obtenía constituían en conjunto un inquietante y repetitivo tamborileo.

—No; ese chimpancé está muerto.

—Está muerto; murió en el 2006.

—No; está muerto.

Keele recordaba haberse preguntado: «¿Pero aquí que está pasando?». Parte de la solución le fue revelada cuando pudo consultar una lista actualizada de la mortalidad, que indicaba que una ola de muertes prematuras se había llevado por delante a los miembros positivos en VIS de la población de Gombe.

Él y el resto del equipo del laboratorio de Hahn estaban trabajando entonces en el resumen de una charla que pensaban dar en una conferencia, y que, llegado el momento, se publicaría en una revista. En el borrador, según recordaba Keele, había una frase que decía algo así como: «No parece que la infección implique un riesgo letal para estos chimpancés». El caso es que lo habían enviado a sus colegas de Gombe, quienes respondieron de inmediato con la noticia de siete muertes de chimpancés adicionales, de las que Keele no había sabido hasta el momento. Tiró el resumen a la basura, se paró a pensar de nuevo en lo que estaba haciendo y empezó a colaborar mucho más estrechamente con la gente de Gombe y de Minnesota, para reunir un conjunto de datos más completo. Después ya verían a dónde llevaba todo.

Alrededor de la misma época, en la primavera del 2008, Keele también oyó hablar de unos resultados patológicos inusuales en los tejidos de uno de los chimpancés de Gombe fenecidos. Se trataba de una hembra de veinticuatro años de nombre Yolanda. Se había puesto enferma en noviembre del 2007, a causa de una dolencia desconocida, y descendió de las montañas para languidecer cerca del centro de investigación. El personal trató de alimentarla, pero Yolanda no comía. Se sentó bajo la lluvia entre la vegetación, debilitada y abatida, para morir. El cuerpo se congeló, descongelándose dos meses más tarde para practicarle la necropsia.

La encargada de hacerlo fue Jane Raphael, una veterinaria tanzanesa que trabajaba en el Centro de Investigación de Gombe Stream, con cualificación específica para llevar a cabo esta tarea. Sin saber si Yolanda era positiva en VIS o no, Raphael tomó las precauciones de rigor. Llevaba un traje de protección, dos capas de guantes, una mascarilla N95, un protector facial y botas de goma. Abrió en canal el abdomen de Yolanda para, luego, cortar las costillas y desplegarlas para descubrir qué podían decirle. «El principal problema estaba en la cavidad abdominal —me explicaba Raphael, a dos años vista, los dos sentados en su pequeña oficina, sobre la orilla del lago Tanganica—. Tenía algo que parecía una peritonitis abdominal; los intestinos estaban demasiado adheridos entre sí.» Raphael, una mujer tranquila, el cabello peinado en hileras de trenzas, escogía las palabras con escrúpulo. Me describió el proceso que siguió para separar esas tripas tan agarradas, directamente con las manos enguantadas. «Había cosas extrañas —me comentó; parecía recordarlo muy vívidamente—. Los músculos que se encuentran bajo la pelvis estaban muy inflamados, muy rojos, y con puntos negruzcos.» ¿Qué había causado la inflamación? Con cuidado de no ir más allá de lo que decían los datos, Raphael afirmó no saberlo.

Una vez realizado su trabajo de inspección, cortó unas muestras de tejido prácticamente de cada uno de los órganos; bazo, hígado, intestinos, corazón, pulmones, riñones, cerebro, ganglios linfáticos... Según me contó, en el caso de un positivo en VIS, estos últimos son muy importantes. Los de Yolanda aparentaban normalidad, pero, más tarde, la histopatología rompería esa ilusión. Algunas de las muestras fueron, debidamente conservadas en RNAlater, a las manos de Beatrice Hahn; otras, metidas en formalina sin más, se enviaron a una patóloga de Chicago. Cuando ambos resultados llegaron, fue para desafiar a las ideas prestablecidas sobre el VIS en chimpancés. «Previamente, se había dicho que llegaban a contagiarse, pero que la enfermedad no acababa con ellos —me comentó Raphael—. Con Yolanda empezamos a pensar de otro modo.»

Seguí la pista de las muestras enviadas en formalina a Chicago, donde la patóloga que las había examinado, Karen Terio, me acogió con un atisbo de las pruebas. Terio se había formado como veterinaria en una de las mejores universidades del país, para luego hacer una residencia y un doctorado en patología, con especialidad en enfermedades transferidas entre animales de distintas especies. Trabajaba en la Universidad de Illinois y como consultora para el zoológico Lincoln, que colaboraba en la manutención de un programa de control sanitario en Gombe. De ahí que los ganglios linfáticos y otras porciones de los órganos de Yolanda se pusiesen bajo su experto escrutinio. Terio cortó los tejidos, se los pasó a los técnicos del laboratorio para que los montasen y los tiñesen, para después tomar asiento y observar las láminas. «Era algo llamativo, porque no podía encontrar linfocitos —me contó—. Cuando inspeccioné el primer ganglio linfático, pensé: "Uy, esto es muy raro".» Le dijo a su jefe que echase un vistazo por el microscopio. Así lo hizo este, y estuvo de acuerdo en que había algo muy extraño. Entonces, ella llamó por teléfono a Elizabeth Lonsdorf, una colega del zoológico que se encargaba del trabajo del zoo con simios africanos salvajes, inclusive el proyecto de control sanitario de Gombe.

—Tenemos un problema —le comentó Terio a Lonsdorf—. No hay linfocitos en el cuerpo de Yolanda.

—¿Significa eso lo que creo que significa?

—Sí. Los daños que presenta este animal son iguales a los de un paciente con sida terminal.

Juntas, llamaron a Beatrice Hahn, cuya primera pregunta fue: «¿Estáis seguras?». Desde luego, Terio estaba segura, lo que no fue óbice para que le enviara, de inmediato, un correo electrónico con imágenes de las láminas, para que el resto pudiera juzgar. Brandon Keele estuvo al tanto. Terio también envió las láminas a otro colaborador, un experto en patologías del sistema inmune, para afinar el diagnóstico. Todo el mundo estuvo de acuerdo y, con el código de muestra descubierto, todo el mundo supo cómo encajaban las piezas; la chimpancé Yolanda, fallecida a la edad de veinticuatro años, positiva en VIS, había sufrido de inmunodeficiencia.

Terio me invitó a tomar asiento ante su microscopio Olympus de dos cabezales, en el que puso las mismas láminas que había compartido con Hahn y Lonsdorf. Ella se colocó en el lado del microscopio que le permitía manejar un puntero, una flechita roja, que movía sobre la imagen para ir apuntando lo que veíamos. Primero, me mostró una lámina muy fina, una sección de un ganglio linfático de un chimpancé sano, negativo en VIS, para que pudiese comparar. Parecía algo así como una turbera vista en Google Earth, protuberante y plagada de esfagno y arándanos, densa, rica, salpicada puntualmente de espacios reducidos que podían recordar a cenagales y arroyos escasos de agua. Habían hecho la tinción del tejido con magenta y estaba lleno de puntos azul oscuro. Terio me explicó que eran linfocitos, abundantes en un sujeto sano. Había una zona cuya densidad era destacable, donde parecían apelotonarse para formar folículos, como si se tratase de bolsas de gominolas. Puso el puntero sobre uno de estos folículos.

Luego pasó otra lámina bajo el visor. Se trataba de una lámina de los ganglios linfáticos de Yolanda. En lugar de una turbera, esto parecía un semidesierto azotado por una gran sequía, muy lejos en el tiempo de las últimas lluvias.

—Mmmm—, balbucí.

—Se trata fundamentalmente de tejido conectivo —me explicó Terio. Se refería a que se trataba tan solo de la estructura de sostén, sin los órganos funcionales, marchita y vacía—. Quedaban muy, muy pocos linfocitos en este animal.

—Ya veo.

—Y está colapsado, ¿ves? Es como si hubiese habido un colapso interno, porque no queda nada que se pueda integrar.

Guiaba la flechita roja, que vagaba desolada por el desierto. Ni esfagno, ni folículos, ni puntitos azules... Me imaginé a Karen Terio en abril del 2008, examinando las láminas en solitario, descubriendo pruebas semejantes, antes que ninguna otra persona, en un momento en que una mayoría abrumadora de investigadores abrazaba la ilusión del VIS_{cpz}.

—Entonces, estabas ahí sentada, y viste esto...

—Y me dije: «Oh, no» —afirmó.

Los hallazgos de Terio junto a los datos recogidos sobre el terreno en Gombe y a los análisis moleculares del laboratorio de Hahn vinieron a reunirse en un artículo publicado en *Nature* en el verano del 2009. Brandon Keele firmó como primer autor, mientras que Beatrice Hahn fue la última. Tenía un título tan sugerente como «Increased Mortality and AIDS-like Immunopathology in Wild Chimpanzees Infected with SIV$_{cpz}$». Tiendo a pensar en él como el «artículo de Gombe», y no soy el único. Entre la lista de coautores se encontraban Karen Terio, el jefe de Terio, Elizabeth Lonsdorf, Jane Raphael, dos colegas veteranos de Hahn, el experto en patologías celulares de los primates, los directores científicos de Gombe y la propia Jane Goodall. «Bueno, era necesario que figurase de algún modo; lo hablé mucho con Beatriz antes —me contó Jane Raphael—. Se iba a publicar de un modo u otro.» En vista de la inevitabilidad y por el bien de la ciencia, la doctora Goodall firmó.

La conclusión más destacada del artículo era que, al contrario de lo que decía aquel borrador del resumen escrito anteriormente por Keele, los chimpancés positivos en VIS de Gombe corrían un claro peligro de muerte. Dado que menos del 20 por ciento de la población era positiva en VIS y teniendo en cuenta la mortalidad normal a partir de cierta franja de edad, se recogía un índice de mortandad de entre diez y dieciséis veces más elevado en los chimpancés positivos en VIS con respecto a los negativos. Repitamos: entre diez y dieciséis veces mayor. Los números absolutos eran pequeños, pero el margen era significativo. Los animales infectados se morían. Es más, las hembras positivas en VIS tenían menos descendencia que las no infectadas, así como una mayor tasa de mortalidad entre su descendencia. Es más, las autopsias de tres individuos, entre las que se incluía Yolanda, aunque no se la mencionaba específicamente, mostraban signos de pérdida de linfocitos y otros daños similares a los ocasionados por el sida en fase terminal.

Los autores sugerían, con prudencia pero firmeza, «que el VIS$_{cpz}$ tiene un impacto negativo sustancial en la salud, la reproducción y la esperanza de vida de los chimpancés en la naturaleza».[32] Por lo tanto, no se trataba de un polizón inocuo, sino de un asesino de hominoides, un problema tanto suyo como nuestro.

108

Y lo que hay que entender sobre todo esto es que la pandemia de sida se puede rastrear hasta un acontecimiento aislado en un continente concreto; que dicho acontecimiento involucró la interacción sangrienta entre un chimpancé y un humano; que tuvo lugar en el sudeste de Camerún en 1908 más o menos; que dio lugar a la proliferación de una cadena de virus hoy conocidos como grupo M del VIH-1; que es probable que este virus fuera letal en chimpancés antes de que se produjera el contagio y que después de que este tuviera lugar pasó, qué duda cabe, a ser letal en los seres humanos; que debió de viajar río abajo desde el sudeste de Camerún al Sangha, luego al Congo, a Brazzaville y Léopoldville; que desde estos depósitos debió de propagarse al resto del mundo.

Pero ¿cómo se propagó? Pues parece que, una vez que llegó a Léopoldville, en el nacimiento del Sangha, el virus del grupo M debió de entrar en una espiral de circunstancias nunca vista. Difería biológicamente del VIH-2, ya que se había adaptado a huéspedes chimpancés, y de los grupos N y O llegó a diferenciarse en la suerte y en las oportunidades que se le habían presentado, al haber acabado por encontrare en un entorno urbano. Sea lo que sea lo que pasó en Léopoldville en la primera mitad del siglo xx, sobre ello solo se pueden hacer conjeturas.

La densidad poblacional de potenciales huéspedes humanos, una elevada proporción de hombres frente a mujeres, unas costumbres sexuales distintas a las que primaban en las aldeas, prostitución... Todo eso debió de ser parte del cóctel. Pero la cuestión sexual sumada a las grandes multitudes no puede constituir por sí sola una explicación. Una cadena conjetural más compleja y posiblemente mejor es la que ha ofrecido Jacques Pepin, un profesor canadiense de Microbiología que, durante los años ochenta, trabajó durante cuatro años en un hospital rural en Zaire. Pepin ha sido coautor de varios artículos científicos sobre el tema y, en el 2011, publicó un libro titulado *The Origins of AIDS*. Tras añadir un trabajo de investigación histórica a su experiencia personal sobre el terreno y a sus conocimientos de microbiología, planteó la propuesta de que el factor crucial que había mediado entre el Cazador Herido y la pandemia global habría sido una jeringuilla hipodérmica.

Pepin no pretendía hacer una alusión a las drogas recreativas ni a un grupo de adictos compartiendo aguja en algún rincón. En un artículo titulado «Noble Goals, Unforeseen Consequences» y, después, con más detalle, en el mentado libro, apuntaba a una serie de campañas bienintencionadas puestas en marcha por las autoridades sanitarias coloniales, entre 1921 y 1959, cuyo objetivo habría sido acabar con una serie de enfermedades tropicales mediante medicinas inyectables. Por ejemplo, se realizó un esfuerzo titánico para enfrentar la tripanosomiasis o enfermedad del sueño en Camerún, causada por un persistente protista conocido como *Trypanosoma brucei*, transmitido por la picadura de la mosca tse-tse. En aquellos años, el tratamiento consistía en la inyección de fármacos con contenido en arsénico, como la triparsamida, y no un solo pinchazo por paciente, sino varias sesiones. En Gabón y en el Moyen-Congo (el nombre colonial francés de lo que hoy es la República del Congo), el régimen de medicación para la tripanosomiasis llegaba a veces a las treinta y seis inyecciones a lo largo de tres años. Hubo campañas similares para la sífilis y el pian; la malaria se trataba con formatos inyectables de quinina; los pacientes de lepra, en aquella era anterior a los antibióticos orales, recibían dos o tres inyecciones a la semana, durante un año, con extracto de chaulmoogra, una planta medicinal india. En el Congo Belga, los *injecteurs*, equipos móviles de gente sin educación formal pero con cierta formación técnica, visitaba a los pacientes de tripanosomiasis, de pueblo en pueblo, para pincharles la inyección de la semana. Fue un periodo de obsesión por la última gran maravilla de la medicina, los tratamientos inyectables. Se pinchaba a todo el mundo. Por supuesto, esto fue mucho antes de que se inventara la jeringuilla desechable.

La jeringuilla hipodérmica para inyecciones medicinales intramusculares o intravenosas se inventó en 1848 y, hasta después de la Primera Guerra Mundial, la fabricaban en vidrio y metal unos habilidosos artesanos; eran caras, delicadas, y podían reutilizarse, como cualquier otro instrumento médico de precisión. Durante los años veinte, se mecanizó la fabricación de este material, hasta el punto de que en la década de los treinta ya se producían dos millones de jeringuillas en todo el mundo, lo que supuso un aumento de la oferta, aunque no el abaratamiento del precio de compra. Para el personal médico que trabajaba en África central en aquellos tiempos, eran de un valor incalculable, aunque las existencias muy limitadas. Un famoso médico francés de las colonias, Eugène Jamot, que entre 1917 y 1919 trabajó en una zona al este del alto Sangha, en el África tropical francesa, trató 5.347 casos de tripanosomiasis con tan solo seis jeringuillas. Una línea de suministro de medicinas inyectables así no permitía tomarse el tiempo de hervir la jeringuilla y la aguja entre los diferentes usos. En la actualidad es difícil saber, basándose en fuentes parcas y testimonios lacónicos, qué tipo de precauciones sanitarias se tomaban entonces exactamente, pero, de acuerdo con lo escrito por un médico belga en 1953: «Hay en el Congo varios complejos sanitarios (centros de maternidad, hospitales, dispensarios, etc.), en los que el personal de enfermería pone decenas o incluso cientos de inyecciones, en condiciones tale que la esterilización de las agujas o de las jeringuillas es imposible».[33] Su intención era escribir sobre el riesgo de transmisión accidental de la hepatitis B durante el tratamiento de enfermedades venéreas, pero Pepin citó su informe por la potencial relevancia que podía tener con respecto al sida.

> El elevado número de pacientes y la reducida cantidad de jeringuillas disponibles para el personal de enfermería imposibilitan la esterilización con autoclave después de cada uso. Las jeringuillas usadas se enjuagan sin más, primero con agua, después con alcohol y éter, tras lo cual están listas para usar con un nuevo paciente. Este es el mismo procedimiento que se sigue en todas aquellas instituciones sanitarias en que un reducido personal de enfermería ha de hacerse cargo de una gran cantidad de pacientes con un material limitado. Las jeringuillas se utilizan de un paciente a otro, a veces con pequeñas cantidades de sangre infectada, la suficiente para transmitir la enfermedad.[34]

¿Cuántos de estos detalles se prolongaron en el tiempo? Muchos. La diligente investigación de Pepin en los archivos de la época colonial dio como resultado algunas cifras. En el periodo entre 1927 y 1928, el equipo camerunés de Eugène Jamot administró 207.089 inyecciones de triparsamida, más cerca de un millón de inyecciones de una sustancia conocida como atoxil, otra medicina con base de arsénico para el tratamiento de la tripanosomiasis. Solo en el año 1937, por toda el África ecuatorial, un ejército conformado por médicos, personal de enfermería y pinchadores semiprofesionales administró 588.086 inyecciones contra la tripanosomiasis, por no mencionar un número incontable de otras enfermedades. Las cuentas de Pepin subían hasta los 3,9 millones de inyecciones contra la tripanosomiasis, de las que el 74 por ciento eran intravenosas, el método más directo para la administración de medicinas, así como la mejor manera no intencionada de contagiar patógenos de transmisión hemática.

De acuerdo con Pepin, toda esa cantidad de inyecciones podría dar cuenta del incremento de las incidencias de infecciones con VIH más allá del umbral crítico. Una vez que las agujas y jeringuillas reutilizables hubieron traspasado el virus a bastante gente, digamos varios cientos, se hizo imposible que este llegara a un punto muerto, que se consumiera; luego, la transmisión sexual haría el resto. Algunos expertos, entre los que se incluyen Michael Worobey y Beatrice Hahn, dudan que las agujas fuesen indispensables para el establecimiento del VIH en seres humanos, es decir, para la trasmisión temprana entre personas. Pero, aun así, están de acuerdo con que las campañas de inyecciones podrían haber desempeñado un papel después, en la propagación del virus por África, una vez que se hubo establecido.

La teoría de las agujas no la inventó Jacques Pepin, sino que viene de más de una década atrás, con el trabajo de un equipo de investigadores entre los que se contaba Preston Marx, de la Universidad Rockefeller, quien la presentó en el 2000, en los mismos encuentros de la Royal Society en torno al sida en los que Edward Hooper expuso su teoría de la vacuna oral de la polio. El grupo de Marx sostenía incluso que la transmisión en serie del VIH entre personas por vía de las mentadas campañas de inyección podría haber acelerado la evolución del virus y su adaptación a huéspedes humanos, del mismo modo que transmitir parásitos de la malaria a ciento setenta pacientes de sífilis (¿recuerda al delirante investigador romano Mihai Ciuca?) podía incrementar la virulencia de *Plasmodium knowlesi*. Lo que hizo Jacques Pepin fue seguir en el punto donde Preston Marx lo dejó, aunque con menos énfasis en los efectos evolutivos del traspaso viral en serie. La principal propuesta de Pepin es simplemente que el amplio uso de agujas sucias debió de incrementar la prevalencia del virus en personas en África central. A diferencia de la teoría oral de la polio, la de Pepin no ha sido refutada por investigaciones posteriores, y las nuevas pruebas de archivo reunidas por el propio autor sugieren que, incluso aunque fuera imposible de probar, es altamente plausible.

La mayor parte de las inyecciones para la tripanosomiasis se administraron en zonas rurales. Los habitantes de las ciudades estaban menos expuestos a la tripanosomiasis en parte porque las moscas tsetse no prosperan en las junglas humanas con el mismo éxito con lo que lo hacen en las originales. Así pues, una pregunta pendiente de respuesta sería si tal obsesión con administrar inyecciones habría comprendido también a Léopoldville, donde el VIH se debió de encontrar con su prueba más difícil. Pepin ha acabado encontrando una respuesta inesperada, sugerente y persuasiva, y es que la tripanosomiasis no viene al caso, en virtud de su descubrimiento una campaña de administración de inyecciones distinta pero igual de agresiva, que tuvo el objeto de limitar la sífilis y la gonorrea entre la población urbana.

En 1929, la Cruz Roja congoleña estableció una clínica que se conocía como Dispensario Antivenéreo, abierta a mujeres y hombres para el tratamiento de lo que antes se conocía como enfermedades venéreas. Ubicada en un vecindario de la zona este de Léopoldville, cerca del río, era una institución privada que ofrecía un servicio público. El Ayuntamiento exigía a los inmigrantes varones que acudían a buscar trabajo que pasasen por el dispensario para hacerse un examen médico. Cualquiera que tuviese algún síntoma podía acudir voluntariamente al centro sin cargos por el tratamiento, pero, siguiendo a Pepin, el grueso de los casos «radicó en miles de mujeres asintomáticas que iban a hacerse un chequeo, porque así lo exigía la ley, en teoría una vez al mes».[35] El Gobierno colonial aceptaba la prostitución como algo imposible de erradicar, pero evidentemente aspiraba a que fuese un intercambio higiénico, así que se exigía a *les femmes libres* el mentado chequeo.

Si alguien daba positivo en sífilis o en gonorrea, se lo trataba. Pero el diagnóstico de la prueba era impreciso, de manera que cualquier mujer libre o inmigrante varón que hubiesen estado expuestos al pian (causado por una bacteria similar a la de la sífilis, aunque no es de transmisión sexual) podían no pasar el análisis de sangre, ser clasificados como sifilíticos y recibir un largo tratamiento con medicamentos con arsénico o bismuto. Una inofensiva flora vaginal podía confundirse con gonococos, el agente de la gonorrea, y una mujer a la que se diagnosticara esa enfermedad es posible que recibiera inyecciones de la vacuna contra la fiebre tifoidea o que se la tratase con un medicamento específico para la gonorrea o (incluso Jacques Pepin parece perplejo ante esto último) leche. Durante los años treinta y cuarenta, el Dispensario Antivenéreo administró más de cuarenta y siete mil inyecciones anuales, la mayor parte de ellas vía intravenosa, directas a la sangre. Con el aumento de la migración a las ciudades que siguió a la Segunda Guerra Mundial, el número incrementaría. A principios de los cincuenta, los clásicos métodos de los curanderos (¿leche intravenosa?) y los venenos metálicos dieron paso a la penicilina y a la estreptomicina, que tenían efectos duraderos y, por tanto, requerían menos pinchazos. La campaña alcanzó su cénit en 1953, con alrededor de 146.800 inyecciones en el año o, más o menos, cuatrocientas al día. Muchas de esas inyecciones, si no la mayor parte de ellas, se administraron a *femmes libres*, trabajadoras sexuales, mujeres de compañía o como se las quiera definir, que tenían una gran cantidad de clientes varones, los cuales iban y venían. Entretanto, las jeringuillas se lavaban y se reutilizaban; todo esto en una ciudad a la que el VIH-1 ya había llegado.

Seis años después, llegó la muestra de sangre que dio lugar a la secuencia del VIH-1 conocida hoy como ZR59. Un año después de esto, se caracterizó como DRC60. El virus se había propagado y diversificado; campaba a sus anchas. Nadie puede decir si a alguno de aquellos pacientes se le administró alguna inyección en el Dispensario Antivenéreo, pero si no es así, es probable que conocieran a alguien a quien sí.

A partir de ese momento, la historia se vuelve inmensa y variada, propagándose literalmente en todas las direcciones. Estalló en Léopoldville como un brote estelar infeccioso. No intentaré rastrear esas trayectorias divergentes —una tarea para otros diez libros, con propósitos diferentes de los míos—, sino que me limitaré a bosquejar el patrón, para centrarme acto seguido de manera sucinta en una especialmente sonada.

Durante sus décadas de transmisión inadvertida en Léopoldville, el virus continuó mutando (y probablemente también recombinándose, mezclando secciones más grandes del genoma de un virión a otro), y esos errores de copia impulsaron su diversificación. La mayor parte de las mutaciones son errores fatales, que conducen al mutante a un callejón sin salida, pero, con tantos miles de millones de viriones replicándose, el azar proporcionó un pequeño pero rico suministro de nuevas variantes viables. Las campañas de tratamientos con medicamentos inyectables, en el Dispensario Antivenéreo y en otros lugares, pueden haber contribuido a fomentar este proceso transmitiendo rápidamente el virus a más huéspedes humanos y aumentando así su población total. A más viriones, más mutaciones; a más mutaciones, más diversidad.

El grupo M del VIH-1 se ramificó en nueve subdivisiones principales, hoy conocidas como subtipos y etiquetadas con letras: A, B, C, D, F, G, H, J, K. (Conviene evitar confundirlos con los ocho grupos del VIH-2, designados desde la A hasta la H. ¿Y por qué faltan la E y la I? No importa por qué. Esas estructuras de etiquetado se construyen de manera fragmentaria, como los suburbios de cartón y hojalata, no con planificación arquitectónica.) Conforme pasaba el tiempo, conforme crecía la población humana de Léopoldville, conforme aumentaban los desplazamientos, los virus de esos nueve subtipos fueron saliendo de la ciudad y propagándose por África y por el mundo. Algunos de ellos viajaban en avión y otros en medios de transporte más terrenales como el autobús, el barco, el tren, la bicicleta o el autostop en un camión transcontinental. O a pie. El subtipo A llegó a África oriental, probablemente pasando por la ciudad de Kisangani, a medio camino entre Léopoldville y Nairobi. El subtipo C se propagó hasta África meridional, probablemente vía Lubumbashi, bajando hacia el sudeste congoleño. Filtrándose por Zambia, logrando una rápida transmisión en las poblaciones mineras llenas de trabajadores y prostitutas, el subtipo C proliferó de forma catastrófica por Sudáfrica, Mozambique, Lesoto y Suazilandia. Continuó hasta India, que está conectada con Sudáfrica por canales de intercambio tan antiguos como el Imperio británico, y hasta África oriental. El subtipo D se estableció junto a los subtipos A y C en los países de África oriental, exceptuando Etiopía, que, por algún motivo, se vio afectada pronto y casi exclusivamente por el subtipo C. El subtipo G subió hasta África occidental. Los subtipos H, J y K permanecieron principalmente en África central, desde Angola hasta la República Centroafricana. En todos estos lugares, tras el habitual desfase de años entre la infección y el sida plenamente desarrollado, la gente empezó a morir. Y luego está el subtipo B.

Allá por 1966, el subtipo B cruzó desde Léopoldville hasta Haití.

No sabemos cómo lo hizo y es probable que jamás lleguemos a saberlo, pero la minuciosa investigación archivística de Jacques Pepin contribuye a sustentar la hipótesis de un antiguo escenario plausible. Cuando el Gobierno belga renunció abruptamente a su colonia africana, el 30 de junio de 1960, con el firme apoyo de Patrice Lumumba y su movimiento, decenas de miles de expatriados belgas —casi toda una clase media de funcionarios, profesores, médicos, enfermeros, expertos técnicos y gerentes de empresas— pasaron a estar incómodos y a sentir que sobraban en la nueva república, y empezaron a regresar a casa en tropel, abarrotando los aviones a Bruselas. Su marcha creó un vacío, toda vez que el régimen belga había evitado deliberadamente educar a sus súbditos coloniales. A título de ejemplo, no había ni un solo médico congoleño y eran pocos los profesores. El país necesitaba de repente ayuda. La Organización Mundial de la Salud respondió enviando médicos, y las Naciones Unidas, a través de su Organización para la Educación, la Ciencia y la Cultura (Unesco, por su acrónimo inglés), comenzaron asimismo a reclutar a personas cualificadas para trabajar en el Congo: profesores, abogados, agrónomos, administradores postales y otros burócratas, técnicos y profesionales. Muchos de esos nuevos empleados procedían de Haití. Era un ajuste natural: los haitianos hablaban francés al igual que los congoleños; tenían raíces africanas; y poseían formación, pero muy pocas oportunidades en casa bajo la dictadura de Papa Doc Duvalier.

Durante el primer año de independencia, la mitad de los profesores enviados al Congo por la Unesco eran haitianos. En 1963, según una estimación, había un millar de haitianos empleados en el país. Otra estimación dice que un total de cuatro mil quinientos haitianos prestaban servicios en el Congo durante los años sesenta. Evidentemente no ha sobrevivido ninguna lista de embarque acreditada. En cualquier caso, los haitianos se contaban por millares. Unos llevaron a sus familias, otros fueron solos. Cabe suponer que, entre los hombres solteros, pocos habrían mantenido su celibato. Es probable que la mayoría tuvieran novias congoleñas o visitaran a las *femmes libres*. Puede que, durante unos cuantos años, llevasen una buena vida. Pero los haitianos iban siendo menos necesarios y menos bienvenidos a medida que el Congo empezaba a formar a su propia gente, especialmente una vez que Joseph Désiré Mobutu hubo tomado el poder en 1965. Menos todavía cuando, a principios de los años setenta, cambió su nombre por el de Mobutu Sese Seko, cambió el de su país por el de Zaire y anunció una política de zairenización. Durante aquellos años, muchos o la mayoría de los haitianos regresaron a casa. Los tiempos en los que eran los útiles y apreciados hermanos negros de las Américas habían pasado.

Al menos uno de aquellos repatriados, probablemente entre los primeros de ellos, parecía haber llevado el VIH-1.

Más concretamente, alguien llevó de regreso a Haití, junto con sus recuerdos congoleños, una dosis del subtipo B del grupo M del VIH-1.

Puede que usted vea adónde conduce todo esto, pero tal vez no acierte a imaginar cómo se llegó hasta ahí. Las investigaciones de Jacques Pepin arrojaron nueva luz sobre lo que pudo haber ocurrido en Haití durante finales de los años sesenta y principios de los setenta para multiplicar y propagar el virus. Una de las cosas que sucedieron fue que, de una única persona VIH-positiva allá por 1966, el virus se propagó rápidamente por la población haitiana. La prueba de esa propagación llegaría más tarde, con las muestras de sangre entregadas por 533 madres jóvenes en un suburbio de Puerto Príncipe, que en 1982 aceptaron participar en un estudio sobre el sarampión en una clínica pediátrica local. Analizadas retrospectivamente, esas muestras revelaron que el 7,8 por ciento de las mujeres habían sido VIH-positivas. Esa cifra era alarmantemente elevada para semejante virus recién llegado, y llevó a Pepin a sospechar que «debió de haber existido un mecanismo de amplificación muy eficaz» operando en Haití durante los primeros años, más eficaz que el sexo.[36] Halló un candidato: el comercio de plasma sanguíneo.

El plasma, el componente líquido de la sangre (menos las células), es un material valioso por sus anticuerpos, su albúmina y sus factores de coagulación. La demanda de plasma aumentó bruscamente durante el periodo en torno a 1970 y, para satisfacer dicha demanda, se desarrolló un procedimiento llamado plasmaféresis. La plasmaféresis consiste en extraer sangre de un donante, separar las células del plasma mediante filtración o centrifugación, reintroducir las células en el donante y conservar el plasma como un producto cultivado. Una ventaja de este procedimiento es que permite utilizar con frecuencia a los donantes (que suelen ser de hecho vendedores, pagados por las molestias y necesitados del dinero), en lugar de solo un par de veces al año. Al donar tu plasma, por el bien de otros o con fines lucrativos, no te quedas anémico. Puedes volver a donarlo a la semana siguiente. Una desventaja del procedimiento (enorme, pero no reconocida en los primeros tiempos) es que una máquina de plasmaféresis, al hacer gárgaras con tu sangre y con la de muchos otros donantes en el transcurso de los días, puede infectarte con un virus transmitido por la sangre.

Esto les sucedió a centenares de donantes de plasma pagados en México durante mediados de los años ochenta. Les sucedió a un cuarto de millón de desdichados donantes en China. Jacques Pepin piensa que también sucedió en Haití.

Encontró informes de un centro de plasmaféresis de Puerto Príncipe, una empresa privada conocida como Hemo Caribbean, que operó de manera rentable durante 1971 y 1972. Era propiedad de un inversor estadounidense, un hombre llamado Joseph B. Gorinstein, afincado en Miami, con vínculos con el ministro del Interior haitiano. Los donantes recibían tres dólares por litro. Antes de que pudiesen vender plasma se les hacía un reconocimiento, pero por supuesto nadie les analizaba para detectar el VIH, que todavía no existía como acrónimo ni como infame flagelo global, sino únicamente como un pequeño y silencioso virus que vivía en la sangre. Según un artículo publicado en *The New York Times* el 28 de enero de 1972, Hemo Caribbean estaba exportando por aquel entonces entre cinco y seis mil litros mensuales de plasma sanguíneo congelado a Estados Unidos. Los clientes mayoristas eran empresas estadounidenses, que comercializaban el producto para su uso en transfusiones, vacunas antitetánicas y otras aplicaciones médicas. El señor Gorinstein no estaba disponible para hacer comentarios.

Entretanto, Papa Doc había muerto en 1971 y había sido sucedido por su hijo Jean-Claude (Bebé Doc) Duvalier. Molesto por la publicidad de *The New York Times*, Bebé Doc ordenó el cierre del centro de plasmaféresis de Gorinstein. La Iglesia católica haitiana condenó el comercio de sangre como explotación. Más allá de eso, la historia de Hemo Caribbean atrajo escasa atención en aquella época. Nadie se había percatado todavía de cuán devastadora podía ser la contaminación de los productos sanguíneos. Tampoco la mencionó el *Morbidity and Mortality Weekly Report* de los CDC una década después, al anunciar la noticia de que los haitianos parecían estar especialmente en peligro por el nuevo y misterioso síndrome de inmunodeficiencia. Randy Shilts tampoco lo mencionó en *El filo de la duda*. La única alusión al plasma sanguíneo haitiano que yo recuerdo, en los años anteriores al libro de Jacques Pepin, tuvo lugar durante mi conversación con Michael Worobey en Tucson.

Poco antes de su publicación sobre las secuencias virales DRC60 y ZR59, Worobey fue el coautor de otro artículo notable, que databa la aparición del VIH-1 en las Américas. El primer autor era un investigador posdoctoral llamado Tom Gilbert, del laboratorio de Worobey, y como último autor aparecía el propio Worobey. Ese fue el trabajo, basado en los análisis de los fragmentos virales de células sanguíneas archivadas, que situó la llegada del VIH-1 a Haití en torno a 1966, años arriba o años abajo. Apareció publicado en la revista *Proceedings of the*

National Academy of Sciences. Poco tiempo después, Worobey recibió un peculiar correo electrónico de un desconocido. No un científico, sino alguien que se había enterado del asunto. Un lector de periódicos o un radioyente. «Creo que era de Miami —me contó Worobey—. Me dijo que trabajaba en un aeropuerto que se dedicaba al comercio de sangre.» Aquel hombre tenía algunos recuerdos. Tal vez le atormentasen. Quería compartirlos. Quería hablarle a Worobey de los aviones de carga que llegaban llenos de sangre.

110

El siguiente salto del virus fue pequeño en distancia y grande en sus consecuencias. Puerto Príncipe está solamente a poco más de mil cien kilómetros de Miami. Un vuelo de noventa minutos. Parte del proyecto emprendido por Tom Gilbert en el laboratorio de Worobey consistía en datar la llegada del VIH-1 a Estados Unidos. Para ello necesitaba muestras de sangre de la época. A tal efecto, no importaba mucho que la sangre hubiera llegado al país en botellas, en bolsas o en inmigrantes haitianos.

Worobey, que actuaba como asesor de Gilbert, recordó un estudio sobre inmigrantes haitianos inmunodeficientes que se había publicado veinte años antes. Había sido dirigido por un médico llamado Arthur E. Pitchenik, que trabajaba en el Hospital Jackson Memorial de Miami. Pitchenik era experto en tuberculosis y, a principios de 1980, observó una incidencia inusual de esa enfermedad, así como de neumonía por *Pneumocystis*, entre los pacientes haitianos. Hizo sonar la primera alarma sobre los haitianos como grupo de riesgo para el nuevo síndrome de inmunodeficiencia y alertó a los CDC. En el transcurso de las investigaciones y los trabajos clínicos, Pitchenik y sus colegas extraían sangre de los pacientes y la centrifugaban, separando el suero de las células, con el fin de poder examinar ciertos tipos de linfocitos. Asimismo congelaban algunas muestras, suponiendo que podrían resultarles útiles a otros investigadores más adelante. Estaban en lo cierto. No obstante, durante mucho tiempo nadie parecía mostrar interés. Entonces, dos décadas después, Arthur Pitchenik recibió una

CONTAGIO

llamaba de Michael Worobey desde Tucson. Sí, le había dicho Pitchenik, estaría encantado de enviarle algo de material.

El laboratorio de Worobey recibió seis tubos de glóbulos rojos congelados, y Tom Gilbert logró amplificar fragmentos virales en cinco de ellos. Después de su secuenciación genética, esos fragmentos podrían ponerse en contexto como ramas de otro árbol genealógico, como haría más tarde el propio Worobey con las secuencias DRC60 y ZR59, y como estaba haciendo el grupo de Beatrice Hahn con el VIS$_{cpz}$. Era la filogenética molecular en acción. En este caso, el árbol representaba el linaje diversificado del subtipo B del grupo M del VIH-1. Sus ramas principales representaban el virus tal como se conocía en Haití. Una de esas ramas englobaba otra de la que crecían demasiadas ramitas como para ser representadas. Así pues, en la ilustración que acabó publicándose, esa rama y sus ramitas aparecían borrosas, representadas simplemente como un cono sólido de color marrón, como una sombra sepia, dentro del cual aparecía una lista de nombres. Los nombres indicaban adónde había llegado el subtipo B tras su paso por Haití: Estados Unidos, Canadá, Argentina, Colombia, Brasil, Ecuador, Países Bajos, Francia, Reino Unido, Alemania, Estonia, Corea del Sur, Japón, Tailandia y Australia. También había rebotado hasta África. Era el VIH globalizado.

Ese estudio realizado por Gilbert, Worobey y sus colegas anunció otro intrigante hallazgo. Sus datos y sus análisis indicaban que una única migración del virus (una persona infectada o un contenedor de plasma) explicaba la llegada del sida a Estados Unidos. Esa lamentable llegada tuvo lugar en 1969, tres años arriba o abajo.

Así pues, estuvo escondido durante más de una década sin que nadie lo advirtiera. Durante más de una década, se infiltró en las redes de contacto y aumentó la exposición. En particular, siguió ciertos caminos de azar y oportunidad hasta llegar a determinadas categorías de la población estadounidense. Ya no se trataba de un virus de los chimpancés. Había encontrado un nuevo huésped y se había adaptado a él, logrando un éxito brillante y trascendiendo con creces los horizontes de su antigua existencia dentro de los chimpancés. Llegó a los hemofílicos a través del suministro sanguíneo. Llegó a los drogadictos a través de las agujas compartidas. Llegó hasta los homosexuales (penetró profunda y catastróficamente en sus círculos amorosos y de amistades) por transmisión sexual, posiblemente a partir de un contacto inicial entre dos varones, un estadounidense y un haitiano.

Durante una docena de años viajó silenciosamente de persona a persona. Los síntomas se manifestaron con lentitud. La muerte iba a la zaga. Nadie sabía nada. Ese virus era paciente, a diferencia del ébola y del Marburgo. Más paciente incluso que la rabia, pero igualmente letal. Alguien se lo pasó a Gaëtan Dugas. Alguien se lo pasó a Randy Shilts. Alguien se lo pasó a un hombre de Los Ángeles de treinta y tres años, que acabó cayendo enfermo de neumonía y de un extraño hongo oral y, en marzo de 1981, acudió a la consulta del doctor Michael Gottlieb.

IX

Todo depende

111

Para terminar, permítame contarle una pequeña historia sobre orugas. Puede que parezca que nos aleja de la cuestión de los orígenes y peligros de las enfermedades zoonóticas, pero créame que está muy relacionada.

La historia de las orugas que les voy a contar se remonta a 1993. Aquel año, en la arbolada ciudad donde vivo, el otoño pareció adelantarse; más aún de lo que ya es usual en los valles del oeste de Montana, donde a mediados de agosto ya empieza a soplar el aire frío, los álamos empiezan a amarillear no mucho después del día del Trabajo y las primeras nevadas considerables vienen a menudo a estropear Halloween. Esta vez fue distinto. Era junio y ya parecía otoño, debido a que las hojas ya se habían desprendido de los árboles. Habían salido de los brotes en mayo, abriéndose frescas, verdes y holgadas, y después, tan solo un mes más tarde, habían desaparecido. No habían sucumbido al ritmo natural de las estaciones; no se habían puesto amarillas, para luego caerse y apilarse en las cunetas para formar un aromático mantillo otoñal. Se las habían comido.

Una profusión pestífera de larvas pequeñas y peludas se había materializado igual que si fuera una de las plagas del Éxodo y había desnudado a los árboles de su follaje. La nomenclatura binomial en latín para estas voraces comedoras de hojas es *Malacosoma disstria*, aunque pocos vecinos lo sabían por aquel entonces. Las llamábamos por otro nombre.

«Orugas de tienda», decían los periódicos locales, de un modo vago pero no impreciso; «orugas de tienda», decía el personal de los parques de la ciudad, así como los técnicos agricultores del servicio de extensión agraria del municipio, cuando respondían cada día a montones de llamadas de personas afectadas; en la radio también utilizaban el término «orugas de tienda». De manera que en poco tiempo todo el mundo estaba diciendo «¡Orugas de tienda!» por la calle, en todas las conversaciones y de un lado para otro. Todo este barullo nos tenía demasiado ocupados como para advertir que estas particulares «orugas de tienda» no montaban tiendas. Tan solo se agrupaban y desplazaban en densas congregaciones, como las manadas de ñus del Serengueti. Su nombre común completo (el nombre equivocado oficial, como si dijéramos) es «orugas de tienda de bosque»; un pariente cercano, la oruga de tienda occidental (*Malacosoma californicum*), confecciona unos nidos de seda parecidos a tiendas. Tales sutilidades etimológicas no nos interesaban; lo que queríamos saber era cómo podíamos matar a esas malditas cosas antes de que se comieran todos los árboles de nuestra querida ciudad hasta haberlos convertido en un puñado de tocones.

Era fantástico, aunque de un modo desagradable. No todos los árboles se habían quedado pelados, pero sí muchos de ellos, en particular los añejos y sobresalientes olmos y fresnos verdes que se alineaban a lo largo de las aceras, con las copas arqueadas sobre las vías del vecindario. Fue muy rápido. Las orugas se daban la mayor parte de sus banquetes a la luz del día o temprano por la tarde, pero a medida que el sol descendía, en las frescas noches de julio, si uno se ponía bajo un árbol, aún se podían oír los sutiles crujidos, como el crepitar de un incendio lejano, de sus excrementos, que caían en cascada a través de las hojas. Por la mañana, las aceras se encontraban salpicadas a más no poder de unas bolitas de mierda parecidas a semillas de amapola. A veces, alguna oruga descendía por un filamento de seda y se quedaba ahí colgada, burlonamente, a la altura de los ojos. En los días de llovizna, demasiado fría para la comodidad de las orugas, podíamos avistarlas, arrebujadas en sociedad, a lo alto de un tronco o en el extremo de una rama; cientos de cuerpos grises y enmarañados en cada montón, como bueyes almizcleros frente a una tormenta ártica. Algunos salimos de fin de semana, dejando el césped recién segado, con todo aparentemente en orden, para volver a casa y encontrarnos con que nos habían defoliado los árboles.

Encaramados a unas escaleras, nos dedicamos a rociar a las orugas con una solución de agua del grifo y jabón que metíamos en una botella de refresco, a la que añadíamos una dosis de rociadores bacterianos o de repugnantes productos químicos de moléculas largas, tal y como lo prescribían los dependientes de la tienda de jardinería local, que tampoco sabían mucho más que nosotros sobre este tema. Llamamos a un equipo especial de choque de la gente de Nitro-Green. Todas estas medidas resultaron marginalmente efectivas en el mejor de los casos y, en el peor, tóxicas e inútiles sin más.

Las orugas no cejaron en su empeño mordedor. Cuando pareció que podían trasladarse de los árboles devastados a los que aún estaban sanos, en busca de más comida, tratamos de pararlas, a base de rodear los troncos con una sustancia viscosa infranqueable, a modo de barrera. Fue en vano (ya que, como pude saber más tarde, las orugas de tienda pasan toda la fase larvaria en el mismo árbol en que hayan salido del huevo), y un reflejo de la desesperación que nos embargaba. La vecina de al lado, Susan, llena de esperanza, armó con tales defensas a dos olmos gigantes que tenía enfrente de casa, aplicando con espray un círculo de sustancia adhesiva a cada uno de ellos, a la altura de la cintura, lo cual me pareció una idea muy razonable. Pero no quedó atrapada ni una sola oruga.

Siguieron apareciendo; tenían cómo. Eran demasiadas, sin más, así que la plaga siguió su curso inexorable. Las pisoteábamos cuando vadeaban las aceras; las aplastábamos en cantidades industriales por la calle. Ellas comían, crecían, mudaban su antigua y ya apretada piel y volvían a multiplicarse. Subían y bajaban por las ramas de toda la ciudad, mascando los árboles con la misma facilidad que si se tratase de apio.

En un momento dado, dejaron de comer. Se habían cebado hasta el límite, habían consumido su infancia como orugas y estaban listas para la pubertad. Se envolvieron a sí mismas en unos capullos recubiertos por las hojas, para darse un breve respiro metamórfico y emerger, después de unas pocas semanas, en la forma de pequeñas polillas marrones. Cesaron los crujidos y las copas de los árboles, o lo que quedaba de ellas, recuperaron el silencio.

Las orugas, en tanto que tales, se habían ido. Pero esa inmensa población de insectos pestilentes aún merodeaba por encima de nuestras cabezas, casi invisible, como una vasta y plomiza premonición.

Los ecólogos tienen un nombre para estos sucesos; los denominan como «proliferación anormal». El uso del término es más amplio que cuando se refiere al brote de una enfermedad infecciosa. Se podría pensar en las plagas infecciosas como en un subgrupo. En el sentido más amplio, se aplica a cualquier aumento notable y repentino de la población de una especie, algo que ocurre con algunos animales pero no con otros. Por ejemplo, se conocen las proliferaciones anormales de lemmings, pero no las de nutrias de río; las hay de algunos tipos de saltamontes, pero de otros no; de algunos tipos de ratones, pero de otros no; de algunos tipos de estrellas de mar; pero de otros no. Una proliferación anormal de pájaros carpinteros sería improbable; como lo es una proliferación anormal de lobos. El orden de los insectos lepidópteros (polillas y mariposas) incluye algunas especies de las que la proliferación anormal es característica, y no solo hablamos de los diversos tipos de orugas de tienda, sino también de la lagarta peluda, de ciertos tipos de limántridos, de la *Zeiraphera griseana* y de otros. Con todo, se trata de excepciones, incluso dentro de dicho orden. En torno a un 98 por ciento de entre todas las especies forestales de mariposas y polillas se compone de poblaciones de baja densidad relativamente estables en el tiempo, mientras que no más del 2 por ciento conoce proliferaciones anormales. ¿Qué es lo que hace que una especie de insecto (o de mamífero o de microbio) experimente una proliferación anormal? Se trata de una pregunta compleja a la que los expertos aún tratan de responder.

El entomólogo Alan A. Berryman la abordó hace unos años en un artículo titulado «The Theory and Classification of Outbreaks». El texto comenzaba por lo más básico: «Desde un punto de vista ecológico, puede definirse una proliferación anormal como un incremento explosivo de la abundancia de una especie en particular, que tendría lugar en un periodo de tiempo relativamente corto». Después, en el mismo tono templado, destacaba: «Desde esa perspectiva, la plaga más importante del planeta Tierra sería la representada por la especie *Homo sapiens*».[1] Por supuesto, Berryman estaba aludiendo a la tasa y a la magnitud del crecimiento de la población humana, en especial durante el último par de siglos. Sabía perfectamente que estaba siendo provocativo.

Pero el caso es que las cifras le dan la razón. En el momento en que Berryman escribía esas líneas, en 1987, la población humana alcanzaba la cifra de 5.000 millones de individuos. Nos habíamos multiplicado por un factor de alrededor de 333 desde la invención de la agricultura, por un factor de 14 desde la época de la peste negra y por un factor de 5 desde el nacimiento de Charles Darwin, así como nos habíamos duplicado en número durante el tiempo de vida del propio Alan Berryman. La curva de crecimiento, en un gráfico de coordenadas, se parece a la cara sudoeste de El Capitán. Otra forma de plantearlo sería la siguiente; desde el momento de nuestra aparición como especie (hace alrededor de 200.000 años) hasta el año 1804, la población humana aumentó en mil millones; entre 1804 y 1927, aumentó en otros mil millones; llegamos a 3.000 millones en 1960, y desde entonces, cada aumento neto en otros mil millones de individuos no ha estado llevando más que unos treinta años. En octubre del 2011, llegamos a la marca de 7.000 millones y la pasamos como una centella, igual que si fuese un cartel de «Bienvenidos a Kansas» en mitad de la autopista. Tal cantidad se traduce en un buen montón de gente y, desde luego, puede calificarse como un incremento «explosivo» en un «periodo de tiempo relativamente corto», siguiendo la definición de Berryman. Es cierto que la tasa de crecimiento se ha visto reducida en las últimas décadas, pero sigue estando por encima del 1 por ciento, lo que significa que sumamos 70 millones más de personas cada año.

Somos, pues, un caso único en la historia de los mamíferos, y en la de los vertebrados en general. El registro fósil demuestra que ninguna otra especie animal de gran tamaño (es decir, más grande que una hormiga, digamos, o que un kril antártico) ha llegado a lograr jamás una abundancia en el planeta Tierra como la que tiene el ser humano en el presente. Nuestro peso total asciende a 340.000 millones de kilos. El número total que suman todas las especies de hormigas juntas suma una masa mayor, como también el de kril; pero muchos otros grupos de organismos, no. Y ni siquiera somos un grupo, sino tan solo una especie dentro de los mamíferos. Somos grandes, tanto en el tamaño corporal como en el número y en el peso colectivo. De hecho, somos tan grandes que el eminente biólogo (y especialista en hormigas) Edward O. Wilson, en calidad de experto, se sintió compelido a dar unas cuantas vueltas a la materia: «Cuando *Homo sapiens* superó la cifra de 6.000 millones, es posible que ya hubiéramos excedido unas cien veces la biomasa de cualquier especie animal de gran tamaño que haya existido jamás sobre la tierra».[2]

Wilson se refería a los animales salvajes, omitiendo a las especies estabuladas como la vaca doméstica (*Bos taurus*), de la que la actual población mundial asciende a 1.300 millones. Así pues, superamos tan solo por cinco veces a nuestro ganado (y es probable que sumemos una masa total inferior, puesto que cada una de ellas es considerablemente más grande que un ser humano), pero lo que está claro es que este no existiría en tal exceso de no ser por nosotros. Los 4,5 billones de kilos de vaca, unas vacas que engordan en los cebaderos y pastan en las praderas en las que una vez camparon herbívoros salvajes, son solo otra expresión del impacto causado por el ser humano. Se trata de una medida representativa del apetito que tenemos, y resulta que tenemos bastante hambre. Somos un prodigio, no tenemos precedente; somos extraordinarios. Ningún otro primate ha tenido nunca el peso que ponemos sobre el planeta en semejante grado. En términos ecológicos, somos casi una paradoja; gran tamaño y vida prolongada, pero abundantes hasta lo grotesco. Somos una plaga.

112

Y esa es la cuestión con las proliferaciones anormales, que llega un momento en que se interrumpen. En algunos casos, tardan muchos años; en otros, llegan bastante pronto a su fin. A veces, se acaban de forma gradual, pero también hay veces en que lo hacen de repente. Incluso hay ocasiones en que terminan, repuntan y luego vuelven a finalizar, como si siguiesen un programa regular. Las poblaciones de orugas de tienda y otros tipos de lepidópteros de bosque parecen aumentar de repente y luego tener una caída pronunciada, en un ciclo de entre cinco y once años. Por ejemplo, hay una población de orugas de tienda en la Columbia Británica cuyo ciclo se remonta a 1936. Los finales abruptos son especialmente notables y, durante mucho tiempo, han constituido un misterio. ¿Cómo se pueden explicar los colapsos repentinos y recurrentes? Un posible factor son las enfermedades infecciosas. Resulta que, en particular, los virus desempeñan ese papel entre proliferaciones anormales de las poblaciones de insectos forestales.

En 1993, cuando las orugas invadieron mi ciudad, comencé a interesarme por el tema y a investigar sobre él. Me resultaba especialmente particular el hecho de que un bicho como la oruga de tienda, con un repertorio comportamental muy limitado y un conjunto fijo de tácticas adaptativas, pudiera multiplicarse de un modo tan atroz en uno o dos veranos para luego desaparecer casi por completo al tercero. No se habían dado cambios drásticos en el entorno, pero sí en el éxito de una especie que lo poblaba. ¿Por qué? Las variaciones climáticas no lo explicaban, ni tampoco el agotamiento del suministro alimentario. Me puse en contacto con el servicio de extensión agraria municipal y ametrallé con preguntas al tipo que me atendió. «No creo que nadie pueda explicar el porqué del auge y caída —me dijo—. Es algo que ocurre y ya está.» Como la respuesta no me convenció, me dediqué a indagar en la bibliografía sobre entomología. Judith H. Myers, una profesora de la Universidad de la Columbia Británica y experta en la cuestión que ha publicado varios artículos sobre las orugas de tienda y un estudio sobre las proliferaciones anormales de las poblaciones de insectos, ha ofrecido una solución al misterio. Su teoría consiste en que, aunque los niveles poblacionales están bajo la influencia de diversos factores, el patrón cíclico «parece implicar una fuerza dominante que debiera poder identificarse y cuantificarse con facilidad. Sin embargo, dicho catalizador ha probado ser sorprendentemente elusivo».[3] Pero también señala que, a día de hoy, los ecólogos tienen un sospechoso. Myers describe algo llamado virus de la poliedrosis nuclear, conocido popularmente como VPN, que «podría ser la fuerza motriz, tanto tiempo buscada, detrás de los ciclos poblacionales de los lepidópteros forestales». Los estudios de campo han revelado que las proliferaciones anormales del VPN salen adelante precisamente en el seno de las proliferaciones anormales de las poblaciones de lepidópteros forestales, matando a estos insectos como la más negra de las pestes.

Estuve sin pensar en ello durante años. La proliferación anormal de orugas de tienda que tuvo lugar en 1993 en mi ciudad terminó silenciosa pero rápidamente, sin que al verano siguiente volviese a haber signos de esas larvas peludas. Eso fue hace mucho tiempo. Sin embargo, me volvió a la mente mientras trabajaba en este libro, sentado entre el auditorio de un congreso científico sobre la ecología y la evolución de las enfermedades infecciosas celebrado en Athens, en el estado de Georgia. El programa estaba aderezado con una serie de ponencias sobre la zoonosis por investigadores de primera línea y por algunos de los teóricos más sesudos en el área, y eso era lo que me había atraído hasta allí. Se iba a hablar del virus Hendra y de cómo surge a partir de los zorros voladores, así como de la dinámica de contagio del virus de la viruela símica, e iba a haber como mínimo cuatro charlas sobre la gripe. Pero la segunda mañana del congreso comenzó con algo distinto. Tomé asiento educadamente para acabar encontrándome hipnotizado por un tipo lúcido y juguetón llamado Greg Dwyer, ecólogo y matemático de la Universidad de Chicago que se movía de un lado para otro y hablaba con celeridad, sin notas preparadas, sobre las enfermedades y la proliferación anormal de las poblaciones de insectos.

«Es probable que nunca hayan oído hablar de los nucleopoliedrovirus», dijo Dwyer. El nombre había cambiado ligeramente desde 1993, pero, gracias al episodio de las orugas de tienda y a Judith H. Myers, el caso es que sí lo conocía. Dwyer describió los efectos devastadores del VPN en las proliferaciones anormales de lepidópteros forestales. Se refirió en particular a la lagarta peluda (*Lymantria dispar*), una polilla marrón cuyas proliferaciones anormales y desplomes llevaba estudiando veinte años. Lo que nos contó es que las larvas de lagarta peluda, básicamente, «se funden» cuando el VPN las infecta. No me dediqué a tomar copiosas notas, pero escribí «se funden» en mi cuaderno amarillo. También recogí su cita: «La tendencia es que las epizootias surjan en poblaciones de gran densidad». Después de algunos otros comentarios de carácter general, Greg Dwyer entró a discutir una serie de modelos matemáticos. En la pausa para el café, lo asedié para pedirle que tuviéramos una conversación sobre la suerte de las polillas y las perspectivas de pandemia entre los seres humanos. «Claro», me dijo.

113

Transcurrieron dos años, pero al fin pudimos cuadrar agendas, y visité a Greg Dwyer a la Universidad de Chicago. Su despacho, en la planta baja del edificio de Biología, en la calle Cincuenta y siete Este, estaba entusiásticamente decorado con los típicos pósteres y caricaturas, y con una pizarra blanca en la pared de la izquierda. En aquel momento, Dwyer estaba en la cincuentena, pero parecía más joven, como si se tratase de un amigable estudiante de grado con canas prematuras en la barba. Llevaba unas gafas redondas de carey y una camiseta negra con la impresión de una ecuación integral grotescamente compleja, acompañada de la pregunta: «¿Qué parte de [este galimatías] no entiendes?». Me explicó que se trataba de una broma meta. El galimatías era una de las ecuaciones de Maxwell; la parte graciosa, por supuesto, era que ninguna persona de la calle podía entenderla en absoluto; creo que el componente meta era que las ecuaciones de Maxwell son famosas pero notoriamente abstrusas, tanto que hasta un matemático podría llegar a no reconocer la de la camiseta. ¿Lo pilla?

Nos sentamos a la mesa del despacho, frente a frente, pero en cuanto iniciamos la conversación, Dwyer se puso en pie de un salto y comenzó a escribir en la pizarra, de manera que yo también me levanté, como si acercarme a sus garabatos me fuese a ayudar a comprenderlos. Dibujó dos ejes de coordenadas, uno por el número de huevos de lagarta peluda en un bosque y el otro por las unidades de tiempo, y me explicó el modo en que los científicos miden una proliferación anormal. En los lapsos entre fenómenos de proliferación anormal, la lagarta peluda es tan escasa que es indetectable, mientras que cuando tienen lugar, en contraste, se pueden encontrar miles de masas de huevos por acre, cada una de las cuales contiene a su vez unos doscientos cincuenta huevos, es decir, un montón de polillas. A continuación, dibujó un gráfico que recogía el ascenso y descenso de las poblaciones de lagarta peluda en años sucesivos. Se parecía a un dragón chino, con la línea de la espalda arqueada hacia arriba y luego en tobogán hacia abajo, para, después, volver a subir y, otra vez, a bajar. También hizo un bosquejo de las partículas del VPN y me explicó el modo en que se agrupan en paquetes para protegerse de la luz del sol y de otras presiones ambientales. Cada paquete consiste en una matriz proteica de carácter sólido y con forma poliédrica (de ahí el nombre), la cual contiene montones de viriones, incrustados como cerezas en una tarta de fruta. Dwyer hizo aún más gráficos, mientras me explicaba cómo actúa este nefasto virus.

Los paquetes de virus permanecen derramados sobre una hoja, a la que han llegado tras la muerte de una oruga, de una víctima. Una oruga sana se aproxima a ese punto con su ruidosa mascadura, hasta que se acaba tragando los paquetes junto con la lámina de la hoja. Una vez dentro de la oruga, un paquete se desenvuelve, de forma siniestra y metódica, como una cabeza MIRV que liberase sus varios dispositivos nucleares sobre una ciudad, los viriones se dispersan y atacan a las células del intestino de la oruga. Cada uno de ellos se dirige a un núcleo celular (de nuevo, de ahí su nombre), se replica en abundancia y da lugar a nuevos viriones que salen de la célula y proceden a atacar a otras. «Van de célula en célula, infectando a montones de ellas», resumió Dwyer. En poco tiempo, la oruga se convierte básicamente en una bolsa de virus que repta y masca. Con todo, no se comporta como si estuviese enferma; algo así como si no supiera que lo está. «Si ha ingerido una cantidad lo suficientemente abundante —continuó—, seguirá deambulando por entre las hojas y alimentándose, pero, en unos diez días, quizá, ya que puede llegar hasta a las tres semanas, se quedará fundida sobre una hoja.» De nuevo ese término, el mismo que había utilizado en Atlanta, de una intensidad espléndida, «fundirse».

Entretanto, otras orugas estarán sufriendo el mismo destino. «El virus las consume casi por completo antes de que dejen de funcionar.» Más adelante en el mismo proceso, cuando los viriones que hay dentro de cada oruga comienzan a amontonarse, a medida que se les va acabando el alimento, vuelven a empaquetarse juntos en esas matrices protectoras. Es la hora de salir, de marcharse a otra parte. En este punto, la oruga está llena de virus, consumida por ellos; tan solo la piel, compuesta de proteínas y carbohidratos, fuerte y flexible, hace que parezca que se mantiene entera. Pero entonces los virus emiten un tipo de enzimas que la disuelven, de manera que la oruga se abre como un globo de agua. «Pillan el virus y acaban deshechas sobre una hoja.» Las orugas se desintegran y dejan poco más que una mancha de virus que, en las condiciones de concentración de una proliferación anormal de la población de lagartas peludas, pronto será engullida por un nuevo y hambriento huésped. Y así una y otra vez. «Otro insecto vendrá, se comerá la hoja y, una o dos semanas más tarde, estará deshecho», concluyó Dwyer, repitiendo de nuevo esa última palabra.

Puede que haya cinco o seis generaciones «deshechas» a lo largo del verano, cinco o seis olas de transmisión, en las que el virus aumenta progresivamente su prevalencia entre la población de orugas. Partiendo de una prevalencia baja (pongamos un 5 por ciento de orugas infectadas), puede llegar a aumentar hasta el 40 por ciento en el primer otoño. Después de que las orugas supervivientes se hayan metamorfoseado en polillas y se hayan apareado en un hábitat aún atestado de VPN, los paquetes de virus no solo estarán esparcidos por el follaje, sino que también habrá algunos por las masas de huevos puestas por las polillas hembra. Así que una porción elevada de las nuevas orugas quedará infectada a la siguiente primavera en cuanto salgan del huevo. La prevalencia de la infección aumenta de forma abrupta y por encima del nivel del año anterior, «para alcanzar un porcentaje aún mayor al año siguiente», como dijo Dwyer. En dos o tres años, este incremento «a grandes rasgos extermina a la totalidad de la población».

Las polillas desaparecen y todo lo que queda es el virus. Como añadió Dwyer, a veces, hay tanto virus que «puede verse una especie de fluido gris gotear por la corteza». Cuando llueve, el árbol supura un lodo formado por orugas disueltas y virus. Como es de esperar, me quedé impresionado.

Dije que me recordaba al virus del Ébola.

«Sí, desde luego.» Él había asistido a muchos de los congresos a los que yo había asistido y leído muchos de los mismos libros y artículos que yo había leído.

Aunque puntualicé que no al virus del Ébola real, sino al fruto del sensacionalismo, a la pesadilla popular del virus del Ébola, la versión exagerada con víctimas que escupen sangre como si fueran un saco de entrañas líquidas.

Se mostró de acuerdo, y resulta que en el caso del VPN también se da la misma distinción entre grados de truculencia, la realidad contra la exageración. «En el caso de este virus, a la gente le gusta decir cosas como "¡Así que estudias ese virus que hace explotar a los insectos!", cuando el virus, de hecho, no hace que los insectos exploten —insistió—, sino que hace que se fundan.»

Una vez había escuchado sus explicaciones, observado sus gráficos, apreciado la claridad de su lenguaje y admirado la ecuación de Maxwell de su camiseta, me fui al objeto de aquella visita, a saber, lo que llamé la Analogía. La semana pasada, dije, éramos siete mil millones de seres humanos en el planeta. Parece una proliferación anormal de la población. Vivimos en entornos de gran densidad; no hay más que pensar en Hong Kong o en Bombay. Estamos estrechamente interconectados, volamos... Los siete millones de habitantes de Hong Kong están a tan solo tres horas de los doce millones de habitantes de Pekín. Ningún otro animal de gran tamaño ha llegado a ser tan abundante. Y también tenemos nuestra cota de virus potencialmente destructivos, algunos de los cuales pueden llegar a ser tan desagradables como el VPN, de manera que... ¿cuál es el pronóstico? ¿La Analogía es válida? ¿Hemos de esperar un desplome como el de la población de lagartas peludas?

Dwyer no era de los que respondían en afirmativo precipitadamente, con su sensatez empírica, receloso de extrapolaciones fáciles, prefería detenerse y pensar, como de hecho hizo. Y, de repente, nos encontramos hablando de la gripe.

114

No he hablado mucho de los influenzavirus en el presente libro, pero no es porque no sean importantes. Al contrario, son de la mayor importancia, muy complejos y, desde luego, con un potencial arrasador si llegasen a tomar la forma de una pandemia. La próxima gran pandemia podría muy bien ser de gripe. Greg Dwyer era consciente, y precisamente por eso la mencionó. Estoy seguro de que no hará falta que les recuerde que la gripe de 1918-1919 mató a alrededor de cincuenta millones de personas, que no hay ninguna defensa milagrosa ni una vacuna universal ni ningún tratamiento infalible al alcance de todos para garantizar que no vuelvan a tener lugar tanta muerte y miseria. Incluso en los años promedio, se dan al menos tres millones de casos de gripe estacional, con más de doscientas cincuenta mil muertes en todo el mundo. Así que los influenzavirus son de una peligrosidad colosal en el mejor de los casos. En el peor, pueden llegar a ser apocalípticos. No los había tenido en cuenta hasta aquí por la simple razón de que viene al pelo para bosquejar algunas ideas de cierre sobre las enfermedades zoonóticas.

Primero, una cosa básica. La gripe está causada por tres tipos de virus, de los que el más preocupante y extendido es el influenzavirus A. Todos los virus de este tipo comparten ciertos rasgos, como un genoma de cadena simple de ARN dividido en ocho segmentos, los cuales sirven como plantillas para codificar once proteínas diferentes. En otras palabras, tienen ocho fragmentos de ARN codificante, unidos como si fueran ocho vagones de un mismo tren que llevasen once mercancías distintas. Ese cargamento son las moléculas que comprenden la estructura y la maquinaria funcional del virus; son lo que hacen los genes. Dos de ellas se convertirán en protuberancias puntiagudas en la superficie externa de la envoltura vírica, la hemaglutinina y la neuraminidasa, reconocibles por el sistema inmune y cruciales para penetrar en las células de un huésped, dada la variedad de subtipos de influenzavirus A, con etiquetas definitorias como H5N1, H1N1, etc. El primer ejemplo indica un virus con hemaglutinina del subtipo 5 combinada con neuraminidasa del subtipo 1. En el mundo natural, se han descubierto hasta dieciséis tipos distintos de hemaglutinina y nueve de neuraminidasa. La hemaglutinina es la llave que abre la membrana celular, para que el virus pueda adentrarse, mientras que la neuraminidasa es la llave para salir de nuevo. ¿Todo entendido hasta aquí?

Si ha asimilado este párrafo, ya entiende más que el 99,9 por ciento de la gente que hay en el planeta sobre influenzavirus; puede darse una palmadita en la espalda y vacúnese de la gripe en noviembre.

En el momento de la pandemia de 1918-1919, nadie sabía lo que la causaba, aunque sí había montones de suposiciones. Nadie era capaz de encontrar al germen culpable, nadie podía verlo, ni nombrarlo ni comprenderlo, porque la virología había apenas comenzado a existir como disciplina. Aún no se habían desarrollado técnicas de aislamiento viral, ni se habían inventado los microscopios electrónicos. El virus responsable, que resultó ser una variante del H1N1, no se identificó con precisión hasta nada más y nada menos que el 2005. Durante las décadas que transcurrieron entre un momento y otro, hubo otras pandemias, incluidas una en 1957, que mató a dos millones de personas, más o menos, y otra en 1968, la cual se conocería como la gripe de Hong Kong (donde se originó) y acabó con la vida de un millón. A finales de la década de los cincuenta, los científicos habían identificado a los influenzavirus como un grupo en cierto modo desconcertante, de una diversidad muy elevada y con una capacidad infecciosa variable capaz de afectar a cerdos, caballos, hurones, gatos, patos domésticos y pollos, así como a los seres humanos. Pero no se sabía cuál era el hábitat natural de estas criaturas.

¿Se trataba de zoonosis? ¿Tenían huéspedes reservorio? En 1961 apareció una pista, cuando murieron varios charranes comunes (*Sterna hirundo*, una especie de ave marina) en Sudáfrica, en los que se encontraron influenzavirus. Si el virus de la gripe los había matado, entonces, por definición, los charranes no eran su reservorio, pero, quizá sus historias de vida los habían puesto en contacto con el reservorio. Poco después, un joven biólogo neozelandés y un bioquímico australiano que daban un paseo por la costa de Nueva Gales del Sur encontraron a un montón de pájaros muertos.

Los dos eran muy buenos amigos y compartían su afición por las salidas al aire libre; de hecho, ese paseo era parte de una salida para pescar. El neozelandés era Robert G. Webster, que se encontraba en Australia para hacer su doctorado, mientras que el australiano era William Graeme Laver, quien había estudiado en Melbourne y en Londres, inspirado para hacer una carrera como investigador por Macfarlane Burnet. Laver era de espíritu aventurero y, cuando terminó el doctorado en Londres, regresó con su esposa a Australia por tierra en lugar de por aire. Varios años después, él y Webster salían a dar su histórico paseo, durante el que encontraron la playa sembrada de carcasas de pardelas del Pacífico (otra especie de ave marina, *Puffinus pacificus*), por lo que se preguntaron, con aquellos charranes de Sudáfrica en mente, si a estas aves también las habría matado la gripe. Laver sugirió, casi a modo de broma, que quizá sería buena cosa desplazarse hasta la Gran Barrera de Coral y comprobar si había presencia de influenzavirus en las aves. Por lo general, no se considera un entorno duro; podrían pescar un poco, ponerse morenos al sol, disfrutar de la claridad de las aguas de color turquesa y hacer algo de trabajo científico. Laver solicitó a su superior en la Universidad Nacional de Australia, en Canberra, que financiasen su trabajo con Webster. El jefe le dijo que debía de estar alucinando, y que de alucinar con su dinero, nada. Así que acudieron a la OMS, en Génova, donde un funcionario lleno de confianza les ofreció quinientos dólares estadounidenses, una cuantía bien sustanciosa para la época. Así que Laver y Webster fueron a una isla conocida como Tyron, a algo más de ochenta kilómetros de Queensland, y acabaron encontrando influenzavirus en ejemplares de pardelas del Pacífico.

«Así que tenemos una gripe, relacionada con la gripe humana, en la aves migratorias de todo el mundo», me contaba el propio Robert Webster, cuarenta años después. El papel que se le ha otorgado en la bibliografía científica en torno a ese trabajo ha sido bastante humilde, aunque él mismo lo expone en esos términos: «Desde luego que, aunque con mi ayuda, fue Graeme Laver quien descubrió que las pardelas son reservorio de influenzavirus». En la actualidad, Laver ya no está entre nosotros, pero el profesor Webster lo recuerda con cariño.

Se puede defender que, a día de hoy, Robert Webster es el más eminente especialista en el virus de la gripe de todo el mundo. Creció en una granja de Nueva Zelanda, estudió Microbiología, se doctoró en Canberra, trabajó y fue compañero de correrías de Laver, y luego se trasladó a Estados Unidos, en 1969, para ocupar un puesto en el St. Jude Children's Research Hospital, en Memphis, donde ha estado (si excluimos sus frecuentes viajes) desde entonces. Tenía casi ochenta años cuando me entrevisté con él, pero aún llevaba a cabo su trabajo, en forma y en la vanguardia de la investigación de la gripe, en respuesta diaria a las noticias virales de todo el mundo. Hablamos en su oficina, en el piso superior de un elegante edificio del St. Jude, después de que me invitara a una taza de un café bien cargado en la cafetería del hospital. En la pared de la oficina había dos peces en un marco de madera, un mero inmenso y un espléndido pargo rojo, que daba la impresión de que fueran un tributo a Graeme Laver. Webster me explicó que una de las cosas que hace que la gripe sea tan problemática es su propensión al cambio.

En primer lugar, está su elevada tasa de mutación, como en cualquier virus ARN. Webster me comentaba que es imposible hacer controles cualitativos a medida que se replica, lo que me recordó a las palabras de Eddie Holmes; errores continuos en el proceso de copia de letras individuales del código. Pero eso no es más que el principio. Incluso más importante es el reordenamiento, es decir, el intercambio accidental de segmentos genómicos completos entre viriones de dos subtipos diferentes. Es similar a la recombinación, pues a veces tiene lugar entre cromosomas cruzados en células en división, con la diferencia de que el reordenamiento es más simple y ordenado. Tiene lugar entre influenzavirus, porque la segmentación permite que su ARN se divida de forma eficiente en los puntos de demarcación entre genes; los ocho vagones en el patio de maniobras de la estación. Webster me recordó que hay dieciséis tipos disponibles de hemaglutinina, y nueve tipos de neuraminidasa. «Echa cuentas.» Las eché, ciento cuarenta y cuatro apareamientos posibles. Los cambios son aleatorios y el resultado son malas combinaciones, que hacen el virus menos viable. Pero los cambios aleatorios también constituyen variación, la cual es a su vez una exploración de posibilidades. Se trata del material en bruto de la selección natural, de la adaptación, de la evolución. Por eso los influenzavirus son un tipo tan proteico de virus, siempre llenos de sorpresas, de novedades, de amenazas; debido a la profusión de mutaciones y al reordenamiento.

La ocurrencia constante de mutaciones supone un cambio incremental en la forma y el comportamiento del virus. Por lo tanto, hace falta volver a vacunarse contra la gripe cada otoño. La versión de un año es muy diferente de la del año anterior. El reordenamiento acarrea grandes cambios. Por lo general, las innovaciones más importantes a resultas de aquel, con la introducción de nuevos subtipos, que pueden ser infecciosos al tiempo que desconocidos para la población humana, son lo que dan lugar a las pandemias.

Pero no se reduce todo a las infecciones humanas. Los distintos subtipos, como bien apuntó Webster, tienen afinidad por distintas especies de huésped. El H7N7 prolifera bien entre los caballos. Los charranes comunes que se encontraron muertos en Sudáfrica en 1961 habían sido infectados por H5N3. Solo los subtipos con hemaglutinina H1, H2 o H3 son causantes de epidemias de gripe entre los seres humanos, porque son los únicos que se propagan con facilidad de una persona a otra. Los cerdos presentan condiciones intermedias entre lo que un virus de la gripe encuentra en la gente y lo que encuentra en los pájaros, por lo que tanto los subtipos especializados en seres humanos como los especializados en aves pueden infectarlos. Cuando dos virus, uno adaptado a los seres humanos y otro a las aves, infectan simultáneamente a un cerdo, se da la ocasión para que se produzca un fenómeno de reordenamiento entre ambos. Aunque se sabe que las aves marinas son, en última instancia, el origen de todas las gripes, los virus se reordenan en los cerdos, y también en otros receptáculos (las perdices, por ejemplo, también sirven como recipiente de mezcla), de manera que para cuando llegan a los humanos, por lo normal se han ensamblado a partir de H1, H2 o H3, además de las otras diez proteínas necesarias, algunas de ellas en formas que se han tomado prestadas de un virus de la gripe de esta ave o de aquella o de un virus de la gripe porcina. Webster me comentó que otros subtipos, con H7 y H5, han «probado» la posibilidad de prosperar en seres humanos, pero, en todos los casos que se conocen hasta ahora, les ha ido mal.

«Infectan a los humanos, pero no han adquirido la capacidad de transmisibilidad.» No pasan de una persona a otra. Pueden matar a un montón de aves, propagarse entre rebaños enteros, pero no pueden usar los estornudos humanos como medio de transporte. La gripe aviar es principalmente una infección del tracto gastrointestinal, transmitida vía fecal-oral; un pájaro enfermo defeca sobre el piso del corral o el suelo del patio de la granja, o en el agua de un lago o de un estuario, y otro pájaro lo pilla mientras picotean comida o la buscan con el pico. Se supone que es así como aquellos charranes de Sudáfrica y aquellas pardelas de Australia se contagiaron del virus. Así que habría que dedicarse a manipular gallinas o a despiezar a patos para contagiarse. Con todo, tratándose de un grupo vírico tan variable, en mutación constante, en reordenamiento constante, la próxima «prueba» podría ser diferente. Por eso, en lo que respecta a qué forma tendrá la próxima pandemia, Webster afirmó que «en este momento, no hay la más remota posibilidad de predecirlo».

Pero hay cosas que merecen ser objeto de observación; me refiero en concreto al subtipo H5N1, más conocido para nosotros como el virus de la gripe aviar. El propio Webster desempeñó un papel crucial en la respuesta a este atemorizador subtipo, cuando apareció por primera vez. En mayo de 1997, un niño de tres años murió de gripe en Hong Kong, y se encontró un virus en una muestra tomada con hisopo de su tráquea, pero los científicos del laboratorio en que se examinó no pudieron reconocerlo. Parte de la muestra se envió a los CDC, pero no se consiguió identificarlo. Entonces, se pasó una muestra del virus a un científico neerlandés que estaba de visita en Hong Kong, quien emprendió el viaje de regreso y se puso a trabajar en ello de inmediato. «Hmm, mijn God.» Informó a colegas de todo el mundo de que parecía un H5, un virus de la gripe aviar. «Y todos dijimos: "Eso es imposible" —recordaba Webster—. El H5 no afecta a seres humanos. Pensamos que tenía que tratarse de un error.» Pero no lo era. Lo más alarmante de todo era que se trataba del primer caso en que un influenzavirus aviario (con contenido genético de virus no especializados en humanos, debido al reordenamiento) causaba la muerte por enfermedad respiratoria a una persona. Aparecieron tres nuevos casos en noviembre y, llegado ese punto, el propio Webster cogió un avión para Hong Kong.

Era un momento muy poco idóneo para una emergencia médica. En 1997 había tenido lugar la transición política de Hong Kong de una colonia británica a una región administrativa especial de China. Las instituciones públicas eran inestables, los directivos y el personal estaban en cambio constante, y Robert Webster se encontró con que en la Universidad de Hong Kong apenas había expertos en gripe. Siguieron apareciendo casos en humanos, un total de dieciocho para cuando acabó el año, con una tasa de letalidad del 33 por ciento. Este subtipo aviar era particularmente agresivo. Pero ¿cómo se transmitía? Nade había conseguido rastrear su origen, además de que no se sabía la rapidez con la que podría propagarse entre los seres humanos. «Así que reuní a los posdoctorandos a los que había formado en el Pacífico —me contó Webster— y les pedí que acudieran a Hong Kong. Y, en tres días, localizamos el virus en los mercados de venta de aves de corral vivas.»

Fue un punto de partida crucial. Los funcionarios de Hong Kong ordenaron cerrar los mercados y sacrificar a todas las aves domésticas (un millón y medio de individuos), lo que resolvería el problema más inmediato. Durante un tiempo, no se dieron nuevos casos, ni en Hong Kong ni en ninguna otra parte. Pero este nuevo y repugnante virus aún estaba por erradicar. Siguió circulando discretamente entre los patos domésticos de las provincias costeras de China, donde muchos de los habitantes del área rural los tenían en sus granjas, y los sacaban todos los días para que se alimentaran en los arrozales. Era muy difícil hacer un seguimiento del virus en semejantes circunstancias, y aún más difícil erradicarlo, porque los patos infectados son asintomáticos. «Los patos son el caballo de Troya», afirmaba Webster. Lo que quería decir es que, alojado en ellos, el peligro acecha en secreto. Los patos salvajes pueden aterrizar en un arrozal inundado, quizá sean portadores del virus, ensucien el agua e infecten a los domésticos. Puede que estos parezcan estar bien, pero cuando el niño de la casa los mete en el corral por la noche, es posible que infecten a los pollos. No pasará mucho tiempo hasta que los pollos, y también el niño, puedan haber muerto de gripe aviar.

«Los patos son el caballo de Troya», repitió. Se trata de una sentencia poderosa, vívida y clara, y ya la había leído en algunas de sus publicaciones. Pero, en este caso, era más específico, se refería a los ánades reales y a los ánades rabudos. La patogenicidad de este virus difiere de manera descarada según el tipo de ave del que se trate. «Depende de la especie —me explicó Webster—. Algunas especies, como el ánsar indio, mueren, pero los ánades reales y los rabudos lo portan y lo propagan.»

Seis años después de este primer brote epidémico de Hong Kong, el H5N1 regresó para infectar a tres miembros de una familia y matar a dos de ellos. Como ya he explicado unas páginas atrás, eso ocurrió durante las primeras alarmas por lo que se llegó a conocer como SARS, lo que vino a complicar los esfuerzos para identificar a este otro virus, muy diferente. Por la misma época, el H5N1 comenzó a intensificarse entre las aves de corral de Corea del Sur, Vietnam, Japón, Indonesia y en general todos los países de la región, acabando con la vida de muchas aves y de como mínimo un par de personas más. También se propagó a través de las aves salvajes, llegando así hasta muy lejos. El lago Quinghai, en el occidente de China, a unos dos mil kilómetros al noroeste de Hong Kong, se convirtió en el escenario de un acontecimiento aciago, al que Webster, de hecho, había hecho alusión al mencionar a los ánsares indios.

El lago es un importante sitio de cría de una serie de anátidas migratorias, cuyo corredor aéreo las conduce de varias maneras desde allí hasta India, Siberia y el Sudeste Asiático. En abril y mayo del 2005, murieron seis mil aves en Quinghai por causa de la gripe del H5N1. El primer animal afectado fue el ánsar indio, pero la enfermedad también golpeó al tarro canelo, al cormorán grande y a dos tipos de gaviota. El ánsar indio, con una gran superficie alar en relación a su peso, está muy bien adaptado a vuelos de gran altura y largas distancias. Anida en la meseta tibetana y en su migración pasa por encima de la cordillera del Himalaya. Fue sembrando el H5N1.

«Y es presumible —concluyó Webster—, que estas aves salvajes lo portasen hacia el oeste, a India, África, Europa, etc.» Alcanzó Egipto en el 2006, por ejemplo, un país en el que ha sido especialmente problemático.

«En Egipto está en todas partes, en las aves de corral de venta comercial, en las poblaciones de patos...» Las autoridades sanitarias del país trataron de vacunar a las aves domésticas, con vacunas importadas de Asia, pero no funcionó. «Es sorprendente que no haya más casos en humanos.» La cuota egipcia es bastante alta, con 151 casos confirmados en agosto del 2011, de los que 52 acabaron siendo letales. Los números representan más de un cuarto de todos los casos conocidos de gripe aviar en humanos en todo el mundo, y más de un tercio de las muertes, desde que emergiera el H5N1, en 1997. Pero se da un factor crítico; pocos de los casos egipcios, si es que hubo alguno, eran el resultado de una transmisión de humano a humano. Los desafortunados pacientes egipcios parecían haberse contagiado el virus directamente de las aves, lo que indicaría que aún no ha encontrado un modo eficaz de pasar de una persona a otra.

De acuerdo con Robert Webster, se dan dos aspectos peligrosos en la situación actual. El primero es que Egipto, dados sus trastornos políticos recientes y la incertidumbre sobre a dónde van a llevar al país, puede no estar preparado como país para contener un brote de gripe aviar transmisible, si tuviese lugar. El segundo atañe tanto a quienes investigan la gripe como a los servicios de sanidad pública de todo el mundo. Debido a su elevada tasa de mutación y a la normalidad del contacto entre personas y aves infectadas, el virus podría dar con una configuración genética que lo hiciera altamente transmisible entre individuos humanos.

«Mientras el H5N1 esté campando por el mundo —mantenía Webster—, hay una posibilidad para el desastre. Mientras conviva con poblaciones humanas, existe el riesgo teórico de que adquiera la capacidad de transmitirse de un ser humano a otro. —Hizo una pausa—. Si se da el caso, ya podemos rezar.»

115

Todo este asunto, tal que si fuera un virus de transmisión aérea, anda flotando en las conversaciones de todo el mundo. La mayoría de la gente no está familiarizada con el concepto de «zoonótico», aunque ha oído hablar del coronavirus del SARS, del virus del Nilo Occidental o de la gripe aviar; conoce a alguien que ha padecido la enfermedad de Lyme o a alguien que ha muerto por causa del VIH, y ha oído hablar del virus del Ébola y sabe que se trata de algo terrible, aunque es posible que lo confundan con *E. coli*, esa bacteria que puede matarnos si nos comemos la espinaca equivocada. La gente está preocupada, vagamente informada, pero no tiene el tiempo o no está interesada lo suficiente como para meterse en los detalles científicos. Puedo afirmar, por experiencia, que algunas personas, cuando se enteran de que uno está escribiendo un libro sobre el tema (sobre nuevas y alarmantes enfermedades, virus asesinos y pandemias), enseguida quieren ir al grano, y preguntan cosas como: «¿Vamos a morir todos?». He hecho del responder afirmativamente una pequeña norma personal. Sí, vamos a morir todos. Sí. Vamos a pagar los impuestos que nos toquen y luego vamos a morir. Sin embargo, es probable que la mayoría muramos de algo mucho más mundano que un nuevo virus recién surgido a partir de un pato, de un chimpancé o de un murciélago.

Los peligros que representa la zoonosis son reales y graves, pero también hay imprecisiones en un grado muy elevado. No hay la más remota posibilidad, como afirmaba Webster con amargura, de predecir la naturaleza y el momento de la próxima pandemia de gripe. En este sistema, hay en juego muchos factores que varían de forma aleatoria o casi aleatoria. Hacer predicciones, en general, en lo que respecta a estas enfermedades, es, hasta la fecha, una empresa delicada, cuyo resultado es probable que dé lugar más a una confianza engañosa que a un conocimiento útil. Además de a Webster, he hecho la misma pregunta en dos partes a muchas otras eminencias científicas en el campo de la epidemiología, incluidos algunos expertos en ébola, en el coronavirus del SARS, en virus portados por murciélagos, en VIH y en evolución vírica: (1) ¿va a emerger en el futuro cercano una nueva epidemia, que sea tan violenta y con tanta capacidad de transmisión como para causar una pandemia de la escala del VIH o de la gripe de 1918, matando a millones de personas? (2) Y si es así, ¿cuál será su forma y cuándo aparecerá? Las respuestas a la primera parte variaron dentro de un rango desde «Quizá» hasta «Probablemente»; en cuanto a la segunda, pusieron el foco en los virus ARN, en especial en los que el huésped reservorio es algún tipo de primate. Por cierto, ninguno de ellos puso en cuestión la premisa de que, si hay una próxima gran pandemia, esta será zoonótica.

Lo que se puede encontrar en la bibliografía científica es, a grandes rasgos, el mismo tipo de especulaciones bien fundamentadas y cautelosas. En 1997, un epidemiólogo y experto en enfermedades infecciosas muy respetado, Donald S. Burke, rector en la actualidad de la Graduate School of Public Health de la Universidad de Pittsburgh, dio una conferencia, posteriormente publicada, en la que desglosaba los criterios bajo los que se podría considerar a algunos tipos de virus como probables candidatos para causar una nueva pandemia. «El primer criterio es el más obvio; pandemias recientes de la historia de la humanidad», le dijo Burke a la audiencia. Así, apuntaría a los ortomixovirus (incluidos los influenzavirus) y a los retrovirus (entre los que se incluye el VIH, entre otros.

«El segundo criterio es la capacidad probada para causar grandes epidemias en las poblaciones de animales no humanos. —A modo de ejemplo, volvió a los retrovirus y a los ortomixovirus, y también mencionó los coronavirus—. Algunos de estos virus —advirtió— deberían considerarse como serias amenazas para la salud de los seres humanos. Se trata de virus con una elevada tasa de evolucionabilidad y una capacidad probada para causar epidemias en las poblaciones de animales.» Es interesante señalar, en retrospectiva, que auguró la epidemia de SARS seis años antes de que tuviese lugar.[4]

Mucho más recientemente, Burke me comentaba: «Hice una conjetura afortunada». Se rio con gracia de su propia autocrítica, para añadir que «"predicción" es un término demasiado potente» para lo que él había estado haciendo.

Se puede confiar en Donald Burke a este respecto más que en cualquier persona viva. Pero la dificultad de hacer predicciones no nos aboca a permanecer ciegos, desprevenidos y resignados frente a las enfermedades zoonóticas emergentes y reemergentes. Al contrario; la alternativa realista a la adivinación, en palabras de Burke, es «mejorar la base científica para optimizar el modo en que nos preparamos». Por «base científica» se refiere a la comprensión de a qué virus hay que prestar atención, a la capacidad sobre el terreno de detectar contagios en sitios remotos antes de que se conviertan en brotes epidémicos regionales y a la competencia organizacional para controlar esos brotes antes de que se hagan pandémicos, así como a las herramientas y a las destrezas en el entorno del laboratorio para reconocer a los virus conocidos con celeridad, caracterizar a los nuevos casi con la misma rapidez y crear vacunas y terapias sin demora.

Aunque no tenemos capacidad para predecir una gripe venidera o cualquier otro nuevo virus emergente, podemos al menos permanecer atentos, estar bien preparados y listos para una respuesta rauda, ser ingeniosos y perfeccionar los conocimientos científicos con los que contamos, y echar mano de todo ello cuando haya que reaccionar.

Todo eso ya se está haciendo en nuestro beneficio, en gran medida gracias a una serie de instituciones e individuos previsores y dedicados a la ciencia de las enfermedades infecciosas y a la salud pública. Se han constituido unas ambiciosas redes y programas por parte de la OMS, los CDC, la Agencia de Estados Unidos para el Desarrollo Internacional, el Centro Europeo para la Prevención y el Control de Enfermedades, la Organización Mundial de Sanidad Animal y otras organizaciones nacionales e internacionales, para afrontar el peligro de las enfermedades zoonóticas emergentes. Incluso, por causa de la inquietud que genera la posibilidad del bioterrorismo, el Departamento de Seguridad Nacional y la Agencia de Proyectos de Investigación Avanzados de Defensa del Departamento de Defensa del mismo país (también conocida como «la oscura DARPA», cuyo lema es «Crear y prevenir sorpresas estratégicas») han puesto las manos en esta masa. (Supuestamente, desde que Estados Unidos dejó de lado la investigación sobre armas biológicas en 1969, el programa sobre enfermedades del DARPA se destina en la actualidad a prevenir, pero no a crear, sorpresas estratégicas de tipo epidémico.) Las iniciativas materializadas por los organismos mencionados tienen nombres y acrónimos como Red de Alerta y Respuesta ante el Contagio Global (conocida por las siglas GOARN o WHO), Profecía (del DARPA), el programa de Amenazas Pandémicas Emergentes (EPT, del Departamento de Seguridad Nacional estadounidense) o la Oficina de Patógenos Especiales (SPB, de los CDC); todos los cuales suenan a jerga programática, pero cuentan con especialistas que trabajan sobre el terreno en los lugares de contagio y en laboratorios seguros donde los nuevos patógenos pueden estudiarse con celeridad.

Las organizaciones privadas como EcoHealth Alliance (dirigida por un antiguo parasitólogo, Peter Daszak, y que cuenta con Jon Epstein para los estudios llevados a cabo sobre el virus Nipah en Bangladés y otros lugares, con Aleksei Chmura para la investigación sobre murciélagos en China, con Billy Karesh para el estudio continuado de la salud de los animales salvajes de todo el mundo y con muchos otros expertos) también han abordado el problema.

Hay un proyecto muy intrigante conocido como Iniciativa para el Pronóstico Vírico Mundial (GVFI, por sus iniciales en inglés), financiado en parte por Google y creado por un brillante emprendedor científico, Nathan Wolfe, quien tuvo como mentor, entre otros, a Don Burke. La GVFI se dedica a recoger muestras de sangre de sujetos consumidores de carne de animales silvestres y otros individuos de las áreas tropicales de África y Asia en unos parchecitos de papel de filtro y estudiarlos para encontrar nuevos virus, en un esfuerzo sistemático para detectar contagios y detener la próxima pandemia antes de que comience a propagarse. Wolfe aprendió la técnica de recogida de muestras con papel de filtro de Balbir Singh y Janet Cox-Singh (los investigadores de la malaria que estudiaron *Plasmodium knowlesi* en humanos, ¿se acuerda?), durante el tiempo que pasó con ellos sobre el terreno, cuando era un estudiante de posgrado, en los noventa.

El laboratorio de Ian Lipkin, en la Mailman School of Public Health, parte de la Universidad de Columbia, es un resolutivo centro de trabajo para el desarrollo de nuevas herramientas de diagnóstico molecular. Lipkin, con formación tanto de médico como de biólogo molecular, define su labor como «descubrimiento de patógenos» y para llevarla a cabo recurre a técnicas como la secuenciación de alto rendimiento (con capacidad para secuenciar miles de muestras de ADN de forma rápida y barata), la RCP por MassTag (que consiste en identificar segmentos de genoma mediante la espectrometría de masa) o el sistema de diagnóstico GreeneChip, que puede hacer el seguimiento simultáneo de miles de patógenos diferentes. Cuando Jon Epstein extrae suero sanguíneo de los zorros voladores de Bangladés o cuando Aleksei Chmura saca sangre a los murciélagos del sur de China, algunas de las muestras van directas a las manos de Ian Lipkin.

Estos científicos están alerta; son nuestros centinelas, vigilan las fronteras por las que se cuelan los virus. Mantienen una conexión productiva entre sí. Cuando el próximo virus inédito se abra camino desde un chimpancé, un murciélago, un ratón, un pato o un macaco hacia un ser humano y, quizá, desde ese ser humano a otro ser humano, y, acto seguido, comience a generar un pequeño conglomerado de infecciones letales, lo verán (o, al menos, esperamos que lo hagan) y harán sonar la alarma.

Lo que pase después dependerá de cuestiones científicas, políticas, convenciones sociales, opinión pública, voluntad ciudadana y otras manifestaciones del comportamiento humano. En definitiva, todo descansará en la respuesta de los ciudadanos.

Así que, antes de que llegue ese momento, sea con calma o con histerismo, con inteligencia o con torpeza, hemos de entender en alguna medida el esquema básico y la dinámica de la situación; debemos darnos cuenta de que las proliferaciones recientes de nuevas enfermedades zoonóticas, así como la reincidencia y la propagación de las ya conocidas, se encuadran en un marco mayor, y que la humanidad es responsable de haber generado ese marco. Tenemos que reconocer que es un reflejo de lo que hemos venido haciendo hasta aquí, y no meras contingencias que nos ocurren porque sí; que, aunque algunos de los factores de causa humana puedan parecer prácticamente inexorables, otros están dentro de nuestro control.

Los expertos ya nos han alertado de dichos factores, y resulta bastante fácil hacer una lista. La población ha aumentado hasta el nivel de los 7.000 millones y más allá, ya que vamos cómodamente hacia los 9.000 millones, hasta que la curva de crecimiento llegue a un probable momento de allanamiento. Un gran número de nuestras ciudades tienen una gran densidad poblacional. Hemos penetrado, y seguimos haciéndolo, en los últimos grandes bosques y en otros ecosistemas naturales del planeta, alterando su estructura física, así como a las comunidades ecológicas que los habitan. Hemos horadado el Congo; hemos horadado la Amazonia; hemos horadado Borneo; hemos horadado Madagascar; hemos horadado Nueva Guinea y el nordeste de Australia... Hacemos temblar los árboles, metafórica y literalmente, y todo se desmorona; matamos, despedazamos y nos comemos a una gran cantidad de animales salvajes; nos establecemos en esos lugares, levantamos aldeas, campos de trabajo, ciudades, industrias extractivas, más ciudades... Llevamos a nuestros animales domésticos y sustituimos a la fauna salvaje por el ganado, cuyo número multiplicamos con tanta ligereza como el nuestro propio, a una impresionante escala industrial, lo que implica a miles de cabezas de vacas, cerdos, pollos, patos, ovejas y cabras, por no mencionar a las ratas del bambú y a las civetas de las palmeras comunes, todos confinados en masa en gallineros y corrales, bajo condiciones que favorecen que estos animales domésticos y semidomésticos se contagien con patógenos infecciosos de origen externo (por ejemplo, un murciélago anidado sobre una pocilga) y se los transmitan entre sí, dando lugar a ocasiones en abundancia para que el patógeno evolucione en nuevas formas, algunas de las cuales tendrán capacidad de infectar a un ser humano tanto como a una vaca o a un pato. Tratamos a estos animales estabulados con dosis profilácticas de antibióticos y otros fármacos, no con la intención de curarlos, sino de hacer aumentar su peso y mantenerlos saludables lo justo para una venta y una matanza rentables, y, al hacerlo, favorecemos la evolución de bacterias resistentes. Exportamos e importamos otros animales vivos, sobre todo primates, para uso en investigación médica, y también especies exóticas para tenerlas como mascotas. Asimismo, comerciamos con pieles y hacemos contrabando de carne de animales tropicales y de plantas. Toda esta mercancía lleva polizones microbianos consigo. Viajamos, nos movemos de una ciudad a otra y de un continente a otro incluso más rápido de lo que transportamos el ganado. Nos quedamos en hoteles en los que otra gente a la que no conocemos estornuda y vomita. Comemos en restaurantes en los que el cocinero puede haber estado despiezando un puercoespín antes de prepararnos los filetes que hemos pedido. Visitamos templos de monos en Asia, mercados de animales vivos en India, aldeas pintorescas en Sudamérica, sitios arqueológicos cubiertos de polvo en Nuevo México, ciudades ganaderas en Países Bajos, cuevas de murciélagos en el este de África, hipódromos en Australia (donde respiramos el aire, alimentamos a los animales, lo tocamos todo y nos damos un apretón de manos con los amistosos lugareños) y, después de todo eso, nos subimos al avión y volvemos a casa. Nos pican mosquitos y garrapatas, alteramos el clima con las emisiones de carbono, lo cual, a su vez, puede alterar los rangos latitudinales en que habitan estos chupasangres. Proporcionamos unas oportunidades increíbles a aquellos microbios emprendedores, gracias a la abundancia y ubicuidad de los cuerpos humanos. Toda esta lista va acompañada con una rúbrica, la de la biología evolutiva de las infecciones zoonóticas. Las circunstancias ecológicas ofrecen oportunidades para el contagio entre especies. La evolución aprovecha la ocasión, explora las posibilidades y ayuda a convertir los contagios en pandemias.

Fue una coincidencia histórica deliciosa, aunque estéril, que la teoría microbiana de la enfermedad comenzase a ganar prominencia científica más o menos al mismo tiempo, a finales del siglo XIX, que la teoría darwiniana de la evolución; deliciosa porque se trata de dos grandes cuerpos de conocimiento, con mucho que compartir, y estéril porque su retroalimentación se demoró durante mucho tiempo, puesto que las teorías microbianas permanecieron, durante otros sesenta años, ignorantes del pensamiento evolutivo. La disciplina ecológica, en su forma moderna, apareció incluso más tarde, y también pasó un tiempo hasta que fue asimilada por la ciencia de las enfermedades. La otra disciplina ausente, hasta la segunda mitad del siglo XX, fue la biología molecular. Es posible que, desde tiempos antiguos, los practicantes de la medicina fuesen capaces de suponer que la peste bubónica estaba relacionada de algún modo con los roedores, pero no se supo cómo o por qué hasta que Alexandre Yersin, durante una epidemia que tuvo lugar en Hong Kong en 1894, encontró a la bacteria causante de la plaga en ratas. Pero ni si quiera eso iluminó el camino del conocimiento de las infecciones humanas hasta que, muchos años después, Paul-Louis Simond demostró que las transmisoras de la bacteria eran las pulgas. El carbunco, causado por otra bacteria, era conocido por matar tanto a vacas como a seres humanos, y parecía surgir por generación espontánea, hasta que Koch probó que no era así en 1876. Con la rabia, era aún mucho más obvia la asociación con una transmisión de animales no humanos (sobre todo, perros) a humanos; Pasteur obtuvo la vacuna para esta enfermedad en 1885 y la probó con un chico que había sufrido una mordedura, el cual sobrevivió. Pero el virus de la rabia en sí mismo, mucho más pequeño que una bacteria, no se pudo detectar directamente ni rastrearse hasta llegar a los carnívoros silvestres hasta mucho más tarde. Durante los primeros años del siglo xx, los investigadores de la Fundación Rockefeller y otras instituciones se plantearon el ambicioso objetivo de erradicar por completo una serie de enfermedades infecciosas. Lo intentaron con todo el ahínco con la fiebre amarilla, invirtiendo millones de dólares y muchos años de esfuerzo, pero fracasaron; lo intentaron con la malaria, pero fracasaron; después lo intentaron con la viruela, y en esta ocasión tuvieron éxito. ¿Por qué? Pues porque las diferencias entre esas tres enfermedades son muchas y muy complejas, aunque la realmente crucial es que la viruela no residía ni en un huésped reservorio ni en un vector, sino que se caracterizaba por una ecología más simple. Existía en humanos, solo en humanos, y, por lo tanto, era mucho más fácil de erradicar. La campaña para erradicar la polio por parte de la WHO y de otras instituciones, que tuvo inicio en 1988, supuso un esfuerzo realista por la misma razón; la polio no es zoonótica. Y, en la actualidad, se ha vuelto a poner la mira en la malaria. La Fundación Bill y Melinda Gates anunció en el 2007 una nueva iniciativa a largo plazo para erradicar dicha enfermedad. Se trata de una meta admirable, un sueño imaginativo y generoso, pero uno no puede sino preguntarse cómo piensan lidiar el señor y la señora Gates y sus asesores científicos con *Plasmodium knowlesi*. ¿Van a exterminar al parásito aniquilando a sus huéspedes reservorio, o van a tratarlos con algún tipo de terapia y curar a todos y cada uno de los macacos de la selva de Borneo?

Esa es la parte saludable de las enfermedades zoonóticas; nos recuerdan, tal y como hizo San Francisco de Asís, que los seres humanos somos inseparables del mundo natural. De hecho, no hay tal «mundo natural»; se trata de un término artificial y pobre. Lo único que hay es el mundo, y la humanidad es parte de él, como lo son los ebolavirus, los influenzavirus y el VIH, o el virus Nipah, el virus Hendra y el coronavirus del SARS, o como lo son los chimpancés, los murciélagos, las civetas de las palmeras comunes y los ánsares indios, y como también lo será el próximo virus homicida, ese que aún no se ha detectado.

Si insisto en imposibilidad de erradicar la zoonosis no es para desesperanzar ni para deprimir a nadie; ni tampoco trato de generar el miedo por el miedo. El propósito del presente libro no es preocupar a los lectores, sino hacerles más astutos. En eso se distinguen principalmente los seres humanos y, pongamos por caso, las orugas de tienda o las lagartas peludas, en que, a diferencia de ellas, podemos ser muy astutos.

Tal fue el punto de vista defendido por Greg Dwyer en su ponencia de Chicago. Había estudiado todos los modelos matemáticos de relevancia para explicar los brotes infecciosos en humanos; Anderson y May, Kermack y McKendrick, George MacDonald, John Brownlee y otros. Advirtió el efecto crucial de los comportamientos individuales en las tasas de transmisión. Había determinado que lo que las personas hacen en tanto que individuos, lo que las polillas hacen en tanto que individuos, tiene un efecto importante en el R_0. Según él, la transmisión del VIH, por ejemplo «depende de los comportamientos humanos». ¿Quién podría discutirlo? Es algo probado. No hay más que revisar los cambios en la tasa de transmisión entre hombres homosexuales en Estados Unidos, entre la población ugandesa o entre las trabajadoras sexuales de Tailandia. Dwyer también afirmó que la transmisión del coronavirus del SARS parece depender en gran medida de los superpropagadores, y el comportamiento de estos, por no decir de todos los individuos que los rodean, puede ser muy variado. Los ecólogos matemáticos denominan a esa variedad de comportamientos como «heterogeneidad», y los modelos de Dwyer han mostrado que la heterogeneidad comportamental, incluso entre los insectos forestales, ya no digamos en los seres humanos, puede ser muy importante para atenuar la propagación de las enfermedades infecciosas.

«Si se mantiene constante el promedio de la tasa de transmisión —me explicó Dwyer—, basta con añadir heterogeneidad para que esta tienda a reducir la tasa de infección general.» Quizá resulta demasiado sucinto; a lo que se refiere es a que los esfuerzos individuales, el criterio individual y las elecciones individuales pueden tener un gran efecto a la hora de evitar catástrofes que, de otro modo, podrían extenderse a través de la masa.

Un solo individuo de lagarta peluda puede heredar una capacidad superior en alguna medida para evitar los rastros de VPN sobre las hojas. Un individuo humano puede elegir no consumir savia de palma, no comer carne de chimpancés, no montar las pocilgas a la sombra de los mangos, no limpiar la tráquea de los caballos con las manos desnudas, no tener sexo sin protección con prostitutas, no compartir aguja, no toser sin taparse la boca, no subirse con síntomas a un avión o no poner a las gallinas y a los patos en el mismo corral.

«Cualquier cosa insignificante que una persona pueda hacer —sostenía Dywer; si marca la diferencia con respecto a los demás, del estándar idealizado del comportamiento de la masa— reducirá las tasas de infección.» Esto fue después de pedirle que considerara la Analogía y de que pusiese el cerebro a trabajar en ello durante una media hora.

«Hay tantas formas en que las lagartas peludas pueden ser diferentes —dijo por fin—. Pero en el caso de los seres humanos, la variedad es de verdad descomunal, sobre todo en lo que respecta al comportamiento. Pues bien, volvamos a su pregunta, que viene a ser, ¿cuánto importa el hecho de que los seres humanos seamos inteligentes? Y bien, creo que mi tendencia sería decir que importa una barbaridad; pero si dejo de pensar en ello detenidamente, diría que importa mucho.»

Después, me condujo al sótano del edificio, para mostrarme un atisbo de la cara experimental de su trabajo. Abrió una puerta con llave para acceder a lo que llamaba «el cuarto de los trastos», abrió una incubadora, cogió un recipiente de plástico y me mostró unas lagartas peludas infectadas con VPN. Así pude saber el aspecto que se tiene cuando se va a quedar deshecho sobre una hoja.

116

De los dos olmos gigantes que se alzaban ante la casa de mi vecina Susan, solo queda uno. El otro murió hace cuatro años, senescente, afectado por la sequía e infestado de pulgones.

Un arborista profesional y su equipo vinieron en un camión y lo tiraron, rama a rama, sección por sección. Fue un día triste para Susan, y para mí, que había vivido bajo la sombra de ese majestuoso árbol durante casi tres décadas, también. Entonces, incluso el tocón, lo suficientemente grande como para usarlo de mesa de centro, se desvaneció. Se puso al nivel del suelo con una trituradora de tocones y se cubrió con hierba. Ahora, el árbol ya no está, pero no lo hemos olvidado. El vecindario ha perdido garbo debido a su ausencia, pero no había elección.

El otro gran olmo aún está ahí, arqueado grandiosamente sobre nuestra tímida calle. Al rodear su corteza de color marrón grisáceo, al nivel de la cintura puede verse una mancha, una banda oscurecida con un cambio de color, evidentemente indeleble a pesar del clima y del tiempo, la marca del adhesivo tóxico, de la protección contra las orugas, veinte años después. Hace ya mucho que las orugas, otra proliferación anormal de la población que se fue a la quiebra, se fueron, pero ahí está su marca, como un registro fósil.

Cuando estoy en casa, en Montana, paso caminando por delante de ese árbol todos los días. Casi siempre me fijo en la banda oscura y, por lo usual, me acuerdo de las orugas, de cómo aparecieron en cantidades abrumadoras y luego desaparecieron. Se habían encontrado con buenas condiciones. Pero algo más pasó. Quizá la suerte fue el elemento crucial; quizá las circunstancias; quizá su mera densidad; quizá la genética; quizá el comportamiento. En la actualidad, cuando veo la marca del árbol, me acuerdo a menudo de lo que me dijo Greg Dwyer: todo depende.

Fuimos nosotros quienes creamos la epidemia del coronavirus

The New York Times, 28 de enero de 2020

El último de la sucesión de virus aterradores que ha capturado la horrorizada atención del mundo, provocado el confinamiento de cincuenta y seis millones de personas en China, alterado los viajes previstos en todo el planeta y desatado el acaparamiento de mascarillas médicas en lugares que van de la provincia China de Wuhan a Bryan, Texas, se conoce como «nCoV-2019».* Un apelativo farragoso para una amenaza espeluznante.

El nombre, elegido por el equipo de científicos chinos que aisló e identificó el virus, es la apócope de «nuevo coronavirus de 2019». Refleja el hecho de que fue a finales de ese año cuando se tuvo la primera noticia de que el virus había infectado a humanos —en un mercado de pescado y animales vivos en Wuhan— y que pertenece a la familia de los coronavirus, un grupo lamentablemente célebre. La epidemia de SARS de 2002-2003, que infectó a 8.098 personas en todo el mundo, de las que murieron 774, fue provocada por un coronavirus; como también lo fue el brote de MERS que comenzó en la península Arábiga en 2012 y aún perdura (hasta noviembre de 2019, se habían infectado 2.494 personas, con 858 muertes).

A pesar del nombre del nuevo virus, y como saben perfectamente quienes lo bautizaron así, el nCoV-2019 no es tan nuevo como cabría pensar.

Hace varios años, en una cueva en Yunnan, una provincia situada

---

* El 11 de febrero de 2020 la OMS anunció el nombre oficial de la enfermedad: enfermedad del coronavirus 2019 (COVID-19). (*N. de los T.*)

a unos 1.500 kilómetros al sudoeste de Wuhan, un equipo de investigadores encontró algo que se le parecía mucho, y preocupado dejó constancia de su existencia. La rápida propagación del nCoV-2019 —hasta el martes por la mañana había más de 4.500 casos confirmados, incluidas al menos 106 muertes, cifras que habrán aumentado para cuando usted lea esto— es sorprendente, pero no era imprevisible. Que el virus emergiera de un animal no humano, probablemente un murciélago, y es posible que después de pasar por otra criatura, puede parecer inquietante, pero tampoco es algo que sorprenda en absoluto a los científicos que estudian estos temas.

Uno de estos expertos es la doctora Zheng-Li Shi, del Instituto de Virología de Wuhan, una de las autoras principales del borrador del artículo (no sometido aún a revisión por pares y, de momento, disponible únicamente en prepublicación) que dio al nCoV-2019 su nombre e identidad. Fueron Shi y sus colaboradores quienes, en 2005, demostraron que el patógeno del SARS era un virus de murciélago que se había contagiado a los humanos. Desde entonces, Shi y sus colegas han seguido el rastro de los coronavirus en murciélagos, advirtiendo de que algunos de ellos eran particularmente susceptibles de provocar pandemias humanas.

En un artículo de 2017, describían cómo, tras casi cinco años recogiendo muestras fecales de murciélagos en la cueva de Yunnan, habían encontrado coronavirus en numerosos ejemplares de cuatro especies diferentes de murciélagos, incluido el murciélago de herradura intermedio, llamado así por el pliegue de piel semiovalado que sobresale como un plato alrededor de sus fosas nasales. Ahora, Shi y sus colegas han anunciado que el genoma de ese virus es idéntico en un 96 por ciento al del virus de Wuhan descubierto recientemente en humanos. Ambos forman una pareja diferente del resto de los coronavirus conocidos, incluido el que provoca el SARS. En este sentido, el nCoV-2019 es nuevo; y posiblemente aún más peligroso para los humanos que los demás coronavirus.

Digo «posiblemente» porque, hasta hora, no solo no sabemos lo peligroso que es, sino que no podemos saberlo. Los brotes de nuevas enfermedades víricas son como las bolas metálicas en una máquina de pinball: podemos lanzarlas con las paletas, sacudir la máquina agarrándola por las patas, o golpearlas contra los anillos vibrantes, pero el lugar donde acaben cayendo, además de todo lo anterior, depende de otros once niveles de suerte. Esto es particularmente cierto con los coronavirus: mutan con frecuencia al reproducirse, y pueden evolucionar tan rápido como un monstruo de pesadilla.

Peter Daszak, presidente de EcoHealth Alliance, una organización privada de investigación con sede en Nueva York que se centra en las conexiones entre la vida humana y la fauna salvaje, trabaja desde hace tiempo en colaboración con la doctora Shi. «Llevamos quince años advirtiendo sobre estos virus —me dijo el viernes pasado reprimiendo la frustración—. Desde el SARS.» Daszak fue uno de los autores del estudio del 2005 sobre murciélagos y SARS, así como del artículo del 2017 sobre los numerosos coronavirus similares al SARS que habían encontrado en la cueva de Yunnan.

Me contó que, para ese segundo estudio, el equipo que se desplazó al lugar tomó muestras de sangre de unas dos mil personas en Yunnan, de las cuales unas cuatrocientas vivían cerca de la cueva. Aproximadamente un 3 por ciento de ellas portaban anticuerpos contra coronavirus relacionados con el del SARS.

«No sabemos si habían enfermado. No sabemos si estuvieron expuestos cuando eran niños o adultos —explicó Daszak—. Pero lo que esto nos dice es que los virus están saltando continuamente de murciélagos a humanos.» Dicho de otro modo: esta emergencia de Wuhan no es un suceso novedoso, sino que se encuadra en una sucesión de contingencias relacionadas que se remontan tiempo atrás en el pasado y, mientras persistan las circunstancias actuales, continuarán en el futuro.

Así que, cuando dejemos de preocuparnos por este brote, tendremos que preocuparnos por el siguiente. O hacer algo para cambiar las circunstancias actuales.

Las circunstancias actuales incluyen un peligroso comercio de animales salvajes para el consumo humano, cuyas cadenas de suministro se extienden a través de Asia, África y, en menor medida, Estados Unidos y otros lugares. Ahora, ese comercio se ha prohibido en China, pero de forma temporal; como también se prohibió durante el SARS, aunque más tarde se permitió su reanudación: en mercados como el de Wuhan se amontonan hacinados murciélagos, civetas, puercoespines, tortugas, ratas del bambú, muchas especies de aves y otros animales.

Las circunstancias actuales también incluyen 7.600 millones de humanos hambrientos: algunos de ellos pobres y muy necesitados de proteínas; otros adinerados, derrochadores y capaces de viajar en avión adonde les plazca. Estos factores no tienen precedente en el planeta Tierra: gracias a los registros fósiles sabemos, a falta de pruebas que lo desmientan, que ningún animal de gran tamaño ha sido ni remotamente tan abundante como los humanos lo son ahora; por no hablar de nuestra capacidad de acaparar recursos. Una consecuencia de esta abundancia, de esta capacidad y de los consiguientes trastornos ecológicos es el aumento de los intercambios víricos: primero de animal a humano, y a continuación de humano a humano, hasta alcanzar en ocasiones una escala pandémica.

Invadimos los bosques tropicales y otros espacios salvajes, que albergan una enorme cantidad de especies de animales y plantas; y, en el seno de estas criaturas, multitud de virus desconocidos. Talamos árboles; matamos animales o los enjaulamos para enviarlos a los mercados. Alteramos ecosistemas y provocamos que los virus escapen de sus huéspedes naturales. Cuando esto ocurre, los virus necesitan un nuevo huésped. A menudo, ese huésped somos nosotros.

La lista de virus de esta clase que han emergido hacia los humanos suena como un sombrío repiqueteo de tambor: Machupo, Bolivia, 1961; Marburgo, Alemania, 1967; ébola, Zaire y Sudán, 1976; VIH, identificado en Nueva York y California, 1981; una forma de Hanta (ahora conocido como Sin Nombre), sudoeste de Estados Unidos, 1993; Hendra, Australia, 1994; gripe aviar, Hong Kong, 1997; Nipah, Malasia, 1998; Nilo Occidental, Nueva York, 1999; SARS, China, 2002-2003; MERS, Arabia Saudí, 2012; ébola de nuevo, África occidental, 2014. Y esto no es más que una selección. Ahora tenemos el nCoV-2019, el más reciente redoble del tambor.

Las circunstancias actuales también incluyen burócratas que mienten y ocultan las malas noticias, y representantes públicos que se jactan ante la multitud de talar bosques para crear puestos de trabajo en la industria maderera y agrícola, o de reducir los presupuestos públicos destinados a sanidad e investigación. La distancia que separa Wuhan o la Amazonia de París, Toronto o Washington es corta para algunos virus —se mide en horas—, dada la facilidad que tienen para desplazarse en el interior de quienes viajan en avión. Y si alguien piensa que dedicar dinero a estar preparados contra una pandemia es costoso, que espere a ver cuál es el coste final del nCoV-2019.

Por suerte, las circunstancias actuales también incluyen a científicos y personal médico de respuesta ante epidemias que son brillantes y entregados, como los del Instituto de Virología de Wuhan, EcoHealth Alliance, los CDC, los CDC chinos y muchas otras instituciones. Gente que se adentra en cuevas de murciélagos, zonas pantanosas y laboratorios de contención de alta seguridad, a menudo poniendo en riesgo su vida, para extraer heces y sangre de murciélagos y otras evidencias valiosas para estudiar las secuencias genómicas y dar respuesta a las preguntas clave.

Mientras que el número de casos de infectados con nCoV-2019 —y las cifras de muertos que lo acompañan— ha ido aumentando, ha habido una métrica, la tasa de letalidad, que ha permanecido bastante estable hasta el momento: alrededor o por debajo del 3 por ciento. Hasta el martes, menos de 3 de cada 100 casos confirmados habían muerto. Esto es algo relativamente afortunado: peor que para la mayoría de las cepas de gripe; mejor que para el SARS.

Esta buena fortuna puede que no dure. Nadie sabe hacia dónde irá la bolita metálica. Dentro de cuatro días, el número de casos podría rondar las decenas de miles. Dentro de seis meses, la neumonía de Wuhan podría estar convirtiéndose en un mal recuerdo. O no.

Tenemos ante nosotros dos desafíos a vida o muerte, a corto y a largo plazo. A corto plazo, debemos hacer todo lo posible, con inteligencia, tranquilidad y una plena dedicación de recursos, para contener y extinguir este brote de nCoV-2019 antes de que se convierta, como podría ocurrir, en una devastadora pandemia global. A largo plazo, cuando la peor parte ya haya pasado, debemos recordar que el nCoV-2019 no fue un suceso novedoso ni un infortunio. Fue —y sigue siendo— parte de una serie de decisiones que estamos tomando los humanos.

Notas

I. El caballo bayo

1. Morse (1993), ix.
2. O'Sullivan *et al.* (1997), 93.
3. McCormack *et al.* (1999), 23.
4. Brown (2001), 239.
5. William H. McNeill, en Morse (1993), 33-34.
6. Jones-Engel *et al.* (2008), 990.

II. Trece gorilas

1. Georges *et al.* (1999), S70.
2. Johnson *et al.* (1978), 272.
3. Johnson *et al.* (1978), 288.
4. Breman *et al.* (1999), S139.
5. Heymann *et al.* (1980), 372-373.
6. Towner *et al.* (2008), 1.
7. Hewlett y Hewlett (2008), 6.
8. Hewlett y Amola (2003), 1245.
9. Hewlett y Hewlett (2008), 75.
10. Hewlett y Hewlett (2008), 75.
11. Preston (1994), 68.
12. Preston (1994), 72.
13. Preston (1994), 75.
14. Preston (1994), 293.
15. Preston (1994), 184.

16. Preston (1994), 73.
17. Towner *et al.* (2008), 1.
18. *Yaderny Kontrol Digest*, 11 (verano de 1999), Center for Policy Studies in Russia.
19. Walsh *et al.* (2005), 1950.
20. Leroy *et al.* (2004), 390.
21. Helen Branswell, «Ebola. See How It Spreads», *Global News*, 4 de septiembre del 2014.
22. Stephen K. Gire *et al.* (2014), 1.
23. Stephen K. Gire *et al.* (2014), 2.

III. TODO PROCEDE DE ALGÚN LUGAR

1. Hamer (1906), 733-735.
2. Fine (1979), 348.
3. Brownlee (1907), 516.
4. Brownlee (1907), 517.
5. Ross (1910), 313.
6. Ross (1916), 206.
7. Ross (1916), 204-205.
8. Liu *et al.* (2010), 424.
9. Liu *et al.* (2010), 423.
10. Kermack y McKendrick (1927), 701.
11. Kermack y McKendrick (1927), 721.
12. MacDonald (1953), 880.
13. MacDonald (1956), 375
14. Harrison (1978), 258.
15. Desowitz (1993), 129.
16. Chin *et al.* (1965), 865.
17. Cox-Singh y Singh (2008), 408.

IV. CENA EN LA GRANJA DE RATAS

1. OMS (2006), 257.
2. OMS (2006), 259-260.
3. Abraham (2007), 30.
4. Abraham (2007), 34.
5. Lloyd-Smith *et al.* (2005), 355.

6. Abraham (2007), 37.

7. OMS (2006), 5.

8. Normile (2003), 886.

9. Pieris (2003) 1319.

10. Enserink (2003), 294.

11. Greenfeld (2006), 10.

12. Lee *et al*. (2004), 12.

13. Guan *et al*. (2003), 278.

14. Li *et al*. (2005), 678.

15. Weiss y McLean (2004), 1139.

V. EL CIERVO, EL LORO Y EL NIÑO DE AL LADO

1. Sexton (1991), 93.

2. *The Washington Post*, 26 de enero de 1930, 1.

3. Van Rooyen (1955), 4.

4. Van Rooyen (1955), 5.

5. De Kruif (1932), 178.

6. Burnet y MacNamara (1936), 88.

7. Derrick (1937), 281.

8. Burnet y Freeman (1937), 299.

9. Burnet (1967), 1067.

10. Burnet (1967), 1068.

11. Burnet (1967), 1068.

12. McDade (1990), 12.

13. McDade (1990), 16.

14. Burnet (1967), 1068.

15. Burnet (1967), 1068.

16. Karagiannis *et al*. (2009), 1289.

17. Karagiannis *et al*. (2009), 1286, 1288.

18. Karagiannis *et al*. (2009), 1292.

19. Burnet (1940), 19.

20. Enserink (2010), 266.

21. Burnet (1940), 2–3.

22. Burnet (1940), 3.

23. Burnet (1940), 8.

24. Burnet (1940), 12.

25. Burnet (1940), 19.

26. Burnet (1940), 23.

27. Burnet (1940), 23.
28. Feder *et al.* (2007), 1422.
29. *IDSA News*, vol. 16, núm. 3, otoño del 2006, 2.
30. *IDSA News*, vol. 16, núm. 3, otoño del 2006, 1.
31. Citado en nota de prensa, Oficina del Fiscal General de Connecticut, 1 de mayo del 2008, 2.
32. Citado en nota de prensa, IDSA, 22 de abril del 2010, 2.
33. Steere *et al.* (1977a), 7.
34. Steere y Malawista (1979), 730.
35. Burgdorfer (1986), 934.
36. Burgdorfer (1986), 936.
37. Burgdorfer (1986), 936.
38. Ostfeld (2011), 26.
39. Ostfeld (2011), 22.
40. Este artículo y el siguiente, ambos citados en Ostfeld (2011), 22.
41. *The Dover-Sherborn Press*, 12 de enero de 2011.
42. Ostfeld (2011), 4.
43. Ostfeld (2011), x.
44. Ostfeld (2011), 48.
45. Ostfeld (2011), 23.
46. Ostfeld (2011), 23.
47. Ostfeld (2011), 12.
48. Ostfeld (2011), 9.
49. Ostfeld (2011), 6-7.
50. Margulis *et al.* (2009), 52.

VI. Viralización

1. Levine (1992), 2.
2. Zinsser (1934), 63.
3. Zinsser (1934), 64.
4. Citado en Crawford (2000), 6.
5. Sabin y Wright (1934), 116.
6. Sabin y Wright (1934), 133.
7. Engel *et al.* (2002), 792.
8. Weiss (1988), 497.
9. La visión de Pasteur tal como la resume y reafirma René Dubos, citada en Ewald (1994), 188-189.
10. Zinsser (1934), 61.

11. Burnet (1940), 37.
12. McNeill (1976), 9.
13. Citado en una entrada en ProMED-mail, 22 de abril de 2011.
14. Citado en una entrada en ProMED-mail, 1 de abril de 2011.
15. Fenner y Ratcliffe (1965), 17.
16. Fenner y Ratcliffe (1965), 276.
17. Fenner (1983), 265.
18. Anderson y May (1979), 361.
19. Anderson y May (1982), 411.
20. Anderson y May (1982), 424.

VII. Huéspedes celestes

1. *New Straits Times*, 7 de enero de 1999.
2. El experto era Hume Field, citado en una entrevista en el programa de la televisión australiana *60 Minutes*.
3. Montgomery *et al.* (2008), 1529, tabla 2.
4. Gurley *et al.* (2007), 1036.
5. Luby *et al.* (2006), 1892.
6. Preston (1994), 289.
7. Calisher *et al.* (2006), 536.
8. Calisher *et al.* (2006), 541.
9. Calisher *et al.* (2006), 540.
10. Calisher *et al.* (2006), 539.
11. Towner *et al.* (2009), 2.
12. Leroy *et al.* (2009), 5.
13. Leroy *et al.* (2009), 6.
14. Leroy *et al.* (2009), 5.

VIII. El chimpancé y el río

1. Gottlieb *et al.* (1981), 251.
2. Pitchenik *et al.* (1983), 277.
3. Véase Wikipedia, «Gaëtan Dugas», citando a Auerbach *et al.* (1984), pese a que Auerbach *et al.* no hacen esa afirmación.
4. Shilts (1987), 47.
5. Shilts (1987), 165.
6. Auerbach *et al.* (1984), 490.

7. Shilts (1987), 23.
8. Shilts (1987), 6.
9. Montagnier (2000), 42.
10. Levy *et al.* (1984), 840.
11. Levy *et al.* (1984), 842.
12. Essex y Kanki (1988), 68.
13. Essex y Kanki (1988), 68.
14. Essex y Kanki (1988), 69.
15. Mulder (1988), 396.
16. Fukasawa *et al.* (1988), 457.
17. Murphey-Corb *et al.* (1986), 437.
18. Hirsch *et al.* (1989), 389.
19. Willrich (2011), 181.
20. Citado en Curtis (1992), 21.
21. Citado en Curtis (1992), 21.
22. Hooper (1999), 4.
23. Worobey *et al.* (2008), 663.
24. Weiss y Wrangham (1999), 385.
25. Keele *at al.* (2006), 526.
26. Hahn *et al.* (2000), 611.
27. Sharp y Hahn (2010), 2492.
28. Citado en Martin (2002), 25.
29. Pepin (2011), 90.
30. Del informe inédito mecanografiado que obtuve de mi fuente anónima en Yokadouma.
31. Cohen (2002), 15.
32. Keele *et al.* (2009), 515.
33. Beheyt (1953), citado en Pepin (2011), 164.
34. Beheyt (1953), citado en Pepin (2011), 164.
35. Pepin (2011), 161.
36. Pepin (2011), 196.

IX. TODO DEPENDE

1. Berryman (1987), 3.
2. Wilson (2002), 86.
3. Myers (1993), 240.
4. Burke (1998), 7.

Bibliografía

ABRAHAM, Thomas. 2007. *Twenty-First Century Plague: The Story of SARS.* Baltimore: The Johns Hopkins University Press.

ABUBAKAR, Sazaly, Li-Yen Chang, A. R. Mohd Ali, S. H. Sharifah, Khatijah Yusoff y Zulkeflie Zamrod. 2004. «Isolation and Molecular Identification of Nipah Virus from Pigs». *Emerging Infectious Diseases,* 10 (12).

AGUIRRE, A. Alonso, Richard S. Ostfeld, Gary M. Tabor, Carol House y Mary C. Pearl, eds. 2002. *Conservation Medicine: Ecological Health in Practice.* Oxford: Oxford University Press.

ALIBEK, Ken, y Stephen Handelman, col. 1999. *Biohazard: The Chilling True Story of the Largest Covert Biological Weapons Program in the World–Told from the Inside by the Man Who Ran It.* Nueva York: Delta, Dell Publishing.

ANDERSON, Roy M., y Robert M. May. 1978. «Regulation and Stability of Host-Parasite Population Interactions». *Journal of Animal Ecology,* 47.

—. 1979. «Population Biology of Infectious Diseases: Part I». *Nature,* 280.

—. 1980. «Infectious Diseases and Populations of Forest Insects». *Science,* 210.

—. 1982. «Coevolution of Hosts and Parasites». *Parasitology,* 85.

—. 1992. *Infectious Diseases of Humans: Dynamics and Control.* Oxford: Oxford University Press.

ARRICAU-BOUVERY, Nathalie, y Annie Rodolakis. 2005. «Is Q Fever an Emerging or Re-emerging Zoonosis?». *Veterinary Research,* 36.

AUERBACH, D. M., W. W. Darrow, H. W. Jaffe y J. W. Curran. 1984. «Cluster of Cases of the Acquired Immune Deficiency Syndrome. Patients Linked by Sexual Contact». *The American Journal of Medicine,* 76 (3).

BACON, Rendi Murphree, Kiersten J. Kugeler y Paul S. Mead. 2008. «Surveillance for Lyme Disease-United States, 1992-2006». *Morbidity and Mortality Weekly Report*, 57.

BAILES, Elizabeth, Feng Gao, Frederic Biboilet-Ruche, Valerie Courgnaud, Martine Peeters, Preston A. Marx, Beatrice H. Hahn, y Paul M. Sharp. 2003. «Hybrid Origin of SIV in Chimpanzees». *Science*, 300.

BAIZE, S., E. M. Leroy, M. C. Georges-Courbot, J. Lansoud-Soukate, P. Debré, S. P. Fisher-Hoch, J. B. McCormick y A. J. Georges. 1999. «Defective Humoral Responses and Extensive Intravascular Apoptosis are Associated with Fatal Outcome in Ebola Virus-Infected Patients». *Nature Medicine*, 5 (4).

BARBOSA, Pedro, y Jack C. Schultz, eds. 1987. *Insect Outbreaks.* San Diego: Academic Press.

BARIN, F., S. M'Boup, F. Denis, P. Kanki, J. S. Allan, T. H. Lee y M. Essex. 1985. «Serological Evidence for Virus Related to Simian T-Lymphotropic Retrovirus III in Residents of West Africa». *The Lancet*, 2.

BARRÉ-SINOUSSI, F., J. C. Cherrmann, F. Rey, M. T. Nugeyre, S. Chamaret, J. Gruest, C. Dauguet, *et al.* 1983. «Isolation of a T-Lymphotropic Retrovirus from a Patient at Risk for Acquired Immune Deficiency Syndrome (AIDS)». *Science*, 220.

BARRÉ-SINOUSSI, Françoise. 2003a. «The Early Years of HIV Research: Integrating Clinical and Basic Research». *Nature Medicine*, 9 (7).

—. 2003b. «Barré-Sinoussi Replies». *Nature Medicine*, 9 (7).

BARRY, John M. 2005. *The Great Influenza: The Epic Story of the Deadliest Plague in History.* Nueva York: Penguin Books.

BEAUDETTE, F. R., ed. 1955. *Psittacosis: Diagnosis, Epidemiology and Control.* Nuevo Brunswick, New Jersey: Rutgers University Press.

BEHEYT, P. 1953. «Contribution à l'étude des hepatites en Afrique. L' hépatite épidémique et l'hépatite par inoculation». *Annales de la Société Belge de Médicine Tropicale.*

BERMEJO, Magdalena, José Domingo Rodríguez-Teijeiro, Germán Illera, Alex Barroso, Carles Vilà y Peter D. Walsh. 2006. «Ebola Outbreak Killed 5000 Gorillas». *Science*, 314.

BERNOULLI, Daniel. 2004. «An Attempt at a New Analysis of the Mortality Caused by Smallpox and of the Advantages of Inoculation to Prevent It». Reimpr. *Reviews in Medical Virology*, 14.

BERRYMAN, Alan A. 1987. «The Theory and Classification of Outbreaks». En Barbosa y Schultz. *Insect Outbreaks.*

BIEK, Roman, Peter D. Walsh, Eric M. Leroy y Leslie A. Real. 2006. «Recent Common Ancestry of Ebola Zaire Virus Found in a Bat Reservoir». *PLoS Pathogens*, 2 (10).

BLUM, L. S., R. Khan, N. Nahar y R. F. Breiman. 2009. «In-Depth Assessment of an Outbreak of Nipah Encephalitis with Person-to-Person Transmission in Bangladesh: Implications for Prevention and Control Strategies». *American Journal of Tropical Medicine and Hygiene*, 80 (1).

BOAZ, Noel T. 2002. *Evolving Health: The Origins of Illness and How the Modern World Is Making Us Sick*. Nueva York: John Wiley and Sons.

BOULOS, R., N. A. Halsey, E. Holt, A. Ruff, J. R. Brutus, T. C. Quin, M. Adrien y C. Boulos. 1990. «HIV-1 in Haitian Women 1982-1988»."*Journal of Acquired Immune Deficiency Syndromes*, 3.

BREMAN, Joel G., Karl M. Johnson, Guido van der Groen, C. Brian Robbins, Mark V. Szczeniowski, Kalisa Ruti, Patrician A. Webb, *et al.* 1999. «A Search for Ebola Virus in Animals in the Democratic Republic of the Congo and Cameroon: Ecologic, Virologic, and Serologic Surveys, 1979-1980». En Peters y LeDuc, eds. *Ebola: The Virus and the Disease*.

BROWN, Corrie. 2001. «Update on Foot-and-Mouth Disease in Swine». *Journal of Swine and Health Production*, 9 (5).

BROWNLEE, John. 1907. «Statistical Studies in Immunity: The Theory of an Epidemic». *Proceedings of the Royal Society of Edinburgh*, 26.

BURGDORFER, Willy. 1986. «The Enlarging Spectrum of Tick-Borne *Spirochetoses*: R. R. Parker Memorial Address». *Reviews of Infectious Diseases*, 8 (6).

BURGDORFER, Willy, A. G. Barbour, S. F. Hayes, J. L. Benach, E. Grunwaldt y J. P. Davis. 1982. «Lyme Disease–A Tick-Borne *Spirochetosis*?». *Science*, 216.

BURKE, Donald S. 1998. «Evolvability of Emerging Viruses». En Nelson y Horsburgh, eds. *Pathology of Emerging Infections 2*.

BURNET, F. M. 1934. «*Psittacosis* in Australian Parrots». *The Medical Journal of Australia*, 2.

—. 1940. *Biological Aspects of Infectious Disease*. Cambridge: Cambridge University Press.

BURNET, F. M., y Jean MacNamara. 1936. «Human *Psittacosis* in Australia». *The Medical Journal of Australia*, 2.

BURNET, F. M., y Mavis Freeman. 1937. «Experimental Studies on the Virus of "Q" Fever». *The Medical Journal of Australia*, 2.

BURNET, MacFarlane. 1967. «Derrick and the Story of Q Fever». *The Medical Journal of Australia*, 2 (24).

Bwaka, M. A., M. J. Bonnet, P. Calain, R. Colebunders, A. De Roo, Y. Guimard, K. R. Katwiki, *et al.* 1999. «Ebola Hemorrhagic Fever in Kikwit, Democratic Republic of the Congo: Clinical Observations in 103 Patients». En Peters y LeDuc, eds., *Ebola: The Virus and the Disease.*

Bygbjerg, I. C. 1983. «AIDS in a Danish Surgeon (Zaire, 1976)». *The Lancet*, 1 (2).

Caillaud, D., F. Levréro, R. Cristescu, S. Gatti, M. Dewas, M. Douadi, A. Gautier-Hion, *et al.* 2006. «Gorilla Susceptibility to Ebola Virus: The Cost of Sociality». *Current Biology*, 16 (13).

Calisher, Charles H., James E. Childs, Hume E. Field, Kathryn V. Holmes y Tony Schountz. 2006. «Bats: Important Reservoir Hosts of Emerging Viruses». *Clinical Microbiology Reviews*, 19 (3).

Chen, Hualan, Yanbing Li, Zejun Li, Jianzhong Shi, Kyoko Shinya, Guohua Deng, Qiaoling Qi, *et al.* 2006. «Properties and Dissemination of H5N1 Viruses Isolated during an Influenza Outbreak in Migratory Waterfowl in Western China». *Journal of Virology*, 80 (12).

Chin, William, Peter G. Contacos, G. Robert Coatney y Harry R. Kimball. 1965. «A Naturally Acquired Quotidian-Type Malaria in Man Transferable to Monkeys». *Science*, 149.

Chitnis, Amit, Diana Rawls y Jim Moore. 2000. «Origin of HIV Type 1 in Colonial French Equatorial Africa?». *AIDS Research and Human Retroviruses*, 16 (1).

Chua, K. B. 2002. «Nipah Virus Outbreak in Malaysia». *Journal of Clinical Virology*, 26.

—. 2010. «Risk Factors, Prevention and Communication Strategy During Nipah Virus Outbreak in Malaysia». *Malaysian Journal of Pathology*, 32 (2).

Chua, K. B., B. H. Chua y C. W. Wang. 2002. «Anthropogenic Deforestation, El Niño and the Emergence of Nipah Virus in Malaysia». *Malaysian Journal of Pathology*, 24 (1).

Chua, K. B., C. L. Koh, P. S. Hooi, K. F. Wee, J. H. Khong, B. H. Chua, Y. P. Chan, *et al.* 2002. «Isolation of Nipah Virus from Malaysian Island Flying-Foxes». *Microbes and Infection*, 4.

Chua, K. B., Gary Crameri, Alex Hyatt, Meng Yu, Mohd Rosli Tompang, Juliana Rosli, Jennifer McEachern, *et al.* 2007. «A Previously Unknown Reovirus of Bat Origin Is Associated with an Acute Respiratory Disease in Humans». *Proceedings of the National Academy of Sciences*, 104 (27).

CHUA, K. B., K. J. Goh, K. T. Wong, A. Kamarulzaman, P. S. Tan, T. G. Ksiazek, S. R. Zaki, *et al.* 1999. «Fatal Encephalitis due to Nipah among Pig-Farmers». *The Lancet*, 354.

CHUA, K. B., W. J. Bellini, P. A. Rota, B. H. Harcourt, A. Tamin, S. K. Lam, T. G. Ksiazek, *et al.* 2000. «Nipah Virus: A Recently Emergent Deadly Paramyxovirus». *Science*, 288.

CHURCHILL, Sue. 1998. *Australian Bats*. Sidney: New Holland Publishers.

CLAVEL, F., D. Guétard, F. Brun-Vézinet, S. Chamaret, M. A. Rey, M. O. Santos-Ferreira, A. G. Laurent, *et al.* 1986. «Isolation of a New Human Retrovirus from West African Patients with AIDS». *Science*, 233.

COATNEY, G. Robert, William E. Collins y Peter G. Contacos. 1971. «The Primate Malarias». Bethesda, Maryland: National Institutes of Health.

COHEN, Philip. 2002. «Chimps Have Already Conquered AIDS». *New Scientist*, 24 de agosto.

COHN, Samuel K., Jr. 2003. *The Black Death Transformed: Disease and Culture in Early Renaissance Europe*. Londres: Arnold.

CORNEJO, Omar E., y Ananias A. Escalante. 2006. «The Origin and Age of *Plasmodium vivax*». *Trends in Parasitology*, 22 (12).

CORY, Jenny S., y Judith H. Myers. 2003. «The Ecology and Evolution of Insect Baculoviruses». *Annual Review of Ecology, Evolution, and Systematics*, 34.

—. 2009. «Within and Between Population Variation in Disease Resistance in Cyclic Populations of Western Tent Caterpillars: A Test of the Disease Defence Hypothesis». *Journal of Animal Ecology*, 78.

COX-SINGH, Janet, y Balbir Singh. 2008. «Knowlesi Malaria: Newly Emergent and of Public Health Importance?». *Trends in Parasitology*, 24 (9).

COX-SINGH, Janet, T. M. Davis, K. S. Lee, S. S. Shamsul, A. Matusop, S. Ratnam, H. A. Rahman, *et al.* 2008. «*Plasmodium knowlesi* Malaria in Humans Is Widely Distributed and Potentially Life Threatening». *Clinical Infectious Diseases*, 46.

CRAWFORD, Dorothy H. 2000. *The Invisible Enemy: A Natural History of Viruses*. Oxford: Oxford University Press.

CREWDSON, John. 2002. *Science Fictions: A Scientific Mystery, a Massive Coverup, and the Dark Legacy of Robert Gallo*. Boston: Little, Brown.

CROSBY, Alfred W. 1989. *America's Forgotten Pandemic: The Influenza of 1918*. Cambridge: Cambridge University Press.

CURTIS, Tom. 1992. «The Origin of AIDS». *Rolling Stone*, 19 de marzo.

DANIEL, M. D., N. L. Letvin, N. W. King, M. Kannagi, P. K. Sehgal, R. D.

Hunt, P. J. Kanki, *et al.* 1985. «Isolation of T-Cell Tropic HTLV-III-like Retrovirus from Macaques». *Science*, 228.

Daszak, Peter, A. A. Cunningham, y A. D. Hyatt. 2001. «Anthropogenic Environmental Change and the Emergence of Infectious Diseases in Wildlife». *Acta Tropica*, 78.

Daszak, Peter, Andrew H. Cunningham y Alex D. Hyatt. 2000. «Emerging Infectious Diseases of Wildlife-Threats to Biodiversity and Human Health». *Science*, 287.

Davis, Gordon E., y Herald R. Cox. 1938. «A Filter-Passing Infectious Agent Isolated from Ticks». *Public Health Reports*, 53 (52).

De Groot, N. G., N. Otting, G. G. Doxiadis, S. S. Balla-Jhagjoorsingh, J. L. Heeney, J. J. van Rood, P. Gagneux, *et al.* 2002. «Evidence for an Ancient Selective Sweep in the MHC Class I Gene Repertoire of Chimpanzees». *Proceedings of the National Academy of Sciences*, 99 (18).

De Kruif, Paul. 1932. *Men Against Death*. Nueva York: Harcourt, Brace and Company.

Derrick, E. H. 1937. «Q Fever, A New Fever Entity: Clinical Features, Diagnosis and Laboratory Investigation». *The Medical Journal of Australia*, 2 (8).

Desowitz, Robert S. 1993. *The Malaria Capers: More Tales of Parasites, People, Research and Reality*. Nueva York: W. W. Norton.

Diamond, Jared. 1997. *Guns, Germs, and Steel: The Fates of Human Societies*. Nueva York: W. W. Norton.

Dobson, Andrew P., y E. Robin Carper. 1996. «Infectious Diseases and Human Population History». *BioScience*, 46 (2).

Dowdle, W. R., y D. R. Hopkins, eds. 1998. *The Eradication of Infectious Diseases*. Nueva York: John Wiley and Sons.

Drosten, C., S. Günter, W. Preiser, S. van der Werf, H. R. Brodt, S. Becker, H. Rabenau, *et al.* 2003. «Identification of a Novel Coronavirus in Patients with Severe Acute Respiratory Syndrome». *New England Journal of Medicine*, 348 (20).

Drucker, Ernest, Phillip C. Alcabes y Preston A. Marx. 2001. «The Injection Century: Massive Unsterile Injections and the Emergence of Human Pathogens». *The Lancet*, 358.

Duesberg, Peter. 1996. *Inventing the AIDS Virus*. Washington, D.C.: Regnery Publishing.

Dwyer, Greg. 1991. «The Roles of Density, Stage, and Patchiness in the Transmission of an Insect Virus». *Ecology*, 72 (2).

DWYER, Greg, y Joseph S. Elkinton. 1993. «Using Simple Models to Predict Virus Epizootics in Gypsy Moth Populations». *Journal of Animal Ecology*, 62.

EATON, Bryan T. 2001. «Introduction to Current Focus on Hendra and Nipah Viruses». *Microbes and Infection*, 3.

EDLOW, Jonathan A. 2003. *Bull's-Eye: Unraveling the Medical Mystery of Lyme Disease*. New Haven: Yale University Press.

ELDERD, B. D., J. Dushoff y G. Dwyer. 2008. «Host-Pathogen Interactions, Insect Outbreaks, and Natural Selection for Disease Resistance». *The American Naturalist*, 172 (6).

ELDERD, Bret D., Vanja M. Dukic y Greg Dwyer. 2006. «Uncertainty in Predictions of Disease Spread and Public Health Responses to Bioterrorism and Emerging Diseases». *Proceedings of the National Academy of Sciences*, 103 (42).

ELKINTON, J. S. 1990. «Populations Dynamics of Gypsy Moth in North America». *Annual Reviews of Entomology*, 35.

EMMERSON, A. M., P. M. Hawkey y S. H. Gillespie. 1997. *Principles and Practice of Clinical Bacteriology*. Chichester y Nueva York: John Wiley and Sons.

EMOND, R. T., B. Evans, E. T. Bowen y G. Lloyd. 1977. «A Case of Ebola Virus Infection». *British Medical Journal*, 2.

ENGEL, Gregory A., Lisa Jones-Engel, Michael A. Schillaci, Komang Gde Suaryana, Artha Putra, Agustin Fuentes y Richard Henkel. 2002. «Human Exposure to Herpesvirus B-Seropositive Macaques, Bali, Indonesia». *Emerging Infectious Diseases*, 8 (8).

ENGEL, Jonathan. 2006. *The Epidemic: A Global History of AIDS*. Nueva York: Smithsonian Books y HarperCollins.

ENSERINK, Martin. 2003. «China's Missed Chance». *Science*, 301.

—. 2010. «Questions Abound in Q-Fever Explosion in The Netherlands». *Science*, 327.

EPSTEIN, Helen. 2007. *The Invisible Cure: Why We Are Losing the Fight against AIDS in Africa*. Nueva York: Picador.

EPSTEIN, Jonathan H., Vibhu Prakash, Craig S. Smith, Peter Daszak, Amanda B. McLaughlin, Greer Meehan, Hume E. Field y Andrew A. Cunningham. 2008. «*Henipavirus* Infection in Fruit Bats (*Pteropus giganteus*), India». *Emerging Infectious Diseases*, 14 (8).

ESCALANTE, Ananias A., Omar E. Cornejo, Denise E. Freeland, Amanda C. Poe, Ester Durego, William E. Collins y Altaf A. Lal. 2005. «A Monkey's

Tale: The Origin of *Plasmodium vivax* as a Human Malaria Parasite». *Proceedings of the National Academy of Sciences*, 102 (6).

ESSEX, Max, y Phyllis J. Kanki. 1988. «The Origins of the AIDS Virus». *Scientific American*, 259 (4).

ESSEX, Max, Souleymane Mboup, Phyllis J. Kanki, Richard G. Marlink y Sheila D. Tlou, eds. 2002. *AIDS in Africa*. 2.ª ed. Nueva York: Kluwer Academic y Plenum Publishers.

EWALD, Paul W. 1994. *Evolution of Infectious Disease*. Oxford: Oxford University Press.

FEDER, Henry M., Jr., Barbara J. B. Johnson, Susan O'Connell, Eugene D. Shapiro, Allen C. Steere, Gary P. Wormser y el Ad Hoc International Lyme Disease Group. 2007. «A Critical Appraisal of Chronic Lyme Disease». *New England Journal of Medicine*, 357 (14).

FENNER, Frank. 1983. «Biological Control, as Exemplified by Smallpox Eradication and Myxomatosis». *Proceedings of the Royal Society*, B, 218.

FENNER, Frank y F. N. Ratcliffe. 1965. *Myxomatosis*. Cambridge: Cambridge University Press.

FIELD, Hume. 2001. «The Natural History of Hendra and Nipha Viruses». *Microbes and Infection*, 3.

FIELDS, Bernard N., David M. Knipe y Peter M. Howley, eds. 1996. *Fundamental Virology*. 3.ª ed. Filadefia: Lippincott Williams & Wilkins.

FIGTREE, M., R. Lee, L. Bain, T. Kennedy, S. Mackertich, M. Urban, Q. Cheng y B. J. Hudson. 2010. «*Plasmodium knowlesi* in Human, Indonesian Borneo». *Emerging Infectious Diseases*, 16 (4).

FINE, Paul E. M. 1979. «John Brownlee and the Measurement of Infectiousness: An Historical Study in Epidemic Theory». *Journal of the Royal Statistical Society*, A, 142 (P3).

FORMENTY, P., C. Boesch, M. Wyers, C. Steiner, F. Donati, F. Dind, F. Walker y B. Le Guenno. 1999. «Ebola Virus Outbreak among Wild Chimpanzees Living in a Rain Forest of Côte d'Ivoire». En Peters y LeDuc, eds. *Ebola: The Virus and the Disease*.

FREIFELD, A. G., J. Hilliard, J. Southers, M. Murray, B. Savarese, J. M. Schmitt y S. E. Strauss. 1995. «A Controlled Seroprevalence Survey of Primate Handlers for Evidence of Asymptomatic Herpes B Virus Infection». *The Journal of Infectious Diseases*, 171.

FRIEDMAN-KEIN, Alvin E. 1981. «Disseminated Kaposi's Sarcoma Syndrome in Young Homosexual Men». *Journal of the American Academy of Dermatology*, 5.

FUKASAWA, M., T. Miura, A. Hasegawa, S. Morikawa, H. Tsujimoto, K. Miki, T. Kitamura y M. Hayami. 1988. «Sequence of Simian Immunodeficiency Virus from African Green Monkey, A New Member of the HIV/SIV Group». *Nature*, 333.

GALLO, Robert C. 1991. *Virus Hunting: AIDS, Cancer, and the Human Retrovirus: A Story of Scientific Discovery*. Nueva York: Basic Books.

GALLO, Robert C., y Luc Montagnier. 1988. «AIDS in 1988». *Scientific American*, 259 (4).

GALLO, Robert C., P. S. Sarin, E. P. Gelmann, M. Robert-Guroff, E. Richardson, V. S. Kalyanaraman, D. Mann, *et al.* 1983. «Isolation of Human T-Cell Leukemia Virus in Acquired Immune Deficiency Syndrome (AIDS)». *Science*, 220.

GALLO, Robert C., S. Z. Salahuddin, M. Popovic, G. M. Shearer, M. Kaplan, B. F. Haynes, T. J. Palker, *et al.* 1984. «Frequent Detection and Isolation of Cytopathic Retroviruses (HTLV-III) from Patients with AIDS and at Risk for AIDS». *Science*, 224.

GALVANI, Alison P., y Robert M. May. 2005. «Dimensions of Superspreading». *Nature*, 438.

GAO, F., E. Bailes, D. L. Robertson, Y. Chen, C. M. Rodenburg, S. F. Michael, L. B. Cummins, *et al.* 1999. «Origin of HIV-1 in the Chimpanzee *Pan troglodytes troglodytes*». *Nature*, 397.

GARRETT, Laurie. 1994. *The Coming Plague: Newly Emerging Diseases in a World Out of Balance*. Nueva York: Farrar, Straus and Giroux.

GEORGES, A. J., E. M. Leroy, A. A. Renaut, C. T. Benissan, R. J. Nabias, M. T. Ngoc, P. I. Obiang, *et al.* 1999. «Ebola Hemorrhagic Fever Outbreaks in Gabon, 1994-1997: Epidemiologic and Health Control Issues». En Peters y LeDuc, eds. *Ebola: The Virus and the Disease*.

GILBERT, M. Thomas P., Andrew Rambaud, Gabriela Wlasiuk, Thomas J. Spira, Arthur E. Pitchenik y Michael Worobey. 2007. «The Emergence of HIV/AIDS in the Americas and Beyond». *Proceedings of the National Academy of Sciences*, 104 (47).

GILES-VERNICK, Tamara. 2002. *Cutting the Vines of the Past: Environmental Histories of the Central African Rain Forest*. Charlottesville: University Press of Virginia.

GIRE, Stephen K., *et al.* 2014. «Genomic Surveillance Elucidates Ebola Virus Origin and Transmission during the 2014 Outbreak». *Science Express*, 345 (6202), 1.

GOPALAKRISHNA, G., P. Choo, Y. S. Leo, B. K. Tay, Y. T. Lim, A. S. Khan y C.

C. Tan. 2004. «SARS Transmission and Hospital Containment». *Emerging Infectious Diseases*, 10 (3).

GORMUS, Bobby J., Louis N. Martin y Gary B. Baskin. 2004. «A Brief History of the Discovery of Natural Simian Immunodeficiency Virus (SIV) Infections in Captive Sooty Mangabey Monkeys». *Frontiers in Bioscience*, 9.

GOTTLIEB, M. S., H. M. Shankar, P. T. Fan, A. Saxon, J. D. Weisman y I. Pozalski. 1981. «*Pneumocystic* Pneumonia–Los Angeles». *Morbidity and Mortality Weekly Report*, 5 de junio.

GREENFELD, Karl Taro. 2006. *China Syndrome: The True Story of the 21st Century's First Great Epidemic*. Nueva York: HarperCollins.

GUAN, Y., B. J. Zheng, Y. Q. He, X. L. Liu, Z. X. Zhuang, C. L. Cheung, S. W. Luo, *et al.* 2003. «Isolation and Characterization of Viruses Related to the SARS Coronavirus from Animals in Southern China». *Science*, 302.

GURLEY, Emily S., Joel M. Montgomery, M. Jahangir Hossain, Michael Bell, Abul Kalam Azad, Mohammad Rafiqul Islam, Mohammad Abdur Rahim Molla, *et al.* 2007. «Person-to-Person Transmission of Nipah Virus in a Bangladeshi Community». *Emerging Infectious Diseases*, 13 (7).

HAHN, Beatrice H., George M. Shaw, Kevin M. De Cock y Paul M. Sharp. 2000. «AIDS as a Zoonosis: Scientific and Public Health Implications». *Science*, 287.

HALPIN, K., P. L. Young, H. E. Field y J. S. Mackenzie. 2000. «Isolation of Hendra Virus from Pteropid Bats: A Natural Reservoir of Hendra Virus». *Journal of General Virology*, 81.

HAMER, W. H. 1906. «Epidemic Disease in England–The Evidence of Variability and of Persistency of Type». *The Lancet*, 17 de marzo.

HARCOURT, Brian H., Azaibi Tamin, Thomas G. Ksiazek, Pierre E. Rol- lin, Larry J. Anderson, William J. Bellini y Paul A. Rota. 2000. «Molecular Characterization of Nipah Virus, a Newly Emergent Paramyxovirus». *Virology*, 271.

HARMS, Robert W. 1981. *River of Wealth, River of Sorrow: The Central Zaire Basin in the Era of the Slave and Ivory Trade, 1500-1891*. New Haven: Yale University Press.

HARRIS, Richard L., and Temple W. Williams, Jr. 1985. «Contribution to the Question of Pneumotyphus: A Discussion of the Original Article by J. Ritter in 1880». *Review of Infectious Diseases*, 7 (1).

HARRISON, Gordon. 1978. *Mosquitoes, Malaria and Man: A History of the Hostilities Since 1880*. Nueva York: E. P. Dutton.

HAWGOOD, Barbara J. 2008. «Alexandre Yersin (1864-1943): Discoverer of the Plague Bacillus, Explorer and Agronomist». *Journal of Medical Biography*, 16.

HAY, Simon I. 2004. «The Global Distribution and Population at Risk of Malaria: Past, Present, and Future». *Lancet Infectious Disease*, 4 (6).

HAYDON, D. T., S. Cleaveland, L. H. Taylor y M. K. Laurenson. 2002. «Identifying Reservoirs of Infection: A Conceptual and Practical Challenge». *Emerging Infectious Diseases*, 8 (12).

HEMELAAR, J., E. Gouws, P. D. Ghys y S. Osmanov. 2006. «Global and Regional Distribution of HIV-1 Genetic Subtypes and Recombinants in 2004». *AIDS*, 20 (16).

HENNESSEY, A. Bennett, y Jessica Rogers. 2008. «A Study of the Bushmeat Trade in Ouesso, Republic of Congo». *Conservation and Society*, 6 (2).

HENIG, Robin Marantz. 1993. *A Dancing Matrix: Voyages along the Viral Frontier*. Nueva York: Alfred A. Knopf.

HEWLETT, Barry S., A. Epelboin, B. L. Hewlett y P. Formenty. 2005. «Medical Anthropology and Ebola in Congo: Cultural Models and Humanistic Care». *Bulletin de la Société Pathologie Exotique*, 98 (3).

HEWLETT, Barry S., y Bonnie L. Hewlett. 2008. *Ebola, Culture, and Politics: The Anthropology of an Emerging Disease*. Belmont, California: Thomson Wadsworth.

HEWLETT, Barry S., y Richard P. Amola. 2003. «Cultural Contexts of Ebola in Northern Uganda». *Emerging Infectious Diseases*, 9 (10).

HEYMANN, D. L., J. S. Weisfeld, P. A. Webb, K. M. Johnson, T. Cairns y H. Berquist. 1980. «Ebola Hemorrhagic Fever: Tandala, Zaire, 1977-1978». *The Journal of Infectious Diseases*, 142 (3).

HIRSCH, V. M., R. A. Olmsted, M. Murphy-Corb, R. H. Purcell y P. R. Johnson. 1989. «An African Primate Lentivirus (SIV_{sm}) Closely Related to HIV-2». *Nature*, 339.

HOLMES, Edward C. 2009. *The Evolution and Emergence of RNA Viruses*. Oxford: Oxford University Press.

HOONG, Chua Mui. 2004. *A Defining Moment: How Singapore Beat SARS*. Singapur: Institute of Policy Studies.

HOOPER, Edward. 1990. *Slim: A Reporter's Own Story of AIDS in East Africa*. Londres: The Bodley Head.

—. 1999. *The River: A Journey to the Source of HIV and AIDS*. Boston: Little, Brown.

—. 2001. «Experimental Oral Polio Vaccines and Acquired Immune Deficiency Syndrome». *Philosophical Transactions of the Royal Society of London*, 356.

HUFF, Jennifer L., y Peter A. Barry. 2003. «B-Virus (*Cercopithecine herpesvirus* 1) Infection in Humans and Macaques: Potential for Zoonotic Disease». *Emerging Infectious Diseases*, 9 (2).

HUIJBREGTS, Bas, Pawel De Wachter, Louis Sosthene Ndong Obiang y Marc Ella Akou. 2003. «Ebola and the Decline of Gorilla *Gorilla gorilla* and Chimpanzee *Pan troglodytes* Populations in Minkebe Forest, Northeastern Gabon». *Oryx*, 37 (4).

HSU, Vincent P., Mohammed Jahangir Hossain, Umesh D. Parashar, Mohammed Monsur Ali, Thomas G. Ksiazek, Ivan Kuzmin, Michael Niezgoda, *et al.* 2004. «Nipah Virus Encephalitis Reemergence, Bangladesh». *Emerging Infectious Diseases*, 10 (12).

JIANG, Ning, Qiaocheng Chang, Xiaodong Sun, Huijun Lu, Jigang Yin, Zaixing Zhang, Mats Wahlgren y Qijun Chen. 2010. «Co-Infections with *Plasmodium knowlesi* and Other Malaria Parasites, Myanmar». *Emerging Infectious Diseases*, 16 (9).

JOHARA, Mohd Yob, Hume Field, Azmin Mohd Rashdi, Christopher Morrissy, Brenda van der Heide, Paul Rota, Azri bin Adzhar, *et al.* 2001. «Nipah Virus Infection in Bats (Order *Chiroptera*) in Peninsular Malaysia». *Emerging Infectious Diseases*, 7 (3).

JOHNSON, Karl M. 1999. «Gleanings from the Harvest: Suggestions for Priority Actions against Ebola Virus Epidemics». En Peters y LeDuc, eds. *Ebola: The Virus and the Disease*.

JOHNSON, Karl M. y miembros de la Comisión Internacional. 1978. «Ebola Haemorrhagic Fever in Zaire, 1976». *Bulletin of the World Health Organization*, 56.

JOHNSON, Russell C., George P. Schmid, Fred W. Hyde, A. G. Steigerwalt, y Don J. Brenner. 1984. «*Borrelia burgdorferi* sp. no.: Etiologic Agent of Lyme Disease». *International Journal of Systematic Bacteriology*, 34 (4).

JONES-ENGEL, Lisa, Cynthia C. May, Gregory A. Engel, Katherine A. Steinkraus, Michael A. Schillaci, Agustin Fuentes, Aida Rompis, *et al.* 2008. «Diverse Contexts of Zoonotic Transmission of Simian Foamy Viruses in Asia». *Emerging Infectious Diseases*, 14 (8).

JONES-ENGEL, Lisa, G. A. Engel, M. A. Schillaci, A. Rompis, A. Putra, K. G. Suaryana, A. Fuentes, *et al.* 2005. «Primate-to-Human Retroviral Transmission in Asia». *Emerging Infectious Diseases*, 11 (7).

JONES-ENGEL, Lisa, Katherine A. Steinkraus, Shannon M. Murray, Gregory A. Engel, Richard Grant, Nantiya Aggimarangsee, Benjamin P. Y.-H.

Lee, *et al.* 2007. «Sensitive Assays for Simian Foamy Viruses Reveal a High Prevalence of Infection in Commensal, Free-Ranging Asian Monkeys». *Journal of Virology*, 81 (14).

JONGWUTIWES, Somchai, Chaturong Putaporntip, Takuya Iwasaki, Tetsutaro Sata y Hiroji Kanbara. 2004. «Naturally Acquired *Plasmodium knowlesi* Malaria in Human, Thailand». *Emerging Infectious Diseases*, 10 (12).

KANKI, P. J., F. Barin, S. M'Boup, J. S. Allan, J. L. Romet-Lemonne, R. Marlink, M. F. Maclane, *et al.* 1986. «New Human T-Lymphotropic Retrovirus Related to Simian T-Lymphotropic Virus Type III (STVL-III$_{AGM}$)». *Science*, 232.

KANKI, P. J., J. Alroy y M. Essex. 1985. «Isolation of T-Lymphotropic Retrovirus Related to HTLV-III/LAV from Wild-Caught African Green Monkeys». *Science*, 230.

KANKI, P. J., M. F. MacLane, N. W. King, Jr., N. L. Letvin, R. D. Hunt, P. Sehgal, M. D. Daniel, *et al.* 1985. «Serologic Identification and Characterization of a Macaque T-Lymphotropic Retrovirus Closely Related to HTLV-III». *Science*, 228.

KANTELE, Anu, Hanspeter Marti, Ingrid Felger, Dania Müller, y T. Sakari Jokiranta, *et al.* 2008. «Monkey Malaria in a European Traveler Returning from Malaysia». *Emerging Infectious Diseases*, 14 (9).

KAPPE, Stefan H. I., Ashley M. Vaughan, Justin A. Boddey y Alan F. Cowman. 2010. «That Was Then But This Is Now: Malaria Research in the Time of an Eradication Agenda». *Science*, 328.

KARAGIANNIS, I., G. Morroy, A. Rietveld, A. M. Horrevorts, M. Hamans, P. Francken y B. Schimmer. 2007. «Q Fever Outbreak in The Netherlands: A Preliminary Report». *Eurosurveillance*, 12 (32).

KARAGIANNIS, I., B. Schimmer, A. Van Lier, A. Timen, P. Schneeberger, B. Van Rotterdam, A. De Bruin, *et al.* 2009. «Investigation of a Q Fever Outbreak in a Rural Area of The Netherlands». *Epidemiology and Infection*, 137.

KARESH, William B. 1999. *Appointment at the Ends of the World: Memoirs of a Wildlife Veterinarian*. Nueva York: Warner Books.

KARESH, William B., y Robert A. Cook. 2005. «The Animal-Human Link». *Foreign Affairs*, 84 (4).

KEELE, Brandon F., Fran Van Heuverswyn, Yingying Li, Elizabeth Bailes, Jun Takehisa, Mario L. Santiago, Frederic Bibollet-Ruche, *et al.* 2006. «Chimpanzee Reservoirs of Pandemic and Nonpandemic HIV-1». *Science*, 313.

KEELE, Brandon F., James Holland Jones, Karen A. Terio, Jacob D. Estes, Rebecca S. Rudicell, Michael L. Wilson, Yingying Li, *et al.* 2009. «Increased Mortality and AIDS-like Immunopathology in Wild Chimpanzees Infected with SIVcpz». *Nature*, 460.

KERMACK, W. O., y A. G. McKendrick. 1927. «A Contribution to the Mathematical Theory of Epidemics». *Proceedings of the Royal Society*, A, 115.

KESTLER, H. W., III, Y. Li, Y. M. Naidu, C. V. Butler, M. F. Ochs, G. Jaenel, N. W. King, *et al.* 1988. «Comparison of Simian Immunodeficiency Virus Isolates». *Nature*, 331.

KHAN, Naveed Ahmed. 2008. *Microbial Pathogens and Human Disease*. Enfield, New Hampshire: Science Publishers.

KLENK, H.-D., M. N. Matrosovich y J. Stech, eds. 2008. *Avian Influenza*. Basilea: Karger.

KNOWLES, R., y B. M. Das Gupta. 1932. «A Study of Monkey-Malaria and its Experimental Transmission to Man». *The Indian Medical Gazette*, junio.

KOENE, R. P. M., B. Schimmer, H. Rensen, M. Biesheuvel, A. De Bruin, A. Lohuis, A. Horrevorts, *et al.* 2010. «A Q Fever Outbreak in a Psychiatric Care Institution in The Netherlands». *Epidemiology and Infection*, 139 (1).

KOLATA, Gina. 2005. *Flu: The Story of the Great Influenza Pandemic of 1918 and the Search for the Virus that Caused It*. Nueva York: Touchstone y Simon & Schuster.

KOPROWSKI, Hilary. 2001. «Hypothesis and Facts». *Philosophical Transactions of the Royal Society of London*, 356.

KORBER, B., M. Muldoon, J. Theiler, F. Gao, R. Gupta, A. Lapedes, A. H. Hahn, *et al.* 2000. «Timing the Ancestor of the HIV-1 Pandemic Strains». *Science*, 288.

KRIEF, Sabrina, Ananias A. Escalante, M. Andreina Pacheco, Lawrence Mugisha, Claudine André, Michel Halbwax, Anne Fischer, *et al.* 2010. «On the Diversity of Malaria Parasites in African Apes and the Origin of *Plasmodium falciparum* from Bonobos». *PLoS Pathogens*, 6 (2).

KSIAZEK, T. G., D. Erdman, C. S. Goldsmith, S. R. Zaki, T. Peret, S. Emery, S. Tong, *et al.* 2003. «A Novel Coronavirus Associated with Severe Acute Respiratory Syndrome». *New England Journal of Medicine*, 348 (20).

KUHN, Jens. 2008. *Filoviruses: A Compendium of 40 Years of Epidemiological, Clinical, and Laboratory Studies*. C. H. Calisher, ed. Nueva York: Springer-Verlag.

LAHM, S. A., M. Kobila, R. Swanepoel y R. F. Barnes. 2006. «Morbidity and Mortality of Wild Animals in Relation to Outbreaks of Ebola Haemorrhagic Fever in Gabon, 1994-2003». *Transactions of the Royal Society of Tropical Medicine and Hygiene*, 101 (1).

LAU, Susanna K. P., Patrick C. Y. Woo, Kenneth S. M. Li, Yi Huang, Hoi-Wah Tsoi, Beatrice H. L. Wong, Samson S. Y. Wong, *et al.* 2005. «Severe Acute Respiratory Syndrome Coronavirus-like Virus in Chinese Horseshoe Bats». *Proceedings of the National Academy of Sciences*, 102 (39).

LEE, K. S., M.W. N. Lau y B.P.L. Chan. 2004. «Wild Animal Trade Monitoring at Selected Markets in Guangzhou and Shenzhen, South China, 2000-2003». *Kadoorie Farm & Botanic Garden Technical Report* (2).

LE GUENNO, B., P. Formenty, M. Wyers, P. Gounon, F. Walker y C. Boesch. 1995. «Isolation and Partial Characterisation of a New Strain of Ebola». *The Lancet*, 345 (8960).

LEPORE, Jill. 2009. «It's Spreading». *The New Yorker*, 1 de junio.

LEROY, Eric M., A. Epelboin, V. Mondonge, X. Pourrut, J. P. Gonzalez, J.J. Muyembe-Tamfun, P. Formenty, *et al.* 2009. «Human Ebola Outbreak Resulting from Direct Exposure to Fruit Bats in Luebo, Democratic Republic of Congo, 2007». *Vector-Borne and Zoonotic Diseases*, 9 (6).

LEROY, Eric M., Brice Kumulungui, Xavier Pourrut, Pierre Rouquet, Alexandre Hassanin, Philippe Yaba, André Délicat, *et al.* 2005. «Fruit Bats as Reservoirs of Ebola Virus». *Nature*, 438.

LEROY, Eric M., Pierre Rouquet, Pierre Formenty, Sandrine Souquière, Annelisa Kilbourne, Jean-Marc Froment, Magdalena Bermejo, *et al.* 2004. «Multiple Ebola Virus Transmission Events and Rapid Decline of Central African Wildlife». *Science*, 303.

LETVIN, Norman L., Kathryn A. Eaton, Wayne R. Aldrich, Prabhat K. Sehgal, Beverly J. Blake, Stuart F. Schlossman, Norval W. King y Ronald D. Hunt. 1983. «Acquired Immunodeficiency Syndrome in a Colony of Macaque Monkeys». *Proceedings of the National Academy of Sciences*, 80.

LEVINE, Arnold J. 1992. *Viruses*. Nueva York: Scientific American Library.

LEVY, J. A., A. D. Hoffman, S. M. Kramer, J. A. Landis, J. M. Shimabukuro y L. S. Oshiro. 1984. «Isolation of Lymphocytopathic Retroviruses from San Francisco Patients with AIDS». *Science*, 225.

LI, Wendong, Zhengli Shi, Meng Yu, Wuze Ren, Craig Smith, Jonathan H. Epstein, Hanzhong Wang, *et al.* 2005. «Bats Are Natural Reservoirs of SARS-like Coronavirus». *Science*, 310.

LIANG, W., Z. Zhu, J. Guo, Z. Liu, W. Zhou, D. P. Chin, A. Schuchat, *et al.* 2004. «Severe Acute Respiratory Syndrome, Beijing, 2003». *Emerging Infectious Diseases*, 10 (1).

LILLIE, R. D. 1930. «*Psittacosis*: Rickettsia-like Inclusions in Man and in Experimental Animals». *Public Health Reports*, 45 (15).

LIU, Weimin, Yingying Li, Gerald H. Learn, Rebecca S. Rudicell, Joel D. Robertson, Brandon F. Keele, Jean-Bosco N. Ndjango, *et al.* 2010. «Origin of the Human Malaria Parasite *Plasmodium falciparum* in Gorillas». *Nature*, 467.

LLOYD-SMITH, J. O., S. J. Schreiber, P. E. Kopp y W. M. Getz. 2005. «Superspreading and the Effect of Individual Variation on Disease Emergence». *Nature*, 438.

LOGIUDICE, Kathleen, Richard S. Ostfeld, Kenneth A. Schmidt y Felicia Keesing. 2003. «The Ecology of Infectious Disease: Effects of Host Diversity and Community Composition on Lyme Disease Risk». *Proceedings of the National Academy of Sciences*, 100 (2).

LUBY, Stephen P., M. Jahangir Hossain, Emily S. Gurley, Be-Nazir Ahmed, Shakila Banu, Salah Uddin Khan, Nusrat Homaira, *et al.* 2009. «Recurrent Zoonotic Transmission of Nipah Virus into Humans, Bangladesh, 2001-2007». *Emerging Infectious Diseases*, 15 (8).

LUBY, Stephen P., Mahmudur Rahman, M. Jahangir Hossain, Lauren S. Blum, M. Mustaq Husain, Emily Gurley, Rasheda Khan, *et al.* 2006. «Foodborne Transmission of Nipah Virus, Bangladesh». *Emerging Infectious Diseases*, 12 (12).

LUCHAVEZ, J., F. Espino, P. Curameng, R. Espina, D. Bell, P. Chiodini, D. Nolder, *et al.* 2008. «Human Infections with *Plasmodium knowlesi*, the Philippines». *Emerging Infectious Diseases*, 14 (5).

MACDONALD, George. 1953. «The Analysis of Malaria Epidemics». *Tropical Diseases Bulletin*, 50 (10).

—, 1956. «Theory of the Eradication of Malaria». *Bulletin of the World Health Organization*, 15.

MARGULIS, Lynn, Andrew Maniotis, James MacAllister, John Scythes, Oystein Brorson, John Hall, Wolfgang E. Krumbein y Michael J. Chapman. 2009. «Spirochete Round Bodies. Syphilis, Lyme Disease & AIDS: Resurgence of "The Great Imitator?"». *Symbiosis*, 47.

MARRIE, Thomas J., ed. 1990. *Q Fever. Vol. I: The Disease*. Boca Ratón: CRC Press.

MARTIN, Phyllis M. 2002. *Leisure and Society in Colonial Brazzaville*. Cambridge: Cambridge University Press.

MARTINSEN, Ellen S., Susan L. Perkins y Jos J. Schall. 2008. «A Three-Genome Phylogeny of Malaria Parasites (*Plasmodium* and Closely Related Genera): Evolution of Life-History Traits and Host Switches». *Molecular Phylogenetics and Evolution*, 47.

MARX, Jean L. 1983. «Human T-Cell Leukemia Virus Linked to AIDS». *Science*, 220.

MARX, P. A., P. G. Alcabes y E. Drucker. 2001. «Serial Human Passage of Simian Immunodeficiency Virus by Unsterile Injections and the Emergence of Epidemic Human Immunodeficiency Virus in Africa». *Philosophical Transactions of the Royal Society of London*, 356.

MAY, Robert. 2001. «Memorial to Bill Hamilton». *Philosophical Transactions of the Royal Society of London*, 356.

MCCORMACK, J. G., A. M. Allworth, L. A. Selvey y P. W. Selleck. 1999. «Transmissibility from Horses to Humans of a Novel Paramyxovius, Equine Morbillivirus (EMV)». *Journal of Infection*, 38.

MCCORMICK, Joseph B., Susan Fisher-Hoch y Leslie Alan Horvitz, col. 1996. *Level 4: Virus Hunters of the CDC.* Atlanta: Turner Publishing.

MCCOY, G. W. 1930. «Accidental *Psittacosis* Infection Among the Personnel of the Hygienic Laboratory». *Public Health Reports*, 45 (16).

MCDADE, Joseph E. 1990. «Historical Aspects of Q Fever». En T. Marrie, ed. *Q Fever. Vol. I: The Disease.*

MCKENZIE, F. Ellis y Ebrahim M. Samba. 2004. «The Role of Mathematical Modeling in Evidence-Based Malaria Control». *American Journal of Tropical Medicine and Hygiene*, 71.

MCLEAN, Angela, Robert May, John Pattison y Robin Weiss, eds. 2005. *SARS: A Case Study in Emerging Infections.* Oxford: Oxford University Press.

MCNEILL, William H. 1976. *Plagues and Peoples.* Nueva York: Anchor Books.

MEIERING, Christopher D., y Maxine L. Linial. 2001. «Historical Perspective of Foamy Virus Epidemiology and Infection». *Clinical Microbiology Reviews*, 14 (1).

MEYER, K. F., y B. Eddie. 1934. «*Psittacosis* in the Native Australian Budgerigars». *Proceedings of the Society for Experimental Biology & Medicine*, 31.

MIRANDA, M. E. 1999. «Epidemiology of Ebola (Subtype Reston) Virus in the Philippines, 1996». En Peters y LeDuc, eds. *Ebola: The Virus and the Disease.*

MONATH, Thomas P. 1999. «Ecology of Marburg and Ebola Viruses: Speculations and Directions for Future Research». En Peters y LeDuc, eds. *Ebola: The Virus and the Disease.*

MONTAGNIER, Luc. 2000. *Virus: The Co-Discoverer of HIV Tracks Its Rampage and Charts the Future.* Traducción del francés al inglés de Stephen Sartelli. Nueva York: W. W. Norton.

—. 2003. «Historical Accuracy of HIV Isolation». *Nature Medicine*, 9 (10).

MONTGOMERY, Joel M., Mohammed J. Hossain, E. Gurley, D. S. Carroll, A. Croisier, E. Bertherat, N. Asgari, *et al.* 2008. «Risk Factors for Nipah Virus Encephalitis in Bangladesh». *Emerging Infectious Diseases*, 14 (10).

MOORE, Janice. 2002. *Parasites and the Behavior of Animals.* Oxford: Oxford University Press.

MORSE, Stephen S., ed. 1993. *Emerging Virsues.* Nueva York: Oxford University Press.

MULDER, Carel. 1988. «Human AIDS Virus Not from Monkeys». *Nature*, 333.

MURPHEY-CORB, M., L. N. Martin, S. R. Rangan, G. B. Baskin, B. J. Gormus, R. H. Wolf, W. A. Andres, *et al.* 1986. «Isolation of an HTLV-III-related Retrovirus from Macaques with Simian AIDS and Its Possible Origin in Asymptomatic Mangabeys». *Nature*, 321.

MURRAY, K., P. Selleck, P. Hooper, A. Hyatt, A. Gould, L. Gleeson, H. Westbury, *et al.* 1995. «A Morbillivirus that Caused Fatal Disease in Horses and Humans». *Science*, 268.

MURRAY, K., R. Rogers, L. Selvey, P. Selleck, A. Hyatt, A. Gould, L. Gleeson, *et al.* 1995. «A Novel Morbillivirus Pneumonia of Horses and its Transmission to Humans». *Emerging Infectious Diseases*, 1 (1).

MYERS, Judith H. 1990. «Population Cycles of Western Tent Caterpillars: Experimental Introductions and Synchrony of Fluctuations». *Ecology*, 71 (3).

—. 1993. «Population Outbreaks in Forest Lepidoptera». *American Scientist*, 81.

—. 2000. «Population Fluctuations of the Western Tent Caterpillar in Southwestern British Columbia». *Population Ecology*, 42.

NAHMIAS, A. J., J. Weiss, X. Yao, F. Lee, R. Kodsi, M. Schanfield, T. Matthews, *et al.* 1986. «Evidence for Human Infection with an HTLV III/LAV-like Virus in Central Africa, 1959». *The Lancet*, 1 (8492).

NATHANSON, Neal, y Rafi Ahmed. 2007. *Viral Pathogenesis and Immunity.* Londres: Elsevier.

NEGHINA, Raul, A. M. Neghina, I. Marincu y I. Iacobiciu. 2011. «Malaria and the Campaigns Toward its Eradication in Romania, 1923-1963». *Vector-Borne and Zoonotic Diseases*, 11 (2).

NELSON, Anne Marie, y C. Robert Horsburgh, Jr., eds. 1998. *Pathology of Emerging Infections 2.* Washington D.C.: ASM Press.

NG, Lee Ching, Eng Eong Ooi, Cheng Chuan Lee, Piao Jarrod Lee, Oong

Tek Ng, Sze Wong Pei, Tian Ming Tu, *et al.* 2008. «Naturally Acquired Human *Plasmodium knowlesi* Infection, Singapore». *Emerging Infectious Diseases*, 14 (5).

NORMILE, Dennis. 2003. «Up Close and Personal with SARS». *Science*, 300.

—. 2005. «Researchers Tie Deadly SARS Virus to Bats». *Science*, 309.

NORMILE, Dennis, y Martin Enserink. 2003. «Tracking the Roots of a Killer». *Science*, 301.

NOVEMBRE, F. J., M. Saucier, D. C. Anderson, S. A. Klumpp, S. P. O'Neil, C. R. Brown II, C. E. Hart, *et al.* 1997. «Development of AIDS in a Chimpanzee Infected with Human Immunodeficiency Virus Type 1». *Journal of Virology*, 71 (5).

NYE, Edwin R., y Mary E. Gibson. 1997. *Ronald Ross: Malariologist and Polymath*. Nueva York: St. Martin's Press.

OLDSTONE, Michael B. A. 1998. *Viruses, Plagues, and History*. Nueva York: Oxford University Press.

OLSEN, S. J., H. L. Chang, T. Y. Cheung, A. F. Tang, T. L. Fisk, S. P. Ooi, H. W. Kuo, *et al.* 2003. «Transmission of the Severe Acute Respiratory Syndrome on Aircraft». *New England Journal of Medicine*, 349 (25).

Organización Mundial de la Salud. 2006. *SARS: How a Global Pandemic Was Stopped*. Ginebra: Organización Mundial de la Salud.

OSHINSKY, David M. 2006. *Polio: An American Story*. Oxford: Oxford University Press.

OSTFELD, Richard S. 2011. *Lyme Disease: The Ecology of a Complex System*. Oxford: Oxford University Press.

OSTFELD, Richard S., Felicia Keesing y Valerie T. Eviner, eds. 2008. *Infectious Disease Ecology: The Effects of Ecosystems on Disease and of Disease on Ecosystems*. Princeton: Princeton University Press.

O'SULLIVAN, J. D., A. M. Allworth, D. L. Paterson, T. M. Snow, R. Boots, L. J. Gleeson, A. R. Gould, *et al.* 1997. «Fatal Encephalitis Due to Novel Paramyxovirus Transmitted from Horses». *The Lancet*, 349 (9045).

PALMER, Amos E. 1987. «B Virus, *Herpesvirus simiae*: Historical Perspective». *Journal of Medical Primatology*, 16.

PARASHAR, U. D., L. M. Sunn, F. Ong, A. W. Mounts, M. T. Arif, T. G. Ksiazek, M. A. Kamaluddin, *et al.* 2000. «Case-Control Study of Risk Factors for Human Infection with a New Zoonotic Paramyxovirus, Nipah Virus, during a 1998-1999 Outbreak of Severe Encephalitis in Malaysia». *The Journal of Infectious Diseases*, 181.

PATON, N. I., Y. S. Leo, S. R. Zaki, A. P. Auchus, K. E. Lee, A. E. Ling, S. K.

Chew, *et al.* 1999. «Outbreak of Nipah-virus Infection among Abattoir Workers in Singapore». *The Lancet*, 354 (9186).

PATTYN, S. R., ed. 1978. *Ebola Virus Haemorrhagic Fever*. Coloquio internacional sobre Infección por el Virus del Ébola y otras Fiebres Hemorrágicas celebrado en Amberes, Bélgica, 6-8 de diciembre de 1977. Amsterdam: Elsevier y North-Holland Biomedical Press.

PEETERS, M., C. Honoré, T. Huet, L. Bedjabaga, S. Ossari, P. Bussi, R. W. Cooper y E. Delaporte. 1989. «Isolation and Partial Characterization of an HIV-related Virus Occurring Naturally in Chimpanzees in Gabon». *AIDS*, 3 (10).

PEETERS, M., K. Fransen, E. Delaporte, M. Van den Haesevelde, G. M. Gershy-Damet, L. Kestens, G. van der Groen y P. Piot. 1992. «Isolation and Characterization of a New Chimpanzee Lentivirus (Simian Immunodeficiency Virus Isolate cpz-ant) from a Wild-Captured Chimpanzee». *AIDS*, 6 (5).

PEIRIS, J. S. Malik, Menno D. de Jong y Yi Guan. 2007. «Avian Influenza Virus (H5N1): A Threat to Human Health». *Clinical Microbiology Reviews*, 20 (2).

PEIRIS, J. S. Malik, S. T. Lai, L. L. M. Poon, Y. Guan, L. Y. C. Yam, W. Lim, J. Nicholls, *et al.* 2003. «Coronavirus as a Possible Cause of Severe Acute Respiratory Syndrome». *The Lancet*, 361 (9366).

PEIRIS, J. S. Malik, Y. Guan y K. Y. Yuen. 2004. «Severe Acute Respiratory Syndrome». *Nature Medicine Supplement*, 10 (12).

PEIRIS, J. S. Malik, W. C. Yu, C. W. Leung, C. Y. Cheung, W. F. Ng, J. M. Nicholls, T. K. Ng, *et al.* 2004. «Re-emergence of Fatal Human Influenza A Subtype H5N1 Disease». *The Lancet*, 363 (9409).

PEPIN, Jacques. 2011. *The Origins of AIDS*. Cambridge: Cambridge University Press.

PEPIN, Jacques, y Eric H. Frost. 2011. «Reply to Marx *et al.*». *Clinical Infectious Diseases*, art. 52.

PEPIN, Jacques, y Annie-Claude Labbé. 2008. «Noble Goals, Unforeseen Consequences: Control of Tropical Diseases in Colonial Central Africa and the Iatrogenic Transmission of Blood-borne Diseases». *Tropical Medicine and International Health*, 13 (6).

PEPIN, Jacques, Annie-Claude Labbé, Fleurie Mamadou-Yaya, Pascal Mbélesso, Sylvestre Mbadingaï, Sylvie Deslandes, Marie-Claude Locas y Eric Frost. 2010. «Iatrogenic Transmission of Human T Cell Lymphotropic Virus Type 1 and Hepatitis C Virus through Parenteral Treatment and Chemoprophylaxis of Sleeping Sickness in Colonial Equatorial Africa». *Clinical Infectious Diseases*, 51.

PEPIN, K. M., S. Lass, J. R. Pulliam, A. F. Read y J. O. Lloyd-Smith. 2010. «Identifying Genetic Markers of Adaptation for Surveillance of Viral Host Jumps». *Nature*, 8.

PETERS, C. J., y James W. LeDuc, eds. 1999. *Ebola: The Virus and the Disease*. Artículo extraordinario en *The Journal of Infectious Diseases*, 179 (S1).

PETERS, C. J., y Mark Olshaker. 1997. *Virus Hunter: Thirty Years of Battling Hot Viruses around the World*. Nueva York: Anchor Books.

PETERSON, Dale. 2003. *Eating Apes*. Epílogo y fotografías de Karl Ammann. Berkeley: University of California Press.

PISANI, Elizabeth. 2009. *The Wisdom of Whores: Bureaucrats, Brothels, and the Business of AIDS*. Nueva York: W. W. Norton.

PITCHENIK, Arthur E., Margaret A. Fischl, Gordon M. Dickinson, Daniel M. Becker, Arthur M. Fournier, Mark T. O'Connell, Robert D. Colton y Thomas J. Spira. 1983. «Opportunistic Infections and Kaposi's Syndrome among Haitians: Evidence of a New Acquired Immunodeficiency State». *Annals of Internal Medicine*, 98 (3).

PLANTIER, J. C., M. Leoz, J. E. Dickerson, F. De Oliveir, F. Cordonnier, V. Lemée, F. Damond, *et al.* 2009. «A New Human Immunodeficiency Virus Derived from Gorillas». *Nature Medicine*, 15.

PLOTKIN, Stanley A. 2001. «Untruths and Consequences: The False Hypothesis Linking CHAT Type 1 Polio Vaccination to the Origin of Human Immunodeficiency Virus». *Philosophical Transactions of the Royal Society of London*, 356.

PLOWRIGHT, R. K., H. E. Field, C. Smith, A. Divljan, C. Palmer, G. Tabor, P. Daszak y J. E. Foley. 2008. «Reproduction and Nutritional Stress Are Risk Factors for Hendra Virus Infection in Little Red Flying Foxes (*Pteropus scapulatus*)». *Proceedings of the Royal Society*, B, 275.

PLOWRIGHT, Raina K., P. Foley, H. E. Field, A. P. Dobson, J. E. Foley, P. Eby y P. Daszak. 2011. «Urban Habituation, Ecological Connectivity and Epidemic Dampening: The Emergence of Hendra Virus from Flying Foxes (*Pteropus spp.*)». *Proceedings of the Royal Society*, B, 278.

POPOVIC, M., M. G. Sarngadharan, E. Read y R. C. Gallo. 1984. «Detection, Isolation, and Continuous Production of Cytopathic Retroviruses (HTLV-III) from Patients with AIDS and Pre-AIDS». *Science*, 224.

POON, L. L. M., D. K. W. Chu, K. H. Chan, O. K. Wong, T. M. Ellis, Y. H. C. Leung, S. K. P. Lau, *et al.* 2005. «Identification of a Novel Coronavirus in Bats». *Journal of Virology*, 79 (4).

POURRUT, X., B. Kumulungui, T. Wittmann, G. Moussavou, A. Délicat, P. Yaba, D. Nkoghe, *et al*. 2005. «The Natural History of Ebola Virus in Africa». *Microbes and Infection*, 7.

POUTANEN, S. M., D. E. Low, B. Henry, S. Finkelstein, D. Rose, K. Green, R. Tellier, *et al*. 2003. «Identification of Severe Acute Respiratory Syndrome in Canada». *New England Journal of Medicine*, 348 (20).

PRESTON, Richard. 1994. *The Hot Zone*. Nueva York: Random House.

PRICE-SMITH, Andrew T. 2009. *Contagion and Chaos: Disease, Ecology, and National Security in the Era of Globalization*. Cambridge, Massachusetts: The MIT Press.

READ, Andrew F. 1994. «The Evolution of Virulence». *Trends in Microbiology*, 2 (3).

REEVES, Jacqueline D., y Robert W. Doms. 2002. «Human Immunodeficiency Virus Type 2». *Journal of General Virology*, 83.

REYNES, J. M., D. Counor, S. Ong, C. Faure, V. Seng, S. Molia, J. Walston, *et al*. 2005. «Nipah Virus in Lyle's Flying Foxes, Cambodia». *Emerging Infectious Diseases*, 11 (7).

RICH, Stephen M., Fabian H. Leendertz, Guang Xu, Matthew LeBreton, Cyrille F. Djoko, Makoah N. Aminake, Eric E. Takang, *et al*. 2009. «The Origin of Malignant Malaria». *Proceedings of the National Academy of Sciences*, 106 (35).

RICHTER, D., A. Spielman, N. Komar y F. R. Matuschka. 2000. «Competence of American Robins as Reservoir Hosts for Lyme Disease Spirochetes». *Emerging Infectious Diseases*, 6 (2).

ROEST, H. I., J. J. Tilburg, W. van der Hoek, P. Vellema, F. G. van Zijdervelde, C. H. Klaassen y D. Raoult. 2010. «The Q Fever Epidemic in The Netherlands: History, Onset, Response and Reflection». *Epidemiology and Infection*, 139 (1).

ROEST, H. I., R. C. Ruuls, J. J. Tilburg, M. H. Nabuurs-Franssen, C. H. Klaassen, P. Vellema, R. van den Brom, *et al*. 2011. «Molecular Epidemiology of *Coxiella burnetii* from Ruminants in Q Fever Outbreak, The Netherlands». *Emerging Infectious Diseases*, 17 (4).

ROSS, Ronald. 1910. *The Prevention of Malaria*. Nueva York: E. P. Dutton.

—. 1916. «An Application of the Theory of Probabilities to the Study of *a priori* Pathometry». *Proceedings of the Royal Society*, A, 92 (638).

—. 1923. *Memoirs*. Londres: John Murray.

ROTHMAN, Kenneth J., y Sander Greenland, eds. 1998. *Modern Epidemiology*. Filadelfia: Lippincott Williams & Wilkins.

SABIN, Albert B., y Arthur M. Wright. 1934. «Acute Ascending Myelitis Following a Monkey Bite, with the Isolation of a Virus Capable of Reproducing the Disease». *Journal of Experimental Medicine*, 59.

SALOMON, Rachelle, y Robert G. Webster. 2009. «The Influenza Virus Enigma». *Cell*, 136.

SANTIAGO, Mario L., Cynthia M. Rodenburg, Shadrack Kamenya, Frederic Bibollet-Ruche, Feng Gao, Elizabeth Bailes, Sreelatha Meleth, *et al*. 2002. «SIVcpz in Wild Chimpanzees». *Science*, 295.

SANTIAGO, Mario L., Friederike Range, Brandon F. Keele, Yingying Li, Elizabeth Bailes, Frederic Bibollet-Ruche, Cecile Fruteau, *et al*. 2005. «Simian Immunodeficiency Virus Infection in Free-Ranging Sooty Mangabeys (*Cercocebus atys atys*) from the Taï Forest, Côte d'Ivoire: Implications for the Origin of Epidemic Human Immunodeficiency Virus Type 2». *Journal of Virology*, 79 (19).

SCRIMENTI, Rudolph J. 1970. «Erythema Chronicum Migrans». *Archives of Dermatology*, 102.

SELLERS, R. F., y A. J. Forman. 1973. «The Hampshire Epidemic of Foot-and-Mouth Disease, 1967». *Journal of Hygiene*, 71.

SELLERS, R. F., y J. Parker. 1969. «Airborne Excretion of Foot-and-Mouth Disease Virus». *Journal of Hygiene*, 67.

SELVEY, Linda A., R. M. Wells, J. G. McCormack, A. J. Ansford, K. Murray, R. J. Rogers, P. S. Lavercombe, *et al*. 1995. «Infection of Humans and Horses by a Newly Described Morbillivirus». *Medical Journal of Australia*, 162.

SELVEY, Linda A., Roscoe Taylor, Antony Arklay y John Gerrard. 1996. «Screening of Bat Carers for Antibodies to Equine Morbillivirus». *Communicable Diseases*, 20 (22).

SEVERO, Richard. 1972. «Impoverished Haitians Sell Plasma for Use in the U.S.». *The New York Times*, 28 de enero.

SEXTON, Christopher. 1991. *The Seeds of Time: The Life of Sir Macfarlane Burnet*. Oxford: Oxford University Press.

SHAH, Keerti V. 2004. «Simian Virus 40 and Human Disease». *The Journal of Infectious Diseases*, 190.

SHAH, Keerti V. y Neal Nathanson. 1976. «Human Exposure to SV40: Review and Comment». *American Journal of Epidemiology*, 103 (1).

SHARP, Paul M., y Beatrice H. Hahn. 2010. «The Evolution of HIV-1 and the Origin of AIDS». *Philosophical Transactions of the Royal Society of London*, 365.

SHILTS, Randy. 1987. *And the Band Played On: Politics, People, and the AIDS Epidemic.* Nueva York: St Martin's Griffin.

SIMPSON, D. I. H., y miembros de la OMS/International Study Team. 1978. «Ebola Haemorrhagic Fever in Sudan, 1976». *Bulletin of the World Health Organization,* 56 (2).

SINGH, Balbir, Lee Kim Sung, Asmad Matusop, Anand Radhakrishnan, Sunita S. G. Shamsul, Janet Cox-Singh, Alan Thomas y David J. Conway. 2004. «A Large Focus of Naturally Acquired *Plasmodium knowlesi* Infections in Human Beings». *The Lancet,* 363 (9414).

SMITH, Davey, y Diana Kuh. 2001. «Commentary: William Ogilvy Kermack and the Childhood Origins of Adult Health and Disease». *International Journal of Epidemiology,* 30.

SNOW, John 1855. *On the Mode of Communication of Cholera.* Londres: John Churchill.

SOMPAYRAC, Lauren. 2002. *How Pathogenic Viruses Work.* Sudbury, Massachusetts: Jones and Bartlett Publishers.

SORENSEN, J. H., D. K. Mackay, C. O. Jensen y A. I. Donaldson. 2000. «An Integrated Model to Predict the Atmospheric Spread of Foot-and-Mouth Disease Virus». *Epidemiology and Infection,* 124.

STEARNS, Jason K. 2011. *Dancing in the Glory of Monsters: The Collapse of the Congo and the Great War of Africa.* Nueva York: PublicAffairs.

STEERE, Allen C. 2001. «Lyme Disease». *New England Journal of Medicine,* 345 (2).

STEERE, Allen C., y Stephen E. Malawista. 1979. «Cases of Lyme Disease in the United States: Locations Correlated with Distribution of *Ixodes dammini*». *Annals of Internal Medicine,* 91.

STEERE, Allen C., Stephen E. Malawista, John A. Hardin, Shaun Ruddy, Philip W. Askenase y Warren A. Andiman. 1977a. «Erythema Chronicum Migrans and Lyme Arthritis, The Enlarging Clinical Spectrum». *Annals of Internal Medicine,* 86 (6).

STEERE, Allen C., Stephen E. Malawista, David R. Snydman, Robert E. Shope, Warren A. Andiman, Martin R. Ross y Francis M. Steele. 1977b. «Lyme Arthritis. An Epidemic of Oligoarticular Arthritis in Children and Adults in Three Connecticut Communities». *Arthritis and Rheumatism,* 20 (1).

STEPAN, Nancy Leys. 2011. *Eradication: Ridding the World of Diseases Forever?* Londres: Reaktion Books.

STRAUSS, James H., y Ellen G. Strauss. 2002. *Viruses and Human Disease.* San Diego: Academic Press.

SUREAU, Pierre H. 1989. «Firsthand Clinical Observations of Hemorrhagic Manifestations in Ebola Hemorrhagic Fever in Zaire». *Reviews of Infectious Diseases*, 11 (S4).

SWITZER, William M. 2005. «Ancient Co-Speciation of Simian Foamy Viruses and Primates». *Nature*, 434.

TAYLOR, Barbara S., Magdalena E. Sobieszczyk, Francine E. McCutchan y Scott M. Hammer. 2008. «The Challenge of HIV-1 Subtype Diversity». *New England Journal of Medicine*, 358 (15).

TIMEN, Aura, Marion P. G. Koopmans, Ann C. T. M. Vossen, Gerard J. J. van Doornum, Stephan Gunther, Franchette Van den Berkmortel, Kees M. Verduin, *et al.* 2009. «Response to Imported Case of Marburg Hemorrhagic Fever, The Netherlands». *Emerging Infectious Diseases*, 15 (8).

TOWNER, Jonathan S., Brian S. Amman, Tara K. Sealy, Serena A. Reeder Carroll, James A. Comer, Alan Kemp, Robert Swanepoel, *et al.* 2009. «Isolation of Genetically Diverse Marburg Viruses from Egyptian Fruit Bats». *PLoS Pathogens*, 5 (7).

TOWNER, Jonathan S., Tara K. Sealy, Marina L. Khristova, César G. Albariño, Sean Conlan, Serena A. Reeder, Phenix-Lan Quan, *et al.* 2008. «Newly Discovered Ebola Virus Associated with Hemorrhagic Fever Outbreak in Uganda». *PLoS Pathogens*, 4 (11).

TU, Changchun, Gary Crameri, Xiangang Kong, Jinding Chen, Yanwei Sun, Meng Yu, Hua Xiang, *et al.* 2004. «Antibodies to SARS Coronavirus in Civets». *Emerging Infectious Diseases*, 10 (12).

TUTIN, C. E. G., y M. Fernandez. 1984. «Nationwide Census of Gorilla (*Gorilla g. gorilla*) and Chimpanzee (*Pan t. troglodytes*) Populations in Gabon». *American Journal of Primatology*, 6.

VAN DEN BROM, R., y P. Vellema. 2009. «Q Fever Outbreaks in Small Ruminants and People in The Netherlands». *Small Ruminant Research*, 86.

VAN DER HOEK, W., F. Dijkstra, B. Schimmer, P. M. Schneeberger, P. Vellema, C. Wijkmans, R. ter Schegget, *et al.* «Q Fever in The Netherlands: An Update on the Epidemiology and Control Measures». *Eurosurveillance*, 15.

VAN ROOYEN, G. E. 1955. «The Early History of Psittacosis». En Beaudette, ed. *Psittacosis: Diagnosis, Epidemiology and Control*.

UPPAL, P. K. 2000. «Emergence of Nipah Virus in Malaysia». *Annals of the New York Academy of Sciences*, 916.

VARIA, Monali, Samantha Wilson, Shelly Sarwal, Allison McGeer, Effie Gournis, Elena Galanis, Bonnie Henry, *et al.* 2003. «Investigation of a

Nosocomial Outbreak of Severe Acute Respiratory Syndrome (SARS) in Toronto, Canada». *Canadian Medical Association Journal*, 169 (4).

VOLBERDING, Paul A., Merle A. Sande, Joep Lange, Warner C. Greene y Joel E. Gallant, eds. 2008. *Global HIV/AIDS Medicine*. Filadelfia: Saunders Elsevier.

VOYLES, Bruce A. 2002. *The Biology of Viruses*. Boston: McGraw-Hill.

WACHARAPLUESADEE, Supaporn, Boonlert Lumlertdacha, Kalyanee Boongird, Sawai Wanghongsa, Lawan Chanhome, Pierrie Rollin, Patrick Stockton, *et al.* 2005. «Bat Nipah Virus, Thailand». *Emerging Infectious Diseases*, 11 (12).

WALSH, Peter D., Roman Biek y Leslie A. Real. 2005. «Wave-Like Spread of Ebola Zaire». *PLoS Biology*, 3 (11).

WALSH, Peter D., Thomas Breuer, Crickette Sanz, David Morgan y Diane Doran-Sheehy. 2007. «Potential for Ebola Transmission Between Gorilla and Chimpanzee Social Groups». *The American Naturalist*, 169 (5).

WALTERS, Marc Jerome. 2003. *Six Modern Plagues: And How We Are Causing Them*. Washington D.C.: Island Press y Shearwater Books.

WAMALA, Joseph F., Luswa Lukwago, Mugagga Malimbo, Patrick Nguku, Zabulon Yoti, Monica Musenero, Jackson Amone, *et al.* 2010. «Ebola Hemorrhagic Fever Associated with Novel Virus Strain, Uganda, 2007-2008». *Emerging Infectious Diseases*, 16 (7).

WATERS, A. P., D. G. Higgins y T. F. McCutchan. 1991. «*Plasmodium falciparum* Appears to Have Arisen as a Result of Lateral Transfer Between Avian and Human Hosts». *Proceedings of the National Academy of Sciences*, 88.

WEBSTER, Robert G. 1998. «Influenza: An Emerging Disease». *Emerging Infectious Diseases*, 4 (3).

—. 2004. «Wet Markets—a Continuing Source of Severe Acute Respiratory Syndrome and Influenza?». *The Lancet*, 363 (9404).

—. 2010. «William Graeme Laver, 3 June 1929-26 September 2008». *Biographical Memoirs of the Fellows of the Royal Society*, 56.

WEEKS, Benjamin S., e I. Edward Alcamo. 2006. *AIDS: The Biological Basis*. Sudbury, Massachusetts: Jones and Bartlett.

WEIGLER, Benjamin J. 1992. «Biology of B Virus in Macaque and Human Hosts: A Review». *Clinical Infectious Diseases*, 14.

WEISS, Robin A. 1988. «A Virus in Search of a Disease». *Nature*, 333.

—. 2001. «The Leeuwenhoek Lecture 2001. Animal Origins of Human Infectious Disease». *Philosophical Transactions of the Royal Society of London*, B, 356.

WEISS, Robin A., y Angela R. McLean. 2004. «What Have We Learnt from SARS?». *Philosophical Transactions of the Royal Society of London*, B, 359.

WEISS, Robin A., y Jonathan L. Heeney. 2009. «An Ill Wind for Wild Chimps?». *Nature*, 460.

WEISS, Robin A., y Richard W. Wrangham. 1999. «From *PAN* to Pandemic». *Nature*, 397.

WERTHEIM, Joel O., y Michael Worobey. 2009. «Dating the Age of the SIV Lineages that Gave Rise to HIV-1 and HIV-2». *PLoS Computational Biology*, 5 (5).

WHITE, N. J. 2008. «*Plasmodium knowlesi*: The Fifth Human Malaria Parasite». *Clinical Infectious Diseases*, 46.

WILLIAMS, Jim C., y Herbert A. Thompson. 1991. Q *Fever: The Biology of* Coxiella burnetii. Boca Ratón: CRC Press.

WILLRICH, Michael. 2011. *Pox: An American History.* Nueva York: Penguin Books.

WILLS, Christopher. 1996. *Yellow Fever, Black Goddess: The Coevolution of People and Plagues.* Nueva York: Basic Books.

WILSON, Edward O. 2002. «The Bottleneck». *Scientific American*, febrero.

WOLF, R. H., B. J. Gormus, L. N. Martin, G. B. Baskin, G. P. Walsh, W. M. Meyers y C. H. Binford. 1985. «Experimental Leprosy in Three Species of Monkeys». *Science*, 227.

WOLFE, Nathan. 2011. *The Viral Storm: The Dawn of a New Pandemic Age.* Nueva York: Times Books y Henry Holt.

WOLFE, Nathan, Claire Panosian Dunavan y Jared Diamond. 2004. «Origins of Major Human Infectious Diseases». *Nature*, 447.

WOLFE, Nathan D., William M. Switzer, Jean K. Carr, Vinod B. Bhullar, Vedapuri Shanmugam, Ubald Tamoufe, A. Tassy Prosser, *et al.* 2004. «Naturally Acquired Simian Retrovirus Infections in Central African Hunters». *The Lancet*, 363 (9413).

WOOLHOUSE, Mark E. J. 2002. «Population Biology of Emerging and Re-emerging Pathogens». *Trends in Microbiology*, 10 (supl. 10).

WORBOYS, Michael. 2000. *Spreading Germs: Disease Theories and Medical Practice in Britain, 1865-1900.* Cambridge: Cambridge University Press.

WOROBEY, Michael. 2008. «The Origins and Diversification of HIV». En Volberding y Sande, eds. *Global HIV/AIDS Medicine.*

WOROBEY, Michael, Marlea Gemmel, Dirk E. Teuwen, Tamara Haselkorn, Kevin Kuntsman, Michael Bunce, Jean-Jacques Muyembe, *et al.* 2008. «Direct Evidence of Extensive Diversity of HIV-1 in Kinshasa by 1960». *Nature*, 455.

WRONG, Michela. 2001. *In the Footsteps of Mr. Kurtz: Living on the Brink of Disaster in Mobutu's Congo.* Nueva York: HarperCollins.

XU, Rui-Heng, Jian-Feng He, Guo-Wen Peng, De-Wen Yu, Hui-Min Luo, Wei-Sheng Lin, Peng Lin, *et al.* 2004. «Epidemiologic Clues to SARS Origin in China». *Emerging Infectious Diseases,* 10 (6).

YATES, Terry L., James N. Mills, Cheryl A. Parmenter, Thomas G. Ksiazek, Robert R. Parmenter, John R. Vande Castle, Charles H. Calisher, *et al.* 2002. «The Ecology and Evolutionary History of an Emergent Disease: Hantavirus Pulmonary Syndrome». *BioScience,* 52 (11).

YOUNG, P., H. Field, y K. Halpin. 1996. «Identification of Likely Natural Hosts for Equine Morbillivirus». *Communicable Diseases Intelligence,* 20 (22).

ZHONG, N. S., B. J. Zheng, Y. M. Li, L. L. M. Poon, Z. H. Xie, K. H. Chan, P. H. Li, *et al.* 2003. «Epidemiology and Cause of Severe Acute Respiratory Syndrome (SARS) in Guangdong, People's Republic of China, in February, 2003». *The Lancet,* 362 (9393).

ZHU, Tuofu, Bette T. Korber, Andre J. Nahmias, Edward Hooper, Paul M. Sharp y David D. Ho. 1998. «An African HIV-1 Sequence from 1959 and Implications for the Origin of the Epidemic». *Nature,* 391.

ZHU, Tuofu, y David D. Ho. 1995. «Was HIV Present in 1959?». *Nature,* 374.

ZIMMER, Carl. 2011. *A Planet of Viruses.* Chicago: University of Chicago Press.

ZINSSER, Hans. 1934. *Rats, Lice and History.* Reimpr. (s.f.), Nueva York: Black Dog & Leventhal Publishers.

Agradecimientos

Este libro nació alrededor de una hoguera en un bosque centroafricano, en julio del 2000, cuando dos gaboneses me hablaron del brote de ébola que había golpeado su aldea, Mayibout 2, y de los trece gorilas muertos que habían visto en el bosque cercano por la misma época en que sus familiares y amigos se estaban muriendo. Por tanto, mi agradecimiento ha de dirigirse en primer lugar a esos dos hombres: Thony M'Both y Sophiano Etouck. Estoy en deuda asimismo con las personas que me sentaron junto a aquella fogata: Bill Allen, Oliver Payne, Kathy Moran y sus colegas de la revista *National Geographic*; Nick Nichols, mi compañero fotógrafo en aquella misión (y en muchas otras desde entonces); Tomo Nishihara y John Brown, expertos en logística; Neeld Messler, asistente de campo de Nick (y una persona valiosa para todos nosotros); los miembros del equipo bantúes y pigmeos que, sirviéndonos de mozos y mucho más, hicieron posible la expedición por la selva gabonesa, incluidos no solo Thony y Sophiano, sino también Jean-Paul, Jacques, Celestin, Kar, Alfred, Mayombo, Boba, Yeye y el hombre clave con el machete, el incansable Bebe; y, sobre todo, J. Michael Fay, el loco soñador de la conservación africana, cuya dedicación a la preservación de los ecosistemas silvestres, con su fauna y su flora, solo es superada a lo sumo por su resistencia tanto física como intelectual. Caminar durante semanas por los bosques congoleños y gaboneses con Mike Fay ha sido uno de los grandes privilegios de mi vida.

Y dado que *National Geographic* ha continuado sustentándome con otros trabajos y experiencias de campo privilegiadas en los años transcurridos desde entonces —incluido el proyecto que desembocó en «Deadly Contact», un reportaje sobre las enfermedades zoonóticas, publicado en el número de octubre del 2007—, declaro también aquí mi gratitud permanente a Chris Johns (editor en jefe, que sucedió a Bill Allen), Carolyn White, Victoria Pope, de nuevo a mi editor durante mucho tiempo Oliver Payne, y a todas las demás personas implicadas en la elaboración de esa estupenda revista. Lynn Johnson hizo un trabajo brillante en la parte fotográfica de «Deadly Contact». Billy Karesh y Peter Daszak me ayudaron en la lluvia de ideas sobre el plan de cobertura del artículo. Billy me brindó asimismo una excelente compañía y conocimientos veterinarios sobre tres continentes. Peter Reid abrió una línea crucial sobre el tema cuando, en un antiguo prado cercano a Brisbane, entre casas recién construidas y oscuros recuerdos, dijo: «Ya está. Es el maldito árbol».

Jens Kuhn, Charlie Calisher y Mike Gilpin leyeron el libro entero en borrador y me hicieron inestimables correcciones, sugerencias y objeciones. Su pericia, meticulosidad y generosidad mejoraron considerablemente el libro, pero no son responsables de ninguno de sus defectos. Karl Johnson, desde una fase muy temprana, compartió sus ideas y sus recuerdos como experto y como amigo, y me permitió leer el libro que estaba escribiendo sobre la historia del Machupo. Les Real me asesoró sobre la ecología de las enfermedades y sobre el desarrollo histórico de la teoría matemática de las enfermedades, desde Bernoulli hasta Anderson y May. Karl Johnson, Les Real y otros científicos e informadores también encontraron tiempo para leer y corregir varias secciones en borrador: Sazaly AbuBakr, Brian Amman, Brenda Ang, Michelle Barnes, Donald Burke, Aleksei Chmura, Jenny Cory, Janet Cox-Singh, Greg Dwyer, Gregory Engel, Jonathan Epstein, Kylie Forster, Emily Gurley, Beatrice Hahn, Barry Hewlett, Eddie Holmes, Lisa Jones-Engel, Jean-Marie Kabongo, Phyllis Kanki, Billy Karesh de nuevo, Brandon Keele, Eric Leroy, Steve Luby, Martin Muller, Judith Myers, Rick Ostfeld, Martine Peeters, Raina Plowright, Peter Reid, Hendrik-Jan Roest, Linda Selvey, Balbir Singh, Jaap Taal, Karen Terio, Dirk Teuwen, Jonathan Towner, Kelly Warfield, Robert Webster y Michael Worobey. Lin-fa Wang dedicó una jornada entera a enseñarme el BSL-4 y otras instalaciones del Laboratorio Australiano de Salud Animal en Geelong. Kelly Warfield también dedicó un día a contarme toda su historia y a mostrarme (y sacarme de) la cárcel. Ian Lipkin también me abrió las puertas de su laboratorio y me presentó a su equipo. Un buen número de otros científicos mencionados más abajo me brindaron la oportunidad de acompañarles durante su trabajo de campo. Larry Madoff me ofreció una inestimable ayuda, sin saberlo, mediante sus alertas por correo electrónico de ProMED sobre los episodios de enfermedades en el mundo entero. Y fueron tantos otros los que me ayudaron en mi labor de investigación en tantos lugares y de tan diversas maneras (como entrevistados, consultores expertos, compañeros de viaje o proveedores), que he optado por organizar geográfica y alfabéticamente el resto de mis agradecimientos.

En Australia: Natalie Beohm, Jennifer Crane, Bart Cummings, Rebekah Day, Carol de Jong, Hume Field, Kylie Forster, Kim Halpin, Peter Hulbert, Brenton Lawrence, David Lovell, Deb Middleton, Nigel Perkins, Raina Plowright, Stephen Prowse, Peter Reid, Linda Selvey, Neil Slater, Craig Smith, Gary Tabor, Barry Trail, Ray Unwin, Craig Walker, Lin-fa Wang, Emma Wilkins y Dick Wright.

En África: Patrick Atimnedi, Bruno Baert, Prosper Balo, Paul Bates, Roman Biek, Ken Cameron, Anton Collins, Zacharie Dongmo, Bob Downing, Ofir Drori, Clelia Gasquet, Jane Goodall, Barry Hewlett, Naftali Honig, Jean-Marie Kabongo, Winyi Kaboyo, Glady Kalema-Zikusoka, Shadrack Kamenya, Billy Karesh, John Kayiwa, Sally Lahm, Eric Leroy, Iddi Lipende, Julius Lutwama, Pegue Manga, Neville Mbah, Apollonaire Mbala, Alastair McNeilage, Achille Mengamenya, Jean Vivien Mombouli, Albert Munga, J. J. Muyembe, Max Mviri, Cécile Neel, Hanson Njiforti, Alain Ondzie, Cindy Padilla, Andrew Plumptre, Xavier Pourrut, Jane Raphael, Trish Reed, Paul Roddy, Innocent Rwego, Jordan Tappero, Moïse Tchuialeu, Peter Walsh, Joe Walston, Nadia Wauquier, Beryl West y Lee White.

En Asia: Sazaly AbuBakar, Brenda Ang, Mohammad Aziz, Aleksei Chmura, Janet Cox-Singh, Jim Desmond, Gregory Engel, Jonathan Epstein, Mustafa Feeroz, Martin Gilbert, Emily Gurley, Johangir Hossain, Arif Islam, Yang Jian, Lisa Jones-Engel, Rasheda Khan, Salah Uddin Khan, Steve Luby, Sue Meng, Joe Meyer, Nazmun Nahar,

Malik Peiris, Leo Poon, Mahmudur Rahman, Muhammad Rahman, Sohayati Rahman, Sorn San, Balbir Singh, Gavin Smith, Juliet Tseng y Guangjian Zhu.

En Europa: Rob Besselink, Arnout de Bruin, Pierre Formenty, Fabian Leendertz, Viktor Molnar, Martine Peeters, Hendrik-Jan Roest, Barbara Schimmer, Jaap Taal, Dirk Teuwen, Wim van der Hoek, Yvonne van Duynhoven, Jim van Steenbergen e Ineke Weers.

En Estados Unidos: Brian Amman, Kevin Anderson, Mike Antolin, Jesse Brunner, Charlie Calisher, Deborah Cannon, Darin Carroll, David Daigle, Inger Damon, Peter Daszak, Andy Dobson, Tony Dolan, Rick Douglass, Shannon Duerr, Ginny Emerson, Eileen Farnon, Robert Gallo, Tom Gillespie, Barney Graham, Beatrice Hahn, Barbara Harkins, Eddie Homes, Pete Hudson, Vivek Kapur, Kevin Karem, Billy Karesh, Brandon Keele, Ali Khan, Marm Kilpatrick, Lonnie King, Tom Ksiazek, Amy Kuenzi, Jens Kuhn, Edith Lederman, Julie Ledgerwood, Jill Lepore, Ian Lipkin, Andrew Lloyd-Smith, Elizabeth Lonsdorf, Adam MacNeil, Jennifer McQuiston, Nina Marano, Jim Mills, Russ Mittermeier, Jennifer Morcone, Stephen Morse, Martin Muller, Stuart Nichol, Rick Ostfeld, Mary Pearl, Mary Poss, Andrew Price-Smith, Juliet Pulliam, Anne Pusey, Andrew Read, Les Real, Zach Reed, Russ Regnery, Anne Rimoin, Pierre Rollin, Charles Rupprecht, Anthony Sanchez, Tony Schountz, Nancy Sullivan, Karen Terio, Jonathan Towner, Giliane Trindade, Murray Trostle, Abbigail Tumpey, Sally y Robert Uhlmann, Caree Vander Linden, Kelly Warfield, Robert Webster, Nathan Wolfe y Michael Worobey.

Otras personas que me ayudaron no aparecen mencionadas aquí porque tengo mala memoria, y porque mis cuadernos y diarios, apenas más ordenados que una selva congoleña, todavía guardan secretos incluso para mí. Mis disculpas por las omisiones y gracias de todos modos.

Maria Guarnaschelli, de W. W. Norton, mi editora durante muchos años y media docena de libros, me ha brindado también en esta obra su profundo respaldo habitual con agudeza, perspicacia, sagacidad y solidez. Sus contribuciones no son menos valiosas para mí por el hecho de haberse prolongado con tanta fiabilidad durante décadas. Mi agente, Amanda Urban de ICM, me ha ayudado a dar forma al proyecto desde la fase de un primer borrador de propuesta y lo ha bendecido desde entonces con su apoyo incondicional. Estas dos mujeres formidables me han brindado la posibilidad de escribir la clase de libros que quiero escribir, y que requieren un poco de tiempo y unos cuantos viajes. Una tercera mujer, Renée Wayne Golden, desempeñó ese papel en épocas anteriores y sin ella tampoco existiría este libro. Melanie Tortoroli, la asistente de Maria, y sus colegas de Norton han dedicado a este proyecto la atención, el respaldo y la profesionalidad que un autor siempre desea. Daphne Gillam, creadora de los mapas (www.handcraftedmaps.com), ha conferido con su arte el toque humano a los lineamientos de la geografía. Emily Krieger ha combinado sus diligentes investigaciones con su sensación de fluidez como lectora, ambos atributos cruciales, en su labor de verificación de hechos. Gloria Thiede, mi fiel Gloria, me ha ayudado inmensamente una vez más con las tareas de secretaría, incluida la transcripción de las entrevistas grabadas con los chirridos de fondo de los aires acondicionados, los molinillos de café, el tráfico callejero y las cacatúas. Jodi Solomon, mi agente de conferencias, ha negociado mi contacto directo con el público. Dan Smith, Dan Krza, Danny Schottoefer (mis tres Daniels) y Don Killian me han prestado una ayuda enorme en el ámbito digital, realizando tareas de diseño de sitios web, reparación de ordenadores y recuperación de datos, y mediando disputas en los medios sociales, la mayor parte de las cuales me resultan más misteriosas incluso que las matemáticas de Anderson y May. Echaremos mucho de menos al difunto Chuck West. Mi maravillosa esposa Betsy, y Harry, Kevin y Skipper (y Nelson, que ya nos ha dejado), nuestra familia, han dado calor al hogar en el que he escrito este libro.

Descubre tu próxima lectura

Si quieres formar parte de nuestra comunidad,
regístrate en **libros.megustaleer.club**
y recibirás recomendaciones personalizadas

Penguin
Random House
Grupo Editorial

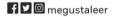 megustaleer